Guide pratique de la consultation en pédiatrie

Chez le même éditeur

Allergies alimentaires - Nouveaux concepts, affections actuelles, perspectives thérapeutiques, J. Just, A. Deschildre, E. Baudoin, 2017, 324 p.

Guide de thérapeutique, par L. Perlemuter, G. Perlemuter, 9ème édition, 2016, 2560 pages.

Du symptôme à la prescription en médecine générale, par O. Blétry et I. Marroun. 2ème édition, 2014, 944 p.

100 situations clés en médecine générale, coordonné par J.-L. Schlienger, 2013, 462 pages.

Aide au diagnostic en médecine générale, par F. Ferri, traduit par J. Wagner-Ballo, 2012, 504 pages.

L'essentiel pour la médecine clinique, Kumar & Clark, traduit par A. Ballinger, 2012, 630 pages.

Guide pratique de la consultation en pédiatrie

Dr Jérôme Valleteau de Moulliac
Pédiatre libéral ex-PHTP Service de pédiatrie de l'hôpital Ambroise-Paré, Boulogne ex pédiatre à la maternité de l'hôpital Américain de Paris

Sur l'initiative de :
Pr Jean-Paul Gallet
Professeur de pédiatrie Doyen honoraire de la faculté de médecine Paris-Ouest

Avec le soutien du
Pr Bertrand Chevallier
Professeur des universités Chef du service de pédiatrie de l'hôpital Ambroise-Paré, Boulogne

11e édition

Elsevier Masson

ELSEVIER

Elsevier Masson SAS, 65, rue Camille-Desmoulins, 92442 Issy-les-Moulineaux cedex, France

Guide pratique de la consultation en pédiatrie, de Jérôme Valleteau de Moulliac, Bertrand Chevalier et Jean-Paul Gallet.

ISBN : 978-2-294-75916-1

e-ISBN : 978-2-294-75983-3

Campus : 978-2-294-76501-8

Abréviations

ADH	hormone antidiurétique
AFPA	Association française de pédiatrie ambulatoire
AINS	anti-inflammatoires non stéroïdiens
AMM	autorisation de mise sur le marché
APLV	allergie aux protéines du lait de vache
AR	antirégurgitation
BCG	bacille Calmette-Guérin
BEH	Bulletin épidémiologique hebdomadaire
BK	bacille de Koch
BREV	batterie d'évaluation rapide des fonctions cognitives
CAMSP	Centre d'action médicosociale précoce
CCQ	céphalée chronique quotidienne
CEDA	Centre d'évaluation et de diagnostic de l'autisme
CHAT	Check-list for Autism in Todlers
CRA	Centre de référence autisme
CRAT	Centre de référence des agents tératogènes
CRP	protéine C réactive
CSHPF	Conseil supérieur d'hygiène publique de France
CTV	Comité technique des vaccinations
DDASS	Direction départementale des Affaires sanitaires et sociales
DEGR	Douleur Enfants Gustave-Roussy
DGS	Direction générale de la santé
DHA	acide docosahexaénoïque
DS	déviation standard
DTCaP	Diphtérie tétanos acéllulaire polio
EBV	virus Epstein-Barr
ECBU	examen cytobactériologique des urines
EDIN	Échelle douleur et inconfort du nouveau-né
EEG	électroencéphalogramme
EFR	exploration fonctionnelle respiratoire
ENPI	énurésie primaire nocturne isolée
ERTL	épreuve de repérage des troubles du langage
ESPGHAN	European Society for Paediatrics Gastroenterology, Hepatology and Nutrition
ESPID	European Society for Paediatrics Infectous Diseases
EVA	échelle visuelle analogique
FMF	fièvre méditerranéenne familiale
GH	*growth hormone*
GNA	glomérulonéphrite aiguë
HA	hypoallergénique
HAD	Hospital Anxiety and Depression Scale
HAS	Haute Autorité de santé

HCSP	Haut Conseil de la santé publique
HIDS	*hyperimmunoglobulinemia D syndrome*
HPP	hydrolysat extensif de protéines du lait de vache
HPV	papillomavirus humain
HTA	hypertension artérielle
IDR	intradermoréaction
IHS	International Headache Society
IMC	indice de masse corporelle
IMC	infirmité motrice cérébrale
INVS	Institut national de veille sanitaire
IPP	inhibiteurs de la pompe à protons
IRM	imagerie par résonance magnétique
IST	infection sexuellement transmissible
LCH	luxation congénitale de la hanche
MAPS	*mevalonate kinase associated periodic fever syndrome*
MC	Molluscum contagiosum
MEOPA	mélange équimolaire d'oxygène et protoxyde d'azote
MICI	maladies inflammatoires chroniques de l'intestin
OEAP	otoémissions acoustiques provoquées
OMA	otite moyenne aiguë
OMAP	otite moyenne aiguë purulente
OMS	Organisation mondiale de la Santé
OSM	otite séromuqueuse
PAI	projet d'accueil individualisé
PC	périmètre crânien
PCR	*polymerase chain reaction*
PCT	procalcitonine
PEA	potentiels évoqués auditifs
PFAPA	*periodic fever, aphtous stomatitis, pharyngitis and cervical adenopathy*
PNA	pyélonéphrite aiguë
PNNS	Plan national Nutrition Santé
QI	quotient intellectuel
RAA	rhumatisme articulaire aigu
REPOP	réseaux de prévention et prise en charge de l'obésité en pédiatrie
RGO	reflux gastro-œsophagien
ROC	réflexe d'orientation conditionné
ROC	réflexe oculocardiaque
RRO	rougeole-oreillons-rubéole
RVU	reflux vésico-urétéral
SAOS	syndrome d'apnées obstructives au cours du sommeil
SGA	streptocoque b-hémolytique du groupe A
SGT	syndrome de Gilles de la Tourette
SHOX	*short stature-homeobox*
SII	syndrome de l'intestin irritable
SLI	stimulation lumineuse intermittente
SRO	soluté de réhydratation orale

TAC	trouble de l'acquisition de la coordination
TCA	trouble du comportement alimentaire
TDAH	trouble déficitaire de l'attention avec hyperactivité
TDR	test de diagnostic rapide
TOC	trouble obsessionnel compulsif
TRAPS	*TNF receptor associated periodic syndrome*
TSSG	Tourette Syndrome Classification Study Group
UIV	urographie intraveineuse
UV	ultraviolets
VEMS	volume expiratoire maximal par seconde
VIH	virus de l'immunodéficience humaine
VRS	virus respiratoire syncytial
VZV	virus varicelle-zona

Avant-propos

Tout médecin doit régulièrement mettre à jour ses pratiques et compétences médicales afin d'offrir à ses patients la meilleure qualité de soins et d'écoute possible.

La pédiatrie, comme toute spécialité, n'échappe pas à cette règle, qu'il s'agisse du dépistage, du repérage, de la prévention, de la nutrition, de la croissance, de la puberté, des difficultés scolaires ou comportementales, de la prise en charge des maladies aiguës ou chroniques qui émaillent la vie et le développement des enfants.

Cette 11e édition paraît 6 ans après la précédente, avec l'ambition sans prétention de fournir au lecteur les recommandations les plus récentes dans les domaines les plus courants de la pratique pédiatrique ambulatoire quotidienne.

Avec le temps, certaines recommandations auront sûrement déjà évoluées. Ainsi vous trouverez dans chaque chapitre les sites vous permettant d'actualiser toutes les informations essentielles récentes et validées.

Ce « guide » n'est qu'un guide et ne peut être un traité de pédiatrie exhaustif. Sont surtout abordés la pathologie et les problèmes les plus souvent rencontrés ou évoqués par les parents en consultation. La pathologie « allergique » et la pratique du sport chez l'enfant ont donc été rajoutés. Ainsi conçu, ce guide veut vous être utile dans ce merveilleux exercice qu'est la surveillance du développement global de l'enfant, futur adulte.

Merci au professeur Jean-Paul Gallet d'avoir initié ce projet, au professeur Bertrand Chevallier de le soutenir et à Étienne Bidat qui a validé la rédaction du chapitre concernant l'allergie.

Jérôme Valleteau de Moulliac

Sommaire

1 Surveillance régulière de l'enfant : la médecine de l'enfant

La surveillance régulière est la base de la médecine préventive.
À tout âge, il faut :
- surveiller la croissance ;
- surveiller les vaccinations ;
- informer et éduquer les parents.

Au premier âge, il faut surtout s'intéresser :
- au développement psychomoteur ;
- à l'alimentation ;
- et au dépistage des handicaps.

De 2 à 6 ans, à l'âge préscolaire, il faut s'assurer de la bonne intégration « sociale ».
Surtout après 6 ans, il faut surveiller la scolarité, la vie sociale, affective, culturelle, etc.

La pédiatrie est une médecine de développement : développement physique, intellectuel, affectif. Ce n'est pas une médecine d'organe mais d'âge (jusqu'à 18 ans). Son but suprême est certes de soigner les enfants et adolescents, mais aussi et surtout de contribuer à en faire des adultes normaux et correctement insérés dans la vie… Ambition démesurée peut-être, objectif à ne jamais perdre de vue néanmoins. C'est sur cette dimension, parfois un peu oubliée de la pédiatrie, que ce chapitre veut mettre l'accent.

Dans cette optique, la consultation régulière souvent effectuée à titre systématique est un acte d'une très grande portée. D'aucuns le considèrent comme de peu d'intérêt car de pure routine ; c'est dommage. Il est utile d'en souligner l'intérêt. La consultation est parfois motivée par un symptôme précis, réel ou simplement ressenti. Dans ce cas, le premier rôle du médecin est d'essayer de régler ce problème ponctuel. Mais chaque consultation est et doit toujours être l'occasion de voir cet enfant dans sa globalité. C'est au cours de chaque consultation (quelles qu'en soient les raisons) que l'enfant doit être apprécié dans son devenir, que le médecin doit se préoccuper de son développement, du milieu social et culturel dans lequel il s'insère, des relations avec les autres membres de la famille, de sa scolarité et, plus tard, de son orientation professionnelle en fonction de ses aptitudes physiques, intellectuelles, psychologiques.

Il s'agit d'une médecine patiente, d'une médecine où la relation est triangulaire (l'enfant, la famille, les parents), d'une médecine lente. C'est à ce prix qu'elle est de qualité.

Surveillance régulière à tout âge

Elle est indispensable pour s'assurer de sa bonne santé et ainsi rassurer ses parents mais aussi pour **faire de la prévention, du dépistage, du repérage**.

Surveillance

Elle s'exerce à propos :

- de l'intégration de l'enfant dans sa famille : la parentalité et ses troubles ;
- de la croissance en poids et taille (chapitre 19), mais aussi de la vérification de l'indice de masse corporelle indispensable à la prévention de l'obésité (chapitre 27) ;
- du développement psychomoteur (chapitre 3) afin de s'assurer que l'enfant dispose de toutes les compétences physiques, intellectuelles et mentales, de tous les instruments nécessaires au bon déroulement de sa scolarisation et de sa vie sociale ;
- de ses activités sportives (chapitre 29), ludiques, sociales et culturelles ;
- de l'alimentation (chapitre 4), afin certes de prévenir les carences ou les excès, de prévenir, voire traiter les troubles du comportement alimentaire, mais aussi d'éviter certaines maladies de l'adulte (HTA, hypercholestérolémie, obésité) ;
- du déroulement de la puberté (chapitre 20) et de ses anomalies afin de garantir son évolution normale ;
- de l'adolescence et toutes les difficultés personnelles, familiales et relationnelles qui peuvent la perturber et ainsi générer des difficultés scolaires, des troubles du sommeil, des perturbations nutritionnelles, des conduites addictives sévères (alcool, drogues), une désinsertion familiale et sociale, etc.

Prévention

C'est l'un des aspects majeurs de la médecine de l'enfant :

- la promotion de l'allaitement maternel en est une des priorités ;
- la prévention des maladies infectieuses de l'enfant et de l'adulte par la vaccination (chapitre 5) intéresse particulièrement le pédiatre et il n'est pas toujours facile de convaincre les parents de ses bénéfices et innocuité tant les discours médiatisés sont contradictoires, voire négatifs ;
- la prévention des carences en vitamine D, des caries dentaires et des troubles de l'articulé (chapitre 4).

En fait, toute consultation, qu'elle soit organisée ou provoquée par une urgence, doit être l'occasion d'aborder auprès des parents ou de l'enfant lui-même certains domaines qui peuvent impliquer son développement. La pédiatrie est essentiellement une médecine préventive.

Dépistage

- d'un handicap orthopédique (chapitre 14) ou neurologique, d'un déficit sensoriel visuel ou auditif (chapitre 3) ;
- de l'hypertension, en mesurant la pression artérielle (chapitre 13).

Repérage

- d'un trouble envahissant du développement, d'un retard mental, d'un trouble du langage, de tout trouble des apprentissages, qui doivent toujours être à l'esprit du pédiatre (chapitre 3) ;
- chaque rencontre avec l'enfant est l'occasion de parler de sa scolarité et ainsi de repérer les *difficultés scolaires* (chapitre 24) qu'elles soient liées à un déficit instrumental (intellectuel, sensoriel, du langage, ou désorganisation psychomotrice), à un trouble spécifique (dyslexie, dyscalculie, dyspraxie, dysphasie entre autres) ;
- il faut savoir aussi reconnaître l'enfant à haut potentiel ou atteint d'un TDAH (trouble déficitaire de l'attention avec hyperactivité) qui bénéficie de prises en charge spécifiques ;
- sans oublier les problèmes « psychoaffectifs » : le désinvestissement scolaire, l'anxiété, la dépression de l'enfant — qui peut se manifester certes par une baisse des performances scolaires, mais peut ne s'exprimer que par des troubles fonctionnels comme des douleurs abdominales, des céphalées chroniques, voire des troubles du sommeil (chapitre 23) ;
- il faut aussi savoir évoquer, devant des troubles divers, la souffrance d'un enfant victime d'un harcèlement psychologique, familial ou scolaire. Tout doit être entrepris, quelle que soit la difficulté repérée, pour éviter l'échec scolaire ou du moins donner à l'enfant le maximum de chances.

Éducation et l'information sanitaire des parents

Le pédiatre participe à **l'éducation sanitaire :**

- Tout au long de cette surveillance régulière, le médecin ne doit pas oublier qu'il est et doit être de plus en plus un éducateur en santé publique.
- Au cours des consultations régulières, il faut que soient abordés les problèmes d'avenir. Les parents doivent ainsi connaître la conduite à tenir devant un problème aussi banal que la fièvre ou la diarrhée. Il faut leur décrire les situations qui ne manqueront pas de se produire, leur préciser les gestes simples qu'ils devront faire avant la venue du médecin (parfois après un conseil téléphonique), leur indiquer de quels médicaments ils doivent disposer dans la pharmacie familiale, la manière de les utiliser. Il faut aussi leur dire que le plus grand danger qui guette leur enfant n'est pas la maladie, mais *l'accident*. Il faut leur apprendre à éviter les plus évitables d'entre eux. Il faut enfin ne pas hésiter à leur révéler tel ou tel de leurs comportements

qui semble préjudiciable à l'équilibre psychologique de leur enfant ; bref, il faut leur dire tout ce que l'on estime utile à son plein épanouissement.

- C'est ainsi que le pédiatre peut être amené aussi à donner des **conseils éducatifs** (chapitre 22) devant des troubles courants du comportement (agitation, anxiété, dépression mineure, tics, mais aussi mensonge, vol, fugue, etc.) sans systématiquement en référer au pédopsychiatre et en engorger les consultations.
- Il peut et doit aussi intervenir ou apporter son expertise dans toutes ces « avancées » sociétales qui peuvent générer autant de dérives dont l'enfant ou l'adolescent pourrait être victime comme et surtout :
  - l'irruption des **nouveaux modes de communication** (smartphones, tablettes tactiles, ordinateurs et écrans variés), qui donnent accès souvent a un monde virtuel totalement déconnecté de la réalité, conduisant a de véritables addictions entravant la socialisation de nos adolescents mais aussi maintenant des plus jeunes (les « ados naissants » de François de Singly), comme **l'usage du tabac, de l'alcool, voire de la drogue** auxquels nos jeunes sont de plus en plus confrontés ;
  - **les ruptures familiales**, les familles monoparentales, les autres formes de parentalité, l'adoption, peuvent être autant de difficultés pour les enfants auxquelles le pédiatre doit pouvoir donner des réponses.

Dans ce rôle d'éducation, le médecin outrepasse-t-il ses droits ? Assurément non. N'est-il pas le seul individu dans la société qui ait le privilège d'aller au domicile sans y être considéré comme un inquisiteur, de recevoir les confidences, d'orienter, alors qu'il a été librement choisi ?

Maladies chroniques

Le pédiatre prend également en charge les maladies chroniques (diabète, obésité prématurité, etc.) ou les handicaps quels qu'ils soient, au sein de réseaux en liaison avec tous les intervenants concernés.

Surveillance en fonction de l'âge

La période néonatale mérite une surveillance toute particulière

Pendant le séjour en maternité, le médecin de famille a souvent le sentiment désagréable et frustrant que l'enfant et sa mère lui échappent, puisqu'ils sont généralement pris en charge par un confrère attaché à la maternité. Qu'il ne s'en formalise pas. Cette *médicalisation de plus en plus poussée de la période néonatale*, cette discipline nouvelle qu'est la néonatalogie a sa raison d'être, tant cette période est semée de problèmes et d'embûches : c'est ainsi que peuvent être dépistés et traités très tôt certains handicaps (comme les cardiopathies congénitales à révélation néonatale, la luxation de la hanche, les anomalies des membres, les uropathies malformatives (souvent déjà dépistées en période anténatale par l'échographie) ; c'est ainsi que peuvent être prises en charge certaines détresses vitales (respiratoires, hypoglycémiques) autrefois pourvoyeuses de tant de handicaps majeurs et définitifs. Pendant ce temps, l'enfant est très surveillé, la mère très entourée.

Mais *dès le retour à la maison, le rôle du médecin de famille redevient essentiel* (d'autant que ce retour est de plus en plus précoce). C'est la période des difficultés, des angoisses : c'est le moment où la mère a besoin d'avoir avec celui qui, désormais, va suivre son enfant une longue conversation où sont abordés de multiples questions qu'elle se pose… ou qu'elle ne soupçonne pas. C'est à ce stade que son rôle éducatif commence.

Le premier âge

Le premier âge, c'est-à-dire environ les 2 premières années de la vie, constitue une étape importante qui n'échappe pas au médecin, maintenant très familiarisé avec les examens réguliers obligatoires des deux premières années. Les certificats de santé du 9e et du 24e mois constituent d'ailleurs des points de repère utiles pour cette surveillance. C'est la période de surveillance nutritionnelle et du développement psychomoteur, celle aussi du dépistage, du repérage de certains handicaps.

Périmètre crânien

Le périmètre crânien (PC) doit être particulièrement surveillé et mesuré à chaque visite. Le PC est en moyenne de 35 cm à la naissance. Sa croissance est ensuite très rapide, puis qu'il augmente de 15 cm en 2-3 ans (47-50 cm), puis plus lente (+ 5-6 cm) jusqu'à 18 ans, pour atteindre en moyenne 55 cm chez les femmes et 57 cm chez les hommes adultes. La croissance doit inquiéter en cas :

- d'une accélération trop rapide du PC (macrocéphalie) qui évoque le développement d'un processus expansif intracrânien, une hydrocéphalie, toute hypertension intracrânienne ;
- d'un développement trop lent du PC (microcéphalie) qui évoque une insuffisance du développement cérébral dont les causes sont variées : génétiques, syndromiques et chromosomiques, congénitales infectieuses ou toxiques néonatales, etc.

Attention ! C'est la vitesse de croissance qui compte, car il existe d'authentiques macro- ou microcrânies, souvent familiales, où la mesure du PC est inférieure ou supérieure aux normes mais évolue régulièrement dans le même couloir de croissance.

État nutritionnel, équilibre du régime alimentaire

Ils posent, bien entendu, beaucoup moins de problèmes dans un pays comme le nôtre que dans bon nombre de pays du Tiers-Monde où la malnutrition est une dominante de la pathologie du premier âge. Néanmoins, l'établissement du régime, les explications indispensables que cette diététique bien comprise implique sont des éléments importants pendant les premiers mois.

Développement psychomoteur

Il intéresse tout particulièrement (et à juste titre) les parents. À chaque examen, les nouvelles acquisitions doivent être notées et, avec quelques points de repère simples (exposés au chapitre 3), il est aisé bien avant l'âge de 2 ans de savoir si l'enfant est normal ou non dans ce domaine.

Dépistage d'un handicap

Les *malpositions des pieds* ont en général été dépistées et prises en charge dès la naissance, les *hanches luxables* parfois aussi, mais pas toujours : il faut savoir les reconnaître s'il y a des facteurs de risque, voire systématiquement entre 3 et 4 mois par une radiographie du bassin de face, ou mieux une échographie de hanche (entre 6 et 8 semaines), mais qui nécessite un opérateur très entraîné.

- de nombreuses *cardiopathies congénitales* n'ont aucune expression néonatale et sont reconnues au cours des premiers mois ;
- les *handicaps moteurs*, et notamment les hémiplégies, passent inaperçus dans les tout premiers mois ;
- les *handicaps sensoriels* notables (*surdité*, bien que soit maintenant pratiqué un dépistage néonatal avant la sortie de maternité, amblyopie, *strabisme*) doivent être montrés au spécialiste sitôt reconnus ou même simplement suspectés, en tout cas avant l'âge d'1 an.

Entre 2 et 6 ans

À cet âge préscolaire, parmi les problèmes importants à régler, il faut insister sur :

- les *problèmes orthopédiques* de la petite enfance qui, pour beaucoup d'entre eux, sont davantage des inquiétudes familiales que de réels problèmes ;
- l'*étude du développement du langage*, dont le retard risque de constituer un handicap majeur lors de la scolarisation en cours préparatoire, et qui peut souvent être comblé avant cette date ;
- l'*ectopie testiculaire* chez le garçon (qui doit être réglée avant 6-7 ans, en tout cas bien avant le début de la puberté) ;
- *certains déficits sensoriels* qui n'auraient pas été dépistés jusque-là (troubles de la réfraction, hypoacousie d'une otite séromuqueuse) ;

• l'*étude du comportement*, l'adaptation à l'école maternelle, la vie sociale familiale et extrafamiliale ; beaucoup de petits troubles du comportement peuvent être résolus à cette période, et ne viendront pas gréver plus tard la réussite scolaire ; sans oublier la prise en charge des troubles du sommeil ;
• le *dépistage de l'hypertension artérielle*, qui ne doit pas être oublié ;
• la prévention des *accidents domestiques*, l'information sur la sécurité à cet âge particulièrement exposé.

À partir de 6 ans

À partir de 6 ans, l'un des éléments essentiels de la surveillance doit porter sur le développement harmonieux de la scolarité et de la vie sociale.

Simultanément, l'organisation de la vie de l'enfant, sa scolarité, son intégration sociale, ses capacités de communication, ses loisirs, ses besoins de sport et de dépenses physiques (chapitre 29), son sommeil doivent être pris en considération. D'autres phénomènes sont également à surveiller : à titre d'exemple, la période de croissance rapide qui précède la puberté est celle où se démasquent les redoutables scolioses essentielles.

Puberté et l'adolescence

Elles constituent une étape difficile pour l'enfant et ses parents.

La surveillance de l'enfant ne s'arrête pas à 14 ou 15 ans : l'importance de cette période justifie un chapitre à part (chapitre 2).

Le carnet de santé

C'est un document irremplaçable que nous envient nombre de pays (bien qu'il soit toujours perfectible) ; peut-être sera-t-il un jour proche électronique. Il remplit quatre fonctions essentielles :
• de *surveillance*, de suivi régulier de l'enfant : poids, taille, périmètre crânien, courbes de croissance et d'IMC, examens conseillés ou obligatoires, vaccinations, incidents, maladies émaillant la vie de l'enfant, hospitalisations, interventions chirurgicales, maladies chroniques, etc. ;
• de *dépistage*, de *repérage* des troubles sensoriels (audition, vision), mais aussi des anomalies du développement psychomoteur, des troubles du langage, du comportement de la personnalité, etc., ainsi que des troubles de la croissance, de la puberté, des difficultés scolaires ;
• d'*information*, d'éducation, par les multiples petits conseils qui y figurent selon l'âge ;
• de *communication* entre les différents médecins ou spécialistes impliqués dans le développement de l'enfant.

Il devrait être systématiquement demandé, consulté et rempli par le médecin, quel que soit le motif de la consultation, sans pour autant le surcharger.

Il reste cependant la propriété de l'enfant dont les parents sont théoriquement, pour l'instant, les seuls habilités à décider de son usage afin d'en *respecter la confidentialité*.

À retenir

- La pédiatrie est la médecine de l'enfant, être en développement et adulte en devenir.
- Ses champs d'action sont très variés, dépassant largement la médecine organique pour intervenir aussi dans l'environnement affectif, scolaire et socioculturel de l'enfant afin de l'aider à utiliser au mieux toutes ses compétences malgré ce qui peut éventuellement perturber son développement global, pour qu'il devienne un adulte sain et parfaitement intégré dans la société.
- Chaque consultation doit toujours être l'occasion de voir l'enfant dans sa totalité : celui-ci doit toujours être envisagé dans son devenir.
- Le médecin dans la consultation d'enfant est aussi un éducateur en santé publique.

2 Consultation de l'adolescent

Avant d'envisager ce que peut être ou ce que doit être la consultation d'un adolescent, il convient de poser trois questions :

- Qu'est-ce que l'adolescence ? Une longue période de maturation.
- Quels sont les problèmes spécifiques de l'adolescent ? L'autonomie, l'identité, l'exercice de la sexualité.
- Quel est le médecin le mieux placé pour l'aider à les résoudre ? Un médecin qui doit être compétent en médecine du développement et pratiquer avec confidentialité, confiance, temps, intérêt, dialogue singulier.

Qu'est-ce que l'adolescence ?

L'adolescence constitue une étape capitale dans le développement de l'individu. Elle marque en effet la fin de l'enfance, l'émergence, l'affirmation de l'individualité avant l'âge adulte. La puberté, par le bouleversement physique et psychologique qui la caractérise, en est un des événements.

Si le début de l'adolescence est facile à cerner (il coïncide avec les premiers signes pubertaires), il n'existe pas de critère précis pour en définir l'achèvement. Mais si l'on admet que l'individu n'est réellement adulte qu'à partir du moment où il accède à l'autonomie sociale et financière, force est de constater qu'à notre époque, l'adolescence est une très longue période.

En effet, la puberté est aujourd'hui beaucoup plus précoce et l'autonomie sociale beaucoup plus tardive qu'elles ne l'étaient dans les siècles, voire les décennies antérieures. Et même si la proportion d'individus ayant des problèmes de santé parmi la population adolescente reste stable, elle est plus importante au regard de l'ensemble de la population. Le médecin y est, par conséquent, de plus en plus confronté.

Cette longue période où l'adolescent vit encore dans sa famille est ainsi très souvent marquée par des crises plus ou moins exprimées. En effet, les aspirations individuelles sont en contradiction avec les contraintes familiales et parentales, ce qui est souvent source de conflits. Bien gérés, ces conflits « normaux » pourraient être très constructifs pour aider à la maturation de la personnalité. On pourrait presque considérer qu'ils sont indispensables et qu'il faut peut-être se méfier des adolescents sans problème.

Problèmes spécifiques de l'adolescence

Comme tout un chacun, un adolescent peut présenter une maladie aiguë ou chronique, avoir un accident ou ressentir un malaise, mais du seul fait de cette maladie, de cet accident, de ce malaise, il peut rater son entrée dans la vie adulte ou du moins la redouter. Cette hantise cette angoisse de l'échec, du ratage, qu'il soit scolaire, relationnel ou sexuel, est une donnée que le médecin ne doit jamais oublier.

On a parlé longtemps de « crise de l'adolescence » ; mieux vaut sans doute parler des aspirations de l'adolescent, qui sont de trois sortes.

Aspiration à l'autonomie

Toute l'adolescence est un désir d'autonomie, dont on a vu qu'elle était de plus en plus tardive. L'adolescent a besoin de se démarquer de la pression qu'il ressent de la part de la famille comme une contrainte. Son évolution intellectuelle le conduit progressivement et naturellement à penser par lui-même : il aspire tout aussi naturellement à agir par lui-même, à échapper aux interdits et aux conseils. Il veut se soustraire à la dépendance. Il veut être libre. Cela passe par le rejet de ses attaches antérieures, de son enfance, de sa famille. Il doit « critiquer » et s'opposer. Cette révolte apparente qui n'est pas spécifiquement dirigée contre les parents est un passage normal dans l'apprentissage de l'autonomie.

Aspiration à l'exercice de la sexualité

L'éveil de la sexualité est un phénomène biologique autant que pulsionnel. L'adolescent assiste aux transformations de son corps, découvre le désir, entend parler du plaisir avant de le ressentir. Même si, préalablement et longtemps avant, une éducation sexuelle a été entreprise intelligemment, les notions même de désir et de plaisir ne peuvent se découvrir que par soi-même. Et cette découverte de soi, qui en même temps est confrontation aux autres, est angoissante : *angoisse de la normalité, angoisse de la relation, de la comparaison à l'autre* (même si cette angoisse est souvent enfouie, masquée par une désinvolture de façade).

L'autoérotisme ou la masturbation sont une étape nécessaire à cette découverte de soi et de l'autre. Il faut la dédramatiser. C'est un moyen de répondre à l'éveil de la sexualité.

Le flirt est ensuite le premier pas de la sexualité à deux, et les premières rencontres sont des moments essentiels du développement de la personnalité. Quelqu'un devient important en dehors des amis ou des parents. Ces nouvelles relations permettent à l'identité de s'affirmer.

Aspiration à l'identité et à la normalité

Dans son univers mental, comme dans son corps, il n'est plus celui qu'il était hier, mais il ne sait pas lequel il sera demain. Il prend conscience de son *moi,* mais n'est pas immédiatement capable de le maîtriser. Il se sent incompris des autres (et il l'affirme), mais l'essentiel de son problème existentiel est qu'il ne se comprend pas lui-même, se pose des questions sur le monde extérieur, sur lui-même et sa place dans le monde. Il souhaite tantôt freiner, tantôt accélérer cette transformation profonde qu'il ressent. Il est instable, incertain, enfermé sur lui-même ou au contraire extraverti, mais souvent il manque de confiance en lui, et s'inquiète de sa normalité.

Tout cela est normal : il faut du temps pour se construire et mûrir, mais qui peut lui expliquer le rythme lent de son évolution ?

La « crise d'adolescence »

- C'est un processus d'identification, d'individualisation, de différenciation et d'autonomisation.
- Pour devenir un *individu* à part entière, le jeune doit se *différencier* de ses modèles afin d'accéder à terme à l'*autonomie*.
- Du fait de la *longévité actuelle* de l'adolescence, la crise d'adolescence devient un passage quasi obligé avec :
  - des attitudes d'*opposition* : dire systématiquement l'inverse de ce qu'affirment les modèles parentaux ;
  - des *conflits* nombreux autour des droits et des devoirs de l'adolescent (argent de poche, sorties, scolarité...) ;
  - des conduites de *transgression* qui consistent le plus souvent à tester la « solidité » et l'affectivité des parents.
- Les filles font des crises plutôt intrafamiliales et plus explosives. Les garçons sont plus dans des manifestations extrafamiliales qui peuvent paraître, pour l'entourage proche, plus silencieuses.
- *Il faut savoir cependant que pour environ 90 % des jeunes adolescents, ce processus s'effectue sans trop de difficultés.*

Quel médecin pour l'adolescent ?

Historiquement, ce sont les pédiatres qui les premiers se sont intéressés aux problèmes spécifiques de la médecine des adolescents. Est-ce à dire que la formation pédiatrique, son mode de pensée préparent mieux que tout autre à l'approche médicale des adolescents ? Sans aucun doute, car le médecin qui a l'expérience de l'enfant raisonne, en permanence, devant un individu qui se développe, se transforme, évolue tant physiquement que psychiquement, mûrit. Le terme « maturation » est le maître mot de l'adolescence comme il l'est de l'enfance. Il a l'habitude également, plus que d'autres, de voir l'individu dans son contexte familial et extrafamilial.

Cela ne veut pas dire que le mieux placé est obligatoirement celui qui a assuré la surveillance et les soins depuis la petite enfance. Le « médecin de famille » est parfois trop vécu comme le médecin des parents. Un autre médecin doit alors assurer le relais. L'important est qu'il ait l'expérience de la médecine du développement.

Enfin, au-delà des connaissances médicales, il est une compétence qui s'acquiert avec le temps chez tout bon praticien. Elle est faite d'un intérêt, d'un certain dynamisme, de patience et de chaleur humaine. *L'adolescent a besoin d'être écouté, pris au sérieux, rassuré.* Il faut donc lui donner le rôle d'interlocuteur principal, tout en accordant aux parents une place et une écoute suffisantes.

Pour réussir ce type de consultation, il faut du temps, surtout s'il s'agit de la première consultation. Or toutes les études démontrent que ce sont les patients auxquels les médecins consacrent le moins de temps en consultation. Il faut y remédier. Si le médecin manque de temps, qu'il sache proposer un autre rendez-vous dans un court délai en en expliquant les raisons et ainsi l'intérêt qu'il porte à l'adolescent en dehors de l'urgence. Bien sûr, cette consultation, ce dialogue avec l'adolescent sont d'autant plus faciles que le médecin le suit depuis son plus jeune âge. Il connaît sa famille, sa personnalité, son parcours, les problèmes qu'il a pu rencontrer.

Quoi qu'il en soit, pour faciliter cette consultation, on peut proposer à l'adolescent de remplir avant ou pendant le début de celle-ci (pendant que le médecin voit le ou les parent[s]) un *autoquestionnaire confidentiel* qui a le mérite de le rassurer sur la confidentialité et le respect du secret professionnel, sur l'intérêt que le médecin porte à certains soucis courants à cette période. Il permet de plus au médecin de gagner du temps en lui donnant la possibilité d'approfondir ou de rebondir sur telle ou telle réponse.

Un des plus utilisés est celui du service de médecine pour adolescents du CHU de Bicêtre (figure 2.1). Il s'agit d'un questionnaire confidentiel comportant 41 items à réponses fermées (oui/non) et 2 items à réponse libre. Sont notamment abordés les habitudes générales, les consommations, les conduites à risques, les symptômes flous, les inquiétudes développementales, les relations avec les parents et les pairs, la sexualité, les idées suicidaires. On peut le télécharger sur le site de l'Inpes (www.invs.sante.fr), qui fournit de plus un document complet sur la prise en charge de l'adolescent, ainsi que d'autres questionnaires (voir « Pour en savoir plus »).

Voici un questionnaire confidentiel. Remplis-le et donne-le au médecin qui va te voir. Tu n'es pas forcé de répondre à toutes les questions, mais tes réponses (« oui » ou « non ») permettront de gagner du temps et de mieux t'aider.

		Oui	Non
1.	Est-ce que tu prends des médicaments en ce moment ?		
2.	Est-ce que tu as un « régime alimentaire » particulier ?		
3.	Est-ce que tu sautes souvent un repas ?		
4.	Est-ce que tu fumes ?		
5.	Aimerais-tu pouvoir diminuer ou arrêter ?		
6.	As-tu déjà fumé de l'herbe ou du hash ?		
7.	Est-ce que tu bois parfois de la bière, du vin ou d'autres alcools ?		
8.	Si oui, plusieurs fois par jour ?		
9.	En scooter ou en moto, tu portes ton casque tout le temps ?		
10.	En voiture, tu portes une ceinture tout le temps ?		

D'autres adolescents comme toi parlent souvent de certains problèmes. En voici quelques-uns (ici aussi, réponds par « oui » ou « non »).

		Oui	Non
11.	J'ai du mal à m'endormir.		
12.	Je me réveille souvent la nuit.		
13.	Je suis assez fatigué pendant la journée.		
14.	Il m'arrive encore de faire pipi au lit.		
15.	J'ai souvent mal à la tête.		
16.	J'ai souvent mal au ventre.		
17.	J'ai parfois l'impression que je vais m'évanouir.		
18.	J'ai souvent des douleurs aux jambes.		
19.	J'ai des règles douloureuses.		
20.	J'ai l'impression que mes seins sont trop petits/trop gros.		
21.	Ma santé m'inquiète.		
22.	Je me sens trop maigre.		
23.	Je me sens trop gros/trop grosse.		
24.	Je me sens trop petit/trop petite.		
25.	Je me sens trop grand/trop grande.		
26.	Je pense que mes parents s'entendent bien.		
27.	Mes parents ne s'entendent pas et ça m'inquiète.		
28.	J'aimerais bien changer mes relations avec mes parents.		
29.	Dans ma famille, il y a quelqu'un dont la santé m'inquiète.		
30.	L'école, c'est un problème pour moi.		
31.	Depuis quelques temps, ça marche moins bien à l'école.		
32.	Je sais ce que j'ai envie de faire plus tard.		
33.	J'ai peur de devenir enceinte.		
34.	J'ai peur de rendre une fille enceinte.		
35.	J'ai peur de ne pas pouvoir avoir un enfant un jour.		
36.	Sais-tu ce qu'est la contraception ?		
37.	Sais-tu ce qu'est une maladie sexuellement transmissible ?		
38.	Parles-tu parfois de sexualité avec tes parents ?		
39.	As-tu un meilleur ami (ou une meilleure amie) avec qui tu peux parler de tout ?		
40.	Est-ce que tu connais quelqu'un qui pensait à mourir parce qu'il (ou elle) était très triste ?		
41.	Est-ce que cela t'arrive parfois, à toi aussi ?		
42.	Si tu veux, tu peux écrire ici d'autres choses ou d'autres questions que tu as en tête.		
43.	As-tu d'autres problèmes personnels que tu ne préfères pas écrire ?		

Figure 2.1. Autoquestionnaire du service de médecine pour adolescents du CHU de Bicêtre.
Alvin P. Relation de soins en médecine généraliste avec l'adolescent. In : Alvin P., Marcelli D. *Médecine de l'adolescent* (2e éd.). Paris, Masson, 2005 : p. 61.

Règles fondamentales de la consultation de l'adolescent

L'adolescent n'est plus l'enfant d'hier, même s'il est encore dépendant de son environnement. Et si sa maturation n'est pas achevée, il revendique (consciemment ou inconsciemment) le droit d'exister par lui-même.

Dès lors, il ne doit pas être vu et entendu à travers l'écran que constituent les parents.

Trois règles fondamentales sont à respecter.

L'adolescent doit être reçu et examiné en tête-à-tête

Cela ne veut pas dire que les parents doivent être exclus. Il suffit, s'ils accompagnent l'adolescent, de leur demander de patienter dans la salle d'attente. Il doit exposer lui-même le motif de la consultation.

Les parents seront vus ensuite, avec son accord, et sauf demande de sa part, en sa présence.

Cette façon de procéder a le double avantage de montrer à l'adolescent que l'on s'intéresse d'abord à lui-même et de le réintroduire discrètement dans le cercle familial, dont il a trop tendance à s'affranchir.

Le fait que l'adolescent vienne à la consultation et/ou pénètre dans le cabinet de prime abord seul ou accompagné d'un ou des parents donne une indication en soi sur les relations intrafamiliales (autonomie, indépendance, confiance…).

Au départ, il faut lui laisser le choix, mais dans le cas où il vient seul, il est bon de lui proposer dans un deuxième temps de revenir avec ses parents : il est libre de l'accepter ou non. Il est bon qu'il sache que la possibilité lui en est laissée. Souvent, il accepte et en est même soulagé.

Pendant le temps où le médecin est en tête-à-tête avec lui, il faut l'informer de son droit au secret médical

Le terme de « confidentialité » doit être prononcé : l'adolescent en comprend le sens et la portée. Il apprécie que le médecin lui propose ce contrat sans qu'il ait besoin de le revendiquer. Dès lors, il sait qu'il peut se livrer aux confidences, qu'il ne sera pas trahi.

Aucune décision ne peut être prise sans son accord

Les décisions thérapeutiques, la demande d'examen et plus encore le conseil d'aller voir un consultant doivent être négociés en tête-à-tête.

Lorsque les parents seront vus, en présence de l'adolescent généralement, les décisions leur seront annoncées de telle façon qu'elles ne puissent être récusées.

Sans doute faut-il un certain tact, car les parents ne sont pas souvent disposés à abandonner une parcelle de leur autorité. Il faut leur présenter les choses comme réfléchies, mesurées… La formule « nous sommes convenus » est habituellement très bien acceptée.

Conduite de l'examen

Premier temps : analyse des symptômes motivant la consultation, quels qu'ils soient

Ces symptômes sont :
- le mode d'apparition ;
- l'ancienneté des troubles ;
- la durée et la constance dans le temps ;
- les facteurs déclenchants.

Deuxième temps : analyse du contexte

Elle concerne :
- les habitudes de vie ;
- les conditions de vie actuelle et les événements marquants de la vie antérieure ;
- le sommeil ;
- la nutrition ;
- l'entente avec les pairs, la vie sociale ;
- le rendement et le parcours scolaire ;
- la pratique du sport et son intensité ;
- le temps passé devant les écrans (et surtout le Web) ;
- l'entente avec les parents ;
- l'image de soi ;
- la sexualité et les relations amoureuses ;
- les aspects dépressifs ;
- la sociabilité ;
- l'usage de médicaments ;
- l'usage d'alcool, de tabac, de drogue…

L'examen clinique complet

Il est essentiel et ne doit pas être bâclé, même si le médecin est convaincu qu'il sera normal.

Il faut ainsi, entre autres, peser, mesurer afin de vérifier la corpulence (indice de masse corporelle [IMC]), préoccupation souvent essentielle à cet âge, surtout chez les filles qui ont souvent tendance à se trouver trop grosses. Il faut également vérifier le stade pubertaire pour anticiper la question souvent inavouée sur la taille définitive, et en profiter pour parler du statut vaccinal.

L'examen clinique a la vertu de rassurer l'adolescent sur son propre corps et sur sa normalité (qui est souvent pour lui source d'inquiétude). C'est d'ailleurs parfois à l'occasion de cet examen que viendront les réponses aux questions auxquelles il n'avait jusqu'alors pas, par timidité, réserve ou pudeur, voulu répondre.

Le décodage n'est pas toujours simple

En effet, bien souvent, l'adolescent ressent des difficultés qu'il a du mal à exprimer verbalement : son malaise est flou, le vocabulaire pour l'exprimer est imprécis, il redoute d'utiliser un vocabulaire qui pourrait (pense-t-il) choquer le praticien ou simplement ne pas être compris.

Aussi, consciemment ou inconsciemment, beaucoup d'adolescents choisissent-ils d'exprimer leur malaise à travers des plaintes somatiques : céphalées, palpitations, vertiges, douleurs abdominales, fatigue… Le médecin (et c'est légitime), même s'il est convaincu qu'il est en présence d'un « mal-être », redoute, en banalisant le symptôme, de passer à côté d'une maladie organique. Mais il sait aussi qu'en somatisant un symptôme fonctionnel, il risque de passer à côté du vrai problème, et même de l'aggraver.

Quelle attitude adopter ?

Sauf cas d'urgence, sauf maladie organique évidente, mieux vaut éviter d'emblée un traitement et/ou des examens complémentaires compliqués.

En revanche, demander à revoir l'adolescent en prescrivant d'ici la prochaine consultation quelques règles précises d'hygiène et de nutrition est souvent un bon moyen.

La première consultation a été une prise de contact, une mise en confiance.

Il s'est établi à travers le dialogue une certaine relation de confiance entre l'adolescent et le praticien.

Étude de quelques cas particuliers

Il n'est pas possible d'envisager toutes les catégories de plaintes exprimées par l'adolescent qui se présente en consultation.

Les plus fréquemment exprimées sont les problèmes respiratoires, dermatologiques, musculosquelettiques et gynécologiques, mais on l'a vu, entre la plainte et la réalité, il y a souvent un décalage.

Ainsi, une jeune fille consultera volontiers pour des vergetures alors qu'elle ne parlera pas de l'obésité qui la préoccupe. Un garçon centrera ses préoccupations sur une acné, alors qu'il est peut-être beaucoup plus angoissé par ses problèmes relationnels avec les autres…

Trois situations méritent une place particulière : la demande de contraception, la maladie chronique, la nécessité de faire appel à un consultant.

Problèmes gynécologiques

Ils vont nécessiter d'emblée, sinon assez rapidement, une consultation spécialisée, mais l'adolescente mal préparée, mal informée, ne sait pas à qui s'adresser et redoute d'aller voir « le gynécologue de maman ».

C'est presque toujours le cas lorsqu'il y a une demande pressante de contraception. Elle s'adresse volontiers au généraliste.

Cette consultation, autant et plus que toute autre, requiert que soient respectées les règles fondamentales édictées sur la nécessité du tête-à-tête, sur l'assurance de la confidentialité.

L'interrogatoire, l'examen clinique sont tout aussi indispensables que dans toute autre consultation d'adolescent, ne serait-ce que pour déceler une contre-indication à l'utilisation d'une pilule œstroprogestative.

Mais il serait grave de laisser croire à la jeune fille que, sous le prétexte de l'urgence, le praticien n'est qu'un « distributeur de pilule ».

Il faut que cette consultation soit assortie d'une information aussi précise que possible sur la physiologie, sur les autres moyens de contraception les mieux adaptés, sur les moyens de prévention des maladies sexuellement transmissibles (le sida, l'hépatite B et les infections à *Papillomavirus* dont la prévention est possible grâce à la vaccination), sur le préservatif.

Il faut aussi que, dès cette première consultation, soient envisagée et programmée rapidement la consultation spécialisée indispensable et la surveillance régulière qui s'impose.

Méthodes contraceptives de premier choix pour les adolescentes

Les méthodes contraceptives de premier choix pour les adolescentes sont le préservatif masculin et la contraception hormonale, surtout œstroprogestative. L'association des deux méthodes peut être envisagée chez certaines d'entre elles, notamment lorsque l'objectif est d'apporter une protection à la fois contraceptive et contre les infections sexuellement transmissibles (IST), ainsi qu'en cas de craintes de non-utilisation ou de difficultés de manipulation des préservatifs.

• La *contraception œstroprogestative*, quelle que soit sa forme, présente, outre son efficacité contraceptive, l'avantage d'avoir des effets bénéfiques en cas de dysménorrhée, syndrome prémenstruel, ménorragie, kystes fonctionnels de l'ovaire et acné (plutôt fréquents à cet âge).

▷

▷

• La *contraception microprogestative* peut être envisagée et préférée à une contraception œstroprogestative, si la jeune fille ne présente pas d'indication particulière (telle que kystes fonctionnels de l'ovaire, acné, etc.) et supporte bien ce type de contraception. Elle est surtout indiquée en cas de contre-indication à la contraception œstroprogestative. Cette méthode expose néanmoins à des difficultés prévisibles d'observance et à des anomalies menstruelles, lesquelles sont souvent mal supportées à cet âge.

• Il faut aussi informer l'adolescente de l'existence d'une *contraception d'urgence hormonale* en lui indiquant qu'elle n'est pas efficace à 100 %. Elle est d'autant plus efficace qu'elle est utilisée plus précocement après le rapport non protégé. Les molécules utilisables sont :

- le lévonorgestrel (progestatif, à la dose unique d'1,5 mg, dont l'efficacité varie de 95 % lorsque la prise est réalisée avant 12 h à 58 % lorsqu'elle est réalisée entre 48 et 72 h ;
- l'acétate d'ulipristal (modulateur sélectif des récepteurs à la progestérone), à la dose unique de 30 mg, efficace jusqu'à 5 jours après le rapport. Cette contraception est délivrée soit en *pharmacie* directement sans prescription médicale (gratuit et anonyme pour les mineures) ou après prescription par un médecin ou une sage-femme (remboursement à 65 %), dans les *centres de planification et d'éducation familiale* (délivrance anonyme et gratuite pour les mineures et pour les majeures sans couverture sociale), *les infirmeries scolaires* (délivrance anonyme et gratuite pour les élèves des collèges et lycées, mineures ou majeures) ou *les services universitaires et interuniversitaires de médecine préventive et de promotion de la santé* (délivrance anonyme et gratuite pour les étudiantes).

La contraception d'urgence hormonale est une méthode de rattrapage qui ne vise pas à être utilisée de façon régulière notamment en raison du risque d'échec plus élevé que les contraceptions régulières.

Maladie chronique

La maladie chronique, même si elle est connue et assumée depuis longtemps, va poser des problèmes lors de l'adolescence, parfois en raison d'une poussée évolutive, souvent aussi en fonction des réactions secondaires qu'elle suscite.

L'adolescence, amplificateur de la maladie chronique

Il est vrai qu'à cette période de grande mutation physique et physiologique, la maladie chronique est plus difficile à contrôler.

Le *diabète*, jusque-là correctement équilibré, devient instable, difficile à traiter, émaillé d'accidents hypoglycémiques et/ou de poussées de cétose.

Mais il est vrai aussi que cette affection chronique jusque-là acceptée devient un « handicap » mal vécu, une injustice dans un monde hostile. L'angoisse qu'il suscite est, en elle-même, amplificateur de la maladie.

Attitudes de déni

Très fréquemment, l'adolescent atteint de maladie chronique rejette sa maladie, le monde médical qui l'entoure.

Le diabète (comme l'asthme) en est l'exemple le plus éclairant, où l'on voit l'adolescent abandonner parfois son traitement ou se traiter de façon fantaisiste, adopter des habitudes alimentaires anarchiques, refuser toute surveillance.

Ces conduites de rejet de la maladie sont éminemment dangereuses et s'apparentent parfois à des conduites véritablement suicidaires. Elles sont toutefois faciles à comprendre pour peu qu'on réfléchisse à ce qu'est l'adolescent qui revendique son autonomie, sa liberté sexuelle et la quête de son identité.

Le rôle du spécialiste qui le suit pour son affection chronique est important, mais l'adolescent le récuse parfois sous prétexte qu'il est le médecin de son enfance.

Le généraliste doit pouvoir prendre efficacement le relais. Il ne doit pas rejeter, sermonner (comme les parents), fermer la porte.

Son rôle est au contraire d'expliquer à l'adolescent que d'un traitement correct de sa maladie chronique dépend sa normalité. Il peut sortir, s'amuser, poursuivre ses études, mener une vie sexuelle, faire du sport, bref, être en tout point normal, à la seule condition de se surveiller et de se traiter.

Il est lui-même et lui seul entièrement responsable de sa normalité, car c'est de lui seul que dépendent la prise en charge de sa maladie et sa maîtrise. Le médecin ne peut que l'aider, le conseiller.

Recours au spécialiste

Le recours au spécialiste (gynécologue, dermatologue, diabétologue...) est parfois indispensable et il faut y souscrire à une condition : il n'est pas question de se défausser sur quelqu'un d'autre.

L'adolescent qui est venu voir le pédiatre ou le généraliste (seul ou avec ses parents) a fait une démarche importante. La première consultation a été pour lui l'occasion de tisser des liens de confiance avec le praticien. La décision brutale qui consisterait à l'adresser à un spécialiste serait vécue pour lui comme un rejet.

Si l'avis du spécialiste apparaît indispensable, cette nouvelle consultation doit être expliquée, négociée, librement consentie.

L'adolescent doit comprendre qu'il est adressé au spécialiste parce que, précisément, on le prend en considération, que l'on ne minimise pas ses symptômes. Il doit savoir qu'il est adressé au spécialiste pour avis, mais que sa prise en charge globale reste du domaine du médecin à qui il a accordé sa confiance et fait ses confidences.

Faut-il faire appel au psychiatre ?

Dans certains cas, c'est indispensable, mais hormis les cas d'urgence (risque suicidaire, syndrome dépressif majeur, anorexie mentale), cela ne doit jamais être fait de première intention. Et si le recours à une aide psychiatrique apparaît utile, mieux vaut que l'adolescent soit adressé dans un premier temps dans une structure non psychiatrique où l'avis d'un psychiatre pourra être sollicité.

Pourquoi tant de précautions ? D'une part parce que, dans l'immense majorité des cas, l'adolescent n'est pas un malade mais un individu normal, fragile car en mutation. D'autre part parce que le mot de « psychiatrie » introduit dans l'univers mental de l'adolescent la notion même « d'anormalité », c'est-à-dire ce contre quoi il lutte désespérément dans ses moments de difficulté. Vouloir se défausser sur le confrère psychiatre du « mal-être » d'un adolescent, c'est courir le risque de le voir fuir, refuser, et partant s'enfoncer un peu plus dans son mal-être.

Leçons à retenir pour prendre en charge un adolescent

La consultation de l'adolescent est sans aucun doute difficile. Mais elle est riche d'enseignement.

La majorité des adolescents, il faut le savoir, traversent cette période sans drame. Toutefois, il est fréquent qu'à l'occasion d'une affection bénigne ou sévère, ou même sans raison apparente, apparaisse une angoisse qui risque de le déstabiliser. Les parents (parce que ce sont les parents) sont mal placés pour y répondre. Le médecin choisi par l'adolescent, s'il sait gagner sa confiance, est le mieux placé pour accompagner.

À retenir

Prendre en charge un adolescent, c'est... :

- Être formé à la médecine de l'enfant, en ayant toujours présent à l'esprit que l'adolescent n'a pas achevé sa maturation.
- Comprendre, de façon simple, quels sont les problèmes de l'adolescence.
- Accepter le tête-à-tête (sans exclure les parents) en assurant l'adolescent de la confidentialité.
- Être à l'écoute, ne pas s'ériger en donneur de conseils, respecter son désir d'autonomie et sa liberté de décision.
- Prendre son temps pour la première consultation et le revoir aussi souvent que nécessaire.

Pour en savoir plus

Alvin D, Marcelli D. Médecine de l'adolescent. Paris: Elsevier Masson; 2005.

Godeau E., Navarro F., Arnaud C. dir. La santé des collégiens en France/2010. Données françaises de l'enquête internationale Health Behaviour in School-aged Children (HBSC). Saint-Denis : Inpes, coll. Études santé, 2012.

HAS. Spécificités de la prise en charge de l'adolescent. www.has-sante.fr/portail/.../specificites-de-la-prise-en-charge-de-l-adolescent, 2014.

INPES. Entre nous : Comment initier et mettre en œuvre une démarche d'éducation pour la santé avec un adolescent ?, 2009.

INPES. La santé des ados à la loupe : publication des données françaises de l'enquête Health Behaviour in School-aged Children (HBSC), 2012.

Stheneur C, Alvin P, Boudaillez B, Gronnier P, Jacquin P, Picherot G. La première consultation avec un adolescent. Commission adolescent de la Société française de pédiatrie. Arch Pédiatr 2009;1309-12.

3 Développement psychomoteur

Il faut connaître les étapes importantes du développement psychomoteur, pour pouvoir repérer le plus tôt possible :

- les retards de développement moteur ou mental ou affectif ;
- les troubles du développement du langage oral ;
- les troubles du sceptre autistique (autisme) ;
- les hyperactivité et déficit de l'attention ;
- les troubles de la vision et de l'audition.

L'acquisition de la propreté n'est pas un marqueur du développement.

Chaque fois qu'un enfant est examiné, l'état de son développement psychomoteur doit être noté. Pour cela, point n'est besoin de faire exécuter des tests psychométriques. Tout médecin peut, chez un enfant en bas âge, apprécier son niveau de développement psychomoteur (et les indications fournies dans le nouveau carnet de santé pour chaque visite clé sont très utiles). C'est seulement s'il ne se situe pas dans les critères de normalité ou s'il suscite un doute qu'il doit être évalué et exploré par des méthodes plus spécialisées que celles utilisables en consultation : c'est le rôle des psychologues d'enfant, mais aussi des neuropédiatres, pédopsychiatres, voire généticiens, ophtalmologistes, oto-rhino-laryngologistes…

Il faut toutefois que le médecin garde à l'esprit :

- que le développement psychomoteur du nourrisson et de l'enfant est l'expression d'une interaction entre des facteurs génétiques et des facteurs environnementaux dès la vie intra-utérine ;
- qu'il existe de très grandes variabilités individuelles et socioculturelles d'un enfant à l'autre et que les processus d'apprentissage dans l'installation des différentes acquisitions sont de plus en plus soulignés ;
- que toutes les étapes du développement se déroulent avec la même séquence chez tous les enfants, mais avec un rythme différent d'un enfant à l'autre ;
- que l'évolution du développement psychomoteur est dynamique dans le temps : il ne faut donc jamais s'arrêter à l'évaluation d'un moment donné, sauf si les anomalies sont flagrantes ;
- qu'il faut envisager de revoir l'enfant si besoin, tout en intégrant sa propre inquiétude et celle des parents (avouée ou non) ;
- qu'il faut toujours évaluer conjointement les performances motrices et toniques, la vie relationnelle (communication, compétences sociales) et le développement cognitif ;

Guide pratique de la consultation en pédiatrie

- qu'il ne faut pas hésiter à demander un avis spécialisé si besoin, ni trop tôt pour ne pas inquiéter inutilement, ni trop tard pour ne pas retarder une prise en charge adaptée ;
- qu'il existe des facteurs de risque : prématurité, souffrance fœtale aiguë ou chronique, ictère (attention, les nouveau-nés sortent de plus en plus tôt des maternités), infection anté- ou néonatale, antécédents familiaux.

Conditions d'un bon examen

Pour bien apprécier le développement psychomoteur, il faut que l'enfant soit calme et coopère. Cela n'est pas possible si le médecin ou les parents sont pressés, angoissés, si l'enfant est malade, si cela se fait dans l'urgence. Il faut alors différer l'évaluation. Il vaut mieux examiner l'enfant habillé, assis sur les genoux de sa mère, le dos contre sa poitrine, dans une pièce calme, sans perturbation par des stimuli extérieurs (bruit, téléphone).

Il n'est pas nécessaire de disposer d'un matériel très sophistiqué, mais il faut un espace d'examen adapté : une table d'examen ou un tapis au sol, des jouets (cubes, balles, jeux simples permettant de faire des imitations), une serviette, du papier, des crayons, des livres d'images, un ballon, des jouets sonores, une source lumineuse (tableau 3.1). On peut se procurer dans le commerce spécialisé des mallettes d'évaluation performantes.

Il est avant tout indispensable, tout en interrogeant et écoutant les parents, d'observer le comportement spontané de l'enfant avant de l'examiner.

Cette évaluation peut être longue, demande certes de l'expérience, mais est bien sûr plus facile si le médecin connaît bien l'enfant et sa famille.

Étapes du développement psychomoteur

À la naissance

L'enfant normal présente une hypertonie des membres et une hypotonie axiale (des muscles du tronc et du cou), comme le montre son attitude spontanée lorsqu'il est couché sur le dos avec flexion des quatre membres, la tête reposant sur l'occiput. La gesticulation spontanée est bilatérale et asymétrique, souvent en salves. Les réflexes archaïques sont tous présents, les réponses aux stimulus visuels et sonores existent, mais sont faibles.

De 0 à 3 mois : le tonus de la tête, fixation du regard

On assiste à une régression progressive des caractéristiques neurologiques de la période néonatale : l'hypertonie des membres diminue, tandis que l'enfant acquiert un tonus axial.

Les trois points de repère principaux sont :

Tableau 3.1. Évaluation du développement psychomoteur : matériel proposé dans l'échelle de Brunet-Lézine révisée.

Pour tester les acquisitions posturales	Avant 9 mois	Une serviette (mise sur la tête de l'enfant qui doit la retirer)
	Après 18 mois	Un ballon ou une grosse balle en plastique Un jouet à tirer sur le sol pour faire marcher l'enfant à reculons
Pour tester la coordination oculomanuelle	Pour tous	Jeu de 12 cubes en bois (et une grande tasse pour cacher un cube entre 6 mois et 1 an)
	Avant 9 mois	Hochet, pastille de couleur, anneau attaché à une ficelle, clochette
	Après 9 mois	Flacon en verre et pastilles de couleur (< 18 mois) Planchette à encastrer (rond, triangle, carré)
	Après 1 an	Papier et crayon Livre d'images
Pour apprécier le langage	10 jouets (petit format) : petite balle en mousse, petite poupée, voiture, petite cuillère de dînette, crayon, montre, lunettes, bouton, cheval, mouton Planches d'images d'objets familiers : une de six et une de neuf images	
Pour évaluer les capacités de socialisation	Avant 6 mois	Un miroir
	Après 18 mois	Les jeux d'imitation, de « faire semblant » sur une poupée ou sur l'adulte, grande poupée, petite tasse en plastique, petite chaise, petite brosse à cheveux, grande tasse, cuillère à café

- La station de la tête :
  - dès 1 mois, lorsque l'enfant est en position ventrale, la tête se redresse ;
  - à 2 mois, la tête tient quelques instants lorsque l'enfant est mis assis ;
  - à 3 mois, il tient sa tête en position verticale et la mobilise volontairement.
- Le sourire en réponse à une sollicitation apparaît vers 6 semaines. Il s'accompagne d'une intense fixation du regard et assez vite d'un gazouillis ;
- La poursuite oculaire, initialement partielle vers 1 mois, est complète à 3 mois.

Signes d'alerte

Attention ! Si, au cours du 4e mois :

- **les réflexes archaïques persistent ;**
- **le redressement global n'a pas disparu ;**
- **il ne tient pas sa tête ;**
- **il n'y a aucune interaction.**

De 3 à 9 mois : la position assise, l'interaction

La période d'acquisition de la position assise passe par plusieurs étapes : d'abord avec appui en avant des mains vers 6 mois, elle est définitivement acquise vers 9 mois ; l'enfant tient alors assis seul, sans appui. La station debout avec appui est également acquise à 9 mois. À 6 mois, sur le dos, il soulève la tête et les épaules. Il peut rouler du dos sur le ventre. Le réflexe parachute apparaît vers 7-8 mois (et persiste à vie) : lorsque l'enfant est projeté vers l'avant, il tend les bras pour amortir la chute. Le stade du « sauteur » apparaît vers 6 mois et serait une étape obligatoire entre la marche automatique (< 3mois) et la marche volontaire (12 mois).

L'enfant commence à s'intéresser à l'entourage, prend les objets ; à 7 ou 8 mois, il les passe d'une main dans l'autre ; la préhension, d'abord maladroite, devient plus précise vers 9 mois.

Les personnes l'intéressent également : il répond dès 3 mois par un sourire au visage de sa mère qui lui sourit. À 6 mois, il tend les bras lorsqu'on est au-dessus de lui.

Vers 8-9 mois, il commence à prononcer quelques syllabes : « baba », « tata ».

À 8 mois, il manifeste par des cris de joie l'arrivée, ou par des pleurs le départ de sa mère. Ce sont des réactions affectives normales témoignant d'une parfaite adaptation à l'environnement familial. Il jette les jouets pour qu'on les ramasse.

À 9 mois, il doit :

- avoir un tonus et une motricité symétriques ;
- tenir assis sans appui ;
- prendre un objet avec participation du pouce ;
- se déplacer ;
- réagir à son prénom ;
- répéter une syllabe ;
- comprendre « au revoir », « coucou », applaudir.

Signes d'alerte

Attention ! Si, à 9 mois :

- ▶ le relâchement du tonus passif n'a pas atteint les membres inférieurs : impossibilité de mettre les talons à plat sur la table ou en flexion ;
- ▶ la position assise est difficile, avec mouvement vers l'arrière ;
- ▶ les pieds sont en extension permanente ;
- ▶ la dorsiflexion du pied montre un arrêt net ;
- ▶ les réflexes ostéotendineux sont vifs ;
- ▶ il ne se retourne pas ;
- ▶ un bruit déclenche une motricité brusque.

De 9 à 18 mois : la marche, l'ébauche du langage

Sur le plan moteur

C'est la période d'acquisition de la marche. Elle se traduit d'abord par un désir de se déplacer : marche à quatre pattes, sur les fesses... Les premiers pas se font à partir de 12 mois, parfois plus tard, à 15, 16... ou même 18 mois.

On ne parle de retard à la marche que chez l'enfant ayant dépassé 18 mois.

Ébauche du langage

Les premiers mots apparaissent avant 9 mois. Ce sont en fait des syllabes répétées : « pa-pa », « ca-ca », qui n'ont pas de signification symbolique.

À partir d'1 an, c'est la période du jargon, du « charabia » que l'on peut comparer à une langue étrangère avec ses intonations, ses silences.

Les premiers mots véritables n'apparaissent qu'à la fin de cette période : à 18 mois, le langage intelligible n'est que de 8 à 10 mots. Mais dans le même temps, l'enfant entend, écoute, enregistre et comprend. Alors même qu'il ne parle pas, il est capable de comprendre et d'exécuter des gestes simples, fait « bravo, merci, au revoir ».

Sur le plan affectif

Le champ relationnel s'élargit. Jusqu'à 9 mois, 1 an, seule la mère (et/ou la nourrice) compte. Ensuite, le père, les frères et sœurs l'intéressent et il leur manifeste sa joie... ou son opposition.

De 18 mois à 3 ans : l'autonomie

Trois phénomènes importants apparaissent : l'acquisition du langage, l'opposition et l'instabilité psychomotrice.

Entre 18 mois et 2 ans, *l'acquisition du langage* (et donc de la *communication*) est lente et, souvent pour cette raison, facteur d'inquiétude immotivée. De 10 mots à 18 mois, il passe à 100 ou 200 mots (souvent beaucoup moins) à 2 ans. Il est capable d'associer deux mots avec une intention signifiante. C'est surtout entre 2 ans et 2 ans et demi que le langage progresse très vite, mais cette rapidité dépend très largement de la façon dont l'enfant est stimulé, du niveau culturel familial, de l'existence de frères ou sœurs qui jouent avec lui. On estime qu'à 2 ans et demi, l'enfant de milieu aisé, ou correctement stimulé, a un langage d'un peu moins de 1 000 mots.

Jusqu'à l'âge de 3 ans, ce langage est frappé d'agrammatisme (c'est le « parler bébé »). C'est à 3 ans que la phrase devient plus construite (sujet, verbe, complément) et qu'apparaît le pronom « je ».

À 3 ans, il peut dire son nom, nommer trois couleurs, comprendre une consigne simple. Il peut copier un cercle fermé et faire un pont de trois cubes.

Sa *motricité* est plus élaborée, il peut monter des escaliers en alternant les pieds ; il peut s'habiller avec aide et manger seul.

Dès 18 mois, l'enfant, qui maintenant marche seul, explore les objets, tend à une certaine *autonomie* et exige de la part de l'entourage beaucoup d'attention : c'est l'âge des accidents à la maison. Attention aux prises, aux fils électriques, aux médicaments, aux produits ménagers qui ne doivent jamais traîner mais doivent être rangés, enfermés dès qu'ils ne sont plus utilisés. La mère, surtout si c'est un premier enfant, doit être informée de ces risques.

L'*opposition* se manifeste simultanément avec violence : refus d'obéir, rage si un désir n'est pas satisfait. C'est un phénomène normal. Tout aussi normales sont *l'agitation* et l'*instabilité psychomotrice :* c'est l'enfant touche-à-tout. Le rôle du médecin est grand à cette période pour aider la mère à accepter cette opposition et cette instabilité avec patience mais fermeté, pour lui apprendre à ne pas céder, mais sans se fâcher.

Cette première étape de l'éducation d'un enfant qui échappe et s'oppose à sa mère doit requérir toute l'attention du médecin : il faut éviter que ne s'installent des attitudes d'autoritarisme ou de laxisme excessif, il faut veiller à ce que cet enfant fatigant, insupportable, touche-à-tout, ne soit pas un objet de conflit familial. Les parents doivent alors manifester leur autorité fermement, sereinement mais en parfait accord.

Il faudra à l'examen de 3 ans apprécier son comportement, inhibé, agressif ou adapté.

De 3 à 6 ans : la vie sociale

Schématiquement, c'est l'apprentissage de la vie en société. L'enfant se calme, se discipline, apprend les règles de la vie collective. Cela dépend beaucoup de l'ambiance familiale : l'instabilité s'amoindrit beaucoup plus vite dans un milieu calme, où la discipline du sommeil est bien assurée sous l'influence d'une éducation individuelle ou collective bien adaptée.

L'école maternelle à partir de 3 ans est bénéfique. Chez les enfants jusque-là peu stimulés sur le plan du langage, les progrès sont rapidement sensibles. De multiples apprentissages viennent compléter ceux qui sont faits à la maison. À partir de ce moment, l'enfant vit dans deux mondes qui vont constituer l'univers de toute son enfance : la famille et l'école.

Que ce soit sous l'influence de l'école ou non, le graphisme devient important. Simple gribouillis vers 2 ans, il s'élabore petit à petit pour devenir déjà très construit à 6 ans : le bonhomme, la maison sont les deux modes d'expression habituellement rencontrés.

L'enfant devient capable de diriger et d'arrêter son geste pour reproduire un dessin : à 3 ans un rond, à 4 ans un carré, à 6 ans un losange.

Entre 3 et 4 ans (limite)

- Il parle bien, raconte une histoire.
- Il sait qu'il est un garçon ou une fille.
- Il s'habille et se déshabille seul.
- Il peut sauter en avant et tenir 3 secondes sur un pied.

- Il peut lancer une balle.
- Il reconnaît les couleurs, fait la différence entre haut et bas, petit et grand.
- Il demande : « Pourquoi ? »
- Ses capacités graphiques sont plus développées : trait, cercle, carré et bonhomme en trois parties.

Entre 5 et 6 ans (limite)

- Sur le plan moteur vient la marche talon-pointe. Il doit faire les « marionnettes » et attraper une balle qui rebondit.
- La latéralité est développée, ce que l'on peut vérifier pour le pied en le faisant taper dans une balle, pour la main en le faisant dessiner et pour l'œil en le faisant viser comme avec une « longue-vue ».
- Le langage évolue. Il répète une phrase de 12 syllabes, il articule bien, comprend et donne un sens aux mots et phrases, et mémorise. Il devient capable de décrire une image (imagier).
- Il peut exécuter une consigne, écrire son prénom, se repérer dans le temps.
- Il a la notion de : dessus, dessous, grand, petit, chaud, froid.
- Le graphisme est plus précis : il peut dessiner un losange, une spirale.

Au-delà de 6 ans : la scolarité

À partir de 6 ans, le monde scolaire prend une importance croissante. L'entrée « à la grande école » constitue une étape importante. À partir de cet âge, le développement intellectuel de l'enfant ne peut se juger qu'à travers les acquisitions scolaires. Mais qu'on ne se méprenne pas : une mauvaise réussite scolaire n'est pas synonyme d'insuffisance intellectuelle. Un absentéisme prolongé, des difficultés électives en lecture, des problèmes affectifs peuvent se manifester ainsi. Le médecin de l'enfant doit donc être formé au repérage des difficultés scolaires (car toute difficulté scolaire nécessite une prise en charge spécifique et adaptée), mais il doit aussi s'intéresser à son intégration dans la vie sociale, à ses sports et à ses loisirs.

Échelles

L'échelle de Gesell (tableau 3.2) ou l'échelle de Denver (figure 3.1), par exemple, récapitulent de manière concise ces étapes du développement psychomoteur.

Que faire devant une anomalie du développement ?

Il faut d'abord tenter de répondre à trois questions :

- Le décalage est-il pathologique ou s'agit-il d'une simple variante de la norme ? La maturation du développement est variable d'un enfant à l'autre et certains ont un retard qui, heureusement, disparaît progressivement

Tableau 3.2. **Échelle de Gesell simplifiée.**

Âge	Motricité	Cognition	Langage	Personnalité et développement social
4 semaines	Manque de contrôle de la tête	Brève poursuite oculaire	Faciès expressif	Fixe l'entourage
	Posture asymétrique en décubitus dorsal	Laisse immédiatement tomber un jouet	Petits sons gutturaux	Écoute les bruits
16 semaines	Tient la tête droite avec petits mouvements salutatoires	Tente de saisir un hochet	« Roucoule »	Sourire « social » spontané
	Attitudes symétriques en décubitus dorsal	Regarde le hochet mis dans sa main	Rit bruyamment	Joue avec ses mains
28 semaines	S'appuie en avant en position assise	Dirige la main vers un jouet et le saisit	Cris aigus	Porte les pieds à la bouche
	Transfère un jouet d'une main à l'autre	Mmm (cris)		
40 semaines	S'assied, rampe	Combine deux jouets	Dada, mama	Jeux de « nursery »
		Saisit entre pouce et index	Un autre mot	Capable de manger un biscuit
52 semaines	Marche tenu par une main	Met le cube dans la tasse	Deux autres mots	Coopère lorsqu'on l'habille
	Essaie de construire une tour de deux cubes	Répond à « donne-moi »		
15 mois	Marche seul en trottinant	Tour de deux cubes	Quatre à six mots	Désigne ce qu'il désire par sons et gestes
	Met les cubes dans la tasse		Jette des jouets	
18 mois	Marche correctement	Tour de trois ou quatre cubes	Dix mots	Propre le jour
	S'assied lui-même sur une chaise basse	Imite un mouvement	Jargon	Transporte et embrasse une poupée
2 ans	Court	Tour de six ou sept cubes	Assemble deux ou trois mots	Demande d'aller aux toilettes la journée

▷

▷

Âge	**Motricité**	**Cognition**	**Langage**	**Personnalité et développement social**
	Monte et descend seul les escaliers	Gribouille spontanément de façon circulaire, imite les traits verticaux	Nomme trois à cinq dessins	Met la poupée au lit
3 ans	Roule à tricycle	Imite une maison avec des cubes	Phrases	Mange seul correctement
	Se tient à cloche-pied pendant un moment	Imite un cercle, une croix	Dit son nom et son sexe	Met ses chaussures Défait ses boutons
4 ans	Saute à cloche-pied	Copie un pont	Raconte une histoire	Va aux toilettes seul
	Dessine un bonhomme comprenant deux à quatre parties (outre la tête)	Compare la longueur de deux lignes Compte quatre pièces	Joue avec plusieurs enfants	
5 ans	Saute à la corde	Copie un triangle, un carré	Nomme quatre couleurs Compare deux poids Compte dix pièces Pose des questions sur la significa-tion des mots	S'habille et se déshabille

avec le temps : toutes les acquisitions viennent, certes, mais un peu au-delà des limites. Il n'est pas toujours facile de trancher : il faut savoir attendre, être rassurant (mais aussi ne pas tarder à demander un avis spécialisé en cas de doute) :

– c'est le cas des enfants qui ont un *retard simple du tonus* (souvent familial) ;
– autre exemple : le *retard isolé de la marche*. La marche doit être acquise à 18 mois ; un nourrisson qui ne marche pas à cet âge mais dont le reste du développement est strictement normal et l'examen neurologique sans anomalies ne devrait inquiéter qu'après 2 ans.

• Si le retard est confirmé, est-il global ou dissocié ? Est-il mental pur, moteur pur ou psychomoteur ?
• Le retard est-il stable ou s'aggrave-t-il avec le temps ?

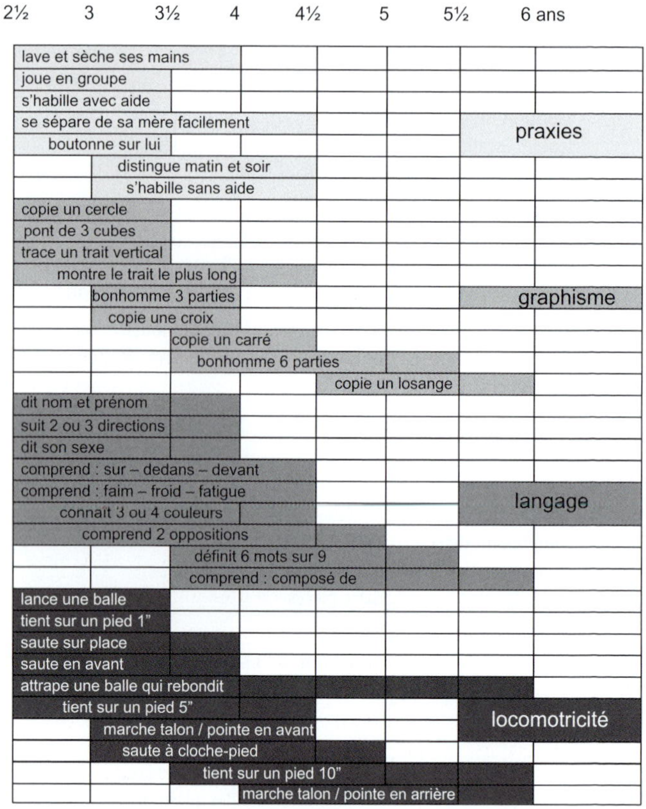

Figure 3.1. Échelle de Denver : adaptation française de Sénécal-Bouchard indiquant la dispersion pour chaque item.

On peut alors bien sûr demander tous les avis nécessaires, mais souvent, il vaut mieux confier l'enfant à un service de pédiatrie ou de neuropédiatrie, voire de pédopsychiatrie, en sachant que beaucoup de retards mentaux restent inexpliqués malgré des investigations de plus en plus poussées, tandis que la cause d'un trouble moteur ou du tonus est plus facile à retrouver.

Repérage des troubles spécifiques du langage oral (TSLO)

Le langage est un élément fondamental du développement de la personnalité de l'enfant, de sa réussite scolaire, de son intégration sociale et de sa future réussite professionnelle. C'est un outil majeur de communication. Cependant, 4 à 5 % des enfants d'une tranche d'âge ont des troubles du langage, dont 25 % sont sévères.

Il faut y penser et demander immédiatement une évaluation plus précise :

- Si l'enfant n'a :
  - pas de babillage à l'âge de 12 mois ;
  - pas de gestuelle « montrer du doigt » à 9-14 mois ;
  - pas de mots isolés à 16 mois ;
  - pas de phrases de 2 mots ou moins de 50 mots de vocabulaire à 24 mois ;
  - pas de phrases de 3 mots à 3 ans.
- À n'importe quel âge, devant toute régression ou perte d'habilité du langage ou de socialisation.

Un *retard du langage* peut être lié à une surdité, un retard global de développement, un trouble envahissant du développement, un manque de stimulation environnementale. Mais il existe d'authentiques troubles spécifiques du développement du langage.

Outils de dépistage

Le médecin peut se procurer des *outils de dépistage*.

- L'ERTL 4 (épreuve de repérage des troubles du langage), réalisable de 3 ans 9 mois à 4 ans 6 mois, permet d'étudier entre autres la voix et son débit. Facile à réaliser, il ne demande que quelques minutes (5 minutes quand on en a l'habitude).
- L'ERTL 6 est praticable à 6 ans, en fin de grande section de maternelle et en cours préparatoire. Nécessitant 15 à 20 minutes (après un bon apprentissage), il étudie le langage et l'apprentissage, et permet le repérage :
  - du développement déficitaire du langage ;
  - des retards scolaires en lecture, écriture, orthographe, calcul ;
  - des troubles spécifiques des apprentissages ;
  - de l'hyperactivité et/ou des troubles de l'attention ;
  - des troubles du comportement.
- La *BREV* (batterie d'évaluation rapide des fonctions cognitives) *simplifiée* nécessite 10 à 15 minutes. Elle permet de dépister les enfants de 4 à 9 ans avec difficultés cognitives pour définir le profil de leurs compétences et de leurs difficultés. Elle explore aussi le **langage oral**, les capacités non verbales, l'attention et la mémoire, l'apprentissage en lecture, en orthographe et en calcul.

Que peut-on proposer ?

- Si l'enfant a 2-3 ans, que le retard est isolé, que les autres acquisitions sont normales, il faut vérifier l'audition et, si elle est correcte, initier une guidance parentale pour mieux le stimuler. L'enfant est réévalué 3 à 6 mois plus tard : en l'absence d'amélioration, il faut le confier à l'orthophoniste.
- Si l'enfant a 2-3 ans et que le retard est associé à d'autres difficultés psychomotrices, il faut demander un bilan de retard global (neurologique et psychologique) dans un service spécialisé ou un CAMSP (centre d'action médicosociale précoce) pour une prise en charge multidisciplinaire.

- Si l'enfant a 4 ans, que le retard est isolé malgré de bonnes stimulations familiales, il faut demander un bilan orthophonique ; il est nécessaire de réclamer un bilan de retard de développement si le retard est inclus dans d'autres difficultés.
- À tout âge, une régression du langage impose une consultation spécialisée.

Repérage des troubles du spectre autistique (TSA)

L'autisme (au sens large donc) est considéré actuellement comme un trouble neurodéveloppemental dont les signes se manifestent par des anomalies dans la communication et l'interaction sociale associées à des comportements répétitifs et stéréotypés (DSM5). On les nommait auparavant « troubles envahissant du développement » (TED), comprenant entre autres autisme, syndrome d'Asperger, autisme atypique et TED non spécifié.

Les troubles du langage sont constants ; ils sont fréquemment associés à d'autres pathologies mentales ou neurologiques et à des syndromes génétiques : il y a très souvent un déficit intellectuel associé (plus de 55 % des cas).

L'incidence en serait de 1 %.

Il est fondamental de les dépister le plus tôt possible (le diagnostic peut être porté de façon fiable entre 18/24 mois mais des signes peuvent inquiéter le médecin et/ou les parents bien avant, parfois dès 3/4 mois) pour tenter de les classer, de rechercher une cause et surtout d'initier la prise en charge la mieux adaptée et la plus précoce possible.

On peut certes s'aider de grilles d'évaluation comme le CHAT — Check-list for Autism in Todlers — (encadré 3.1), qui comporte un questionnaire réservé aux parents et un autre aux professionnels de santé, mais nécessite une certaine expérience. Il en existe une version modifiée, le M-CHAT-R/F, applicable aux nourrissons de 16 à 30 mois et téléchargeable dans sa version française (www.asperansa.org/m-chat/m-chat.html#l1q07).

L'absence de réponse positive à quatre questions simples posées aux parents peut suffire à conduire une évaluation plus poussée, et ce dès l'âge de 18 mois.

- Vous imite-t-il ?
- Répond-il au sourire ?
- Joue-t-il à faire semblant ?
- Utilise-t-il son index pour pointer ?

On peut alors se renseigner auprès des CRA (centres de référence autisme) présents dans chaque région (et consultables sur le Net), qui peuvent indiquer le centre d'évaluation le plus proche, dont les CEDA (centres d'évaluation et de diagnostic de l'autisme) qui sont progressivement mis en place. La Haute Autorité de santé (HAS) a publié en 2010 une mise au point revisitée ensuite sur ce sujet (voir « Pour en savoir plus ») et en 2018 des recommandations.

Encadré 3.1

Check-list for Autism in Todlers (CHAT)

Section A : questions aux parents

1. Votre enfant aime-t-il être balancé ou sauter sur vos genoux ?
2. Votre enfant s'intéresse-t-il aux autres enfants ?
3. Votre enfant aime-t-il grimper sur les choses, comme les escaliers ?
4. Votre enfant aime-t-il jouer à cache-cache, à faire coucou ?
5. Votre enfant joue-t-il à faire semblant, par exemple à faire une tasse de thé, avec une dînette ?
6. Votre enfant pointe-t-il avec son index les objets qu'il veut obtenir ?
7. Votre enfant pointe-t-il avec son index pour partager un intérêt pour quelque chose ?
8. Votre enfant joue-t-il avec des jouets sans juste les mettre à la bouche ou les faire tomber ?
9. Votre enfant vous apporte-t-il des objets pour vous les montrer ?

Section B : observation

1. Durant la séance, l'enfant a-t-il eu un contact visuel avec vous ?
2. Obtenez l'attention de l'enfant ; ensuite, montrez du doigt un objet dans la pièce en disant : « Oh ! regarde ! C'est un [nom de l'objet] », en regardant son visage. L'enfant regarde-t-il ce que vous montrez ?
3. Obtenez l'attention de l'enfant, ensuite donnez-lui une dînette et demandez-lui de préparer une tasse de thé. L'enfant fait-il semblant de servir le thé, de le boire, etc. ?
4. Dites à l'enfant « Où est la lumière ? » ou « Montre-moi la lumière ». L'enfant montre-t-il la lumière du doigt ?
5. L'enfant peut-il construire une tour en plots (combien de plots ?) ?

Les items A5, A7, B2, B3, B4 sont les plus importants. Lorsqu'ils sont positifs, ils indiquent que l'enfant est capable de marquer son intérêt, de marquer par le regard une attention conjointe à celle de l'adulte, de faire semblant. Tout ceci est normalement présent à 18 mois. Lorsque ces items sont négatifs, la probabilité d'un autisme ou d'un syndrome autistique autre que l'autisme nécessite un examen approfondi.

Repérage de l'hyperactivité avec déficit de l'attention (TDA/H)

Un enfant peut être hyperactif, turbulent, agité, inattentif dans différentes situations :

- les *troubles de l'humeur*, chez les enfants déprimés notamment, et les premiers symptômes qui caractérisent la dépression de l'enfant sont l'agressivité, l'instabilité, l'hyperactivité. La première cause d'hyperactivité est la dépression ;

- les *troubles des apprentissages* : un enfant dysphasique qui ne comprend pas le langage tenu en classe va décrocher ; un enfant dyslexique qui ne sait pas lire en fin de CP, ni en fin de CM1, va lui aussi décrocher et se mettre à bouger ;
- les *troubles anxieux*, et on classe dans les troubles anxieux les TOC (troubles obsessionnels compulsifs) : un enfant stressé ou atteint de TOC, d'obsessions, de rituels ne tient pas en place ;
- les *dysharmonies d'évolution* : les enfants bougent parce qu'ils ont une vie imaginaire beaucoup trop riche.
- *les troubles de la relation parent-enfant.*

Chez un enfant de 5-6 ans, il faut penser au *TDA/H (trouble déficitaire de l'attention avec ou sans hyperactivité)* qui associe à l'hyperactivité un déficit de l'attention et une grande impulsivité cause d'échec scolaire (chapitre 24). Il faut confier ces enfants à un pédopsychiatre ou qui les évaluera parfois à l'aide de grilles comme le test de Conners, ce qui leur permettra de bénéficier entre autres d'un traitement médical, le méthylphénidate (plusieurs formes galéniques) dont l'efficacité est remarquable.

Il faut y penser devant l'association :

- **d'une inattention** (l'enfant ne peut maintenir son attention sur une activité) :
  - fautes d'étourderie, oublis, aucune attention aux détails ;
  - grosses difficultés d'organisation et d'attention dans les tâches scolaires ou ludiques ;
  - il n'écoute pas les consignes et ne peut s'y conformer ;
  - il se laisse perturber par toute stimulation extérieure.
- **d'une hyperactivité** (parfois contrôlée ou mineure surtout chez les filles) ; c'est une activité excessive, inappropriée, inefficace et totalement désordonnée :
  - il remue souvent les mains ou les pieds, se tortille sur sa chaise, court et grimpe partout, ce qui témoigne d'une grande impatience motrice est incapable de tenir en place ;
  - il est très bruyant dans les jeux ;
  - on le dit « monté sur ressorts ».
- d'une impulsivité :
  - il répond à une question avant qu'elle ne soit complètement posée ;
  - il a du mal à attendre son tour, interrompt les autres ou cherche à s'imposer.

Dépistage des déficits visuels et auditifs chez l'enfant

Ce dépistage doit être intégré dans le suivi régulier de tous les enfants dans le but d'éviter les troubles d'acquisition du langage par déficit auditif et l'amblyopie irréversible. Il ne peut être efficace qu'en dehors de tout événement pathologique.

Il ne faut jamais oublier que ce sont la clinique et l'observation de l'enfant qui permettent le dépistage, plus que la technique ; que seul l'examen ophtalmologique avec rétinoscopie sous cycloplégique permet le diagnostic du trouble visuel de l'enfant, qu'une consultation ORL doit être demandée devant le moindre doute sur l'audition. Il faut donc avoir des correspondants habitués aux enfants.

Déficits auditifs

Il s'agit de dépister les surdités profondes de perception le plus précocement possible afin de permettre un développement correct du langage : l'âge moyen du diagnostic est de 18 à 30 mois alors qu'il faudrait le faire avant 6 mois, car un implant, s'il est nécessaire, doit être posé le plus tôt possible. Heureusement, un dépistage doit être proposé systématiquement avant la sortie du nouveau-né de la maternité (oto-émissions acoustiques provoquées [OEAP] et/ou potentiels évoqués auditifs automatisés [PEAA]). Mais certains passent au travers, il faut donc toujours vérifier qu'il ait été effectué (carnet de santé), sinon le faire. On considère que 5 % des enfants de moins de 6 ans ont une perturbation de l'audition.

Il faut ainsi connaître les groupes à risque, savoir que toutes les surdités ne sont pas congénitales, distinguer les surdités neurosensorielles ou de perception des surdités de transmission, et surtout manier des outils simples en observant les enfants. Car le contrôle doit se poursuivre pendant toutes les phases du développement.

Il est important d'écouter les parents qui vivent avec l'enfant et en apprécient mieux le comportement.

Quand penser à un trouble de l'audition ?

Les facteurs de risques de surdité de perception congénitale sont :

- un poids de naissance inférieur à 2 000 g ou un terme inférieur à 34 semaines ;
- une anoxie néonatale avec Apgar inférieur à 4-5 minutes ;
- une détresse respiratoire avec ventilation et/ou oxygénothérapie ;
- une hyperbilirubinémie avec exsanguinotransfusion ;
- une méningite bactérienne néonatale ;
- des malformations de la tête et du cou, un syndrome polymalformatif possiblement associé à une surdité ;
- un trouble neurologique central ;
- un traitement ototoxique (aminoside pendant plus de 5 jours en fin de grossesse ou en période néonatale) ;
- une fœtopathie (toxoplasmose, rubéole, cytomégalovirus) ;
- des antécédents familiaux de surdité.

Ils rendent compte de 50 % des surdités.

Sinon, il faut penser à un trouble auditif chez un nourrisson devant :

- une réaction anormale aux bruits et à la voix :
  - pas de réaction aux bruits forts ou voix criée : crainte de surdité profonde ;
  - pas de sursaut aux bruits forts, sommeil imperturbable entre 0 et 3 mois ;
  - pas de recherche de la source sonore à 6 mois ;
  - pas de réactions aux ordres simples entre 9 et 12 mois ;
  - pas de compréhension de consignes simples vers 18 mois ;
  - impossibilité de désigner des images à 2 ans.

Attention ! Les processus de suppléance (gestes ou mimiques) que peut développer le nourrisson peuvent laisser supposer qu'il entend, parfois même avec une surdité profonde (ils apprennent très vite à lire sur les lèvres).

- des réactions inconstantes, qui peuvent induire un doute et entraîner un retard surtout si le déficit est peu important :
  - réactions uniquement aux bruits forts (aboiement, porte claquée…) et à la voix forte criée et de près : surdité sévère ;
  - réactions aux bruits moyens (miaulement, téléphone, jouets musicaux), mais pas aux bruits de faible intensité (papier froissé) : surdité moyenne ;
  - compréhension variable malgré la répétition de l'ordre ou de la consigne.

Il faut penser à un trouble auditif chez un enfant devant :

- une difficulté de compréhension s'il existe un bruit de fond (brouhaha) ;
- un enfant qui ne réagit plus comme avant : il fait répéter, monte le son de la télévision, comprend les consignes de façon erronée ;
- un trouble du comportement même mineur (s'agit-il d'un problème psychologique ou auditif ?) :
  - enfant rêveur ;
  - enfant non intéressé par les histoires ;
  - enfant violent, agressif, coléreux, instable, dur ;
  - enfant inhibé, anxieux.

À tout âge, il faut penser à un trouble auditif devant :

- tout trouble des productions vocales et du langage (voir plus haut) ;
- mais aussi le doute des parents ou du médecin.

Les surdités de *perception* sont permanentes et le plus souvent génétiques (80 % des cas), les surdités de *transmission* le plus souvent temporaires chez les enfants de 1 à 6 ans et dominées par l'otite séromuqueuse : attention dans ce cas à l'apprentissage du langage.

Comment explorer l'audition ?

Si ces situations imposent une audiométrie auprès d'un ORL expérimenté, tout médecin se doit cependant de tester l'audition à chaque visite systématique.

L'exploration peut être subjective : c'est l'*audiométrie comportementale* (observation des modifications du comportement déclenchées par la perception d'un stimulus acoustique). Peuvent être utilisés :

- avant 6 mois : les jouets sonores (boîtes de Moatti) ;
- après 6 mois : le réflexe d'orientation conditionné (ROC) ;
- à partir de 28-30 mois : le conditionnement volontaire (« train show » ou « ciné show »).

L'*audiométrie objective* est certes possible grâce aux PEA et aux OEAP dès la naissance, au test à la voix chuchotée dès 2 ans, mais l'audiométrie simplifiée à quatre fréquences (de 250 à 4 000 Hz, de 20 à 40 dB [tests scolaires]) et l'audiométrie au casque tonale et vocale ne sont réalisables qu'après 3-4 ans.

En pratique

- À 4 mois : les boîtes de Moatti, au nombre de quatre, émettent un son de 60 dB à 1 m et de 45 dB à 4 m simulant la vache (100-4 500 Hz), le mouton (500-5 000 Hz), le chat (1 000-6 000 Hz) et l'oiseau (2 000-9 000 Hz) ; les OEAP et/ou PEA.
- À 9 mois : stimulus sonores en champs libres, jouets sonores, bruits familiers, voix chuchotée (30 dB à 40 cm de l'oreille), ROC en champ libre.
- À 24 mois : le dépistage est possible oreille par oreille, avec les jouets sonores, le test à la voix chuchotée (désignation d'images en obstruant une oreille, associée à une stimulation du tragus opposé), mais l'absence de réponse ne signifie pas forcément une surdité (l'enfant peut être inhibé ou atteint d'un trouble du comportement) ; ROC ou ciné show en champ libre.
- À 3-4 ans : le test à la voix chuchotée avec une liste de mots ou désignation d'images (imagier) et l'audiométrie simplifiée à quatre fréquences ou l'audiométrie au casque.

L'évaluation doit être pratiquée dans de bonnes conditions, sur un enfant calme, serein et détendu, dans un local sans bruit ni éléments perturbateurs (téléphone, alarmes), sans agitation ni mouvements. Les tests doivent être réalisés en dehors de la vue de l'enfant. Mais attention :

- les jouets sonores (60-65 dB) peuvent laisser passer les surdités moyennes ;
- un bouchon de cérumen diminue l'audition de 0 à 40 dB, mais ne peut pas expliquer une absence de réaction aux jouets sonores ;
- de même, une otite séreuse ne diminue l'audition que de 0 à 40-45 dB ;
- un test auditif n'a aucune valeur si l'enfant a une otite moyenne aiguë en évolution : il faut la traiter et faire les tests plus tard ;
- les parents qui sont en contact journalier avec l'enfant connaissent mieux ses réactions au bruit que le médecin qui voit l'enfant une demi-heure de temps en temps ;

- si les parents ne sont pas convaincus par les tests faits au cabinet, il vaut mieux adresser l'enfant à un ORL équipé pour l'audiométrie pédiatrique.

Toute suspicion d'un trouble de l'audition chez un enfant, quels que soient son âge et l'importance du trouble, doit conduire à tout mettre en œuvre pour une prise en charge spécialisée la plus rapide et adaptée possible afin de préserver au mieux le langage et donc la communication.

Déficits visuels

On estime à 20 % le nombre des enfants de moins de 6 ans atteints d'une anomalie visuelle, soit un enfant sur six et 135 000 enfants par tranche d'âge en France, ce qui représente 800 000 enfants qui devraient être suivis par un ophtalmologiste. Ils se répartissent en 80 % de troubles de la réfraction, 5 % de strabisme, 5 % d'amblyopie. *Le dépistage visuel des enfants est donc un problème de santé publique.*

Seul le dépistage systématique et la coopération intensive des parents, du médecin de l'enfant, de l'ophtalmologiste et de l'orthoptiste permettront de déceler le trouble visuel, de le prendre en charge, de le traiter et d'assurer le suivi de ces enfants au cours des premières années de vie, période essentielle pour le développement des fonctions visuelles, afin d'éviter l'amblyopie. Tout se joue donc avant l'âge de 3 ans.

Amblyopie

C'est une insuffisance uni- ou bilatérale de certaines aptitudes visuelles (en particulier dans la discrimination des formes) entraînant chez l'enfant un trouble de la maturation du cortex visuel *irréversible* (en l'absence de traitement). Elle se traduit par une baisse importante de l'acuité visuelle basse non améliorée par une correction optique adéquate.

Elle peut apparaître jusqu'à 6-7 ans et doit être traitée avant 3 ans pour obtenir les meilleurs résultats.

Elle peut être :

- organique :
  - anomalie de l'appareil lui-même (rétinopathie, rétinoblastome, cataracte, nystagmus, glaucome congénital) ;
  - obstacle sur l'accès du rayon lumineux (ptôsis, angiome, occlusion palpébrale) : amblyopie de privation.
- fonctionnelle :
  - sans lésion apparente ;
  - liée à un strabisme, à un trouble de la réfraction (myopie, astigmatisme, hypermétropie).
- mixte.

Développement de la fonction visuelle

- Nouveau-né :
  - réflexe photomoteur ;
  - réflexe de clignement à la lumière ;
  - réflexe d'attraction du regard à la lumière douce ;
  - « yeux de poupée ».
- 1 mois : fixation (rouge à 80 cm).
- 2 mois : poursuite d'une cible en mouvement puis réflexe conjugué tête et yeux.
- 3 mois : clignement à la menace.
- 4 mois : convergence (accommodation).
- 5 mois : préhension-vision puis développement de la coordination praxique œil-main.

Âge	*Acuité visuelle*	*Champ visuel*
1 mois	1/50	20-30 °
3 mois	1/10	50 °
6 mois	2/10	75 °
12 mois	4/10	85 ° (adulte)
18 mois	6/10	
3 ans	8/10	
4 ans	9/10	
5 ans	10/10	

- *Sens stéréoscopique* : dès 4 mois avec convergence fine.
- *Vision binoculaire* : dès 6-8 mois.
- *Sens chromatique* : dès 2 mois (jaune et rouge), puis vite celui de l'adulte.

Quand penser à un trouble visuel ?

Il existe des situations à risque qui imposent un examen ophtalmologique à la naissance et entre 3 et 12 mois :

- Une prématurité < 32 s surtout s'il y a eu des complications neurologiques et une rétinopathie du prématuré.
- Un poids de naissance < 1 500 g.
- Une infirmité motrice cérébrale.
- Exposition *in utero* à cocaïne, tabac, alcool.
- Anomalies chromosomiques (21).
- Craniosténose et malformations de la face.
- Embryofœtopathies.
- Antécédents familiaux d'amblyopie fonctionnelle.

Les signes d'alerte avant 6 mois :

- Un retard apparition de la fonction visuelle.

- La présence d'un strabisme ou d'un nystagmus.
- « Tout strabisme constant < 4 mois ou intermittent > 4 mois est pathologique ».
- Des anomalies objectives des paupières (ptôsis, angiome), des globes (microphtalmie, exophtalmie) ou de la cornée, un œil rouge, un larmoiement unilatéral.
- Une anomale de la pupille : colobome, mydriase unilatérale, voire une leucocorie (cataracte, rétinoblastome).
- Des anomalies du comportement visuel :
  - manque d'intérêt aux stimuli visuels ;
  - absence de fixation > 1 mois ;
  - absence de réflexe de défense à la menace > 3 mois ;
  - absence de sourire réponse > 3 mois ;
  - absence de poursuite oculaire > 4 mois ;
  - retard d'acquisition de la préhension des objets après 4-5 mois ;
  - pauvreté de la mimique, pas de sourires, errance du regard, signe oculodigital de Francescheti, signe de l'éventail ou de l'essuie-glace.

Tous ces symptômes évoquent une malvoyance profonde et imposent un examen ophtalmologique.

Les signes d'alerte de 6 mois à l'âge verbal. Bien sûr, en plus des signes précédents, il faut s'inquiéter devant :

- un torticolis par position compensatoire ;
- un comportement particulier. L'enfant :
  - tombe, se cogne, butte à la marche,
  - plisse les yeux ferme un œil au soleil,
  - a une photophobie.

Les signes d'appel à l'âge verbal (3-4 ans) sont fonctionnels et ressentis par l'enfant. Ils nécessitent un examen ophtalmologique dès leur découverte :

- gène de la vision de loin ou de près ;
- diplopie ;
- céphalées : surtout en fin de journée ou fixation prolongée ;
- picotements et brûlures oculaires.

Comment explorer la vision au cabinet ?

Le matériel est très simple : une source lumineuse (lampe de poche ou otoscope), une échelle d'optotypes (Cadet ou E) pour l'évaluation de l'acuité visuelle à partir de 2 ans et demi, un test de Lang pour la vision en relief, une cible, des lunettes occlusives réversibles (on peut se contenter d'un cache réalisé avec une compresse et un sparadrap).

Les conditions d'un bon examen sont les mêmes que pour l'étude du développement psychomoteur ou de l'audition. C'est à chaque examen qu'il faut apprécier le bon développement de la fonction visuelle.

Au cours du 4e mois, c'est l'apparition du *réflexe de convergence* : une cible présentée face à l'enfant et que l'on rapproche de son visage va entraîner une convergence des deux yeux à partir d'une distance d'environ 4 à 7 cm (contre 20 cm chez l'adulte) ; l'apparition de cette convergence coïncide avec l'acquisition de l'accommodation.

Après 4 mois, si suspicion de *strabisme*, on procède à l'étude des *reflets cornéens* : une source lumineuse est présentée face au visage de l'enfant, les reflets projetés doivent être centrés. En cas de strabisme, un des reflets ne sera pas centré et sera dévié en temporal si le strabisme est convergent, en nasal si le strabisme est divergent ; dans le cas d'un épicanthus, les reflets seront au contraire centrés et l'enfant ne présente pas de risque d'amblyopie : c'est un faux strabisme.

Dès 9 mois, parfois avant, mais toujours avant 15 mois, on procède, à la recherche d'une *amblyopie* :

- à un examen de l'œil ;
- au test de l'occlusion pour rechercher une *défense à l'occlusion* : un objet est présenté à l'enfant et on cache alternativement chaque œil. En présence d'un œil amblyope, l'enfant ne manifestera rien à l'occlusion de cet œil, mais cherchera à se dégager lors de l'occlusion de l'œil sain : c'est ce que l'on appelle une réaction de défense. C'est un test grossier de recherche d'amblyopie, mais il a l'avantage de pouvoir se faire très facilement, notamment au cours du déshabillage de l'enfant.

S'il existe un *strabisme* :

- test à l'écran alterné : on étudie les reflets cornéens en cachant de façon alternée chaque œil et en étudiant les mouvements de l'œil caché à la levée du cache. Ce test permet de dissocier complètement les deux yeux : si l'œil garde la fixation à la levée du cache, on peut penser qu'il n'y a pas d'amblyopie ; en revanche, si l'œil perd la fixation à la levée du cache au profit de l'autre, il est suspect d'amblyopie ;
- lunettes à secteurs : elles permettent deux tests :
  - les secteurs doivent arriver au bord de l'iris donc, en cas de strabisme, soit une partie du blanc de l'œil ne sera pas masquée (strabisme divergent), soit une partie de l'iris sera masquée (strabisme convergent),
  - on peut dépister une amblyopie en présentant à l'enfant un objet à droite et à gauche : en cas d'amblyopie d'un œil, l'enfant tournera la tête vers l'objet afin de le fixer avec son œil sain, c'est le signe de la toupie.

Dès l'âge de 6 mois, la vision stéréoscopique peut être évaluée par le test de Lang I, l'enfant essayant d'attraper les dessins en relief ; cependant, ce test n'a de valeur à l'âge préverbal que si l'enfant le réussit. À l'âge verbal, on utilise le test de Lang II.

Après 2 ans et demi surtout, l'acuité visuelle est appréciable grâce aux optotypes :

- « E » de Snellen ;

- test Cadet calibré à 2,50 m : il permet d'étudier chaque œil séparément et de dépister une différence d'au moins 2/10 entre les deux yeux.

Dès 4 ans, la vision des couleurs peut être testée avec des dessins adaptés.

Un grand nombre d'amblyopies ne présentent aucun signe d'appel, aucun facteur de risque. Il serait idéal de pouvoir proposer à tous les enfants un examen ophtalmologique entre 9 et 15 mois, mais comment et par qui ? Le nombre des ophtalmologistes est actuellement insuffisant pour le réaliser.

Une question souvent posée : l'apprentissage de la propreté

Cette acquisition n'est qu'un des multiples aspects de la maturation psychomotrice, mais l'âge en est très variable d'un enfant à l'autre. Les parents doivent surtout comprendre que la propreté ne s'apprend pas : elle s'acquiert.

Il faut que les parents comprennent quelques principes

La propreté ne peut apparaître avant un certain degré de maturation neurologique. Ce n'est qu'au cours de la 2e année de la vie que la maîtrise du sphincter anal, puis vésical dans un second temps, va apparaître. À partir de ce moment, l'enfant a la possibilité d'acquérir la propreté. Mais il faut aussi qu'il en ait la volonté : il peut encore longtemps trouver des satisfactions dans le fait de souiller ses couches.

Quand faut-il conseiller la mise sur le pot ?

Compte tenu de ce qui vient d'être dit, jamais avant 1 an.

Certaines mères mettent leur enfant très longuement sur le pot, bien avant 1 an. Sans doute cela est-il suivi d'effet, mais cette attitude est beaucoup trop rigide et peut engendrer des refus, une rétention des selles et une constipation Elles doivent attendre la propreté comme elles attendent le sourire ou les premiers pas.

Il est raisonnable de conseiller le pot vers 15-18 mois, en précisant :

- que la mère doit marquer sa satisfaction si cet exercice est suivi d'effet ;
- mais qu'elle ne doit pas marquer sa déception, voire son énervement, dans le cas contraire.

Pour en savoir plus

CogniSciences. Outils. Inventaire du Développement de l'Enfant : IDE : www.cognisciences.com/accueil/outils/article/inventaire-du-developpement-de-l-enfant-ide

Dépistage des troubles de l'audition chez l'enfant : http://solidarites-sante.gouv.fr/prevention-en-sante/sante-des-populations/enfants/article/depistage-des-troubles-de-l-audition-chez-l-enfant

Dépistage des troubles visuels de l'enfant : http://solidaritessante.gouv.fr/IMG/pdf/Depistage_des_troubles_visuels_chez_l_enfant.pdf

HAS, 2005. Propositions portant sur le dépistage individuel chez l'enfant de 28 jours à 6 ans et chez l'enfant de 7 à 18 ans destinées aux médecins généralistes, pédiatres et médecins scolaires.

HAS, 2010. Autisme et autres troubles envahissants du développement : état des connaissances hors mécanismes physiopathologiques, psychopathologiques et recherche fondamentale.

HAS, 2018. Trouble du spectre de l'autisme. Signes d'alerte, repérage, diagnostic et évaluation chez l'enfant et l'adolescent. Méthode Recommandations pour la pratique clinique. https://www.has-sante.fr/portail/jcms/c_468812/fr/trouble-du-spectre-de-l-autisme-signes-d-alerte-reperage-diagnostic-et-evaluation-chez-l-enfant-et-l-adolescent

INSERM, 2016. Déficiences intellectuelles. www.inserm.fr/.../expertises-collectives/rapport-complet-deficiences-intellectuelles

L'Inventaire du Développement de l'Enfant (IDE) : manuel d'utilisation. www.bdsp.ehesp.fr/Base/412650/

Les IFDC (inventaires français du développement communicatif) : un nouvel outil de dépistage des troubles de la communication chez le nourrisson. solidarites-sante.gouv.fr/IMG/pdf/05.ifdc-2.pdf

4 Alimentation de l'enfant

- La nutrition de 0 à 4 mois doit être exclusivement lactée.
- L'allaitement maternel est le mode d'alimentation idéal du nouveau-né et du nourrisson, quand la mère le désire.
- La diversification alimentaire doit démarrer entre 4 et 6 mois.
- De 1 à 3 ans, une alimentation adaptée est fondamentale (enjeux éducatifs).
- À partir de 3-4 ans, l'enfant peut manger de tout, mais pas n'importe quand ni n'importe comment.
- Pendant l'adolescence et la puberté, les modifications de comportement perturbent considérablement les conditions d'une nutrition adéquate.

Pendant les premiers mois, voire les 3 premières années de la vie, les parents sont très soucieux de l'alimentation de leur enfant, tant en qualité qu'en quantité, avec une charge affective très importante qui conduit à de nombreuses erreurs à la fois nutritionnelles et comportementales.

Puis c'est l'âge scolaire et l'adolescence. De plus en plus de repas sont pris en dehors du milieu familial et le contrôle parental périclite plus ou moins. Les plaintes sont vagues (« il mange mal », « il ne mange pas assez », « il mange trop », etc.), sans que les parents aient de notions précises de la réalité.

Voici quelques éléments pour tenter de répondre à ces questions « sensibles ».

De 0 à 4 mois : alimentation lactée exclusive

L'immaturité de certaines fonctions digestives ne permet pas de donner n'importe quoi. C'est pourquoi la nutrition de 0 à 4 mois doit être exclusivement lactée.

Besoins théoriques

Les besoins énergétiques comprenant les dépenses de repos, de régulation de la température liée à l'activité physique et à la croissance sont évidemment variables d'un individu à l'autre, et dépendent des conditions d'environnement et de protection. On considère qu'ils sont en moyenne de 100 kcal/kg/jour pendant les 4 premiers mois, 50 à 55 % étant apportés sous forme de glucides, 30 à 35 % sous forme de lipides et 12 à 15 % sous forme de protéines.

Il est évident que le lait de femme constitue l'apport idéal pendant cette période, tant en énergie qu'en différents constituants, dont les minéraux et les vitamines (sauf la vitamine D). Mais la composition actuelle des laits infantiles assure parfaitement une croissance normale et un état nutritionnel équilibré pendant ces 4 mois.

Guide pratique de la consultation en pédiatrie

Allaitement maternel

En France, le taux d'allaitement maternel (on devrait dire au sein) a beaucoup augmenté ces dernières années mais stagne depuis une dizaine d'années : la part des nourrissons allaités à la naissance était de 66 %, mais n'est plus que de 40 % à 11 semaines, 30 % à 4 mois (seulement 1/3 exclusivement) et 18 % à 6 mois (données 2013, DRESS) La France a cependant un taux d'allaitement parmi les plus bas du monde et largement inférieur à celui de nombreux pays voisins. L'allaitement est plus fréquent chez les femmes de plus de 30 ans, diplômées et de catégorie socioprofessionnelle supérieure et celles qui allaitent le plus longtemps sont un peu les mêmes ou inactives avec plusieurs enfants au foyer. C'est certainement le mode d'alimentation idéal du nouveau-né et du petit nourrisson, quand la mère le désire. En effet, un allaitement maternel n'a de chance de réussir que s'il est librement consenti et, mieux, désiré par le couple. Ce choix doit avoir été réalisé avant la naissance afin que la mère y soit préparée sans aucune pression, ni familiale, ni médicale : c'est la mère qui allaite et personne d'autre.

Avantages

Le lait de mère est idéal pour le petit de l'homme.

Sa composition chimique assure une ration équilibrée en glucides (7 g pour 100 ml), le lactose n'en constituant que 95 % ; en protéines (0,8 à 1 g pour 100 ml) d'excellente digestibilité, puisque la teneur en caséine est faible ; et en lipides qui constituent la part la plus importante du pouvoir énergétique du lait de femme et qui sont riches en acides linoléiques indispensables (7 à 12 % des acides gras totaux).

Le lait de mère est pauvre en calcium, mais son coefficient d'absorption est proche de 100 %. En outre, la faible teneur en sodium est parfaitement adaptée aux capacités physiologiques du nouveau-né.

Sa variabilité et son adaptation sont permanentes : le lait est mature vers le 10e jour et si sa composition varie au cours de la tétée, mais aussi dans la journée, il est en permanence adapté au besoin nutritionnel, à la physiologie et aux capacités de digestion du nourrisson.

Il apporte des facteurs immunologiques, en particulier les immunoglobulines de type IgA, dirigées contre de très nombreux antigènes bactériens. Son rôle est toujours discuté dans la prévention des allergies alimentaires et respiratoires, mais il faudrait que le nourrisson soit allaité exclusivement au moins 6 mois. L'allaitement au sein n'aurait par contre aucun effet dans la prévention de l'obésité, de l'hypercholestérolémie et de l'hypertension artérielle qui sont génétiquement déterminées.

Bon marché et toujours disponible, il participe au développement du goût.

Il procure enfin des liens sensoriels, affectifs et éducatifs, dont l'importance est primordiale.

Surveillance de la qualité de l'allaitement

Elle repose essentiellement sur le bien-être du bébé et la courbe de croissance :

- tout va bien si :
  - le nourrisson est bien, dort bien, est calme, détendu, a des urines abondantes, des selles jaune d'or avec des grains ;
  - la courbe de poids est régulièrement ascendante (une pesée une à deux fois par semaine devrait suffire) avec une prise de poids moyenne de 25-30 g par jour les 3 premiers mois.
- il faut en revanche s'alarmer si :
  - l'enfant continue à perdre du poids à 10 jours de vie ;
  - l'enfant n'a pas repris le poids de naissance à 2 semaines ;
  - l'enfant passe en dessous du 3e percentile ou casse brutalement sa courbe.

Prise de poids

- **Jusqu'à 3 mois : 15-30 g/j.**
- **De 4 à 6 mois : 12-20 g/j.**
- **De 6 à 12 mois : 6-12 g/j.**
- **Une prise de poids lente est souvent normale.**
- **Une stagnation staturopondérale est anormale.**

Le rythme idéal des tétées (à la demande) devrait être de six à sept tétées par 24 heures au début puis rapidement 5 tétées le jour toutes les 4 heures, plus ou moins 1 heure, et une tétée la nuit, si besoin, pour arriver vers 2-3 mois à 5 tétées par jour et aucune la nuit.

La durée d'une tétée ne devrait pas excéder 15 minutes pour un sein, 30 minutes si la maman donne les deux.

Il est inutile, quoi qu'il en soit, de peser avant et après chaque tétée : cela ne donne qu'une idée de la quantité de lait ingéré, pas de sa qualité.

L'analyse chimique du lait n'a aucun intérêt. Il n'y a d'insuffisances que quantitatives.

Si l'allaitement est insuffisant (délai entre chaque tétée inférieur à 3 heures, prise de poids insuffisante, pleurs fréquents), il faut compléter l'allaitement (après 10-15 minutes pour chaque sein) avec un lait standard (sauf si antécédents atopiques) en le proposant en quantité suffisante, le tout n'excédant pas 20 à 30 minutes. Mais attention à la diminution de la stimulation mammaire qui pourrait conduire au tarissement de la sécrétion lactée.

Alimentation de la femme qui allaite

Il n'y a aucune spécificité dans l'alimentation d'une femme qui allaite *même si elle a un terrain atopique*, d'autant que si de gros fragments peptidiques passent dans leur lait, elles peuvent participer à l'acquisition de la tolérance immunitaire de leur enfant contre ces protéines.

Elle doit être abondante, variée, riche, mais il faut éviter les aliments à goût prononcé qui peuvent donner au lait une saveur désagréable que l'enfant pourrait refuser (ail, oignons, épices, échalotes, choux, poireaux, céleri, endives, asperges, melon). Les fruits frais, les agrumes (oranges, pamplemousse) ne sont pas contre-indiqués. Cependant, si les selles du bébé sont très liquides et fréquentes, mieux vaut s'en abstenir. À l'inverse, si elles sont rares, la mère peut en consommer. Il n'a jamais été démontré qu'un excès de boisson, même sous forme de lait, était bénéfique à la qualité de l'allaitement ni la consommation de bière ou la prise de potions distribuées en pharmacie. Il faut supprimer, ou tout au moins beaucoup diminuer, tabac et alcool, et réduire au minimum les boissons excitantes (thé, café, Coca-Cola®).

Inconvénients (mineurs)

- Certes, l'allaitement est contraignant. Il nécessite de la part de la mère une disponibilité permanente, du moins les 2 premiers mois, et même lorsque le rythme devient plus régulier, son autonomie ne dépasse guère malgré tout 3 à 4 heures.
- Il est vrai aussi que, pour bien allaiter, il faut bien manger, et que cela retarde un peu le retour au poids d'avant la grossesse de la mère.
- L'allaitement, contrairement à des idées préconçues, n'abîme pas les seins.
- L'allaitement fatigue un peu, c'est vrai ; mais cela ne dure guère que pendant la période de l'allaitement et c'est plutôt en rapport avec les rythmes imposés par le bébé.
- L'allaitement est incompatible avec la reprise du travail, c'est vrai en général, et les femmes qui ont une activité professionnelle et qui doivent reprendre le travail à la 10e semaine après la naissance, parfois plus tôt, ont certaines réticences à mettre en route un allaitement maternel qu'elles devront interrompre au bout de quelques semaines. C'est une erreur, car 6 ou 8 semaines d'allaitement sont très bénéfiques à l'enfant ; en outre, rien n'empêche, après la reprise du travail, de pratiquer un allaitement mixte en conservant la première et la dernière tétée de la journée.
- L'allaitement peut-être vecteur de certains toxiques. C'est le cas de la drogue (mais en général, une femme droguée n'allaite pas) et surtout du tabac, de l'alcool et des excitants. Il impose donc de changer temporairement certaines habitudes. Mais il est vrai que même en l'absence d'allaitement au sein, il n'est pas bon de fumer, de boire ou de prendre des excitants. En réalité, tout est question de modération et il est bien évident qu'un petit verre de vin, un thé ou un café ne peuvent pas faire de mal.

Contre-indications

Les contre-indications de l'allaitement sont exceptionnelles :

- certaines maladies chroniques (infection au virus de l'immunodéficience humaine [VIH], insuffisances cardiaque, rénale, hépatique, etc.) ;
- un *traitement médical* indispensable qui passe dans le lait risque d'être dangereux pour le bébé (encadré 4.1) ; en cas de doute, on peut se référer au site Internet du CRAT (Centre de référence des agents tératogènes, www.lecrat.org). Si on envisage de prescrire un traitement à une femme qui allaite, il faut toujours réfléchir au bien-fondé du traitement et, s'il est indispensable, choisir une molécule à demi-vie courte, à prendre le soir après la dernière tétée, en tirant le lait la nuit. Sinon, il faut interrompre temporairement l'allaitement (ce qui conduit souvent à son arrêt définitif).
- parfois, la forme du mamelon peut empêcher tout allaitement ;
- mais la contre-indication la plus importante est *l'absence de motivation, le non-désir de la mère.*

L'*hépatite B* (mère HbS+) n'est pas une contre-indication si une prophylaxie par γ-globulines spécifiques et une vaccination contre l'hépatite B ont été pratiquées chez le nouveau-né dans les premières 72 heures de vie, ni l'hépatite C, l'herpès labial ou génital.

Encadré 4.1

Liste des médicaments contre-indiqués chez une mère allaitant son enfant

- Antimitotiques, furosémide.
- Anticoagulants oraux, morphiniques.
- Antithyroïdiens de synthèse, produits iodés.
- Atropiniques, produits radioactifs.
- Benzodiazépines, quinine.
- Bromures, sels d'or.
- Chloramphénicol, sulfamides.
- Dérivés de l'ergot de seigle, thiazidiques.

Incidents au cours de l'allaitement

Incidents pour la mère

Les incidents au cours de l'allaitement touchent surtout les seins.

Engorgement mammaire

Le sein devient tendu, douloureux, gonflé, ce qui est fréquent les premiers jours. Cela nécessite des douches chaudes fréquentes, l'application sur le sein de compresses chaudes, voire d'un décongestionnant. Il faut parfois tirer le lait à l'aide d'un tire-lait. Pour l'éviter, il faut bien vider les seins après chaque tétée et utiliser un soutien-gorge adéquat.

Crevasses

Les crevasses sont parfois si douloureuses qu'elles peuvent empêcher la succion du sein atteint pendant 1 à 2 jours. Elles sont souvent liées à une mauvaise position du bébé pendant la succion, ou à des troubles de la succion. Le nettoyage trop fréquent, la macération, un séchage brutal sont des facteurs aggravants.

Il faut soulager la douleur (froid, paracétamol, varier les positions, massage aréolaire) et laisser sécher le sein à l'air libre, appliquer du lait sur le mamelon en fin de tétée, utiliser des pommades (Lansinoh®, Purelan®) ou le spray Oligoderm®, comestibles, exceptionnellement tirer le lait.

Mastite

C'est une réaction inflammatoire secondaire à une stase lactée qui se manifeste par l'apparition sur le sein d'une zone rouge et douloureuse plus ou moins étendue, parfois avec de la fièvre. Le traitement repose sur le repos, l'augmentation du nombre de tétées, l'application de froid, la prescription d'antalgiques et si besoin d'anti-inflammatoires non stéroïdiens (AINS). Il faut que la maman place le menton du bébé sur la zone inflammatoire pour favoriser son drainage. S'il n'y a aucune amélioration en 24 heures : antibiothérapie compatible avec l'allaitement pendant 10 jours.

Abcès du sein

La palpation montre une masse fluctuante dans le sein ; une fièvre plus ou moins importante est associée. Ce n'est pas synonyme d'arrêt de l'allaitement. On peut continuer à allaiter avec l'autre sein en tirant le lait du sein atteint puis reprendre l'allaitement dès que l'infection est contrôlée. Le traitement repose sur la ponction ou la chirurgie avec antibiothérapie.

Incidents pour le bébé

Ictère au lait de mère

Il se présente comme un ictère physiologique qui se prolonge avec des urines très claires. Cet ictère est sans importance et ne contre-indique surtout pas la poursuite de l'allaitement, mais il peut parfois majorer l'intensité d'un ictère d'étiologie différente à ne pas oublier.

Petits problèmes de selles

Ce sont des inquiétudes plus que de vrais problèmes.

Les selles d'un bébé nourri au sein ne sont jamais « bien moulées ». Elles sont souvent liquides, grumeleuses, d'odeur aigrelette, jaune d'or, virant parfois au vert (ce qui inquiète à tort) ; leur fréquence est très variable d'un enfant à l'autre, et chez le même enfant selon les périodes. Le plus souvent, il s'agit de trois ou quatre selles par jour. Leur qualité dépend beaucoup de l'alimentation maternelle.

Un bébé nourri au sein peut parfois rester 2 ou 3 jours, voire plus sans émettre de selles, même après 3 semaines de vie. Il continue à bien téter, ne souffre pas, son ventre n'est pas gonflé et il émet finalement une selle normale, voire molle : ce n'est pas une constipation.

À l'inverse, un bébé nourri au sein peut avoir des selles très liquides à chaque tétée. C'est la diarrhée prandiale, qui n'est pas une vraie diarrhée et n'a aucune conséquence sur la courbe de poids. On l'améliore en donnant au bébé, avant chaque tétée, une préparation à base de carbonate de chaux (eau de chaux officinale) ; la mère doit éviter la consommation d'agrumes et de jus de fruits.

Maladie infectieuse

La survenue d'une maladie infectieuse chez la mère n'est pas forcément une contre-indication à l'allaitement. Ce sont les contacts obligatoires de la mère et de son bébé qui favorisent la transmission, et non le lait lui-même (sauf en cas d'infection locale).

Risque de sous-alimentation

C'est le seul véritable problème. Ce risque est lié à un lait insuffisant en quantité plus qu'en qualité. Le bébé est alors affamé, a des selles rares, crie, a une mauvaise courbe de poids. Il faut envisager un supplément de lait artificiel, voire parfois l'arrêt de l'allaitement maternel.

Allergie « alimentaire »

Elle peut exceptionnellement survenir chez un nouveau-né allaité ; les signes en sont soit une colite hémorragique (rectorragies), soit de l'eczéma. Si cette hypothèse est confirmée, il faut supprimer chez la mère l'allergène invoqué (cela peut être les protéines du lait de vache). Si cela est impossible, il faut arrêter l'allaitement et nourrir l'enfant avec un hydrolysat extensif de protéines de lait de vache (HePLV).

Adjonctions obligatoires

La supplémentation en vitamine D doit être systématique et il faut y adjoindre de la vitamine K1 naissance comme tous les bébés puis à 8 jours et 1 mois : 1 ampoule de 0,2 ml/2 mg.

Allaitement et contraception

Contrairement à une idée reçue, le fait d'allaiter n'assure pas une contraception. Certes, la fertilité est diminuée, mais l'absence de règles pendant la lactation et le retard du retour de couches sont une fausse sécurité. Il est indispensable que la mère prenne une contraception orale bien adaptée.

Conservation du lait de mère

Le lait tiré peut être conservé 24 heures au réfrigérateur (0-2 °C) et 4 mois au congélateur (<18 °C).

Durée de l'allaitement et sevrage

Durée

La durée de l'allaitement dépend des capacités de la mère à nourrir et de sa disponibilité, laquelle dépend, en particulier, de la reprise de son travail.

Il faut rappeler qu'un allaitement au sein, même de courte durée, ne peut être que bénéfique.

L'allaitement au sein exclusif est suffisant les 4 premiers mois. Après le 4e mois, on peut très bien associer une diversification avec maintien de deux à trois tétées par jour. Mais, si la durée moyenne de l'allaitement en France dépasse rarement 3 mois, rien n'empêche de continuer plus longtemps si la mère le souhaite et le peut.

Sevrage

L'idéal est de le réaliser en 1 à 2 semaines en supprimant tous les 2-3 jours une tétée par un biberon. En pratique, cela ne se passe pas toujours aussi bien, soit pour la mère, car la production de lait ne diminue pas et les seins sont tendus et douloureux, soit pour le bébé qui, habitué au sein, refuse totalement le biberon. On peut alors être amené à conseiller un sevrage brutal. Des traitements permettent de stopper l'allaitement. Mais mieux vaut en référer à l'obstétricien qui a accouché la mère et qui est le mieux placé pour prescrire le traitement adéquat.

Allaitement mixte

Rien n'empêche d'associer lait de mère et lait artificiel, sein et biberon dans trois circonstances :

- lors du sevrage ;
- par convenance, quand la mère souhaite avoir un minimum de liberté ;
- et bien sûr en cas d'insuffisance ou de baisse de production du lait. Aucun aliment, ni boisson, ni médicament ne peut augmenter la production du lait. Il faut alors proposer au bébé, après chaque tétée et après lui avoir fait téter les deux seins (seule garantie d'une bonne stimulation de la lactation), un petit biberon de lait adapté, d'une quantité suffisante mais largement calculée pour lui laisser prendre ce qu'il veut.

Mais l'allaitement mixte n'est dans ce cas qu'une solution d'attente :

- soit la lactation redémarre et l'on peut reprendre un allaitement au sein exclusif ;

• soit elle redémarre mal, et, assez vite, l'enfant préfère le biberon au sein : dans ce cas, la maman ne doit pas s'attrister, ni persévérer, mais adopter l'allaitement artificiel.

Allaitement artificiel ou aux formules infantiles

Si la maman ne peut pas ou ne souhaite pas allaiter, quelles qu'en soient les raisons, on aura recours au lait « artificiel ».

Avantages

C'est une technique d'alimentation simple et pratique qui laisse à la maman beaucoup d'autonomie, car une tierce personne (le père) peut donner le biberon pendant son absence ou pendant la nuit. Il n'y a plus de problème de seins, ni de kilos à perdre, ni de restriction alimentaire, et surtout le père peut participer à l'alimentation de son enfant.

Inconvénients

Le premier concerne la mère, qui pourrait être culpabilisée de ne pas allaiter son enfant. Ce sentiment peut, certes, être personnel, mais il est parfois induit, voire conforté par l'entourage (souvent même médical ou paramédical). Il faut savoir qu'on peut donner un biberon avec autant d'amour qu'un sein et que les échanges avec le bébé peuvent être aussi riches. *« Mieux vaut donner un biberon avec amour que le sein par raison. »*

Le second est en rapport avec la composition du lait car, sans formule particulière, la très grande majorité des laits provient du lait de vache et expose à un inconvénient heureusement rare : l'allergie aux protéines du lait de vache, dont les manifestations sont variées.

Différents laits

Les dispositions législatives actuelles concernant les laits infantiles sont très précises. Les laits infantiles actuels sont classés en trois grandes catégories :

• les préparations pour nourrissons, couvrant les besoins de la naissance à 4-6 mois. Ce sont les « laits premier âge » ;

• les préparations de suite, concernant les nourrissons du 6e mois à 1 an. Ce sont les « laits deuxième âge ou lait de suite » ;

• les préparations pour enfants en bas âge, ou « lait de croissance », pour les enfants de 1 à 3 ans.

À côté de ces laits « classiques », il existe de nombreux laits spécifiques déclinés par pratiquement toutes les marques sur le marché et répondant à des situations particulières sur lesquelles nous reviendrons ; elles existent pour certains en premier et deuxième âges.

Les préparations pour nourrissons (lait premier âge) sont de très loin les plus utilisées de 0 à 6 mois. Leur composition comparative avec les laits de suite figure dans le tableau 4.1.

Tableau 4.1. Composition des préparations « premier âge », « deuxième âge », « croissance », du lait de femme et du lait de vache.

	Préparation pour nourrissons (« premier âge »)	Préparation de suite (« deuxième âge »)	Préparation lactée de croissance	Lait de femme	Lait de vache (entier/demi-écrémé)
Énergie (kcal/100 ml)	60-75	60-80	63-70	67	65
Protéines (g/100 ml)	1,2-1,8	1,7-2,4	1,9-2,8	1,1	3,7
Caséine (%)	30-80	40-80	77-80	40	80
Protéines solubles (%)	20-70	20-60	20-23	60	20
Lipides (g/100 ml)	3,1-3,8	2,4-3,5	2,4-3,3	3,9	3,4/1,6
Acide linoléique (mg)	500	500	500	350	90
Glucides * (g/100 ml)	7	7-10	7,5-9,9	6,8	4,5
Lactose (%)	75	70	80	85	100
Fer (mg/100 ml)	0,5-1,5	1-2	1-1,3	0,06	0,05
Ca (mg/100 ml)	46-93	71-105	100	33	125
Vitamine D (UI/100 ml)	40-100	40-120	40-100		

* Seuls les glucides ci-après peuvent être utilisés : lactose, maltose, saccharose, dextrines maltoses, sirop de glucose déshydraté, amidon précuit, amidon gélatinisé.

Laits standards

Les formules dérivées du lait de vache sont séparées en deux catégories selon le ***rapport caséine/protéines solubles***:

- préparation à protéines non modifiées, dans lesquelles le rapport caséine/protéines solubles est supérieur à 1 ;
- préparation à protéines modifiées, dans lesquelles le rapport caséine/protéines solubles est inférieur à 1 (la majorité).

Plus la teneur en caséine augmente, plus la sensation de satiété est augmentée par le ralentissement de la vidange gastrique, mais plus le risque de constipation est favorisé. Les laits à fort taux de caséine (caséine sur protéine soluble = 80/20 ou 70/30) sont proposés chez les enfants « gloutons ».

Plus la teneur en protéines solubles est élevée, meilleure est l'adaptation du lait aux capacités physiologiques du nourrisson et plus la composition protéique est proche du lait de mère. Mais ces laits peuvent engendrer une sensation de plénitude gastrique moindre et favoriser l'apparition de fréquentes régurgitations, il faut donc en tenir compte dans le choix de la prescription.

La plupart de ces laits ont une ***teneur réduite en protéines*** et un amino-acidogramme (pour certains) très proche du lait de mère. Ils pourraient, sur le long terme, avoir un effet bénéfique sur la protection rénale mais pas sur la prévention de l'obésité.

- Les laits 100 % lactose sont utiles en cas de constipation avérée ; il faut cependant savoir que plus la teneur en lactose est élevée, plus le risque de coliques et de ballonnements est grand.
- Les laits à forte teneur en dextrine maltose : ils seraient utiles en cas de ballonnements.
- Les laits enrichis en acides gras poly-insaturés à chaîne longue (ARA, DHA). Normalement présents dans le lait de mère, ils auraient un effet bénéfique sur le développement cognitif, l'acuité visuelle, et peut-être aussi sur la régulation de l'inflammation (mais cela demande confirmation). La législation PVA rendra l'enrichissement en DHA obligatoire.
- Les laits standards « bio » ne présentent aucun intérêt réel mais sont plus chers.
- Les laits « relais » sont proposés en relais de l'allaitement au sein.

Laits spécifiques, adaptés à certaines pathologies

Laits « starters » ou « pré-starters »

Ce sont des laits de vache modifiés pour assurer aux enfants prématurés, ou de petit poids de naissance, une meilleure croissance pour une meilleure récupération de leur poids. Leur teneur globale en protéines est augmentée en privilégiant les protéines solubles ; l'apport lipidique est modérément diminué, l'apport sodique est augmenté pour compenser les pertes rénales obligatoires de sodium ainsi que le taux de phosphore indispensable pour l'acquisition d'une bonne minéralisation osseuse. Enfin ils sont enrichis en fer, en acide folique ainsi qu'en vitamines E (pour lutter contre l'anémie du prématuré) et K (antihémorragique).

Laits hypoallergéniques

Les laits hypoallergéniques (HA) ont subi une hydrolyse à haute température pour dégrader les peptides jusqu'à un poids moléculaire de 5 000 Da, ce qui permet une réduction nette du caractère allergisant du lait de vache. La composition est par ailleurs très proche des laits à protéines non modifiées.

Chez le nourrisson à risque d'allergie, il semble que les laits HA aient un effet suspensif (discuté par beaucoup) pendant le temps de leur utilisation sur l'apparition des manifestations d'intolérance aux protéines du lait de vache. Il semble également que les laits HA préviennent, dans les familles à risque, la survenue de certaines manifestations allergiques, en particulier la dermatite atopique. Dans ce cas, il faut privilégier les laits HA qui ont fait la preuve de leur efficacité. Il est inutile de les prescrire systématiquement en complément de l'allaitement maternel.

Attention ! L'hydrolyse étant moins poussée que dans les hydrolysats de caséine ou de protéines solubles, les laits HA gardent une fraction antigénique susceptible de provoquer des réactions de type anaphylactique chez les enfants qui souffrent d'allergie au lait de vache. ***Il est donc dangereux de proposer un lait HA à un nourrisson présentant une probable intolérance aux protéines du lait de vache.***

Hydrolysats extensifs de protéines du lait de vache (HePLV)

Leur objectif est de proposer aux nouveau-nés et nourrissons un aliment totalement dépourvu de protéines allergisantes. Ce sont des hydrolysats soit de caséine, soit de lactalbumine, associés à une ultrafiltration, ce qui permet de limiter l'allergénicité sans toutefois la faire totalement disparaître. Ils ont en règle très peu de lactose et contiennent pour la plupart des triglycérides à chaînes moyennes. Leur indication est bien sûr l'allergie aux protéines du lait de vache (APLV), qu'elle soit IgE ou non IgE-médiée, mais aussi certaines pathologies gastro-intestinales sévères. Il faut les proposer comme complément si nécessaire aux nouveau-nés ou nourrisson exclusivement nourris au sein. Ils ont deux inconvénients : leur coût, d'autant que leur prescription peut se poursuivre jusqu'à 9 ou 15 mois (mais ils sont maintenant partiellement remboursés), et leur goût amer, qui provoque souvent, au début, un refus par le nourrisson.

Préparations à base d'acides aminés libres

Si les enfants atteins d'APLV ne tolèrent pas non plus les HePLV, on dispose sur le marché de laits totalement hydrolysés et dont la fraction protéique ne contient que des acides aminés.

Laits pauvres en lactose

Ce sont des laits à base de lait de vache dont seule la fraction glucidique est modifiée, le lactose du lait étant remplacé par des sucres facilement assimilables pour pallier la défaillance enzymatique de la disaccharidase (lactase) située au niveau de la bordure en brosse des entérocytes défaillants, soit par immaturité (prématurité, enfants de petit poids), soit après un épisode digestif aigu (ayant détruit la bordure en brosse des villosités intestinales contenant les entérocytes). Ce sont des laits d'utilisation limitée dans le temps et dont la principale indication est la difficulté à reprendre un lait normal après un épisode diarrhéique aigu sévère, surtout chez le nourrisson de 3 à 6 mois.

Il faut noter que les laits pour nourrisson à base de soja disponibles sur le marché ne contiennent pas de lactose.

Laits épaissis (lait AR et lait « confort »)

La distinction entre les AR (antirégurgitation) et « confort » vient de la teneur en épaississant, plus importante en règle dans les AR.

Les formules AR sont elles-mêmes différentes ; certaines ont leur fraction glucidique remplacée pour 24 à 29 % par un ou des amidons (maïs, riz, pomme de terre, tapioca), d'autres sont épaissies avec de la caroube qui a un effet laxatif avec parfois ballonnements et coliques. Enfin, certaines sont mixtes (amidon et caroube). Elles ne sont vendues qu'en officine.

Les formules « confort » contiennent des amidons pour 12 à 35 % de la fraction glucidique (en moyenne 20/25) selon les marques ; elles sont vendues en grande distribution.

Ces distinctions sont peu claires, car certaines formules « confort » ou « premium » ont une teneur en amidon identique, voire supérieure à certaines formules AR.

Ces formules lactées ont une composition conforme à la législation des aliments lactés pour nourrissons, premier ou deuxième âge. On peut les préconiser dans les régurgitations simples du nourrisson, fréquentes mais banales, qui imposaient autrefois l'adjonction extemporanée au lait de pectine cellulosique ou de mucilage.

En cas de reflux gastro-œsophagien pathologique, on préfère les laits à teneur en caroube supérieure à 0,4 g/100 ml. Ces laits sont également indiqués dans certains troubles de la déglutition constitutionnels ou acquis, en particulier chez les enfants qui boivent trop vite (il faut alors un lait épaissi à la caroube).

Il existe maintenant des laits à la fois enrichis en pré- ou probiotiques et épaissis qui conjuguent les avantages de ces deux laits.

Laits acidifiés

Ce sont des laits à base de protéines de lait de vache « acidifiés » par des ferments lactiques. L'acidification du contenu gastrique facilite la floculation de la caséine et accélère la vidange gastrique. Cette acidification permet aussi de stimuler la sécrétion biliaire et la digestion des graisses, ainsi que l'amélioration de l'absorption du fer et du calcium. Il y a par ailleurs un certain degré d'inhibition de la croissance des bactéries pathogènes en milieu acide dans le tube digestif. La présence des ferments lactiques facilite la digestion du lactose et améliore la capacité de digestion des protéines lactées et des graisses. On peut les conseiller dans plusieurs situations :

- constipation, souvent due aux formules riches en caséine ;
- coliques persistantes après avoir corrigé au préalable plusieurs erreurs diététiques ;
- ballonnement et émissions trop fréquentes de gaz intestinaux ;
- régurgitations trop fréquentes en l'absence de reflux gastro-œsophagien (grâce à l'effet de ces laits sur la vidange gastrique).

Laits enrichis en pré- ou en probiotiques

Ces laits ont été conçus d'après le concept de l'effet protecteur du lait maternel sur les infections digestives, sa prévention possible de la survenue de certaines intolérances alimentaires, le lait de mère favorisant le développement d'une flore intestinale riche en bifidobactéries dans le tube digestif.

• Les probiotiques les plus connus sont les bactéries lactiques et les bifidobactéries.
• Les prébiotiques sont des oligosaccharides ou des fructo-oligosaccharides, qui augmentent la proportion de bifidobactéries dans le tube digestif.

Ils ont démontré des effets bénéfiques sur la santé des nourrissons : prévention des diarrhées aiguës virales du nourrisson (surtout en collectivité), de leur durée, voire des diarrhées sous antibiotiques par les probiotiques, des manifestations allergiques chez l'enfant atopique par les prébiotiques. Leur efficacité dans les coliques du nourrisson est très aléatoire. On les propose aussi en relais de l'allaitement maternel. Il est en revanche nécessaire de confirmer l'intérêt de ces laits dans le long terme sur la prévention des allergies alimentaires, des maladies inflammatoires du tube digestif et du cancer colique.

Autres « laits »

Rappelons que la dénomination « lait » ne peut être appliquée qu'aux produits émanant de mammifères.

Préparations infantiles à base de protéines de soja

Elles ne contiennent en général pas de lactose et doivent être enrichies en carnitine. Elles ne sont pas forcément la meilleure alternative aux intolérances aux protéines du lait de vache, surtout avant 6 mois, en raison du risque de réaction croisée. Elles contiennent en général des isoflavones. Et « compte tenu de l'état actuel des connaissances et des incertitudes concernant les effets à long terme des fortes doses d'isoflavone ingérées de façon prolongée par certains nourrissons, il est prudent de ne pas recommander, de la naissance jusqu'à l'âge de 3 ans, l'utilisation de préparations à base de soja si celles-ci ne sont pas à teneur réduite en isoflavones, et de contrôler leur apport journalier » (Afssa, juillet 2005). Leur indication reste :
• les adeptes du végétalisme ou de certains cultes particuliers ;
• l'intolérance aux protéines du lait de vache chez l'enfant de plus d'1 an qui ne supporte plus les HPP. Elles ont quasiment disparu en France.

Préparations infantiles à base de riz

Récentes, les formules à base de riz ont supplanté celles à base de soja Elles contiennent des protéines partiellement hydrolysées de riz à la place des protéines du lait de vache, pas de lactose mais de la dextrine maltose et de l'amidon comme fraction glucidique, des triglycérides à chaîne moyenne dans leur fraction lipidique. Elles répondent parfaitement à la législation européenne des préparations destinées aux nourrissons. Elles réalisent une excellente alternative en cas d'APLV car leur goût est meilleur que les HPP.

Préparations infantiles à base de lait de chèvre

Certaines sur le marché répondent à tous les critères réglementaires pour l'alimentation des nourrissons mais elles sont plus chères et ne peuvent être utilisées en cas d'allergie aux protéines du lait de vache à cause de la fréquence des allergies croisées entre ces deux types de protéines. Attention à bien vérifier leur label de préparation infantile.

Attention ! Toutes les autres formules (à base de châtaigne, amandes, etc.) qui ne sont pas des laits, ainsi que les laits d'ânesse, jument, chèvre, brebis n'ont aucun intérêt dans l'alimentation des nourrissons et pourraient même, pour certaines, être délétères.

Quel lait choisir ?

Le comité de nutrition de la Société française de pédiatrie a publié en 2006 des recommandations pour que le prescripteur puisse choisir avec raison parmi les innombrables laits (plus de 200) disponibles sur le marché français.

Prescrire une préparation pour nourrissons et une préparation de suite

Propositions pour un choix diététique basé sur les preuves (Société française de pédiatrie, 2006)

Avant 6 mois : choix d'une préparation pour nourrissons à la naissance, à défaut ou en relais de l'allaitement maternel :

- Enfant né dans une famille *sans antécédent allergique* connu :
  - en première intention, une préparation à base de protéines de lait de vache en privilégiant les formules à charge protéique faible. Les préparations à base de protéines de soja devraient être réservées à une demande particulière (végétalisme, raison religieuse) ;
  - dans les semaines qui suivent sa naissance, l'enfant peut bénéficier de la prescription d'une formule significativement épaissie (notamment AR) en cas de régurgitations, d'une formule composée pour accélérer le transit en cas de constipation modérée.
- Enfant né dans une famille *avec antécédents allergiques* connus (un ou ses deux parents et/ou un frère ou une sœur allergiques) : préparation HA ayant fait l'objet d'études cliniques prouvant son efficacité.

Après 6 mois : choix d'une préparation de suite en relais d'une préparation pour nourrissons, lorsque le régime alimentaire est diversifié :

- Que l'enfant ait ou non un antécédent allergique dans sa famille, une préparation de suite à base de protéines de lait de vache. Les préparations à base de protéines de soja devraient être réservées à une demande particulière (végétalisme, raison religieuse).
- La prescription d'une préparation de suite HA n'a pas d'intérêt clinique démontré pour les enfants nés dans une famille « à risque » d'allergie.

Les laits standards conviennent à la très grande majorité des nourrissons. En dehors de ces quelques cas particuliers, les changements intempestifs de lait (la valse des laits) n'apportent pas grand-chose à l'amélioration des petits problèmes supposés digestifs ou alimentaires (pleurs, sommeil, inconfort, irritabilité, peau sèche, voire eczéma) que peut présenter le nourrisson si l'on reste dans la même catégorie de lait. Certains laits ont cependant des effets acquis :

- laits épaissis et RGO ;
- laits pauvres en lactose et diarrhée aiguë sévère ;
- laits HA prouvés et terrain atopique familial (+ ou -) ;
- HPP et APLV ;
- laits AA et allergie aux HPP.

En pratique

Quel que soit le type de lait utilisé, et lorsqu'il s'agit de lait en poudre, la reconstitution est toujours la même : 1 mesure de lait pour 30 g d'eau en utilisant une eau peu minéralisée (Évian®, Volvic®, ou une eau dont la composition est compatible avec la préparation des biberons). Il est possible d'utiliser l'eau de distribution publique (eau du robinet), si :

- après ouverture du robinet, un temps d'écoulement (quelques secondes) de l'eau est respecté avant de la recueillir ;
- seule l'eau froide est exclusivement utilisée (attention à la position du mitigeur) ;
- le robinet fait l'objet d'un entretien régulier (nettoyage, détartrage) ;
- à proximité du point d'eau, le plan de travail et les accessoires font l'objet d'un entretien régulier avec des produits détergents ;
- l'eau n'a pas subi de filtration ou d'adoucissement.

Les biberons doivent être proposés *tièdes ou à température ambiante*. Le réchauffement éventuel du biberon doit être effectué soit au bain-marie, soit au chauffe-biberon, en aucun cas en le laissant à température ambiante, en raison du risque de développement microbien.

La prise du biberon ne devrait pas durer plus de 20 minutes. Les quantités et le nombre de repas dépendent de chaque enfant. Une règle d'or : *pas de rigidité*. L'appétit peut varier d'un enfant à l'autre, d'un jour à l'autre chez le même enfant et même, dans la journée, d'un biberon à l'autre. C'est la raison pour laquelle *il faut toujours préparer plus qu'il ne boit*, le laisser prendre ce qu'il veut, ne jamais le forcer à terminer quand il n'en veut plus. On peut considérer qu'un biberon bu en entier n'était pas assez plein : l'idéal est qu'il en laisse toujours un peu quand il a fini de téter. Dès qu'il a terminé le biberon, on augmente de 30 en 30 ml. En général, dès la naissance, il se met à six repas et, en adoptant ce principe des quantités libres, il se mettra très vite à quatre ou cinq repas selon son rythme. L'idéal au début étant de proposer les repas toutes les 4 heures, plus ou moins 1 heure. Quand un bébé

▷

se réveille la nuit pendant les 3 premiers mois, c'est qu'il a faim, il faut donc lui proposer un biberon.
Comme pour l'allaitement maternel, la surveillance de la qualité de l'alimentation repose sur le bon sens, l'intervalle entre les biberons et la qualité du sommeil. La pesée ne doit servir qu'à vérifier cette bonne impression.

Recommandations d'hygiène pour la préparation et la conservation des biberons (Afssa, 2005)

À ne pas faire :

- Consommer un biberon à température ambiante plus d'1 heure après sa préparation.
- Dépasser un délai d'1 heure pour la consommation du biberon. Lorsque le biberon a été réchauffé, ce délai est réduit à 30 minutes.
- Réchauffer le biberon en le laissant à température ambiante.
- Réchauffer le biberon à l'aide d'un four à micro-ondes[1].
- Utiliser de l'eau ayant subi une filtration ou un adoucissement, ou de l'eau embouteillée provenant d'une bouteille ouverte et réfrigérée depuis plus de 24 heures.

À ne pas oublier :

- Les préparations lactées sous forme de poudre ne sont pas stériles.
- L'eau de distribution publique (eau du robinet) peut être utilisée pour la préparation des biberons[2].
- Le réfrigérateur doit comporter un compartiment dont la température est inférieure ou égale à 4 °C.
- Un biberon peut être consommé par l'enfant à température ambiante.
- Dans la mesure du possible, le biberon doit être préparé juste avant sa consommation.
- Il n'y a pas lieu de stériliser le biberon.

[1] Sinon avec précautions : sans tétine, réchauffer l'eau avant de mettre la poudre, agiter le biberon pour homogénéiser la temperature à apprecier avant de le proposer à l'enfant.
[2] Attention à sa teneur en fluor.

Adjonctions obligatoires

Quel que soit le mode d'alimentation choisi, lait de mère ou lait artificiel, et quel que soit le type de lait choisi, certaines adjonctions sont obligatoires.

Vitamine D

Les laits maternels n'en contiennent pas et si les laits artificiels en contiennent un peu, ce n'est pas suffisant. Il est donc essentiel de donner de la vitamine D dès la naissance (voir en fin de chapitre).

Fluor

Nous l'évoquerons plus bas, mais il n'y a pas d'indication à prescrire le fluor avant 6 mois.

Ainsi conçue, l'alimentation pendant les 4, voire 6 premiers mois, peut reposer intégralement sur le lait. Mais il est maintenant fortement recommandé (ce n'était pas le cas il y a quelques années) de démarrer la diversification pendant la période de 4 à 6 mois. Les jus de fruits n'ont que peu d'intérêt, sauf dans certaines constipations rebelles. Les farines premier âge, très réclamées par les parents pour que leur nourrisson fasse vite ses nuits, sont, en fait, peu efficaces. Quant à l'eau, si, en période de chaleur ou de sécheresse, l'enfant est fébrile ou trop couvert, on peut effectivement en proposer un peu, non sucrée. Mais cela n'a aucun intérêt pour attendre l'heure du biberon ; si l'enfant a faim, mieux vaut lui donner du lait.

Problèmes courants des 4 premiers mois

Selles

La population française met autant d'affectivité à la qualité des selles qu'à l'alimentation de ses enfants. « Belles selles » signifie « bonne santé ».

Il n'y a pas de selles « normales ». On pourrait les définir comme étant les selles d'un enfant qui va bien, dont la croissance se déroule régulièrement. Leur aspect, leur nombre sont variables de l'un à l'autre, d'un jour à l'autre, d'une période à l'autre selon l'alimentation, son mode d'administration, et le transit propre de l'enfant.

Il faut cependant profiter des consultations pour informer les parents sur :

- les *diarrhées aiguës*, leur risque et la conduite à tenir avant de prendre contact avec le médecin. Un enfant nourri au sein peut avoir des selles très liquides à chaque tétée. Cette diarrhée « prandiale », qui n'est pas une vraie diarrhée, n'a aucun retentissement sur l'enfant. Elle nécessite une diététique maternelle adaptée et, éventuellement, l'administration de carbonate de chaux au nourrisson avant chaque tétée ;
- les laits HA donnent volontiers une coloration verdâtre aux selles ;
- la constipation est un symptôme fréquent, banal, très rarement organique, plutôt lié à des troubles fonctionnels, parfois psychologiques, socio-éducatifs, surtout alimentaires (chapitre 7).

Coliques (ou « pleurs excessifs ou inexpliqués ») du nourrisson

Les coliques du nourrisson sont un des motifs de consultation les plus fréquents dans les 3 premiers mois de la vie de l'enfant. Ce syndrome est reconnu comme l'un des *troubles gastro-intestinaux fonctionnels du nourrisson (TGIFN)*[1]. Si le diagnostic est bien posé, c'est une pathologie particulièrement bénigne, mais qui peut perturber, de manière parfois considérable, la vie familiale et la relation entre la mère et son bébé ; c'est pourquoi le médecin qui prend en charge le nourrisson doit y porter une grande attention.

Les coliques du nourrisson sont définies comme étant l'existence d'accès de pleurs ou d'agitation excessifs chez un nourrisson en règle générale de moins de 4 mois et par ailleurs en excellente santé. Les critères de ROME IV les définissent comme des périodes de pleurs ou d'inconfort récurrents ou prolongés survenant sans cause précise, ne pouvant être prévenus ni calmés, survenant chez un nourrisson en bonne santé sans trouble de la croissance ni fièvre dont le début et la fin surviennent avant 5 mois.

Toute la discussion porte sur le mot « excessif » ; il faut surtout tenir compte de la plainte des parents pour poser le diagnostic. Ces épisodes de pleurs et d'agitation s'accompagnent souvent d'un ballonnement abdominal, d'une tension des muscles abdominaux, d'une flexion des jambes, d'une rougeur de la face ou au contraire de pâleurs ; le nourrisson émet souvent beaucoup de gaz et a du mal à éructer ; il a envie de téter, ce qui peut faire croire qu'il pleure de faim ; il donne l'impression d'être « constipé » car il pousse comme pour essayer d'éliminer ces gaz. Bien entendu, ces « coliques » entraînent d'importants troubles du sommeil et de l'alimentation.

L'apparition de ces coliques se fait autour de 3 semaines de vie. La résolution est spontanée aux environs du 4ᵉ mois. Il semblerait que plus les coliques surviennent tôt, plus elles durent longtemps.

Leur fréquence serait de 20 à 30 % des nourrissons de moins de 4 mois selon les études, avec un pic à 6/8 semaines de vie. Elles seraient peut-être plus fréquentes avec l'allaitement maternel qu'au biberon, chez les enfants de poids plus élevé à la naissance. Il semblerait aussi que plus l'âge de la mère est élevé, plus son niveau socioéconomique est grand (et surtout quand il s'agit d'un premier enfant), plus les risques seraient élevés.

Certaines surviennent en fin de journée (vraies « coliques » ?) d'autres rythmées par les repas (cause digestive), voire à toute heure mais pas la nuit (hypothèse comportementale ?).

Mais un facteur est quasi constant : l'anxiété maternelle et familiale, dont il est difficile d'apprécier s'il s'agit d'une cause ou d'une conséquence, la mère étant souvent désemparée devant cet enfant qui pleure toute la journée, dont elle ne sait comment venir à bout et s'imagine qu'elle ne sait pas

1. les TGIF sont caractérisés par l'existence de symptomes variés chroniques et ou récurrents sans explication organique ou biologique évidente qui disparaît progressivement avec l'âge et le développement dont l'étiologie est le plus souvent inconnue (et donc ainsi le traitement spécifique) survenant chez des sujets en bonne santé mais qui perturbent lourdement la vie de l'enfant et de sa famille. Ils sont tous classés selon les critères de ROME IV (2016).

s'en occuper comme il se doit, tout cela survenant à un moment où elle est particulièrement fragile (*baby blues*).

Attention ! Pour le médecin, surtout, une hantise : ne pas passer à côté d'une cause organique.

Hypothèses physiopathologiques

Si de nombreuses recherches ont été entreprises pour mettre en évidence un support organique, psychologique ou comportemental à ces coliques du nourrisson, il n'y a aujourd'hui que des hypothèses plus ou moins documentées.

Origine gastro-intestinale

- Allergie alimentaire. Dans de rares cas, ces coliques pourraient être la manifestation de l'APLV, ce qui a pu conduire à proposer à ces nourrissons des hydrolysats de protéines de lait de vache avec succès. On a parfois constaté que la suppression des protéines allergisantes chez une mère qui allaite améliorait ces coliques.
- Intolérance au lactose : elle est exceptionnelle à cet âge même si, dans quelques cas, l'utilisation de lait sans ou pauvre en lactose, ou de lait fermenté, a pu améliorer transitivement la symptomatologie.
- Troubles de la motricité : une immaturité, un dysfonctionnement passager de la motilité gastro-intestinale (réflexe gastrocolique, voire un déséquilibre dans la régulation hormonale) ont pu être évoqués.
- Dysbiose : beaucoup de ces enfants ont une perturbation du microbiote intestinal avec moins de bifidobactéries et de lactobacillus et donc prédominance d'*Escherichia coli* et donc productions de gaz surtout au lait de mère.

Origine neurologique

Ces nourrissons auraient une immaturité du système nerveux central responsable de comportements inorganisés ou instables et d'une incapacité à s'auto-apaiser.

Origine comportementale et/ou psychologique

L'absence d'étiologie organique bien identifiée et les données citées plus haut ont amené à envisager un trouble comportemental ou une perturbation de la relation de l'enfant et de son environnement.

Il est vrai que les coliques s'accompagnent souvent, en plus des pleurs et de l'agitation, d'une hyperactivité motrice, de troubles du sommeil et de l'alimentation qui perturbent la famille. La colère, la frustration, le sentiment d'inexpérience, d'incompétence, le désespoir de la mère ou des parents, le stress, l'anxiété, les difficultés de concentration, de réflexion, la fatigue que cela génère peuvent gravement compromettre l'interaction avec l'enfant (diminution des échanges, voire négligence) et parfois conduire à des sévices (enfant secoué).

Cause ou conséquence, répétons-le, la dimension psychologique de cette affection chez les parents est essentielle et doit être prise en compte dans la stratégie thérapeutique.

Prise en charge des coliques

Bien que cette affection soit sans gravité et de résolution spontanée, les parents souhaitent une aide à laquelle le médecin doit répondre.

Ce qu'il ne faut pas faire :

- Multiplier les examens qui, inutiles et normaux, ne font qu'augmenter l'inquiétude parentale.
- Ne pas poser des diagnostics abusifs d'APLV, RGO, ou intolérance au lactose *mais ne pas passer à côté d'une cause organique.*
- Stopper l'allaitement maternel. Si la mère allaite, bien sûr, elle doit continuer, mais on peut lui conseiller de supprimer de son alimentation la caféine, le chocolat, les fruits, les œufs, le soja, le blé, les oignons, les brocolis, etc.
- Proposer des médicaments inutiles : les IPP qui sont des antiacides n'ont aucune indication dans cette pathologie comme les pansements gastriques ; le trimebutine (Debridat®), très utilisé avec des succès mitigés, est maintenant contre-indiqué avant 2 ans d'âge. S'il est classique de prescrire du diméticone (gel de Polisylane®), il faut bien avouer que son effet est souvent décevant.
- Les changements intempestifs de lait n'ont aucun intérêt ; seuls peuvent être tentés les laits acidifiés, enrichis en pré- ou probiotiques.
- Se montrer plus inquiet que les parents ou à l'inverse, banaliser !

Ce qu'il faut faire :

- Évaluer la possibilité d'une APLV si le nourrisson a des antécédents atopiques, un eczéma sévère. Il est alors licite de faire l'essai quelques jours d'un HPP ou de supprimer les protéines de lait de vache si la mère allaite.
- Proposer du *Lactobacillus reuteri* ou autres probiotiques ayant fait leur preuve en cas surtout d'allaitement maternel.
- Vérifier la technique d'allaitement au sein (déglutition d'air).
- Proscrire le tabagisme passif.
- Certaines plantes (fenouil, fleur d'oranger, tilleul) sont proposées parfois avec succès (effet placebo ?).
- Les massages, l'ostéopathie : pourquoi pas.
- On peut inciter les parents à utiliser de multiples petits moyens qui peuvent individuellement apporter un bénéfice : le bercer, lui masser l'abdomen, chanter, mettre un fond sonore, câliner, proposer une sucette, le porter en écharpe, marcher avec le bébé sur les bras le visage bas la main sous le ventre, le balancer en rocking-chair, le promener en poussette ou en voiture.

- Éviter de le stimuler en permanence pour tenter de le calmer.
- Mais surtout informer et rassurer les parents, manifester du soutien, du réconfort de l'empathie, les inciter à se calmer, se déstresser, se reposer, s'échapper, accepter de se faire aider ; c'est certainement la meilleure démarche. Non pas pour une amélioration rapide, mais pour une meilleure tolérance par les parents de ce symptôme si pénible. Il faut les convaincre du caractère bénin et spontanément résolutif de cette affection et leur prouver par la courbe de poids, de taille et par le développement psychomoteur que leur enfant est en parfaite santé. *Leur bébé n'est ni coupable, ni responsable et eux non plus.*

Dyschésie

Elle est liée à une absence de relation du plancher pelvien, pendant l'effort de défécation (immaturité du système nerveux central et autonome). Cela peut survenir chez un nourrisson de moins de 6 mois en excellente santé qui pendant 10 minutes au moins fait des efforts de poussée accompagnés de pleurs, puis émet une selle normale. Beaucoup confondent ce trouble bénin, qui est un autre TGIFN (ROME IV), avec les « coliques ». Il faut l'aider en le massant et en pliant les jambes sur le ventre, mais surtout ne jamais pratiquer de manœuvres endorectales pour l'aider à déféquer. Ce n'est pas une constipation.

Régurgitations ou RGO simple

Comme les coliques et la dyschesie, elles sont bénignes et régressent spontanément dans la majorité des cas. Elles font partie aussi des TGIFN. Elles sont pourtant une source d'anxiété majeure pour les parents, donc un motif fréquent de consultation dans la crainte du reflux gastro-œsophagien et du risque souvent non exprimé de « mort subite du nourrisson » que des parents mal ou trop informés gardent à l'esprit. Quarante à 65 % des enfants de moins de 12 mois en ont, avec un pic vers 3-4 mois.

Définition

Bien sûr, elles correspondent à un reflux gastro-œsophagien, mais physiologique ou fonctionnel, car ces régurgitations peu abondantes surviennent plus souvent en période postprandiale (jusqu'à 2 heures après le biberon mais parfois plus), sans effort, nausées, hématémèses, ni difficultés d'alimentation ou de déglutition, sans retentissement sur la croissance staturopondérale, sans posture anormale (critères de ROME IV). Le bébé se présente comme un « cracheur heureux » souvent vif et agité, à la différence du reflux gastro-œsophagien pathologique (chapitre 8). Les régurgitations simples s'améliorent spontanément vers l'âge de 6 mois pour disparaître en général vers 12-14 mois.

Ces régurgitations simples sont favorisées par l'immaturité du sphincter inférieur de l'œsophage, la position allongée, l'alimentation exclusivement liquide, une vidange gastrique ralentie et plus rarement un remplissage gastrique excessif.

Diagnostic

Il est essentiellement clinique, il ne *nécessite aucun examen complémentaire*.

Traitement

Il est simple :
- Rassurer les parents (préférer le mot « régurgitations »), expliquer le mécanisme de survenue (le sphincter du bas œsophage immature, la position allongée du nourrisson, l'apport liquidien important), et les facteurs favorisant la résolution spontanée.
- Les mesures posturales, le fractionnement des repas n'ont aucun intérêt mais attention à ne pas suralimenter et éviter toute compression abdominale.
- L'épaississement du lait est la mesure de loin la plus efficace et la mise à disposition de lait AR ou « confort » a considérablement facilité le traitement de ces régurgitations. Une mère allaitante ne doit pas arrêter.
- Il faut toujours évoquer, s'il y a des facteurs de risque (eczéma, terrain atopique), l'éventualité d'une APLV qui pourrait nécessiter un HPP. Les médicaments type IPP n'ont aucun intérêt.

De 4-6 mois à 1 an : la diversification

Cette période constitue *une phase de transition* de l'alimentation liquide et lactée à l'alimentation diversifiée, variée, semi-solide puis solide.

C'est l'une des étapes dans le développement psychomoteur de l'enfant qui, en ce qui concerne l'alimentation, passe progressivement de la succion à la possibilité de déglutir des aliments semi-solides. En effet :
- vers 4-5 mois, il peut déglutir des aliments de consistance pâteuse, car les mouvements de la langue deviennent plus coordonnés ;
- vers 6-7 mois, il peut mâcher (même sans dents) et éventuellement manger un petit biscuit (sous surveillance) ;
- entre 9 et 12 mois, il peut déglutir de très petits morceaux d'aliments grumeleux moulinés. Il peut utiliser ses mains pour manger et boire seul.

En même temps, la maturation progressive des systèmes enzymatiques et de la motricité de l'appareil digestif autorise la digestion de nouveaux nutriments.

Cependant, s'il est vrai qu'une alimentation lactée exclusive (lait maternel ou artificiel) peut satisfaire les besoins d'un nourrisson jusqu'à 6 mois, tous les spécialistes en nutrition infantiles préconisent maintenant de *démarrer la diversification entre 4 et 6 mois*.

Il faut diversifier à cet âge pour :
- couvrir les besoins nutritionnels non couverts par le seul lait au-delà de l'âge de 4-6 mois (il en faudrait des quantités trop importantes pour être tolérées) avec le passage progressif d'une alimentation riche en lipides vers les glucides par l'apport de nutriments nouveaux (fibres, amidon) ;

- des raisons immunologiques : introduction de nouveaux antigènes alimentaires indispensables à l'acquisition de la « tolérance immunitaire » ;
- l'acquisition des rythmes alimentaires ;
- des raisons comportementales et éducatives : passage à la cuillère et au verre, développement de la mastication (texture moins fluide des aliments), du goût, de la saveur, distinction de la couleur des nutriments ;
- la maturation psychologique de l'enfant : rôle affectif, culturel, social (face-à-face), symbolique, hédonique de l'alimentation.

Une diversification commencée trop tôt (avant l'âge de 4 mois) expose au risque :

- de l'incapacité de l'enfant de métaboliser correctement les aliments proposés (trop sucrés, trop salés, trop riches en protéines, en acides gras saturés) ;
- de l'exposition aux allergènes alors que le système immunitaire de l'enfant serait immature ;
- de diminuer trop rapidement la quantité de lait (donc les apports énergétiques) : les apports en calcium et en protéines peuvent être assurés par les autres produits laitiers, il n'en est pas de même pour le fer, les acides gras essentiels ;
- de l'augmentation importante de l'apport protidique des aliments non lactés (viande, poisson, etc.).

Il y a eu ces dernières années de profondes évolutions dans les modalités de la diversification mais, récemment, les experts semblent avoir harmonisé leurs positions (EPSGHAN, SFP...). Ainsi :

- Chez tous les nourrissons, avec ou sans terrain atopique familial, alimentés au sein ou au biberon, la diversification doit être réalisée entre 4 et 6 mois révolus.
- Chez les nourrissons ayant un terrain atopique familial, les aliments les plus allergéniques (*poisson, œuf, arachide* [sous forme de beurre de cacahuète], *fruits à coque*) doivent être introduits entre 4 et 6 mois.
- Le *gluten* doit être introduit entre 4 et 12 mois quel que soit le mode d'alimentation en quantités progressivement croissante mais entre 4 et 6 mois si terrain atopique (prévention de l'allergie au blé).
- le *lait de suite* est idéal pour accompagner la diversification.

Il est conseillé de n'introduire qu'un seul aliment nouveau à la fois en laissant un intervalle de quelques jours entre chacun d'entre eux mais c'est difficile et ne doit être réservé qu'aux aliments les plus allergéniques (œuf, poisson, arachide, fruits à coque et certains fruits exotiques).

Toutes les valeurs conseillées ne sont qu'indicatives. et doivent varier selon le goût et les besoins de chaque enfant.

Il est préférable de démarrer d'emblée à la cuillère, seul moyen possible si l'enfant est au sein.

Repères d'introduction des aliments
chez l'enfant de 0 à 3 ans (hors pathologie particulière)

Indication de l'âge: le "5e mois", par exemple, débute à la date anniversaire dès les 4 mois de l'enfant (soit 4 mois révolus)

Pas de consommation
Début de consommation possible
Début de consommation recommandée

	1er mois	2e mois	3e mois	4e mois	5e mois	6e mois	7e mois	8e mois	9e mois	10e mois	11e mois	12e mois	2e année	3e année
Lait	Lait maternel exclusif ou						Lait maternel ou							
	Lait 1er âge exclusif				Lait 1er ou 2e âge		Lait 2e âge ≥ 500mL/j						Lait 2e âge ou de croissance	
Produits laitiers						Yaourt	ou fromage blanc nature ---▶ Fromages							
Fruits					Tous : très murs ou		cuits, mixés : texture homogène, lisse, crus, écrasés*						en morceaux, à croquer*	
Légumes					Tous : purée, lisse		---▶ petits morceaux*						écrasés, morceaux*	
Pommes de terre					Purée		lisse---▶ petits morceaux*							
Légumes secs													15–18 mois : en purée*	
Farines infantiles céréales					Avec gluten		Avec gluten							
Pain, produits céréaliers								Pain, pâtes fines, semoule, riz						
Viandes, poissons					Tous **: mixés		10g/j (2cc)		Hachés : 20 g/j (4 cc)				30 g/j (6 cc)	
Œuf							1/4 (dur)			1/3 (dur)			1/2	
M.G.ajoutées							Huile (olive, colza...) ou beurre (1 cc d' huile ou 1 noisette de beurre au repas)							
Boissons	Eau pure: proposer en cas de fièvre ou de forte chaleur						Eau pure							
Sel													Peu pendant la cuisson : ne pas resaler à table	
Produits sucrés***							Sans urgence : à limiter							

* À adapter en fonction de la capacité de mastication et de déglutition et de la tolérance digestive de l'enfant.
** Limiter les charcuteries, sauf le jambon blanc.
*** Biscuits, bonbons, crèmes dessert, desserts lactés, chocolats, boissons sucrées, confiture, miel...

Figure 4.1. Introduction des aliments chez l'enfant (fac-similé du carnet de santé).

Les différents éléments de la diversification : avantages, inconvénients et date d'introduction

Lait et produits laitiers

Ils gardent une place prédominante. L'idéal est d'apporter à l'enfant, jusqu'à l'âge de 3 ans, un demi-litre de lait ou de produits dérivés du lait par jour. Le lait et les laitages sont indispensables pour l'apport qui doit être entre 0 et 3 ans de 400 à 500 mg/jour en calcium.

Lait

- **Lait maternel**. Si la maman a suffisamment de lait et si les conditions de vie le permettent, rien ne l'empêche de poursuivre un allaitement maternel, bien qu'après 4 mois, les vertus du lait de mère soient moins fondamentales.
- **Laits artificiels : « laits de suite »**. Les laits dits du « deuxième âge » sont tout à fait adaptés aux besoins de cette phase de diversification : ils sont introduits quand un repas complet est pris à la cuillère, soit vers 6 mois. Il est souhaitable de les utiliser jusqu'à 12 mois, date où le relais est pris

par les laits de « croissance » jusqu'à 3 ans. Ils se préparent comme les laits premier âge. Ils existent également avec différentes spécificités (HA, AR ou « confort », chèvre, riz, HPP ou acidifiés...) pour répondre aux différents problèmes spécifiques déjà évoqués. Ils apportent certes calcium et protéines comme les autres produits laitiers, mais aussi et en plus le fer et les acides gras essentiels indispensables et non contenus dans les autres produits laitiers (en dehors des préparations lactées spécifiques du nourrisson).

Dérivés du lait

- **Yaourts**. Les yaourts sont en fait du lait de vache « fermenté ». Un yaourt habituel équivaut à 130-150 ml de lait. Il faut utiliser de préférence au début des yaourts nature en les sucrant au minimum. Il existe des laitages adaptés au nourrisson (à base de lait de suite) mais plus chers. Ils peuvent être proposés si le nourrisson ne boit pas assez de lait de suite. On reproche au yaourt d'être décalcifiant : c'est faux.
- **Fromages frais**. On peut les utiliser tôt. Il faut choisir des fromages frais ou blancs en boîte close et non pas en vrac (risque de contamination). Les petits-suisses ne sont qu'une présentation particulière de ces fromages frais mais riches en protéines. En pratique, les yaourts et fromages frais peuvent être introduits dès 5-6 mois.
- **Fromages fermentés**. Les pâtes à fromage cuites peuvent être introduites vers 9 mois. Vingt à 30 g de ces fromages valent 150 ml de lait. Attendre 1 an avant de proposer des fromages à goût fort.

Lait et laitages entre 4 mois et 1 an

- Quantité minimale à maintenir : 500 ml.
- Sous forme de lait : lait deuxième âge au biberon ;
- Sous forme de dérivés de lait :
  - yaourt ;
  - fromage blanc ;
  - petit-suisse ;
  - fromages (pasteurisés seulement) dès 9 mois.

Équivalents calcium

150 ml de lait de vache natif, soit 180 mg, de calcium équivalent à :

- 350 ml de lait 1, 260 ml de lait 2 de suite, 220 ml de lait 3 croissance ;
- 1 yaourt ou 3 petits-suisses de 60 g ou 6 cuillères à soupe de fromage blanc, 20 g de fromage à pâte dure, 30 g de fromage à pâte mi-dure, 45 g de fromage à pâte molle, 2 portions de Kiri® ou 3 de Vache Qui Rit®.

Farines

Leur âge d'introduction va avec la diversification : 4 à 6 mois.

- Elles fournissent de l'amidon, glucide de haute valeur énergétique à absorption lente, bien qu'il existe de nombreuses autres sources d'amidon comme la pomme de terre, la banane, le pain, les biscuits.
- Elles assurent un supplément énergétique favorisant la satiété sans augmenter le volume ni la teneur en protéines animales du biberon ; elles apportent du fer, des fibres et de la vitamine B.
- Elles permettent de modifier la consistance de l'alimentation en l'épaississant progressivement (bouillies), mais d'autres aliments ont le même effet.
- Comme d'autres aliments, elles permettent l'introduction de saveurs nouvelles dans l'alimentation de l'enfant.
- Elles permettent surtout l'introduction du blé et donc du gluten en petites quantités croissantes.
- Elles ne peuvent induire d'obésité dans les quantités conseillées (tableau 4.2).

Pain et biscuits à base de céréales

Ils véhiculent du gluten mais peuvent être la source de fausses routes, donc attention à ne pas les introduire trop tôt (et sous surveillance). Bien qu'il soit classique de les proposer quand les premières dents apparaissent, mieux vaut attendre 1 an pour le pain et plus pour les biscuits sauf s'ils sont fondants.

Légumes et fruits

Ils sont à notre avis les meilleurs éléments de la diversification de l'alimentation de l'enfant (tableau 4.3).

Tableau 4.2. Céréales avant 1 an.

Type de céréales et autres produits amylacés	Âge	Quantités et mode d'administration
Céréales avec gluten, peu ou pas sucrées	4 mois	1 à 2 bouillies très fluides 2-3 g = 1-2 cuillères à café
Céréales avec gluten	4-6 mois	1 à 2 bouillies fluides 7-10 g = 5-7 cuillères à café
Toutes céréales infantiles	7-8 mois	1 bouillie le matin (biberon ou cuillère) 10-13 g = 7-9 cuillères à café = 1-2 cuillères à soupe
Semoules, tapioca, maïzena Autres céréales à cuire ou instantanées		Crème avec lait de « suite » si refus du biberon ou préférence de la petite cuillère pour le goûter 1 cuillère à café = 2 g ; 1 cuillère à soupe = 6 g (variable en fonction de la densité des produits).

Tableau 4.3. Fruits et légumes (de préférence en petits pots au début).

	Légumes	Fruits
Dès 4 mois	2 à 3 cuillères à café	2 à 3 cuillères à café (compote)
	Augmenter progressivement les doses et si l'enfant le veut, les proposer à la cuillère	
6 mois	Une purée épaisse de légumes mélangés (100 à 150 g)	100 à 150 g en 2 repas On peut commencer les fruits frais, mixés, éventuellement mélangés aux laitages
8-9 mois	À midi, une purée épaisse grumelée (150-180 g) Un potage le soir (200-220 g)	150 g grumeleux par jour
1 an	Légumes écrasés, ou en petits morceaux	Écrasés ou en morceaux à croquer

Légumes

Avantages

Ils sont peu caloriques, riches en fibres (cellulose) indispensables au transit digestif et riches en eau. Ils apportent beaucoup de minéraux (potassium, fer, cuivre, etc.), ainsi que des vitamines, essentiellement la vitamine A (carotène). C'est cette vitamine A qui est responsable dans certains cas du teint jaune orangé que prend l'enfant s'il consomme beaucoup de légumes en contenant, surtout les carottes. Ce teint dit « carotinémique » n'a aucune conséquence.

Inconvénients

Les légumes doivent être très cuits pour ne pas irriter le tube digestif. Ils peuvent (rarement) être source d'ennuis à cause des engrais, des pesticides qu'ils sont susceptibles de contenir. Pour éviter ces inconvénients, mieux vaut utiliser les petits pots.

Introduction

Elle peut se faire tôt (grâce surtout aux petits pots qui la rendent très pratique).

- **Après 4 mois**, on peut rajouter quelques cuillerées à café dans un des biberons, ou même essayer de les donner à la cuillère si l'enfant accepte, en proposant le biberon à part. On augmente ensuite progressivement les quantités en suivant les réactions de l'enfant : 50, 70, 100 g, en diminuant bien entendu d'autant la quantité de lait.
- **À partir de 6 mois**, si l'enfant prend bien à la cuillère, on peut lui proposer une purée épaisse délayée de lait « deuxième âge » à midi, et vers 8 mois, un potage le soir.

Si les parents ont des difficultés au départ à introduire cette saveur nouvelle, ils peuvent pendant quelques jours y préparer l'enfant en diluant la poudre de lait non pas dans de l'eau mais dans un bouillon de légumes. Mais attention, certains légumes ont un goût qui n'est pas toujours bien accepté ou entraînent une fermentation colique responsable de douleurs abdominales : poivrons, salsifis, choux à feuille, céleri, petits pois, navets, poireaux.

Il est préférable de mélanger plusieurs légumes. La pomme de terre, en fait un féculent, riche en amidon et calorique, doit être utilisée au début comme « liant » pour les purées ou les potages, mélangée à d'autres légumes. Mieux vaut attendre 8 mois pour l'utiliser seule et pour introduire isolément les autres légumes.

Fruits

Avantages

Ils apportent des sucres à absorption rapide, de la cellulose régulant le transit (comme les légumes) et des vitamines, en particulier la vitamine C (oranges, fraises fraîches, mandarines). La banane a une place de choix, car elle est calorique et riche en amidon. C'est un excellent aliment en cas de diarrhée. Elle est presque aussi efficace que la carotte. On la donne crue si elle est très mûre, à peine pochée sinon.

Inconvénients

Certains fruits et jus de fruits sont très laxatifs (orange, pruneaux, raisins). Leur goût sucré les fait de beaucoup préférer aux légumes lors de la diversification. Il ne faut pas les sucrer.

Introduction

On peut les proposer dès le 1er ou 2e mois sous forme de jus de fruits sans pulpe, 10 à 20 ml, en augmentant progressivement les quantités pour arriver à 50 ml vers 5 mois. Ils doivent être donnés de préférence en milieu de matinée, surtout s'il y a constipation (orange-pruneau).

- **Après 4 mois**, ils seront donnés sous forme de compote, une à deux cuillères à café par jour en augmentant progressivement les quantités pour arriver à 50 g vers 5 mois. On peut les donner soit dans le biberon, soit à la cuillère, éventuellement à deux repas. L'utilisation des petits pots pendant cette période est extrêmement pratique.
- **Vers 8 ou 9 mois**, on peut proposer à l'enfant 100 à 150 mg de fruits frais et mixés par jour.
- **Après 9 mois**, on peut introduire de petits morceaux de fruits mous à croquer. Les bébés aiment surtout les pommes, oranges, bananes, poires, pêches, abricots et tous les légumes, même les légumes intermédiaires entre légumes verts et féculents : lentilles, fèves, flageolets, petits pois, etc. Ils aiment moins les choux-fleurs, épinards, tomates cuites, olives noires, ail, oignons. Il faut éviter les légumes à fibres ou difficiles à digérer : artichauts, choux à feuilles, navets, vert de poireau, poivrons, salsifis.

Viande, poisson, œufs

Avantages

Leur avantage essentiel est d'apporter des protéines de haute valeur biologique.

Inconvénients

Leur inconvénient est leur pauvreté en calcium. C'est pourquoi il est nécessaire, nous le répétons, d'apporter jusqu'à 1 an au moins 500 ml de lait ou équivalent de lait par jour. Ces 500 ml de lait contiennent suffisamment de protéines animales pour que les besoins en viande, poisson, œufs soient faibles dans cette tranche d'âge, d'autant que ces aliments apportent beaucoup trop de graisses.

En règle générale, les parents donnent trop de viande et méprisent souvent le poisson et les œufs. Or, le poisson a la même valeur énergétique que la viande. On devrait en proposer deux fois par semaine.

Introduction

Il faut préférer introduire la viande et le poisson après 6 mois, soit dans le biberon, soit à la cuillère, mélangés aux légumes (les petits pots légumes-viande ou légumes-poisson apportent 10 à 15 g de viande ou de poisson pour 100 g de mélange). Si les parents ne souhaitent pas utiliser de petits pots, faire cuire la viande au gril, les poissons à l'eau, les mixer. Le choix de viandes (bifteck, veau, poulet, cheval, foie) et poissons maigres (colin, dorade, sole, cabillaud, limande, truite…) est habituel. En réalité, on peut tout proposer même les abats, dont le foie riche en fer.

L'œuf, sans discrimination jaune-blanc, peut être introduit vers 5-6 mois, surtout pour son intérêt immunologique de favoriser la tolérance immunitaire car l'œuf est un allergène majeur chez l'enfant.

Viande ou poisson ou œuf

10 g de viande = 10 g de poisson = 2 cuillères à café = 1/4 œuf entier.

- **10 g entre 6 et 8 mois ou ¼ œuf dur ;**
- **15 g entre 8 et 10 mois ou ¼ œuf dur ;**
- **20 g entre 10 et 12 mois ou ½ œuf dur ;**
- **25 à 30 g entre 1 et 2 ans ou ½ œuf dur ;**
- **30 à 40 g entre 2 et 3 ans ou ½ œuf dur.**

Matières grasses

Les recommandations des sociétés savantes préconisent que 45 à 50 % des apports énergetiques totaux soient d'origine lipidique entre 0 et 3 ans, en particulier sous forme d'acides gras essentiels (acide linoleique oméga-6 et α-linolénique oméga-3 précurseur du DHA, très important dans les

3 premières années de la vie pour la maturation neurologique) en référence au lait de mère. Si l'enfant consomme encore beaucoup de lait de suite ou de laitages spécifiques, il n'est pas inutile d'en rajouter dans les plats salés et même dans les petits pots sous forme d'huile végétale ou d'un peu de beurre. Certaines huiles comme le soja, le colza et la noix ont le meilleur rapport oméga-3/oméga-6.

L'huile de palme tant décriée est le vecteur de l'acide palmitique présent dans le lait de mère ; elle ne comporte aucun danger pour l'enfant. Un très grand nombre de laits infantiles en contient (même des bios). Le problème de la production de l'huile de palme est d'ordre écologique.

- **2 cuillères à café d'huile de 6 à 8 mois, 3 cuillères à café au déjeuner de 8 à 12 mois, plus une noisette de beurre le soir.**
- **1 cuillère à soupe d'huile et une noix de beurre (l'une au déjeuner et l'autre au dîner en alternant) entre 1 et 3 ans, en privilégiant *colza, noix, soja.***

Eau

Il faut, à partir du moment où l'alimentation devient de plus en plus solide, faire boire un peu d'eau (en plus des éventuels jus de fruits qui n'ont aucun intérêt nutritionnel spécifique malgré toutes les vertus qu'on leur porte), en petites quantités, au repas du midi et du soir, voire en dehors des repas. Les quantités doivent être augmentées s'il fait chaud (en été ou dans un appartement trop chauffé en hiver). Les sodas ne sont pas rédhibitoires pour le plaisir de temps à autre. Ils sont parfois moins sucrés que certains jus de fruits.

La seule vraie boisson, c'est l'eau.

Attention à la potomanie induite par les parents, forçant leur enfant à boire de l'eau craignant qu'ils n'en manquent, dès lors ils urinent beaucoup, ce qui peut induire des erreurs diagnostiques. La soif est un besoin d'eau. Que les parents n'oublient pas l'eau des biberons et de l'alimentation.

Sel

Il ne faut pas saler les aliments des enfants. Ils s'accommodent très bien de repas non salés. Les goûts des nourrissons sont différents de ceux des adultes.

Aliments sucrés

De la même façon, pour ne pas les habituer à consommer de trop grandes quantités de sucre, et ainsi ne pas déséquilibrer l'alimentation, il faut éviter d'abuser des aliments sucrés et s'il est préférable de ne pas sucrer les yaourts, petits-suisses, fruits, cependant, c'est parfois utile pour en favoriser une meilleure consommation. Le sucre blanc raffiné n'est pas plus toxique (si tant est que le sucre avec modération le soit) que le sucre roux non raffiné. Les *édulcorants* (qui n'ont aucune toxicité) n'ont aucun intérêt à la place du sucre et encore moins dans la prévention de l'obésité. Les produits « sans sucre ajouté » n'apportent rien. La consommation de miel chez les moins d'1 an est interdite pour des raisons de sécurité (très exceptionnel risque de botulisme).

En pratique

- Se laisser guider par l'appétit de l'enfant.
- Se laisser guider par le goût de l'enfant.
- Avec souplesse : stimuler, essayer de nouvelles saveurs, varier les différents nutriments sans jamais forcer. S'il n'aime pas, ne pas insister, essayer à nouveau quelques jours plus tard. À l'inverse, s'il aime vraiment beaucoup un aliment, ne pas en abuser, il s'en lasserait, ou en consommerait trop aux dépens des autres !
- S'adapter à la famille, au milieu socioculturel et économique.
- Donner des conseils raisonnables et argumentés.
- Résister aux effets de mode.
- Pas de dogme.

Passage à la cuillère, abandon du biberon

Un enfant qui mange tôt à la cuillère comble de fierté sa mère, et c'est normal. Personne ne peut décider cependant quand doit avoir lieu l'introduction de la cuillère. Il faut en effet que l'enfant ait acquis un degré de développement neuromusculaire lui permettant de faire passer les aliments de la partie antérieure de la langue vers la gorge. Cela se fait à un âge très variable (de 2 jusqu'à 8 mois, parfois plus). Certains enfants restent par ailleurs très attachés à leur biberon et refusent la cuillère alors qu'ils pourraient s'en servir.

Bien entendu, il faut solliciter l'enfant, le stimuler en lui proposant périodiquement la cuillère (préférer les cuillères en plastique au début), mais sans le forcer : se bagarrer pour cela ne peut qu'aboutir au résultat inverse et retarder ce passage à la cuillère qui facilite la diversification tant souhaitée par les parents, pensant à tort qu'il s'agit d'une étape importante dans le développement.

Aliments frais, surgelés, petits pots, plats préparés

Mythe de l'aliment frais

Un aliment « frais », fruit ou légume, est un aliment consommé au plus tard dans les 24 heures qui suivent sa récolte. Sinon, la quasi-totalité de sa teneur en vitamine C a disparu. Les délais d'acheminement, le stockage rendent cette condition difficilement réalisable. Ainsi, donner des fruits ou des légumes « frais » ne constitue pas une erreur… mais il n'est pas certain que cela soit un avantage.

Préparations pour nourrissons

Les « préparations spécifiques pour nourrissons » sont en fait de très bons aliments. En effet :

- on les trouve partout ;
- leur choix est tel, quelle que soit la saison, qu'ils permettent de varier quotidiennement les repas ;
- les normes de fabrication imposées par la législation sont telles que les produits entrant dans leur composition sont sélectionnés, les adjonctions réglementées : ils procurent une très grande sécurité sanitaire. La teneur en vitamine, en particulier C, est garantie, la teneur en sel est réduite et ils ne contiennent ni colorant, ni pesticide ;
- ils sont prêts instantanément, ont une texture et une fluidité adaptées et peuvent être mélangés au biberon ou donnés à la cuillère ;
- ils offrent un gain de temps considérable et somme toute leur coût rapporté aux services qu'ils rendent n'est pas si élevé ; quand on ne dispose pas de beaucoup de temps, mieux vaut le consacrer à jouer avec son bébé qu'à faire la cuisine. *Les parents ne doivent avoir aucun scrupule à utiliser les petits pots.*

Aliments surgelés

Ils offrent toutes les garanties de qualité et de conservation des vitamines. Il faut les décongeler au four à micro-ondes. Les parents peuvent même préparer à l'avance différents plats pour leur enfant et les congeler.

Donner les repas dans le calme

L'enfant appréciera d'autant mieux ce qu'on lui propose que cela se passe dans une ambiance calme. Pas de bruit, pas d'agitation qui le détourneraient, l'énerveraient. Il faut prendre son temps, être détendu, patient, que le repas devienne un plaisir pour l'enfant et ses parents.

Menus types

Nous vous proposons quelques menus types (tableau 4.4). Ils ne sont qu'indicatifs, ne constituent que des exemples qui peuvent servir de guide. Mais il ne faut jamais oublier les grands principes : souplesse, variété dans les menus... et toujours absence de *forcing* alimentaire.

De 1 à 3 ans (âge préscolaire) : poursuite de la diversification et éducation

L'enfant de 1 à 3 ans est souvent considéré comme un adulte « en miniature ». Les conseils diététiques sont simples : faire comme pour les grands en diminuant les rations. C'est l'âge où les habitudes alimentaires familiales sont pleines d'idées fausses ou reçues ; c'est pourquoi les erreurs sont très fréquentes.

Tableau 4.4. Diversification quelques menus types.

5 mois		6 mois	
Matin	180-240 ml de lait 2e âge (2 cuillères à café de farine avec gluten)	Matin	210-240 ml de lait 2e âge (4-6 cuillères à café de farine au gluten)
Midi	120-150 ml de lait 2e âge + 60-120 g de légumes	Midi	180-200 g de légumes + 10 g de viande, poisson ou un demi-jaune d'œuf dur, 50 g de fruits ou un demi-yaourt
16 h	180 ml de lait + 50-100 g de fruits	16 h	150 ml de lait + 100 g de fruits, ou 1 yaourt ou 2 petits-suisses
Soir	180-210 ml de lait 2e âge (2 cuillères à café de farine si besoin) et 30-60 g de légumes	Soir	150 ml de lait (avec ou sans farine) + 120 g de légumes
9 mois		**1 an**	
Matin	210-240 ml de lait 2e âge + 2 cuillères à soupe de farine	Matin	210-240 ml de lait de croissance + 2 cuillères à soupe de farine (au biberon ou à la cuillère si bouillie épaisse)
Midi	150 g de légumes + 20 g de viande, poisson ou un tiers d'œuf dur (à la cuillère) + 2 cuillères à café d'huile + 1 yaourt mélangé à des fruits (50-100 g) ou autre laitage	Midi	180 g de légumes + 25 g de viande, poisson ou un demi-œuf entier 3 cuillères à café d'huile + 1 yaourt + 50-100 g de fruit
16 h	150 ml de lait 2e âge ou un laitage (yaourt ou 2 petits-suisses) ou 160 g de fromage blanc (à la cuillère) + 50-100 g de fruit	16 h	150 ml de lait de croissance ou un laitage + fruit
Soir	Potage de 200-220 ml à base de lait 2e âge (150 ml) [biberon, 10-20 g de gruyère râpé dans le potage ou laitage ou cuillère] + 50 g de fruits	Soir	Potage de 200-220 ml + gruyère râpé ou une noix de beurre + un fruit (à croquer si possible) et/ou fromage

Pourtant, de 1 à 3 ans, l'enfant prend 20 cm et 4 kg. Ceci correspond à un gain pondéral de 40 % et statural de 30 %. On conçoit mieux l'importance de l'apport énergétique pendant cette période !

Enjeu du suivi alimentaire

Pendant cette période si importante, le suivi alimentaire repose sur l'éducation alimentaire de l'enfant, donc des parents, avec comme objectifs :

- la poursuite et le renforcement de la diversification ;
- l'accord des apports aux besoins, la prévention des carences et l'équilibre alimentaire (tableau 4.5) ;
- la prévention des maladies d'adulte en conditionnant les pratiques alimentaires du futur ;
- la prévention des allergies alimentaires ;
- la prévention de l'obésité dans les familles à risque ;
- la santé buccodentaire ;
- le développement du goût, des saveurs, des textures et la néophobie ;
- la prévention des troubles du comportement alimentaire dans le respect du contexte parental, familial et socioculturel.

Tableau 4.5. **Exemples de portions journalières pour l'enfant âgé de 1 à 3 ans sur la base de l'apport énergétique conseillé (1 000 à 1 300 calories/jour).**

Groupe d'aliments	Portions/jour	
Céréales	5-6	*Une portion égale...* - pain : un quart à une demi-tranche - céréales, riz, pâtes cuits : 1 cuillère à soupe
Légumes	2-3	*Une portion égale...* - légumes cuits : 1 cuillère à soupe par année d'âge
Fruits	2-3	*Une portion égale...* - fruits cuits : 2 cuillères à soupe - fruits frais : un demi-fruit
Produits laitiers	3-4	*Une portion égale...* - lait : 150 ml = 1 verre- fromage : 15 g = une petite portion- yaourt : 1
Viande, volaille, poisson, œuf	1	*Une portion égale...* - à 1 an : 10 à 20 g de viande ou de poisson pesés crus = 1 cuillère à soupe de viande ou de poisson hachés ou un demi-œuf (pas plus de trois fois par semaine) - à 3 ans : 30 à 40 g de viande ou du poisson pesés crus = 2 cuillères à soupe ou 1 œuf (pas plus de trois fois par semaine)

Réalisation pratique

Lait et produits laitiers

Ils restent la base de l'alimentation de l'enfant de 1 à 3 ans.

Le lait doit être proposé à raison d'au moins 500 ml par jour sous forme de *lait de croissance* (dont il existe de nombreuses formes liquides et prêtes à l'emploi) qui a le mérite d'être enrichi en fer[2], en acides gras essentiels

2. La carence martiale reste frequente chez les enfants surtout après 1 an dont les conséquences infectieuses, voire cognitives sont loin d'etre négligeables.

(acide linoléique) et en vitamines E et D, et dont la teneur en protéines est diminuée. L'ajout de 25 à 30 g de fromage fermenté permet de satisfaire les besoins de cet âge en calcium (apports conseillés de calcium : 600 mg/j entre 2 et 3 ans).

Après 1 an, une quantité de 500 ml de lait est souhaitable par jour sans dépasser 700 ml, y compris les équivalents, pour limiter l'excès d'apport de protéines animales avec (dans l'idéal) 350 ml de lait de croissance. Si le lait de vache est préféré malgré ce qui vient d'être énoncé, l'emploi du lait demi-écrémé (contenant deux fois moins de matières grasses) n'est pas justifié chez l'enfant de moins de 3 ans ! Il vaut mieux lui donner du lait entier.

Si le lait est refusé comme tel par l'enfant, il peut être remplacé par des laitages de préférence adaptés au nourrisson ou des préparations lactées maison faites avec du lait croissance.

Il devrait être utilisé jusqu'à l'âge ou l'enfant consomme suffisamment de fer produit par 100/150 g de produits carnés, ce qui dépasse largement les 3 ans.

Il est plus cher de 12 € en moyenne par mois mais ses avantages le justifient et si on reproche parfois à certains d'entre eux d'être aromatisés, c'est pour masquer le goût métallique que procure l'adjonction de fer.

La charcuterie ne peut être conseillée à l'enfant, en raison de sa richesse en matières grasses (seul le jambon découenné et dégraissé peut être utilisé une à deux fois par semaine).

Les pâtes, riz et semoules peuvent être introduits dès 1 an (tableau 4.6).

Légumes et fruits

Ils apportent les fibres végétales nécessaires au transit intestinal, les vitamines hydrosolubles, la plupart des minéraux et des oligoéléments. Ils doivent figurer dans la ration quotidienne en crudités (tomates, concombres, carottes râpées), une fois, et sous formes de légumes cuits (blancs de poireaux, courgettes, haricots verts, artichauts, endives) au cours d'un deuxième repas. Attention aux petits pois, sources de fausses routes.

Les fruits consommés cuits sont intéressants pour les fibres végétales et les minéraux qu'ils apportent. Crus, ils apportent des vitamines Bl, B2, C et du carotène. Les fruits frais et bien mûrs sont mieux digestibles (fibres végétales moins agressives). La pomme est un bon régulateur du transit intestinal, à cause des pectines qu'elle contient en grandes quantités. La banane verte, riche en amidon, est indigeste, elle doit être préférée mûre (tachetée de brun) ou pochée.

Tableau 4.6. **Céréales après 1 an.**

Pain, céréales, pâtes, riz, pommes de terre et légumes secs	Après 1 an	Féculents : 1 plat/j en alternance ou en complément des légumes Pain et ou céréales : à chacun des quatre repas
Flocons de céréales	Vers 18 mois	Dans du lait à la place des céréales ou du pain

Les fruits secs ne sont pas recommandés avant 3 ans, non plus que les oléagineux (cacahuètes, amandes, noix), en raison du risque de fausses routes.

Aliments déconseillés

- les pâtisseries grasses ;
- le chocolat en grande quantité ;
- les fritures ;
- les charcuteries ;
- les viennoiseries ;
- les viandes en sauce, les chapelures ;
- les boissons sucrées ;
- les boissons excitantes et les sodas : thé, café, sodas avec caféine.

Proposition de repas

- *Petit-déjeuner*: bouillie à la cuillère (250 ml de lait « croissance » + 5 cuillères à soupe de farine instantanée) [vers 1 an-18 mois] ou bol de lait chocolaté avec biscuit ou tartine beurrée (2-3 ans).
- *Repas de midi*:
  - colin ou viande de bœuf (30 g) ;
  - épinards ou carottes au beurre (70 à 100 g) ;
  - 1 cuillère à soupe d'huile ou une noix de beurre ;
  - 1 fruit cuit ou banane écrasée (1 an) ou entière (2-3 ans).
- *Goûter*:
  - lait de « croissance » (150 ml) ou 2 petits-suisses ;
  - 1 biscuit.
- *Repas du soir :*
  - potage de légumes au lait : 150 à 200 ml ;
  - une noix de beurre ou 1 cuillère à soupe d'huile ;
  - fromage blanc ou gruyère ou petit-suisse ;
  - 1 fruit à jus ou flan ou crème vanillée ou caramel.

On ajoutera éventuellement un jus de fruits à 10 heures et/ou au goûter.

Mythes et réalités de l'alimentation pendant les 3 premières années

Les fréquentes consultations pendant les 3 premières années de la vie, qu'elles soient « systématiques » ou provoquées par une maladie ou un problème nutritionnel, sont autant d'occasions pour tout médecin de questionner, d'informer, d'éduquer les parents au sujet de l'alimentation de leurs enfants, et ainsi d'éviter de créer des habitudes plus ou moins néfastes à long terme.

De nombreuses enquêtes nutritionnelles permettent d'avoir des informations précises sur l'alimentation de nos nourrissons. Nous nous appuyons entre autres sur la dernière enquête du Syndicat français des aliments de l'enfant (SFAE). Cette dernière est la 5e étude initiée par le SFAE, reconduite tous les 8 ans depuis 1981, véritable observatoire de l'évolution des habitudes et de l'impact des campagnes d'information ciblées.

Jusqu'à 1 an, les apports du jeune enfant sont satisfaisants et sont de mieux en mieux couverts grâce à l'usage prolongé des laits infantiles et des aliments spécifiques destinés au bébé (petits pots, petits plats, soupes et céréales bébé…). Les apports énergétiques sont en baisse, proches des recommandations de 6 à 24 mois mais inférieurs ensuite. *Après 1 an*, des insuffisances (acides gras essentiels, fer, vitamines C, E, D) et des excès (protéines, sodium) persistent. Cela va mieux mais la vigilance est de mise.

Le médecin — qui ne représente que 60 % des sources d'information des parents dans ce domaine — doit donc, au cours des consultations, souvent corriger des erreurs, détruire des préjugés mais aussi évoquer certains problèmes courants.

Corriger des erreurs

Erreurs sur la quantité

Elles vont surtout dans le sens de l'excès, sauf dans les premiers mois de la vie où des attitudes trop rigoristes peuvent conduire à sous-alimenter certains nourrissons à gros besoins, perturbant leur rythme de sommeil et leur croissance.

Chaque nourrisson a ses besoins propres. Le nombre, la valeur, le rythme des repas peuvent être très variables de l'un à l'autre sans être anormaux. Il ne faut pas confondre moyenne et norme. Ainsi, les quelques conseils que l'on peut raisonnablement donner sont simples :

- on doit proposer des biberons supérieurs à ce que l'enfant boit (ce qui se fait naturellement au sein si la lactation est suffisante), mais ne jamais le forcer à terminer s'il ne veut pas (durée inférieure à 20 minutes) ;
- les repas doivent être brefs et, si le nourrisson réclame un biberon la nuit pendant les 2-3 premiers mois, il faut le lui donner ;
- au moment de la diversification, l'enfant est poussé (si ce n'est forcé) à consommer des quantités parfois supérieures de 30 à 50 % aux besoins quotidiens nécessaires. Il y a confusion chez beaucoup de parents entre quantité, poids et bonne santé. Les parents ressentent une réelle satisfaction à voir leur enfant manger, et ils le félicitent, quand il n'est pas récompensé (par un gâteau…). Cela induit très vite une surconsommation qui peut être, à long terme, source d'obésité, surtout dans les familles à risque. Un repas n'est pas une performance. La possibilité de bien manger est un privilège de nos pays riches. Trop manger est nuisible. La surveillance des courbes de croissance, en poids et en taille, est le seul garant d'une bonne alimentation.

Erreurs sur la répartition des repas dans la journée

Ce phénomène n'est certes pas trop flagrant dans cette tranche d'âge. Mais si chacun sait que le petit-déjeuner devrait être le repas le plus important, le repas du midi plus simple, le goûter mieux équilibré afin d'alléger le repas du soir, qui applique réellement ces principes, pourtant excellents ?

Inculquer ces principes tôt dans la vie de l'enfant permettrait de les maintenir plus facilement ensuite. Mais cela nécessite un bouleversement total des habitudes alimentaires des parents eux-mêmes, ce qui n'est guère réalisable dans le stress de la vie quotidienne urbanisée.

Le pire à cet âge est en fait le *grignotage* permanent qui non seulement induit facilement, lui aussi, une *surconsommation*, mais déséquilibre complètement les repas, l'enfant n'ayant plus faim à l'heure prévue. Ses causes sont multiples :

- la facilité de calmer un enfant qui pleure ou fait un caprice, les promesses inutiles de bonbons ou gâteaux s'il est sage ;
- la télévision devant laquelle il grignote, allumée par les parents pour avoir la paix ;
- les grands-parents, oncles, tantes, amis qui ne peuvent s'empêcher d'offrir des gâteries ;
- la baby-sitter qui gagne ainsi les bonnes grâces de l'enfant et sa tranquillité.

Erreurs sur la qualité

L'excès global de consommation chez les enfants de plus d'1 an porte sur certains types d'aliments plus que sur d'autres :

- *excès de sucre :* les apports en glucides sont relativement corrects en quantité, mais pas en qualité, car ce sont surtout des sucres « simples » : il faut donc encourager les mères à ne pas trop sucrer. Éviter de leur donner bonbons, gâteaux, pâtisseries, sodas, boissons sucrées, glaces, etc., d'autant que ces aliments sont des sucres à absorption rapide ; attention au grignotage qui peut représenter 10 % des apports en sucres simples ;
- *excès de graisses :* avant 1 an, les besoins en acides gras essentiels (acide α-linoléique) sont couverts par les laits infantiles (500 ml/j) ; après 1 an, de plus en plus d'enfants sont en dessous des recommandations (autre intérêt des laits de croissance). En revanche, on constate un excès de graisses saturées, en particulier les graisses « cachées » dans la viande, la charcuterie, le fromage, les plats préparés, les sauces, mais aussi les chips, frites, pop-corn, fast-food, chapelure des poissons panés ;
- *excès de protéines animales* : les protéines sont indispensables à la croissance (tableau 4.7). Cependant, de 10 à 36 mois, les apports protéiques sont très supérieurs aux apports de sécurité et leur excès est nocif (surcroît de travail pour le foie et les reins : vieillissement accéléré ? survenue de maladies dégénératives ? risque d'obésité et rebond d'adiposité précoce ? Tout cela est discutable mais est il nocif de proférer la modération). Viande, poisson ou œuf ne devraient être consommés qu'une fois par jour et en quantité raisonnable (10 g/j et par année d'âge + 10 g), mais il faut aussi maintenir un apport lacté suffisant (500 ml de lait ou équivalent par jour).

Tableau 4.7. **Teneurs en protéines de divers aliments.**

	Protéines pour 100 g
Lait de vache	3,7 g
Lait de nourrisson	1,5-1,9 g
Yaourt nature	3,2-4,4 g (1 yaourt = 5 g)
Petit-suisse	9,5 g (1 petit-suisse = 6,5 g)
Gruyère	30 g
Viande	18-20 g
Poisson	18-20 g
Œuf	13 g (1 œuf = 6,5 g)
Petit pot légumes-viande ou légumes-poisson	2-4 g

Il faut en revanche :

- penser au fer : c'est souligner encore une fois l'intérêt des laits de croissance, même si cette carence est insuffisante pour entraîner une anémie ;
- réhabiliter le pain, les céréales, les pâtes, le riz, sources de sucre à absorption lente ;
- diminuer les apports sodés ;
- apprendre aux enfants que la seule boisson indispensable est l'eau.

À l'inverse de ces excès, par négligence, ignorance, habitude ou tradition, il faut se méfier des parents obsessionnels de la « ligne » et du pourcentage de matière grasse, qui calculent toutes les portions dès le plus jeune âge et empoisonnent ainsi l'alimentation de leurs enfants.

Restent certains adeptes de régimes particuliers, macrobiotiques, végétariens, qui sont heureusement marginaux.

Détruire des préjugés

C'est souvent plus difficile que de corriger les erreurs, tant ils sont inscrits dans le patrimoine socioculturel familial.

Préjugés sur les aliments

Viande

Elle est devenue un symbole de réussite sociale. On ne gagne plus son pain à la sueur de son front, mais son bifteck, et c'est presque une honte de ne pouvoir servir à ses enfants de la viande une, voire deux fois par jour. Qu'elles proviennent de la viande, du poisson, des œufs ou des produits laitiers, les protéines animales ont la même valeur énergétique, mais la viande est de loin la plus chère.

Que la viande soit rouge, blanche, peu ou très cuite, sa richesse est la même. Elle peut être consommée aussi bien le midi que le soir, mais une fois par jour suffit.

Lait et produits laitiers

Les apports en calcium sont assurés par 500 ml de lait (ou équivalents) par jour, quantité qu'il faut augmenter si l'enfant ne consomme pas d'autres protéines animales. Sous ces diverses formes, les enfants consomment en règle générale trop de lait. L'affirmation qu'il faut en boire 1 litre par jour est erronée.

La réputation décalcifiante des yaourts est sans fondement. Les laitages tels que yaourt, petit-suisse et fromage frais, dont le lactose a été partiellement transformé en acide lactique lors de la fermentation, sont volontiers mieux digérés chez les enfants au décours d'une diarrhée aiguë.

Les fromages fermentés sont, contrairement à des idées préconçues, très digestes. Mais leur goût et leur conditionnement rebutent souvent les petits enfants.

Le lait du matin, avec ou sans farines, céréales ou chocolat, n'a pas besoin d'être chaud.

Œuf et chocolat

Ils ont la réputation d'être toxiques pour le foie. Certes, l'œuf est riche en cholestérol, mais si on n'apporte aucune autre protéine animale, les enfants peuvent en consommer sans risque 2 ou 3 par semaine, à la place de la viande ou du poisson, après 1 an. Bien sûr, il existe d'authentiques allergies à l'œuf. Mais sa toxicité pour le foie ne repose que sur la croyance populaire. Il en est de même pour le chocolat, qui n'a qu'un défaut : celui d'être apprécié, et donc ingéré en excès.

Fruits et légumes

D'un strict point de vue nutritionnel, ils ont la même valeur (apport en fibres). Bien sûr, le goût sucré des fruits les rend plus agréables aux enfants, qui les préfèrent naturellement. Ils peuvent cependant, cuits ou crus, se substituer les uns aux autres, et les fruits peuvent être la seule source de végétaux.

La religion des légumes verts n'a aucun sens. Les enfants ne les aiment pas. Ils préfèrent les pommes de terre, les pâtes, le riz qui n'apportent certes pas de fibres mais des sucres à absorption lente, et sont de très grande valeur énergétique. Les fruits compensent largement. Par ailleurs, la richesse en fer des légumes verts (surtout des épinards immortalisés par le fameux Popeye) est un mythe, car ce fer n'est pas ou peu assimilable.

Fritures

Les graisses cuites, comme les sauces, ne sont certes pas recommandées pour l'alimentation quotidienne. Rien n'interdit cependant d'en proposer de temps à autre.

Charcuterie

Elle n'a pas sa place dans l'alimentation des enfants de moins de 3 ans et même plus (richesse en graisse et sel), mais il n'y a aucun risque à en donner de temps en temps.

Boissons

Seule l'eau peut calmer la soif. C'est la seule boisson recommandable, même l'eau du robinet après 1 an. Les boissons sucrées, dont les enfants raffolent, ne doivent pas être ostracisées mais n'ont d'intérêt que le plaisir donc avec modération. Un litre de soda fruité ou de Coca-Cola® équivaut à 24 morceaux de sucre de 5 g.

Épices, vinaigre, moutarde, cornichons

Ils n'ont aucune contre-indication. Certains enfants en réclament. Ils auraient une insuffisance en acidité gastrique que ces produits compensent, ce qui améliore parfois les petits troubles digestifs. Et si cela leur permet de manger ce qui est bon et indispensable, pourquoi les en priver ?

Alimentation à la cuillère

La relation entre diversification précoce, introduction rapide de l'alimentation à la cuillère et développement psychomoteur est un mythe. Certains enfants aiment téter longtemps, d'autres non. Certains enfants adoptent plus vite que d'autres le moyen de manger à la cuillère. Certains peuvent très vite déglutir des morceaux, d'autres ont des nausées au moindre grumeau. Tout vient un jour. L'important n'est pas là, mais dans le *contenu* de ce qui est proposé à l'enfant.

Le rôle du médecin d'enfants est d'essayer de détruire tous ces préjugés et ainsi de corriger certaines erreurs commises en toute innocence.

Objectifs de 1 à 3 ans

- **Augmenter les apports en fer.**
- **Ramener les apports en protéines animales à des valeurs raisonnables.**
- **Augmenter les apports en acides gras essentiels (acide α-linoléique).**
- **Réduire les apports en sodium.**
- **Promouvoir le lait « croissance » et les aliments spécifiques pour bébés.**

Prévention des maladies de l'adulte

Longtemps a dominé l'hypothèse selon laquelle les maladies chroniques survenant à l'âge adulte découlaient de l'adoption d'un certain mode de vie et des expositions subies uniquement après l'enfance. Ce concept a évolué après les découvertes montrant que l'athérosclérose est un processus qui débute dès l'enfance (les artères des enfants de 3 ans présentent déjà des stries lipidiques), que l'hypertension artérielle (HTA) et l'hypercholestérolémie s'installent entre l'enfance et le début de l'âge adulte, et que l'obésité de l'enfant prédispose à celle de l'adulte. Cependant, l'origine multifactorielle des pathologies de la nutrition ne permet pas de démontrer facilement l'existence d'un lien direct entre certaines situations pathologiques de l'adulte et des erreurs nutritionnelles pendant l'enfance.

Types de carence ou d'excès amenant à s'interroger sur d'éventuelles conséquences pathologiques à l'âge adulte

Aujourd'hui, les interrogations portent principalement sur trois points :

- Une consommation excessive de protéines pourrait être associée à un accroissement du risque de surpoids et de perturbations à long terme de la fonction rénale. Les résultats des études sont cependant discordants en raison de l'implication possible de facteurs liés : prédisposition génétique, déséquilibre alimentaire global (apports excessifs en graisses saturées associées aux protides).
- L'insuffisance des apports alimentaires en cholestérol pendant l'enfance pourrait se traduire par un accroissement de la synthèse endogène de cette substance et son accumulation consécutive dans l'organisme. En effet, des études suggèrent que les enfants nourris au sein présentent une cholestérolémie inférieure à l'âge adulte en raison de la richesse du lait maternel en cholestérol.
- L'importance de la consommation de sodium au cours de la petite enfance serait positivement corrélée au risque de survenue d'une HTA chez l'adolescent et l'adulte, comme l'a suggéré une étude hollandaise. Le rôle des facteurs génétiques est ici essentiel, car seule une frange de la population présente une détermination génétique à la survenue d'une forme d'HTA dépendant du sodium.

Que retenir de ces interrogations ?

Ces interrogations ont déjà le mérite d'inciter les parents, les médecins et les industriels à être vigilants quant aux modalités de l'alimentation de l'enfant à une phase capitale du développement psychomoteur, cognitif et physique. Une alimentation équilibrée du jeune enfant, évitant excès et carences par rapport aux apports recommandés, est le garant de la santé de l'adolescent et de l'adulte qu'il deviendra. Les normes de composition des aliments et préparations pour les nourrissons et enfants en bas âge contribuent à cet équilibre. Par ailleurs, le dépistage des enfants génétiquement prédisposés à des pathologies particulières par les pédiatres peut permettre la mise en œuvre rapide de conseils nutritionnels adaptés. Enfin, même si le lien entre des erreurs nutritionnelles dans l'enfance et la survenue de diverses pathologies à l'âge adulte n'est pas formellement démontré dans tous les cas, il est évident que l'acquisition précoce de bonnes habitudes alimentaires ne peut être que bénéfique.

Prévention des allergies alimentaires

Le risque d'allergie alimentaire répond aux mêmes règles que les autres types d'allergie chez l'enfant. Il dépend essentiellement du statut des parents :

- le risque est de 50 à 60 % si les deux parents sont allergiques (voire 80 % si les deux parents présentent une même allergie alimentaire) ;
- il est de 20 à 40 % si l'un des parents est allergique ;
- mais il est aussi de 5 à 10 % s'il n'y a aucun antécédent parental.

Les allergènes en cause sont variés, les plus fréquents étant l'œuf, l'arachide, les fruits à coque, le lait, le blé, le poisson. La liste est longue et leur pouvoir allergisant varie avec l'âge du malade, mais aussi avec l'évolution des coutumes régionales.

La prévention de l'allergie alimentaire ne repose plus du tout, comme cela a longtemps été dit sur l'introduction retardée des protéines allergisantes chez les sujets à risque.

- si le nourrisson est allaité, le régime de la mère doit rester normal. L'allaitement maternel pourrait, chez les sujets à haut risque, être prolongé jusqu'à 6 mois ;
- si l'enfant doit être alimenté avec un lait artificiel, les laits HA, qui ont fait la preuve de leur efficacité peuvent retarder l'apparition des premières manifestations de l'atopie chez les enfants à risque, s'ils sont administrés dès la naissance et au moins pendant 6 mois ;

La date de la diversification alimentaire doit être identique, idéalement entre 4 et 7 mois en n'introduisant qu'un aliment à la fois, sans distinction d'aliments, avec du bon sens et en évitant tout aliment nouveau au décours d'un épisode de diarrhée aiguë.

Prévention de l'obésité

La surcharge pondérale et l'obésité sont de plus en plus fréquentes. L'obésité de surconsommation a beaucoup augmenté mais stagne, car elle touche le plus souvent des sujets génétiquement prédisposés. Elle est souvent liée à l'excès d'alimentation et aux erreurs nutritionnelles, mais aussi à l'inactivité et à la dépendance aux divers « écrans ». Bien sûr, ce n'est souvent qu'après l'âge de 5 ans que les accélérations de la courbe pondérale apparaissent, mais les mauvaises habitudes sont très vite prises et il faut, dès la période qui nous intéresse, s'efforcer d'éduquer les parents et de corriger les erreurs afin de prévenir ce fléau.

On doit donc expliquer aux parents qu'avoir un gros bébé n'est pas gage de bonne santé, qu'ils ne doivent pas satisfaire un désir personnel de « bien » nourrir leur enfant, ni céder aux pressions familiales. Ne pas oublier que, chez un enfant, l'ennui, l'angoisse, l'insécurité, une séparation, tout stress psychoaffectif peut entraîner un comportement boulimique.

Le respect des bonnes conduites alimentaires, le bannissement du grignotage et de l'excès de consommation de boissons sucrées, le respect des quantités adaptées à l'enfant sont les meilleurs éléments de prévention. On sera d'autant plus attentif qu'il existe des antécédents familiaux, que les parents sont eux-mêmes en surcharge pondérale ou qu'ils ont de mauvaises conduites alimentaires.

Après l'âge d'1 an, l'indice de masse corporelle doit diminuer !

Santé buccodentaire : prévenir la carie dentaire et les troubles de l'articulé dentaire

La santé buccodentaire de l'enfant doit faire partie des préoccupations du médecin au même titre que la croissance, le dépistage des troubles visuels ou auditifs, les difficultés scolaires, le développement psychomoteur, etc.

Prévention de la carie dentaire

La carie dentaire est une maladie bactérienne : les micro-organismes (notamment les streptocoques) métabolisent le saccharose déposé sur l'émail lors de l'alimentation et participent à la fabrication de la plaque dentaire, elle-même directement responsable de la formation de la carie.

Il existe trois moyens qu'il faut associer pour lutter contre la carie.

Diminution des glucides

La diminution des glucides dans la ration alimentaire implique notamment la diminution des bonbons et boissons sucrées, donc la suppression du grignotage et du biberon du soir chez le grand enfant.

Brossage régulier des dents

Le brossage régulier des dents après les repas (avec des brosses en soies synthétiques et souples, avec des mouvements tournants, en prenant son temps) serait certainement plus efficace s'il était pratiqué par les parents jusqu'à l'âge de 3, voire 6 ans (ou alors sous leur contrôle) et en utilisant des pâtes dentifrices fluorées (en petites quantités).

L'Afssaps (2008) recommande (mais est-ce réalisable ?) de le débuter dès 6 mois (lors de l'apparition des premières dents) avec un dentifrice fluoré très peu dosé.

Le fluor

C'est un excellent agent carioprophylactique ; en effet, en s'incorporant aux molécules constituant l'émail, il le rend plus résistant aux agressions bactériennes.

Certains pays ont choisi la fluorisation de l'eau de distribution. Ce n'est pas le cas de la France ; il faut donc administrer le fluor par voie générale. Ceci est si bien entré dans les habitudes qu'on commence à parler de *fluorose* (liée à un excès de fluor), ce qui provoque des controverses assez virulentes aux États-Unis et crée un malaise chez les prescripteurs ainsi que, parfois, des réticences dans les familles.

Le médecin doit donc personnaliser et adapter la prescription de fluor en tenant compte :

- de l'apport spontané par les sources naturelles que sont l'eau que l'enfant boit, que ce soit de l'eau de distribution ou de l'eau minérale, dont certaines sont très fluorées, surtout l'eau gazeuse ;
- du sel ingéré (contient-il du fluor ?) ;

▷

▷

- du dentifrice que l'enfant utilise, en particulier s'il en avale beaucoup (certains sont très riches en fluor) ;
- mais aussi du risque carieux.

Un enfant est à risque carieux élevé s'il présente un des facteurs de risque suivants :

- non-respect des règles d'hygiène alimentaire : notamment grignotage salé ou sucré, consommation de boissons type sodas en dehors des repas, prise d'aliments après le dîner ou au cours de la nuit ;
- endormissement avec un biberon contenant autre chose que de l'eau pure ;
- non-respect des règles d'hygiène buccodentaire : notamment brossage des dents absent, insuffisant ou inefficace, présence de tartre ;
- présence ou antécédents de caries chez l'enfant, les parents ou dans la fratrie.

Il existe également des facteurs de risque environnementaux dont il est indispensable de tenir compte pour apprécier le risque carieux d'un enfant :

- un niveau socioéconomique ou d'éducation faible de la famille ; une maladie ou un handicap de l'enfant entraînant des difficultés de brossage ;
- le port d'appareils d'orthodontie ;
- la prise au long cours de médicaments sucrés ou générant une hyposialie (exemple : médicaments anticholinergiques).

Le risque carieux varie en fonction de l'âge et de l'époque : les facteurs de risque carieux évoluent au cours de la vie. Le nombre et la forme clinique des lésions carieuses actives signent le risque carieux. Il doit donc être réévalué régulièrement par un praticien (au moins une fois par an chez les enfants à faible risque carieux, et au moins deux fois par an chez les enfants à risque carieux élevé).

Chez l'enfant à risque carieux élevé, des thérapeutiques fluorées systémiques et/ou topiques peuvent être prescrites et/ou appliquées en complément des mesures hygiénodiététiques.

Toute prescription de supplémentation fluorée doit être précédée d'un bilan des apports fluorés mesurables (eau de boisson consommée, consommation de sel fluoré), car une seule source de fluorures par voie systémique doit être administrée.

Lorsque l'eau consommée a une teneur en fluor supérieure à 0,3 mg/l, les comprimés ou gouttes fluorés ne doivent pas être prescrits. Dans ce cas, il faut proscrire l'utilisation de cette eau pour la préparation des biberons des nourrissons, faire consommer de l'eau embouteillée ayant une teneur en fluor inférieure ou égale à 0,3 mg/l et supplémenter l'enfant. Quatre-vingt-cinq pour cent de la population française vivent dans des communes où la teneur en fluor de l'eau de distribution est inférieure ou égale à 0,3 mg/l. Seulement 3 % des Français disposent d'une eau de distribution dont la teneur en fluor est supérieure ou égale à 0,7 mg/l (répartis dans quelques communes de huit départements : 02, 33, 37, 41, 47, 59, 77, 86).

Lorsque la famille utilise du sel de table fluoré, les comprimés ou gouttes fluorés ne doivent pas être prescrits.

La supplémentation en fluor peut commencer dès l'apparition des premières dents (environ 6 mois). La posologie recommandée est de 0,05 mg de fluor par kilo de poids corporel et par jour, sans dépasser 1 mg par jour tous apports fluorés confondus, afin d'éviter la survenue d'une fluorose.

Application de thérapeutiques topiques

Le chirurgien-dentiste jugera de la pertinence de proposer ce type de traitement.

Ce sont les vernis fluorés (dès que nécessaire, en denture temporaire comme en denture permanente) et les gels fluorés (pouvant être utilisés après l'âge de 6 ans). Ils peuvent être appliqués tous les 3 à 6 mois. L'utilisation de bains de bouche fluorés est possible pour les enfants capables de recracher (âgés de plus de 6 ans).

Prévention des troubles de l'articulé dentaire

C'est un réel problème quand on voit le nombre d'enfants ou d'adolescents porteurs d'appareils de correction. Les médecins devraient être sensibilisés à tous les facteurs qui peuvent perturber le développement normal des arcades dentaires et de la dentition.

Il faut insister auprès des parents sur l'importance de la mastication et réapprendre aux enfants à manger des aliments durs et croquants. La succion du pouce, des doigts ou de la tétine reste controversée. Doigts ou tétine ? Jusqu'à quel âge est-ce tolérable ? Il est évident que la succion n'améliore pas le développement de la mâchoire, mais peut-on toujours empêcher l'enfant de le faire ? L'obstruction nasale et la respiration buccale qu'elle engendre peuvent entraîner des troubles de développement du massif facial. Il faut donc savoir demander un avis ORL.

Enfin, les problèmes de position de la langue dans la bouche, le type de déglutition primaire ou secondaire peuvent aussi jouer un rôle. L'orthophonie peut alors apporter un début de solution. Voilà différents éléments qu'il faut envisager dans la prévention des troubles de l'articulé dentaire.

Quoi qu'il en soit, il paraît cependant raisonnable de conduire un enfant régulièrement chez le dentiste à partir de l'âge de 3 ans ; celui-ci saura au mieux préciser les attitudes à adopter, et la fréquence des consultations.

Développement du goût et néophobie

Il est indispensable de proposer aux enfants de goûter des saveurs et des textures nouvelles afin d'éviter la monotonie des repas qui pourrait conduire à une certaine lassitude, voire à un rejet, mais on se heurte souvent à un phénomène fréquent : la néophobie.

La néophobie est la peur de la nouveauté ; la néophobie alimentaire est la crainte de goûter des aliments nouveaux. Cette peur de la nouveauté s'apparente à un phénomène anxieux (« Je ne connais pas, cela peut être dangereux »). On ne peut pas parler de néophobie dans le cas du petit mangeur qui, lui, refuse des aliments qu'il connaît.

La néophobie peut exister dès l'époque de la diversification alimentaire. Il y a néophobie si l'enfant refuse de façon répétitive les aliments nouveaux, proposés à plusieurs reprises. Les travaux de la littérature démontrent que les comportements néophobiques alimentaires du jeune enfant sont directement liés aux préférences et aux dégoûts alimentaires de la mère.

Il faut donc proposer aux mères :

- de ne jamais forcer l'enfant à manger l'aliment redouté, car cela risque de conduire à un conflit délétère ;
- de présenter les aliments nouveaux dans de bonnes conditions (au calme, pas quand l'enfant est malade, sans le contraindre mais en répétant la proposition sans cris ni remarque péjorative) ;
- de ne pas dissimuler l'aliment concerné, ce qui peut rendre l'enfant suspicieux ;
- de veiller à la présentation des plats (qui doivent avoir un aspect agréable) ;
- de réfléchir à leur propre comportement vis-à-vis de l'alimentation : elle doivent servir de modèle et accepter elles aussi la diversité ;
- de donner l'exemple à l'enfant (elles peuvent manger une cuillerée de l'aliment et dire que c'est très bon) ;
- de bannir le système de conditionnement récompense/sanction ;
- de ne pas accroître l'angoisse de l'enfant par celle des parents, qui ne doivent pas oublier qu'eux-mêmes ont parfois des dégoûts.

La néophobie peut durer plusieurs années. Elle réduit fortement la diversité de l'alimentation et peut donc créer des carences. Ce trouble suscite également des problèmes d'insertion sociale et scolaire : l'enfant ne peut pas aller à la cantine de l'école, ni chez des copains.

Prévention des troubles du comportement alimentaire (TCA)

Toutes les erreurs décrites plus haut entrent dans le cadre global de l'« éducation » alimentaire des enfants. Il ne faut jamais oublier que dans ce domaine, comme dans bien d'autres, l'enfant voit ses parents boire et manger, et qu'il copie très souvent leurs habitudes. Les parents devraient donner l'exemple.

Mais d'autres erreurs peuvent conduire à de véritables troubles du comportement alimentaire : anorexie, boulimie, désorganisation des repas.

Il ne faut jamais forcer un enfant qui n'a pas faim. Le faire, c'est transformer les repas en conflits avec toutes les conséquences que cela implique à cet âge : vomissements, ralentissement de la croissance, anorexie. Un enfant sain ne se laisse jamais mourir de faim : il sait mieux que quiconque ce dont il a besoin. Il ne grandit pas parce qu'il mange, il mange parce qu'il grandit.

À l'inverse, *il ne faut jamais féliciter un enfant qui mange bien* pour ne pas induire chez lui l'idée qu'il peut faire plaisir à son entourage en se faisant lui-même plaisir et ainsi ingérer des quantités supérieures à ses besoins.

Certains enfants sont « peu mangeurs », d'autres « beaucoup mangeurs ». Il faut apprendre aux parents à l'accepter. La surveillance des courbes de croissance et poids, taille et indice de masse corporelle permet de les rassurer. Mais il faut aussi apprendre à l'enfant *à aimer le moment du repas.* Ce n'est pas facile à cet âge dominé par l'instabilité et l'opposition.

Les repas doivent être brefs, certes, mais non précipités, pris dans une atmosphère calme, sereine, sans cris, disputes, énervement, télévision ou transistor qui hurlent. Si l'enfant ne veut pas manger, on ne le force pas.

S'il mange peu, on lui sert de petites parts pour qu'il ait la satisfaction de l'assiette vidée.

Il faut varier les menus pour éviter la monotonie et développer le goût.

Le repas doit être un moment privilégié de la relation entre la mère et son enfant.

De 3 ans à la puberté : âge scolaire

À partir de 3-4 ans, un enfant peut certes manger de tout, mais pas n'importe comment, ni n'importe quand. Par ailleurs, certains aliments ne sont pas recommandables, ni appropriés ou appréciés par tous les enfants.

- Âge de l'école maternelle (3 à 6 ans) : c'est la transition entre la vie un peu végétative du nourrisson et la vie plus trépidante de l'écolier. C'est le premier contact avec la collectivité et ses contraintes pour l'alimentation à la cantine, repas imposés, station assise prolongée :
  - la croissance ralentit : l'enfant double sa taille entre 0 et 4 ans mais il ne prend ensuite que 6 cm par an environ ;
  - c'est une période encore marquée par de nombreuses infections ORL ou digestives.
- Âge de l'école primaire (7 à 10 ans), période marquée par l'apprentissage de la vie sociale : discipline scolaire, horaires stricts, effort intellectuel, initiation au sport, bref, une vie plus trépidante. En même temps, la croissance est régulière. C'est aussi le début de l'autonomie alimentaire (restaurant scolaire), favorable aux mauvaises habitudes diététiques, donc une phase d'éducation nutritionnelle (entre autres) fondamentale pour l'avenir (rôle de l'école, de la famille, du médecin).
- « Préadolescence » (10 ans au démarrage de la puberté) :
  - les besoins diffèrent un peu selon le sexe ;
  - les déjeuners sont de plus en plus pris à l'extérieur de la famille (fast-food) ;
  - la croissance, pour certains, commence déjà à accélérer ;
  - c'est aussi pour beaucoup le début de l'opposition à ce qui est imposé (alimentation et autres).

Ne jamais oublier que, quel que soit l'âge, l'enfant voit manger sa famille, ses amis, ce qui peut engendrer de bonnes ou de mauvaises habitudes.

Apports nutritionnels conseillés

Ils doivent assurer :

- une santé normale ;
- la meilleure croissance possible, donc couvrir les besoins liés à la maintenance de l'organisme, à l'activité physique, à la croissance…

Tableau 4.8. Apports journaliers conseillés en fonction de l'âge et du sexe.

		4-6 ans	7-10 ans	11-14 ans	
				Garçon	Fille
Apports nutritionnels (kcal/kg/24 h)		90	80	60	50
Protéines	(g/kg/24 h)	1,1	1	0,9	0,8
(g/24 h)		24	30	45	47
Sels minéraux (mg/24 h)	Calcium	800-10		1 000-1 200	
Phosphore	800-1 000			1 000-1 200	
Magnésium	150-300			300-400	
Oligoéléments (mg/24 h)	Fer	10		12-15	
	Zinc	10		15	
	Iode	70-120		150	
	Sélénium	20-30		40-60	
	Fluor	0,75	1	1	

Ils doivent tenir compte :

- de l'âge ;
- de la vitesse de croissance ;
- de l'activité physique ;
- des caractères génétiques propres à chaque individu ;
- des habitudes alimentaires (ethniques, raciales, familiales, religieuses...) ;
- des facteurs d'environnement comme les conditions climatiques, les habitudes vestimentaires, le chauffage...

La notion de sexe n'apparaît qu'après 10-11 ans (tableau 4.8).

Situation réelle, enquêtes nutritionnelles, erreurs diététiques

De nombreuses et récentes enquêtes alimentaires réalisées en France chez les enfants d'âge scolaire (maternelle et primaire) permettent d'énoncer les faits suivants :

- *L'apport protidique global est en règle correct*, voire trop élevé : 3 g/kg par 24 heures sans que l'on puisse en apprécier les risques — mais il est souvent déséquilibré au profit des protéines d'origine animale (70-75 %, donc riche en graisses animales) aux dépens des protéines végétales, du pain, des légumes secs...
- *L'apport lipidique est souvent exagéré* : 75 % des enfants de plus de 4 ans consomment plus de 35 % de leur ration calorique globale sous forme de lipides, sous forme de graisses cachées saturées (viande, charcuteries, fritures, plats préparés, plats en sauce, viennoiseries, préparations semi-industrielles...) ; l'objectif du

PNNS est de limiter les apports lipidiques totaux à moins de 35 % des apports énergétiques.

- 1 litre de soda = 24 morceaux de sucre de 5 g (480 kcal) ! Cela rend compte de la prévalence des caries dentaires en France malgré les conseils donnés dans la supplémentation en fluor de l'alimentation (à 6 ans, 70 % des enfants ont des caries, à 15 ans, 80 %) et aussi du surpoids (pour ne pas parler d'obésité) constitué dans 6 % des cas.
- *La consommation des fibres alimentaires est insuffisante* (25 à 35 % des enfants de 5 ans), que ce soit sous forme de fruits ou de légumes, ce qui influe sur le statut en vitamines, sels minéraux, oligoéléments et sur la qualité du transit.
- *La consommation des produits laitiers est insuffisante*, et donc l'apport en calcium (15 % des enfants de 10 ans).
- *La répartition des repas est déséquilibrée* avec une trop grande part donnée au déjeuner et au goûter aux dépens du petit-déjeuner et du dîner ; mais surtout, les enfants grignotent de plus en plus entre les repas, bien sûr des sucreries. Ce comportement est lié à une évolution dans le mode d'alimentation qui laisse une part de plus en plus grande aux produits d'emploi facile (surgelés) ou prêts à l'emploi. Le temps manque de plus en plus, non seulement pour préparer les repas, mais même pour les manger. Le travail des deux parents, la télévision, l'inoccupation des enfants favorisent le grignotage, tandis que globalement on assiste à une certaine uniformisation de l'alimentation des enfants quels que soient les milieux socioculturels. Et que dire du rôle de la publicité sur l'alimentation…

Rôle du médecin

Il est le mieux placé pour conseiller les familles sur l'alimentation de leur(s) enfant(s). Il lui faut donc instruire les parents.

Le médecin doit instruire les parents sur les notions fondamentales d'une alimentation équilibrée en fonction des besoins propres de leur enfant, en insistant sur la notion de variabilité d'un enfant à l'autre et chez le même enfant d'une période à l'autre, selon les saisons, l'activité scolaire, sportive, les vacances, etc.

Le meilleur indice d'une bonne alimentation est une croissance en poids et en taille régulière.

Quantité et qualité des repas

Produits laitiers : 3 ou 4 par jour

Les produits laitiers sont le lait et ses dérivés : yaourts, fromage blanc, fromage.

- Ils apportent le calcium nécessaire à la croissance des enfants et à la solidité de leurs os. Ils apportent également des protéines, utiles elles aussi à la solidité des os mais surtout aux muscles.

• Essentielle également : la vitamine D ! Essentiellement fabriquée par la peau sous l'action des rayons du soleil, elle permet au corps d'utiliser le calcium de l'alimentation. Pour en profiter, il suffit que l'enfant joue régulièrement en plein air.

Une portion de produit laitier pour un enfant entre 3 et 11 ans doit apporter environ 200 mg de calcium soit, pour avoir une idée, un verre moyen de lait (ou un petit bol), un yaourt nature, 20 g d'emmental, 3 petits-suisses, 50 g de camembert (soit 1/5 de camembert)...

Écrémé ou entier, le lait apporte la même quantité de calcium. Seule la quantité de matière grasse diffère. Le lait demi-écrémé offre un bon compromis. Il convient parfaitement aux enfants à partir de 3 ans.

Attention !

- **Les préparations au soja ne contiennent pas ou peu de calcium et ne peuvent pas remplacer les produits laitiers.**
- **Les glaces et les crèmes desserts ne font pas partie des produits laitiers : ce sont des produits sucrés.**
- **La crème et le beurre non plus : ce sont des matières grasses.**

Protides : viande, œuf ou poisson

Il ne faut pas donner trop de viande aux enfants : 10 g de viande ou de poisson par année d'âge par jour + 10 g suffisent à partir de 4 ans, en privilégiant les viandes et les poissons maigres. Rappelons que le rapport protéines animales/protéines végétales doit être supérieur à 1. Un seul apport de viande ou de poisson par jour suffit. À poids égal, le poisson est moins riche en graisse que la viande. Il faut donc diminuer la consommation de viande et augmenter la consommation de céréales et de légumes secs.

Ne pas oublier que les protéines animales sont aussi fournies par le lait et les laitages, qui apportent le calcium et la vitamine A. Les laits écrémés ne contenant plus de vitamine A, il faut préférer le lait demi-écrémé, voire entier. Les produits laitiers devraient figurer à tous les repas. Chaque jour, l'enfant devrait prendre un demi-litre de lait demi-écrémé et deux portions de fromage à moins de 50 % de matières grasses ou l'équivalent en yaourt, petit-suisse, fromage frais...

Les œufs (comme la viande et le poisson) apportent, outre des protéines animales, du fer et de la vitamine B_{12}. On peut en proposer 3 à 6 par semaine, bien sûr à la place de la viande ou du poisson.

- **Vers 4-5 ans : 50 g de viande ou de poisson par jour ou un œuf.**
- **Vers 12 ans : 100 g de viande ou de poisson par jour ou deux œufs.**

Glucides : valoriser les féculents

Importants pour éviter le grignotage, les glucides complexes apportés par les féculents fournissent une énergie que le corps est capable d'utiliser progressivement (contrairement aux glucides simples des aliments sucrés).

Ce sont :

- le pain et les autres aliments céréaliers : riz, semoule, blé entier ou concassé, pâtes, maïs, céréales du petit-déjeuner... ;
- les légumes secs : pois chiches, lentilles, haricots blancs ou rouges, flageolets, fèves... ;
- les pommes de terre, le manioc et son dérivé, le tapioca.

À base de céréales complètes, les féculents sont encore plus intéressants pour la santé : les céréales complètes sont beaucoup plus riches en de nombreux nutriments favorables à la santé (fibres, vitamines). Pain, pâtes, riz : tous les principaux féculents existent sous une forme complète.

Il faut varier leur place au sein du repas : en accompagnement (associés à des légumes, par exemple), en tant qu'ingrédients de base, ou grâce au pain — complet de préférence.

Les féculents ne font pas grossir : c'est ce qui les accompagne qui amène ce risque. Lors de la cuisson ou au moment du repas, l'ajout de sauces, de matières grasses ou de fromages est à modérer. Pourquoi ne pas les relever d'une touche de basilic ou d'une sauce tomate maison ?

Revaloriser les sucres à absorption lente, c'est donner une plus grande part (une portion par jour) aux céréales et à leurs dérivés (riz, semoule, pâtes, céréales en flocons, mais aussi pomme de terre) qui, en plus de leur haute valeur énergétique, rééquilibrent aussi le rapport protéines animales/protéines végétales. De temps à autre, le plat de céréales peut être remplacé par des légumes secs (lentilles, haricots, pois chiches) mais aussi *par du pain*, dont la consommation devrait être de 200 g par jour à 10 ans. Aliment riche en sucre à absorption lente, riche en fibres (même blanc), bon élément de la régulation du transit, il ne contient pratiquement pas de graisse.

200 g de pain = 110 g de glucides, 15 g de protéines végétales ou 4 g de lipides.

Matières grasses : modération et variété

Ce sont les graisses invisibles, cachées dans les aliments dont elles sont des constituants (lait, viande, poisson, œuf, charcuterie...), mais aussi les graisses qui y sont rajoutées. Les graisses sont certes indispensables au développement des cellules nerveuses des enfants, mais leur valeur énergétique est plus discutable. Les besoins sont estimés à 60 g par jour, dont :

- 20-30 g sous forme de beurre (riche en vitamine A) ;
- 1-2 cuillères à soupe par jour d'huiles riches en acides gras poly-insaturés (tournesol, olive, maïs, margarine végétale) ;
- les autres 20-30 g sont constitués par les graisses invisibles des aliments, saturées ou non. Ces dernières doivent être limitées. Viandes grasses, charcuterie, fritures, chapelure, viennoiseries, mayonnaise, mais aussi chocolat, doivent donc être proposés aux enfants avec grande modération ;
- mieux vaut éviter les plats préparés, souvent riches en graisse (voir étiquetage).

Fruits et légumes

Riches en vitamines, en minéraux et en fibres, leur effet favorable sur la santé a été démontré. Ils ont un rôle protecteur vis-à-vis de maladies apparaissant à l'âge adulte, comme les cancers, les maladies cardiovasculaires, l'obésité, le diabète... Et surtout, ils offrent une incroyable variété de saveurs, tout ce qu'il faut pour conjuguer santé et plaisir.

Il faut proposer cinq portions de fruits et/ou de légumes (par exemple : trois portions de fruits et deux de légumes, quatre de légumes et une de fruits...). Une portion correspond à une tomate de taille moyenne, une poignée de tomates cerises, une poignée de haricots verts, un bol de soupe, une pomme, deux abricots, quatre fraises, une banane (soit environ 80 à 100 g).

Pour les soupes de légumes mélangés, les salades composées, les salades de fruits : un bol ou une assiette compte pour une seule portion, quel que soit le nombre de légumes ou de fruits entrant dans la composition du plat.

On peut les consommer sous toutes leurs formes : surgelés, frais, en conserve, cuits ou crus, en compotes (de préférence « sans sucres ajoutés »), en soupes... et aussi pressés (fruits frais pressés ou 100 % pur jus), mixés, mais attention : en jus, c'est 0,5-1 verre par jour.

L'idéal est d'alterner entre fruits et légumes, d'en diversifier les variétés et de les intégrer le plus souvent possible dans des recettes : gratins, tartes salées ou sucrées. Sans oublier que les fruits et légumes de saison sont souvent moins chers et plus savoureux !

Attention ! Les jus de fruits qui ne portent pas la dénomination « pur jus » ou qui ne sont pas élaborés à partir de fruits pressés ne peuvent pas compter comme une portion de fruits. Il en est de même pour les boissons aromatisées aux fruits, les sodas ou nectars de fruits, qui apportent souvent beaucoup de sucre et peu de fibres. Et même « pur jus » ou pressé, un jus ne peut remplacer de façon systématique les fruits entiers qui restent essentiels pour la mastication, l'apport en fibres et l'effet de satiété. Un yaourt aux fruits ou un biscuit aux fruits ne compte pas non plus pour une portion de fruits : il n'y a que très peu de fruits dans leur composition.

Boisson

L'eau est la seule boisson indispensable (1,5 l/j en moyenne). Mais la moitié est fournie par les aliments.

L'eau du robinet convient très bien à l'enfant :

- les jus de fruits tant appréciés par les parents sont riches en sucres rapides (1 litre de jus de raisin = 800 kcal), même s'ils sont également riches en sels minéraux, oligoéléments et vitamines (si pressés à la maison) ; les sodas, limonades et autres boissons aux fruits sont à proscrire (excès de sucres rapides), de même que les tonics et colas qui contiennent des excitants mais pourquoi pas par plaisir et occasionnellement ;
- les boissons alcoolisées, même peu (bière, cidres, panachés), sont interdites ;
- le thé et le café (excitants) ne conviennent pas aux enfants de moins de 12 ans.

Sel

Il doit être consommé avec modération : bannir l'habitude de resaler.

Fluor et vitamine D

Le médecin ne doit pas omettre de contrôler les apports en fluor et en vitamine D.

Répartition et composition des repas

Petit-déjeuner

Il doit apporter 25 % de la ration calorique.

Ce repas vient après 12 heures de jeûne. L'enfant ne doit pas partir à l'école le ventre vide, même si c'est souvent le cas. Cela éviterait le grignotage à l'école et améliorerait les performances scolaires de fin de matinée. Cela éviterait aussi l'excès du repas de midi. Certes, certains enfants sont angoissés par l'école, cela leur coupe l'appétit. Mais le plus souvent, un réveil trop tardif (coucher trop tard) ne laisse pas le temps de prendre ce petit-déjeuner que la précipitation ampute. Parfois, l'enfant est seul pour le petit-déjeuner, alors qu'étant le seul repas familial, il devrait être le plus calme, le plus chaleureux, le plus convivial.

Au mieux, un petit-déjeuner devrait se composer :

- d'un produit céréalier, sous forme de tartines (en proposant aussi du pain complet et du pain bis), avec une fine couche de beurre, de confiture ou de miel, ou encore avec un peu de pâte à tartiner chocolatée en fine couche (et pas à la petite cuillère !) ;
- éventuellement, des céréales de petit-déjeuner, mais non fourrées et en préférant les plus simples, moins sucrées ;
- d'un fruit, d'un fruit pressé ou d'un demi-verre de jus de fruits sans sucre ajouté. Sans oublier de l'eau si l'enfant a soif ;

- d'un produit laitier, comme du lait (chaud ou froid, nature ou aromatisé avec de la poudre de cacao), un yaourt ou du fromage blanc...

Repas du midi

Il doit apporter 30 % de la ration calorique.

Dans la plupart des cas, il est pris à la cantine scolaire (voir plus bas). Souvent, après un petit-déjeuner succinct, il est trop riche, parce que l'enfant a faim. L'enfant se bourre alors de féculents gras, de viande. Dès lors, il somnole l'après-midi. Il faut alléger le déjeuner afin que la scolarité de l'après-midi soit plus rentable.

Goûter

Il doit apporter 15 % de la ration calorique.

C'est un repas important, car il représente un moment de détente apprécié après l'effort scolaire. Mais il doit être bref (20 à 30 minutes, pas plus), et si l'enfant rentre tard de l'école, il faut lui donner de quoi prendre un goûter à l'heure usuelle à l'école afin qu'il ait faim pour le dîner. Le goûter doit être assez complet : laitages variés, pain, pain d'épices, céréales, riz au lait, compote, jus de fruits, et non systématiquement pain, beurre, chocolat.

Repas du soir

Il doit apporter 30 % de la ration calorique.

Il doit tenir compte de ce que l'enfant a mangé dans la journée pour rééquilibrer la ration alimentaire. Si l'alimentation a été bien conduite, il doit être simple. Si on ignore ce qui a été ingéré, forcer sur ce qui manque le plus souvent : légumes, laitages.

Repas de midi et du soir

Le déjeuner et le dîner peuvent avoir la même structure :

- 1 portion de légumes : en crudités et/ou accompagnement du plat principal ;
- une ou deux fois par jour, de la viande, du poisson ou de l'œuf ;
- des féculents : pain complet, riz, pomme de terre au four, pâtes, lentilles ;
- 1 portion de produit laitier : fromage, un yaourt, un fromage blanc ;
- 1 fruit en dessert : en quartiers, en compote ;
- eau à volonté : c'est la boisson incontournable à table !

Lorsque le plat principal ne comprend pas de légumes, ils peuvent être proposés en entrée, en salade ou bien remplacés par un fruit supplémentaire au dessert.

Manière de prendre les repas

Le médecin doit insister auprès des parents et de l'enfant pour que les repas, du moins ceux qui sont pris en famille, soient des moments de plaisir, se déroulant dans le calme, la tranquillité (pas de radio, de télévision qui fixe l'attention de tous). Pas de cris, de disputes. Ce n'est pas le moment ni le lieu pour discuter du carnet de notes.

Il faut varier les menus afin d'éviter la monotonie qui engendre le dégoût.

Il faut profiter de ces moments (le matin, le soir, peut-être seulement le week-end quand la famille est réunie) pour parler, discuter, de tout, de rien, de l'enfant, de ce qu'il fait, de ce qu'il pense, bref, en faire des moments d'échanges familiaux privilégiés.

Ne jamais oublier que l'enfant copie ce qu'il voit, dans l'alimentation comme dans le reste. Les parents doivent donner l'exemple.

Cantines scolaires

Les parents s'inquiètent souvent de l'alimentation de leur enfant en restauration scolaire. Le médecin doit pouvoir leur répondre :

- qu'il existe une législation pleine de bonnes intentions… mais les conditions de son application sont telles qu'en réalité, chaque cantine est plus ou moins autonome, souvent confiée à une société de services dans les grandes villes ;
- que des normes de qualité nutritionnelle et éducative sont fixées pour déterminer les principes de base qui régissent la préparation, le service des repas à l'école. Les textes insistent sur la vertu éducative de ces repas auxquels participent les différents professionnels encadrant les enfants et les familles ;
- qu'une surveillance à différents niveaux est assurée par les services appropriés des DDASS (Directions départementales des Affaires sanitaires et sociales).

En théorie, les repas de midi doivent être composés :

- d'un plat principal à base de viande, poisson ou œufs ;
- d'une garniture de légumes cuits, deux fois par semaine (les pommes de terre, pâtes, riz et légumes secs étant servis les autres jours) ;
- d'une crudité (légume, salade ou fruit) ;
- d'un produit laitier (lait, fromage, yaourt…) ;
- d'eau.

Le repas doit couvrir 40 % de la ration quotidienne (ce qui est un peu trop). Les protéines servies représentent la moitié de la ration quotidienne.

En pratique, les différentes enquêtes réalisées révèlent :

- un excès de protéines animales ;
- une insuffisance des produits laitiers ;
- que les féculents gras, les plats en sauce, les charcuteries sont servies trop souvent ;
- que les graisses absorbées le midi « couvrent » souvent les besoins de la journée ;
- et que les deux uniques plats de légumes prévus sont souvent les seuls que prend l'enfant dans la semaine.

Il faut cependant savoir que les rations absorbées à la cantine ne représentent que 40 % de la ration quotidienne, 4 jours par semaine. L'enfant consomme donc 4/5e de sa ration hebdomadaire en dehors de l'école, ce qui permet de rééquilibrer à la maison en fonction des menus proposés, mais aussi de ce que l'enfant consomme réellement.

La restauration scolaire a le mérite et le devoir de proposer à l'enfant des mets nouveaux, et devrait ainsi participer à la diversification de son alimentation.

La restauration scolaire enseigne aussi à l'enfant la vie en société. Il apprend à partager, à aider, à respecter son voisin, le personnel de service, le matériel, à se tenir correctement à table, à se laver les mains…

Adolescence et puberté

Bien sûr, toutes les notions précédemment évoquées restent valables. Cependant, l'enfant subit pendant cette période de profondes modifications qui influent sur la nutrition.

La puberté s'accompagne en effet de la plus importante accélération staturopondérale après la première année de la vie. En 5 ans, le gain de poids est de 80 % et la croissance staturale représente 15 % de la taille adulte.

Les variations de comportement, certes normales au cours de l'adolescence, modifient considérablement les conditions d'une nutrition adéquate pendant cette période.

Modifications physiques et besoins spécifiques

Les modifications physiques sont différentes selon le sexe :

- chez le garçon, la masse maigre s'accroît très vite alors que la masse grasse n'augmente qu'en fin d'adolescence ;
- chez la fille, la masse grasse augmente très vite : de 140 % entre le début de la puberté et les premières règles, alors que l'augmentation de la masse maigre n'est que de 45 % pendant la même période.

La croissance de l'adolescent se traduit donc par l'élaboration de 9 kg de masse grasse chez la fille contre 3 chez le garçon, et de 12 kg de tissu musculaire chez la fille contre 23 chez le garçon.

C'est aussi à l'adolescence et au début de l'âge adulte que la minéralisation osseuse se complète, et l'on sait que de la qualité de cette masse osseuse dépend le développement ultérieur possible ou non d'une ostéoporose. C'est ainsi que l'on peut définir les besoins théoriques.

Le calcium mérite une attention particulière, car les besoins sont très élevés à l'adolescence. Cinquante pour cent du capital calcique osseux se constituent entre 10 et 16 ans chez la fille. L'apport de calcium à cet âge constitue une mesure essentielle de prévention de l'ostéoporose. L'apport conseillé est de 1 300-1 400 mg par 24 heures.

Les besoins en fer sont pratiquement identiques à ceux des adultes (1-13 mg/j), avec cependant des risques de carence martiale, notamment chez les garçons pendant la poussée de croissance et chez les filles au moment des premières règles. De ce fait, il vaut mieux apporter 18 à 19 mg par jour. La viande et le poisson en sont de meilleurs vecteurs.

Le médecin doit être particulièrement attentif, pendant cette période de croissance accélérée, à **la prescription de vitamine D**.

Sur le plan quantitatif

La répartition journalière théorique au cours des quatre repas devrait être : petit-déjeuner 25 %, déjeuner 30 %, goûter 15 %, dîner 30 %.

Les modifications comportementales perturbent en fait beaucoup ce schéma théorique.

Pendant cette période « critique », le désir d'autonomie, l'aspiration à une différence vis-à-vis de sa famille, des institutions, etc., poussent parfois l'adolescent à ignorer, voire refuser, s'opposer à tous les conseils éducatifs, entre autres dans la nutrition, ce qui nous intéresse ici. Le médecin qui prend en charge l'adolescent doit alors servir de conseil, de médiateur, de relais. En effet, les habitudes alimentaires, qui se créent au moment où l'adolescent apprécie de plus en plus son indépendance et devient responsable de ses propres apports alimentaires, persistent semble-t-il à l'âge adulte, ce qui fait de cette période un moment privilégié pour mettre en œuvre des mesures préventives (athérosclérose, surcharge pondérale, obésité ou, au contraire, anorexie...), et ce d'autant que de nombreuses situations, fréquentes chez les adolescents, peuvent affecter l'état nutritionnel :

- *des apports inappropriés* résultant de jeûnes ou de « gueuletons » trop fréquents, de repas sautés, de régimes monotones, de consommation excessive de restauration rapide inadéquate. Ces situations sont d'autant plus fréquentes que les adolescents échappent progressivement à la supervision parentale de l'organisation des repas, des achats et de ce qu'ils mangent ;
- *des facteurs psychosociaux* : de nombreux éléments peuvent intervenir pour favoriser chez l'adolescent un état dépressif plus ou moins fort (l'image corporelle étant parfois au premier plan) conduisant parfois soit à une véritable boulimie avec son risque d'excès pondéral et d'obésité, soit au contraire à une anorexie avec tous les désordres nutritionnels qui en résultent. La prévalence de l'anorexie mentale et de la boulimie chez l'adolescent serait respectivement de 1 et 5 %. Il faut évoquer aussi l'abus d'alcool et de tabac ainsi qu'un mode de vie sédentaire. Tous ces facteurs influent sur la qualité nutritionnelle de cette période, et le médecin doit donc en tenir compte ;
- *le fast-food*, c'est pratique, mais... ce n'est pas une raison pour y aller à chaque repas et y manger n'importe quoi ! Voici quelques règles simples à suivre pour manger équilibré :

– pour le soda, opter pour une petite portion, une version light ou, mieux encore, pour de l'eau (au verre, c'est gratuit) ou un jus de fruits ;
– remplacer de temps en temps le menu avec frites par une salade ;
– préférer le ketchup, la moutarde ou la sauce barbecue à la mayonnaise, plus grasse ;
– compléter le menu avec des fruits en dessert.

La vitamine D

La prévention du rachitisme est de mieux en mieux effectuée en France, et son incidence diminue.

On oublie cependant trop souvent que les besoins en vitamine D sont liés à la vitesse de croissance staturale, que donc les âges à risque de carence correspondent aux périodes de croissance importante, soit essentiellement la petite enfance et la puberté.

Certes, les laits infantiles (préparations pour nourrissons, laits de suite, laits « Croissance » [de 1 à 3 ans]) sont enrichies en vitamine D, ce qui facilite beaucoup cette prévention, mais les quantités fixées par les normes européennes sont insuffisantes. Le lait de mère ne contient pas de vitamine D.

Il faut donc apporter de la vitamine D au nourrisson et ce d'autant qu'il est nourri au sein (1 200 U/j), complètement ou partiellement, au biberon (400 à 80 U/j) et/ou qu'il a la peau noire, jusqu'à 2 ans.

Il est utile, surtout en milieu urbain, que l'enfant reçoive chaque année de la vitamine D, du moins jusqu'à 5 ans. Plutôt que de vains fortifiants réclamés par les parents, mieux vaut prescrire une dose de 80 000 ou 100 000 U de vitamine D, deux fois par an, séparées de 3 mois en période hivernale.

L'adolescence est une période à risque en ce qui concerne la minéralisation squelettique. On considère que le capital osseux est constitué à 16 ans chez la fille, et à 18 ans chez le garçon, soit en fin de puberté. Il faut donc que le médecin s'assure à cet âge d'un bon apport calcique (souvent limité) et, surtout pour en faciliter l'absorption intestinale, d'un apport adapté en vitamine D afin d'obtenir le meilleur capital osseux possible, facteur de prévention à long terme de l'ostéoporose. Une dose hivernale de 200 000 U serait idéale.

Et pourquoi ne rien donner pendant cette phase de croissance régulière mais plus lente de 5 ans à la puberté ? Serait-il néfaste de donner, l'hiver, une dose de 80 000 ou 100 000 U ?

Recommandations de supplémentation en vitamine D

Population	*Dose (U)*	*Fréquence*
Femmes enceintes	80 000-100 000	Une ampoule au début du 7e mois de grossesse
Nourrisson allaité	1 000-1 200	Par jour (gouttes)
Enfant < 18 mois nourris avec du lait enrichi en vit. D	600-800	Par jour (gouttes)

Population	*Dose (U)*	*Fréquence*
Enfant < 18 mois nourris avec du lait de vache non enrichi en vit. D	1 000-1 200	Par jour (gouttes)
Enfant de 18 mois à 5 ans	80 000-100 000	2 doses de charge trimestrielles en hiver (novembre et février)
Adolescent de 10 à 18 mois	80 000-100 000	2 doses de charge trimestrielles en hiver (novembre et février)
Pas de recommandation validée de 5 à 10 ans (étude en cours)		

Société française de Pédiatrie, Archives de Pédiatrie, 2012.

Régimes spéciaux et produits « bio »

Il faut souligner que :

- *les régimes végétaliens* et macrobiotiques sont totalement déconseillés chez l'enfant car carencés en éléments nutritionnels indispensables (vitamines A, B_2, B_{12}, D, fer, zinc, calcium, DHA protéines et énergie) ;
- *le régime végétarien* est possible mais son équilibre doit être contrôlé avec l'aide d'une diététicienne ;
- les produits bio sont certes utilisables si les parents le souhaitent.

Leur bénéfice sur la santé n'est pas totalement prouvé, et ils ont aussi des inconvénients. Les aliments pour nourrissons sont soumis à des normes draconiennes de composition, qui vont bien au-delà de ce qu'on peut attendre d'un simple produit « bio » qui n'a que des obligations de moyens, mais pas de résultats Les préparations infantiles « bio » cumulent les deux mais il faut préférer les produits répondant aux recommandations.

Pour en savoir plus

Comité de nutrition de la SFP. Diversification alimentaire : évolution des concepts et recommandations, 2015.

Fewtrell M, et al. Complementary Feeding: A Position Paper by the European Society for Paediatric Gastroenterology, Hepatology, and Nutrition (ESPGHAN) Committee on Nutrition. J Pediatr Gastroenterol Nutr 2017;64(1):119-32.

PNNS. La santé vient en mangeant et en bougeant. Paris: HAS; 2004. www.has-sante.fr. Recommandations du PNNS, pour les enfants et les adolescents. Outil accompagnant la recommandation de bonne pratique « Surpoids et obésité de l'enfant et de l'adolescent – Actualisation des recommandations 2003 ».

Tounian P, Javalet M, Sarrio F. Alimentation de l'enfant de 0 à 3ans. 3e édition Montrouge: John Libbey Eurotext; 2017.

Vermeil V, Dartois AM. Alimentation de l'enfant de la naissance à 3 ans. Paris: Doin; 2011. www.sfpediatrie.com/recommandation/diversification-alimentaire-évolution-des-concepts-et-recommandations-comité-de.

5 Vaccinations

- Elles constituent un acte médical majeur de prévention, qu'elles soient obligatoires, recommandées ou occasionnelles. Leur but : protéger.
- Il est essentiel que le médecin en soit convaincu et sache parfois convaincre des parents réticents ou dubitatifs.
- Elles sont, bien entendu, pratiquées dans le respect des indications et contre-indications temporaires ou définitives.

S'il est un domaine connu, rabâché, légalisé, c'est bien celui des vaccinations. Pourquoi donc encore en parler ? Quoi de nouveau que le médecin praticien ne connaisse pas ?

La vaccination, dépassant de très loin le seul fait de la protection individuelle, confère au médecin un rôle de santé publique majeur. La vaccination est un acte de prévention individuelle et collective.

Malheureusement, les polémiques largement répandues par de pseudo-spécialistes sectaires, largement diffusées et enflées par des médias avides de spectaculaire, sur des effets secondaires non documentés, sur des risques potentiels liés aux adjuvants (comme l'aluminium contenu dans certains vaccins et sans lesquels ils seraient inefficaces), sur la collusion entre les décideurs, les médecins et les firmes cherchant, testant, fabriquant et diffusant ces vaccins ont semé le doute chez des parents réceptifs à ces messages mensongers et pernicieux. Ces mêmes parents ont oublié combien de millions de décès ou de séquelles ont été évités grâce à la vaccination. Certains autres plus égoïstes se défendent en arguant que les autres enfants étant vaccinés les leur sont protégés et ne le nécessitent pas. C'est implicitement en reconnaître l'efficacité ! N'est-ce pas un paradoxe typiquement français aussi de s'opposer à tout ce qui est imposé ou seulement recommandé ?

Ainsi, la couverture vaccinale en France est très largement insuffisante, en particulier pour la vaccination anti-rougeole-oreillons-rubéole, l'hépatite B surtout chez les adolescents, du méningocoque C, etc., en comparaison à d'autres pays européens dont les programmes de vaccination sont beaucoup plus rigoureusement suivis. Cela ne permet donc pas d'éradiquer ces maladies ni d'empêcher le virus de circuler. C'est l'une des raisons qui ont conduit les autorités de santé à étendre l'obligation vaccinale de 3 à 11 vaccins.

Pourquoi faut-il vacciner ? La vaccination est un acte de prévention majeur contre des maladies infantiles graves (diphtérie, tétanos, coqueluche, rougeole…), mais aussi contre des maladies graves auxquelles ils pourraient être exposés adultes (hépatite B, papillomavirus humain [HPV]). Elle permet de diminuer la circulation d'agents pathogènes graves non seulement pour eux mais plus encore pour les autres (rubéole). Elle assure une protection

Guide pratique de la consultation en pédiatrie

individuelle du sujet vacciné mais aussi collective, en limitant, voire en stoppant la diffusion des maladies dont elle permettrait l'éradication, selon la stratégie de l'OMS, si la couverture pour chaque maladie était supérieure à 90 ou, mieux, 95 %.

Quoi qu'il en soit, malgré tout, un grand nombre de médecins et de patients (75,1 % en 2016 mais 78,8 % en 2014 et 90 % en 2000) restent favorables à la vaccination. Le médecin doit fournir aux parents toutes les informations objectives sur les avantages (bénéfices) et les effets secondaires certes très rares, mineurs et prévisibles (risque) de chaque vaccination. Il faut convaincre et lever les réticences sans stigmatiser. Cependant pour être convaincant, il faut être convaincu que **vacciner, c'est protéger**.

Vaccinations et réglementation en vigueur

Calendrier vaccinal

Il est révisé chaque année par la commission technique des vaccinations (CTV) qui regroupe des experts de plusieurs disciplines et qui est rattachée à l'HAS. Cette commission assure la surveillance scientifique des perspectives et des évolutions en matière de vaccins. Elle élabore les stratégies vaccinales en fonction des données de l'épidémiologie, étudie les rapports bénéfice/risque individuels et collectifs, propose les adaptations et/ou modifications en matière de recommandations et d'obligations vaccinales pour la mise à jour du calendrier. Il est ensuite approuvé par le HCSP (Haut Conseil de la Santé publique), et le ministère de la Santé qui le publie en règle en avril de chaque année. Il est téléchargeable. Ce calendrier vaccinal traduit la politique vaccinale française, fixe les vaccinations applicables aux personnes résidant en France, émet les recommandations pour les vaccinations dites « générales » et réservées à des situations « particulières » ou « professionnelles ». Il est complet, aborde de très nombreuses situations sous forme de tableaux utiles et faciles à consulter.

Vaccins obligatoires : de 3 à 11

Trois vaccinations étaient obligatoires en France chez l'enfant : il s'agit des vaccinations antidiphtérique, antitétanique et antipoliomyélite pour la primovaccination et le rappel à 11 mois, plus un rappel pour la polio à 6 et 13 ans. Cette obligation ancienne a eu un excellent effet et la couverture vaccinale chez l'enfant. Malheureusement, l'entretien d'une immunité suffisante par rappels réguliers est loin d'être parfaite ; c'est notamment le cas pour le tétanos chez les personnes âgées.

Onze vaccins deviennent obligatoires le 1er janvier 2018 ; aux trois précédents s'ajoutent la vaccination contre la coqueluche, l'*Haemophilus influenzae* B, l'hépatite B, le pneumocoque, la rougeole, la rubéole, les oreillons et le méningocoque C pour les nourrissons de moins de 18 mois nés après le 1er janvier 2018, pour toute entrée et maintien dans toute école garderie, colonie de vacances ou autres collectivités d'enfant. Des sanctions sont certes prévues pour les parents qui ne se plieraient pas au respect de cette obligation, mais leurs modalités restent à formaliser.

Vaccins recommandés

« Recommandé » ne signifie pas obligatoire ni facultatif et malheureusement, comme cela a été dit plus haut, il s'agit sûrement d'un obstacle à leur diffusion. Une diffusion efficace nécessite malheureusement de coûteuses campagnes d'information et les parents, voire certains médecins, n'en apprécient pas toujours le bien-fondé. Cependant, il faut savoir et diffuser qu'il n'y a aucune différence en termes de sécurité, d'efficacité, et de qualité entre ces deux types de vaccins. Ils sont tout aussi importants et nécessaires que les vaccins obligatoires. Ils sont remboursés mais parfois que dans des indications particulières. Certains de ces vaccins sont d'ailleurs obligatoires pour exercer certaines professions.

Autres vaccins

D'autres vaccins sont disponibles et ont l'AMM en France sans recommandations officielles. On en dira quelques mots car ils ont aussi leur place dans la protection des enfants.

Vaccins obligatoires[1]

Anciens vaccins : diphtérie, tétanos, poliomyélite

La couverture vaccinale pour les trois anciens vaccins obligatoires (diphtérie, tétanos et polio) est excellente puisque de 97 % à 2 ans en 2015 et de 96 % pour la coqueluche et l'*Haemophilus* B qui sont depuis des années coadministrés avec ces trois vaccins obligatoires :

- **Le tétanos**: les cas reportés en France concernent des personnes âgées qui ont échappé à la vaccination ou au rappel (jardinage chez les femmes âgées). Cependant trois cas ont frappé des enfants de 3 à 8 ans entre 2012 et 2016 non vaccinés. La tolérance de ce vaccin est excellente.
- **La diphtérie** a quasiment disparu (plus de 3 000 décès surtout chez l'enfant avant 1945), mais seul le maintien d'une couverture vaccinale élevée et la pratique des rappels (à quantité d'antigènes réduite et donc mieux tolérés) en sont responsables car le germe responsable continue à circuler : 40 000 cas en Russie en 1990 liés à la désorganisation temporaire

1. Cela représente 10 injections ente 2 et 18 mois.

du système de soins, donc de vaccination lors de l'effondrement du modèle soviétique.

• **La poliomyélite** (« **polio** »): le dernier cas recensé en France date de 1989 mais la polio n'est pas mondialement éradiquée et l'importation d'un virus sauvage est toujours possible, comme en Israël et en Syrie en 2015 provenant du Pakistan : pas de cas en Israël où la couverture vaccinale est excellente, réapparition de la poliomyélite en Syrie où la guerre avait désorganisé les programmes vaccinaux. Encore une preuve s'il est besoin du maintien de la couverture vaccinale.

Nouveaux vaccins

Coqueluche, *Haemophilus influenzae* B, hépatite B

• **La coqueluche** peut être grave, voire mortelle surtout chez les nourrissons de moins de 3 mois qui n'ont pu être vaccinés, mais elle peut être grave aussi chez l'adulte. Les vaccins à germe entier (pas toujours bien tolérés) sont actuellement remplacés par des vaccins « acellulaires » (**Ca** ou **ca** selon la concentration en antigènes), mieux tolérés mais dont l'efficacité est un peu moindre mais surtout moins durables. Ils ont cependant permis de pratiquer des rappels chez les adolescents et les adultes pour protéger les petits nourrissons (stratégie du cocooning).

• **L'*Haemophilus influenzae*B (Hib)**avant 1992 était responsable d'environ 1 000 infections invasives par an, dont 600 méningites avec une mortalité de 10 à 15 % et 30 % de séquelles surtout chez les moins de 5 ans. L'introduction d'un vaccin conjugué contre l'*Haemophilus* B, donc efficace avant l'âge de 2 ans, tranche d'âge la plus touchée par les infections graves (méningites, septicémies, bactériémies) dues aux bactéries encapsulées (comme aussi les pneumocoques et méningocoques), a eu des résultats spectaculaires : entre 1999 et 2014, seuls 37 cas de méningites ont été répertoriés chez des enfants non ou mal vaccinés plus aucun cas de la redoutable épiglottite. C'est l'exemple caricatural d'un vaccin assurant une protection individuelle et collective puisqu'il diminue aussi le portage pharyngé et donc la diffusion du germe : *ce vaccin ne protège pas contre l'*Haemophilus influenzae *de type A que l'on retrouve dans les otites.*

• **L'hépatite B** : le vaccin contre l'hépatite B (dont la primauté est française) est le premier vaccin prévenant un cancer. La diffusion mondiale du vaccin contre l'hépatite B est très élevée (84 % de la population mondiale est vaccinée, 92 % dans certaines zones) avec un recul spectaculaire des hépatites aiguës, des porteurs chroniques, des cirrhoses et des cancers du foie. Ce vaccin a largement fait la preuve de son efficacité mais aussi, sur un tel échantillonnage, de son innocuité malgré toutes les contre-vérités énoncées en France, concernant son implication dans le développement des maladies inflammatoires du système nerveux central comme la sclérose en plaques. Cette polémique, enflée par les médias, n'a jamais été soulevée dans aucun pays étranger. De nombreuses études (certaines françaises) ont démontré l'absence d'augmentation de ce risque : études comparant l'incidence de ces maladies dans une cohorte vaccinée et non vaccinée selon les tranches d'âge ; elles n'ont jamais eu l'écho qu'elles auraient dû avoir. Si un lien existait (ce qui n'a jamais été démontré), une étude française en a évalué le rapport bénéfice risque cité par Joël Gaudelus : « la vaccination de 800 000 préadolescents de 10 à 12 ans exposerait à 1,1 cas supplémentaire de SEP en évitant 21 cas d'hépatite fulminante et 49 cas de cirrhoses » En 2015, la couverture à 2 ans en France est de 88,1 % grâce entre autres au vaccin hexavalent, ce qui n'est pas mal en regard du retard que nous avions. Cependant seuls 45 % des adolescents (moins d'un sur deux) sont protégés. Il est donc fondamental de rattraper la vaccination de nos adolescents avant l'exposition au risque, avant 15 ans (Figure 5.1).

En pratique

Les vaccins hexavalents (Infanrix Hexa® et Hexyon®) permettent de vacciner **les enfants de moins de 2 ans** contre ces six maladies, vaccination devenue obligatoire avec le schéma 2 mois-4 mois-11 mois, ce qui clôt la vaccination pour l'hépatite B et l'*Haemophilus influenzae* B. Un 3e vaccin hexavalent (Vaxelix®) sera disponible dans l'année 2018. Dans l'état actuel des connaissances, ces vaccins ne sont pas interchangeables.

Pour diphtérie, tétanos et poliomyélite

- Les rappels ultérieurs sont recommandés à **6 ans** avec un vaccin combiné contenant les 4 valences à concentration normales *(DTCaPolio)* puis entre **11 et 13 ans** avec un vaccin à concentration déduites d'anatoxine diphtérique (d) et d'antigènes coquelucheux (ca) (*dTcaPolio).*
- À l'âge adulte, avec un vaccin trivalent à teneur réduite en diphtérie (*dTPolio)* : à 25 ans, 45 ans, 65 ans, puis tous les 10 ans. Si à 25 ans, l'adulte n'a pas reçu de vaccin coquelucheux depuis moins de 5 ans, on préconise le *dTcaPolio.*

Pour la coqueluche

- Rappels comme ci dessus à **6 ans et 11/13 ans** et éventuellement **25 ans** comme ci-dessus couplé avec diphtérie, tétanos et poliomyélite.
- Mais aussi dans le cadre de la stratégie du **« cocooning »**:
  - adultes ayant un projet parental ;
  - au cours de la grossesse pour les enfants de la fratrie, le conjoint et les personnes susceptibles d'être en contact durable avec le futur nourrisson dans les 6 premiers mois de sa vie ;
  - en post-partum immédiat pour la mère même si elle allaite et les personnes susceptibles d'être en contact durable avec le futur nourrisson dans les 6 premiers mois de sa vie ;

▷

- avec *dTcaPolio* si non antérieurement vaccinés contre la coqueluche ou si une vaccination antérieure remonte à plus de 10 ans, 5 ans pour les adolescents et les adultes de moins de 25 ans, en respectant un délai minimum de 1 mois par rapport au dernier dTpolio.

• Nous ne disposons pas de vaccin coquelucheux non combiné qui permettrait de vacciner la femme enceinte en fin de grossesse.

Pour l'*Haemophilus* B

• Rattrapage possible :
  - entre 6 et 12 mois avec 2 doses et un rappel ;
  - après 12 mois et avant 5 ans une dose.

• Pas d'intérêt après 5 ans.

Pour l'hépatite B

• *Rattrapage* : les enfants non vaccinés avant 2 ans ou sans hexavalent peuvent bénéficier d'un rattrapage jusqu'à 15 ans (schéma 3 doses 0/1 à 2 mois /6 mois) ; de 11 à 15 ans, ce rattrapage peut se faire soit en 3 doses soit en 2 doses à 6 mois d'intervalle en utilisant l'Engerix B20®.

• Les nouveau-nés de mère Ag Hbs positives doivent être vaccinés avec trois doses à la naissance, puis à 1 mois et 6 mois (avec l'Hbvax Pro®5 ou Engerix B 10®), et recevoir des immunoglobulines anti-Hbs avec la première dose. Après 9 mois (> 1-4 mois après la troisième dose), il faut doser l'Ag Hbs et l'Ac anti-Hbs.

• Les rappels ne sont recommandés que dans des situations particulières.

Rougeole-rubéole-oreillons : vaccin trivalent

• **La rougeole** n'a pas disparu dans notre pays et nous en sommes très loin : c'est toujours une maladie d'actualité en Europe et en France : plus de 24 000 cas du 1/01/2008 au 3/08/2017 (15 000 en 2011) avec 1 500 pneumopathies graves, 34 complications neurologiques (31 encéphalites, 2 Guillain-barré) et 10 décès. On constate une forte accélération en 2017 avec 387 cas pour les 7 premiers mois dont un décès chez un adolescent de 16 ans non vacciné et en début 2018 un nouveau décès. Quatre-vingt pour cent de ces sujets n'étaient pas vaccinés, 15 % n'avaient reçu qu'une dose, 5 % deux doses, mais le vaccin ne protège qu'à 95 % et le virus continue à circuler car la couverture vaccinale est insuffisante. Ces rougeoles surviennent chez des enfants de plus en plus âgés (un tiers a plus de 15 ans) ou chez des bébés de moins d'1 an. Il faut obtenir une couverture vaccinale de plus de 95 %, seule condition pour éradiquer la maladie : plus une maladie est contagieuse, plus la couverture doit être élevée et la rougeole est l'une des plus contagieuses. Les pays du Nord de l'Europe qui ont obtenu cette couverture n'ont plus que des cas importés. Les recommandations concernant cette vaccination sont très mal appliquées (ou refusées par les parents) : ainsi la couverture

	Vaccins contre :	Naissance	2 mois	4 mois	5 mois	11 mois	12 mois	16-18 mois	6 ans	11 - 13 ans	15 ans	16-18 ans
Recommandations générales	Diphtérie (D), Tétanos (T), coqueluche acellulaire (Ca), Poliomyélite (P)		DTCaP	DTCaP		DTCaP			DTCaP			
	Haemophilus influenzae b (Hib)		Hib	Hib		Hib						
	Hépatite B (Hep B)		Hep B	Hep B		Hep B						
	Pneumocoque (PnC)[1]		PnC	PnC		PnC						
	Méningocoque C (vaccin conjugué MnC)				MnC		MnC					
	Rougeole (R), Oreillons (O), Rubéole (R)						ROR 1	ROR 2				
	diphtérie (d), Tétanos (T), coqueluche acellulaire (ca), Poliomyélite (P)[2]									dTcaP		
	Papillomavirus humains (HPV) chez jeunes filles									2 doses (0, 6 mois) : vaccin quadrivalent ou vaccin bivalent ou vaccin neufvalent (11/14 ans)		
Rattrapage	Hépatite B							3 doses selon le schéma 0, 1, 6 mois ou, de 11 à 15 ans révolus, 2 doses selon le schéma 0, 6 mois[3]				
	Méningocoque C (vaccin conjugué)							1 dose jusqu'à 24 ans[4]				
	Papillomavirus humains (HPV) chez jeunes filles										3 doses selon le schéma 0, 1, 6 mois ou 0, 2, 6 mois (jeunes filles de 14 ou 15 à 19 ans révolus) selon le vaccin utilisé	
	Rougeole (R), Oreillons (O), Rubéole (R)								2 doses à au moins 1 mois d'intervalle si pas de vaccin antérieur ; 1 dose si une seule dose vaccinale antérieure			

	Vaccins contre :	Naissance	2 mois	4 mois	5 mois	11 mois	12 mois	16-18 mois	6 ans	11 - 13 ans	15 ans	16 - 18 ans
Populations particulières et à risque	Tuberculose (BCG)	1 dose recommandée dès l'âge de 1 mois sauf situation particulière[5]										
	Grippe					1 dose annuelle si personne à risque[6], à partir de l'âge de 6 mois						
	Hépatite A						2 doses selon le schéma 0, 6 mois si exposition à des risques particuliers[7], à partir d'un an					
	Hépatite B	Nouveau-né de mère Ag HBs positif[8] 3 doses selon le schéma 0, 1, 6 mois									3 doses selon le schéma 0, 1, 6 mois si risque[9]	
	Méningocoque B (si risque particulier[10])		**Entre 2 et 5 mois**, 3 doses espacées d'un mois et rappel entre 12 et 23 mois. **Entre 6 et 11 mois**, 2 doses espacées de 2 mois et rappel entre 12 et 24 mois. **Entre 12 et 23 mois**, 2 doses espacées de 2 mois et rappel 12 à 23 mois plus tard. **Entre 2 et 10 ans**, 2 doses espacées de 2 mois							À partir de 11 ans : 2 doses espacées d'un mois		
	Méningocoque C (si risque particulier ou au contact d'un cas)		2 doses ou 1 dose selon les vaccins et les âges (plus rappel au cours de la 2e année de vie)[11]				1 dose au contact d'un cas[11]					
	Méningocoque ACYW (si risque particulier ou au contact d'un cas)		1 dose[12] à partir de l'âge de 6 semaines (Nimenrix®) ou 2 ans (Menveo®)									
	Pneumocoque		Prématurés et enfants à risque[13] : 1 dose de PnC à 2, 3 et 4 mois et rappel à 11 mois					**Si à risque, entre 24 et 59 mois[14] :** - N'ayant jamais reçu de VPC 13 : 2 VPC 13 espacés de 2 mois, puis VPP 23 au moins 2 mois après le dernier VPC Ayant reçu un VPC13 avant l'âge de 2 ans : 1 dose de VPC 13		Si risque à partir de 5 ans[15] : **- Non vaccinés antérieurement :** VPC13 puis VPP23 (S8) **- Vaccinés antérieurement :** **- Avec la séquence VPC13-VPP23 :** VPP23 avec un délai d'au moins 5 ans après le dernier VPP23 **- Vaccinés depuis plus de 1 an avec le VPP23 :** VPC13. Revaccination par VPP 23 avec un délai d'au moins 5 ans par rapport au dernier VPP 23		
	Varicelle					2 doses chez des enfants contacts de personnes à risque ou candidats à une greffe[16]				2 doses chez adolescents[17] de 12 à 18 ans sans antécédent et séronégatifs (sérologie facultative)		

Figure 5.1. Tableau des vaccinations des enfants et adolescents 2018.

vaccinale à 2 ans en France n'est que de 90,4 % en 2015 pour la première dose de 78,4 % pour 2 doses et elle est très disparate selon les tranches d'âge et les départements. C'est l'une des raisons qui a conduit à la décision d'obliger cette seconde dose, qui n'est par ailleurs pas un rappel : elle sert à « récupérer » les 10 % d'enfants environ qui n'auraient pas développé d'anticorps après la première dose.

- **La rubéole** n'est dangereuse que chez la femme enceinte non immunisée mais si cette situation est devenue très rare, elle peut engendrer de très graves malformations congénitales si la primo-infection maternelle survient avant 11 semaines d'aménorrhée ou une fœtopathie très sévère si elle survient entre 12 et 18 semaines. Ces rubéoles congénitales disparaîtraient totalement si la couverture vaccinale était de 95 %.
- **Les oreillons** peuvent provoquer de graves complications (surdité, orchite, ovarite, méningoencéphalite) dont la fréquence a considérablement diminué grâce au vaccin trivalent même si son efficacité serait un peu moins bonne dans sa durée de protection que les deux autres valences rougeole et rubéole.

En pratique

- Tous les enfants de 18 mois doivent avoir reçu deux doses de RRO :
  - la première dose avec le vaccin trivalent à 12 mois, quel que soit le mode de garde, et la seconde 2e année, 16 mois, avec un délai minimum de 1 mois entre les deux ;
  - la seconde dose peut toujours être pratiquée plus tard si elle n'a pas été faite avant 2 ans ;
- Les personnes nées depuis 1980 doivent avoir reçu deux doses, quels que soient leurs antécédents vis-à-vis de ces trois maladies.
- Les personnes nées avant 1980, surtout s'il s'agit de professionnels de santé et de la petite enfance, doivent recevoir une dose de RRO (attention en cas de grossesse).
- Les femmes nées avant 1980 non vaccinées ou non immunisées contre la rubéole (surtout en cas de projet de grossesse) doivent recevoir une dose de RRO pour les immuniser.
- Les femmes enceintes à sérologie prénatale négative contre la rubéole doivent être vaccinées par le RRO avant leur sortie de la maternité.
- La vaccination des sujets contacts se discute en fonction de leur statut vaccinal et de leur âge (voir maladies éruptives).

Les effets secondaires de cette vaccination sont très rares, le plus fréquent étant une réaction fébrile avec parfois une éruption peu étendue, survenant entre le 5e et le 12e jour et dont tous les parents doivent être informés, mais aussi une thrombopénie très souvent asymptomatique.

La vaccination avec le vaccin trivalent est *contre-indiqué chez la femme enceinte* (mais ce n'est pas une cause d'interruption de grossesse car le risque est quasi nul) et la grossesse doit être évitée dans le mois qui suit la vaccination.

Vaccin antipneumococcique conjugué

Le premier vaccin efficace dans la prévention des méningites et des autres infections invasives à pneumocoques chez le nourrisson et le jeune enfant a été commercialisé aux États-Unis en l'an 2000, et en Europe en 2001, sous le nom de Prevenar® (Pn7). C'est un vaccin conçu par conjugaison d'antigènes saccharidiques de la capsule des pneumocoques avec une protéine porteuse, ce qui permet une réponse immunitaire dès l'âge de 2 mois, contrairement aux vaccins polysaccharidiques Pneumo23® (VPP23) immunogènes qu'à partir de 2 ans et sur le portage pharyngé comme signalé pour le vaccin contre l'*Haemophilus* B. En 2010, il a été remplacé par un vaccin à 13 valences le Prevenar 13® (VPC 13). Il faut rappeler que le principal risque d'infections invasives à pneumocoque est l'âge inférieur à 2 ans. Il est donc logique que tous les nourrissons de moins de 2 ans puissent en bénéficier.

La couverture vaccinale, malgré une mise en place un peu laborieuse et compliquée lors de son introduction, sont bons puisqu'en 2015 91,1 % des moins de 2 ans sont protégés avec des résultats très intéressants :

- Diminution de 51 % des infections invasives à pneumocoque (IIP) dans cette tranche d'âge entre 2003 et 2015 (réseau Epibac) et de 62 % des méningites à ce germe de 2003 à 2014 avec un impact positif sur toutes les tranches d'âge, en particulier chez les plus de 65 ans, autre population à risque.
- Les pneumonies radiologiquement définies ont diminué de 38 % depuis l'introduction du Prevenar 13® et de 77 % pour celles dont on peut affirmer que le pneumocoque est en cause comme pour les pleuropneumopathies.
- Il en est ainsi des otites moyennes aiguës chez les moins de 2 ans.
- Mais aussi et surtout, l'introduction de ce vaccin a contribué, comme la diminution des prescriptions d'antibiotiques, à la diminution de la résistance du pneumocoque à la pénicilline.

Bien sûr, il existe plus de 90 sérotypes de pneumocoques et on ne peut donc espérer, voire disparaître les infections liées à ce germe. Cependant les plus graves ont été ciblées et ainsi fortement réduites. Les adultes à risque peuvent aussi bénéficier de ce vaccin.

En pratique

Vaccination obligatoire à 2, 4 et 11 mois avec VPC13

- Prématurés et nourrissons à risque élevé d'IIP 2,3,4 et 11 mois avec VPC13.
- Rattrapage de 12 à 23 mois non vaccinés auparavant, 2 doses de VPC13 à 2 mois d'intervalle.
- Enfants à risque d'IIP de 2 à 5 ans :
  - non vaccinés auparavant par le VPC13, 2 doses de VPC13 à 2 mois d'intervalle puis au moins 2 mois après la seconde dose un VPP23 ;
  - vaccinés avant 2 ans par le VPC13,1 dose de VPP23.
- Enfants de plus de 5 ans et adultes à risque d'IIP :

▷

▷

- non vaccinés antérieurement : VPC13 puis VPP23 6 semaines plus tard ;
- vaccinés antérieurement : avec la séquence VPC13-VPP23 : VPP23 avec un délai d'au moins 5 ans après le dernier VPP23 ;
- vaccinés depuis plus d'1 an avec le VPP23 : VPC13. Revaccination par VPP23 avec un délai d'au moins 5 ans après le dernier VPP23.

Le risque d'IIP concerne tous les immunodéprimés et les maladies chroniques (cœur, poumon, rein, foie, diabète, brèche ostéoméningée, implant cochléaire. Liste sur le bulletin annuel vaccinations.

Vaccin antiméningococcique C

C'est un vaccin conjugué, donc efficace avant 2 ans et sur le portage. Le choix qui avait été validé en France en 2009-2010 par le CTV était d'en effectuer 1 dose à 1 an avec un rattrapage jusqu'à 24 ans. Ce choix reposait sur deux faits : la certitude d'une protection de qualité, et surtout l'assurance de couvrir les enfants de moins d'1 an, tranche d'âge où le risque d'incidence d'infections invasives à méningocoque (IIMC) est le plus élevé grâce à la vaccination des sujets « réservoirs » adolescent et adulte jeune en créant une immunité de groupe.

Hélas, cet objectif n'a pas été atteint puisqu'en 2016 la couverture vaccinale était certes de 70,9 % à 2 ans, mais seulement de 35,7 % chez les 10-14 ans, de 25,5 % chez les 15-19 ans et de 10,1 % chez les 20-25 ans. Cet objectif a été atteint dans d'autres pays comme les Pays-Bas où l'incidence des IIMC a diminué de 99 % dans la population vaccinée et de 94 % chez les moins d'1 an non vaccinés en 3 ans : mais le taux de couverture global est de 94 % ! Alors qu'en France chez les moins d'1 an, l'incidence des IIMC est passée de 0,88/100 000 en 2010 à 2,43/100 000 en 2014. Pour gommer cet échec, ce vaccin est obligatoire maintenant en 2 doses à 5 mois (Neisvac®) et à 1 an, de préférence avec le même vaccin. *C'est un enjeu de santé publique, d'où l'obligation.*

En pratique

Vaccination obligatoire avec le Neisvac® à 5 mois et 1 an (de préférence avec le même vaccin) possible en co-administration avec le trivalent rougeole, rubéole, oreillons.

Rattrapage de 12 mois jusqu'à 24 ans avec une dose.

Vaccins recommandés (en général ou dans certaines situations)

Les tableaux 5.1 à 5.4 et la figure 5.1 récapitulent les différents vaccins.

Tableau 5.1. **Contre-indications des vaccins bactériens.**

Vaccins bactériens	Contre-indications
Anatoxines antidiphtérique et antitétanique	Aucune
Coqueluche	Encéphalopathie évolutive convulsivante ou non d'étiologie inconnue survenant dans les 7 jours après l'injection
Choléra	Vaccination antiamarile datant de moins de 3 semaines

Tableau 5.2. **Contre-indications des vaccins viraux : vaccins vivants atténués.**

Vaccins	Contre-indications
Rubéole, rougeole, oreillons varicelle	Déficit immunitaire acquis ou congénital Grossesse (une vaccination en cours de grossesse méconnue ne justifie pas une interruption de grossesse) Injection récente d'immunoglobulines Traitement immunosuppresseur
Fièvre jaune	Déficit immunitaire acquis ou congénital Grossesse Injection récente d'immunoglobulines Allergie vraie à l'œuf (réaction anaphylactique après ingestion d'œufs) Vaccination contre-indiquée avant l'âge de 6 mois Traitement immunosuppresseur

Tableau 5.3. **Contre-indications des vaccins viraux : vaccins à virus tués ou inactivés.**

Vaccins	Contre-indications
Polio injectable	Aucune
Rage	Aucune
Hépatite B	Aucune
Hépatite A	Aucune
Grippe	Allergie vraie, authentifiée, aux protéines de l'œuf selon la quantité contenue dans le vaccin

Vaccination contre la tuberculose (BCG)

Le BCG est le seul vaccin bactérien atténué : c'est un vaccin « égoïste » qui ne protège que les sujets vaccinés. Il n'a pas d'impact sur la circulation du bacille de Koch (BK). Un seul vaccin est disponible en France depuis janvier 2006 : le BCG SSI souche danoise, qui nécessite la voie intradermique.

L'efficacité du BCG est largement démontrée : le bénéfice sur toutes les formes de tuberculose est de l'ordre de 50 %, et sur les méningites tuberculeuses et les miliaires, de 64 à 86 %, surtout chez les enfants de moins d'1 an, pour des risques minimes (sauf en cas de déficit immunitaire). En revanche, l'efficacité de la revaccination n'a jamais été démontrée et il y a une très mauvaise, voire aucune corrélation entre l'allergie tuberculinique postvaccinale (décelée par les tests tuberculiniques) et la protection clinique du BCG. Chez les sujets vaccinés par le BCG, la revaccination n'est donc pas recommandée, aucun résultat scientifique ne confirmant l'utilité de cette pratique. Les revaccinations multiples ne sont jamais indiquées.

En France en 2015, le nombre de cas déclarés de tuberculose est de 7,1 cas pour 100 000 ($5,1/10^5$) pour les formes pulmonaires. Pour les enfants de moins de 5 ans, l'incidence était de $3,1 /10^5$ soit 2,5 % des cas déclarés. Depuis 2006 (date de l'arrêt de l'obligation), le taux global de tuberculose déclaré diminue certes chez l'enfant, surtout en Île-de-France, mais augmenterait en France hors Île-de-France sans en impacter l'incidence.

Réglementation

L'obligation vaccinale pour les enfants de moins de 6 ans à l'entrée en collectivité et pour les adolescents a été levée (décret 2007-1111 du 17 juillet 2007) : « Son indication relève d'une évaluation médicale et ne doit pas interférer dans la décision d'inscription en collectivité » (circulaire n° DGS/RI1/2007/318 du 14 juillet 2007).

La vaccination est donc maintenant de l'ordre de la recommandation. Elle est fortement recommandée pour les *enfants et adolescents à risque élevé* de tuberculose dans leur entourage ou leur environnement dès le 1er mois de vie *sans test tuberculinique préalable jusqu'à 6 ans*, et doit être proposée aux sujets à risque non vaccinés jusqu'à 15 ans après une intradermoréaction (IDR) négative après l'âge de 6 ans.

La voie intradermique est la seule disponible adaptée à l'âge (il ne faut injecter que 0,05 ml chez les moins d'1 an) et se fait dans la région deltoïdienne. Actuellement, le BCG n'est plus réalisable en pratique de ville, mais dans les PMI. Cela peut risquer d'en diminuer la diffusion en pédiatrie.

La revaccination est supprimée depuis 2004.

On ne pratique plus d'IDR à 5 U (Tubertest®) systématique, sauf :

- vérification avant primovaccination si l'enfant a séjourné plus d'1 mois dans un pays à risque ;
- enquête autour d'un cas de tuberculose ;
- aide au diagnostic de tuberculose.

Enfants et adolescents à risque (2018)

Ce sont les enfants :

- nés dans un pays de forte endémie tuberculeuse ;
- dont au moins l'un des parents est originaire de l'un de ces pays ;
- devant séjourner plus d'1 mois dans l'un de ces pays ;
- résidant en Île-de-France, en Guyane ou à Mayotte ;

• avec antécédents directs de tuberculose chez les ascendants directs ou collatéraux ;
• en contact régulier avec des adultes originaires d'un pays de forte endémie ;
• vivant dans toute situation jugée à risque d'exposition au BK par le médecin, en particulier :
  – conditions de logement défavorables ;
  – conditions socioéconomiques défavorables ou précaires.

Les zones à forte incidence de tuberculose sont, selon l'OMS :
• le continent africain dans son ensemble ;
• le continent asiatique dans son ensemble (sauf le japon et la Turquie), y compris les pays du Proche- et du Moyen-Orient (sauf le Liban, l'Iran et l'Arabie Saoudite) ;
• les pays d'Amérique centrale et du Sud (sauf Cuba et le Costa Rica) ;
• les pays d'Europe centrale et de l'Est et les pays de l'ex-URSS ;
• en Union européenne : la Bulgarie, la Lettonie, la Lituanie, la Pologne, le Portugal, la Roumanie.

Effets indésirables

Une cicatrice au point d'injection est le garant d'une bonne vaccination. Il peut aussi y avoir :
• des effets, certes peu fréquents (> 1/1 000 et < 1 %), comme une :
  – réaction générale : céphalées, fièvre,
  – réaction locale : ulcération avec suppuration au site d'injection, adénopathie régionale supérieure à 1 cm (risque augmenté si l'injection a été malencontreusement sous-cutanée ou surdosée. Elle évolue en général vers la guérison spontanément en quelques semaines ou mois au prix bien sûr d'une « belle cicatrice » ;
• des effets plus rares (< 1/1 000) :
  – réaction locale : adénite suppurée, abcès,
  – réaction générale : dissémination osseuse du BCG.

Contre-indications

• Contre-indications temporaires : la prématurité tant que l'enfant n'a pas atteint le poids de 3 kg, et les dermatoses étendues évolutives (comme une dermatite atopique en poussée).
• En revanche, le BCG est contre-indiqué chez les enfants atteints de déficit immunitaire à médiation cellulaire congénital ou acquis (VIH, s'il est confirmé).

Vaccination contre la grippe saisonnière

Le vaccin dont nous disposons en France est un vaccin tué inactivé par formaldéhyde et cultivé sur œuf embryonné 11 jours. Les souches virales sont sélectionnées et modifiées par un comité d'experts de l'OMS en février de chaque année selon les données épidémiologiques en hémisphère nord, afin que les délais de fabrication en permettent la disponibilité en octobre. Son efficacité est évaluée par des tests sérologiques et par la clinique (70 % sur morbidité chez l'enfant).

Tous les adultes âgés de 65 ans et plus sont théoriquement vaccinés en France, mais « répondent » mal, puisque le taux de séroconversion utile ne dépasserait pas 40 %. Or ce sont surtout les enfants qui diffusent le virus grippal, et une couverture vaccinale de 50 à 70 % des enfants d'âge scolaire serait nécessaire et suffisante pour enrayer l'épidémie.

C'est donc cette cible qu'il faudrait viser, comme cela est pratiqué dans d'autres pays (États-Unis), mais cela est irréalisable actuellement (vaccin injectable et annuel, production insuffisante, coût sociétal) malgré ce grand intérêt en santé publique.

Les recommandations particulières sont donc les suivantes, en privilégiant la protection individuelle des groupes à risque :

- les enfants dès 6 mois et les adultes atteints de :
  - diabète de types 1 et 2,
  - néphropathie chronique grave et syndrome néphrotique,
  - affections neuromusculaires,
  - maladies cardiovasculaires chroniques,
  - pathologie respiratoire chronique grave (asthme, mucoviscidose, dystrophie musculaire de Duchenne de Boulogne) dysplasies broncho-pulmonaires,
  - hémoglobinopathies (drépanocytose),
  - déficits immunitaires primitifs ou acquis dont le VIH, quel que soit son statut sérologique,
  - maladies inflammatoires et/ou auto-immunes traités par immunosuppresseurs,
  - hépatopathies chroniques ;
- mais aussi l'entourage des enfants de moins de 6 mois à risque en incluant la prématurité ;
- la femme enceinte, quel que soit le stade de sa grossesse.

En pratique

Le vaccin se présente en seringue unidose de 0,5 ml, dont il faut faire :

- 0,25 ml (une demi-dose) chez les nourrissons de 6 à 36 mois ;
- 0,5 ml (une dose) après 36 mois.

Mais 2 doses à 1 mois d'intervalle en primovaccination avant 8 ans et le répéter tous les ans chez les groupes à risque par voie intramusculaire ou sous-cutanée profonde.

Cette vaccination doit être effectuée dès le début du mois de novembre jusqu'à mi-décembre.

Les vaccins quadrivalents contre la grippe saisonnière seront sur le marché pour la campagne 2018/2019.

Vaccination contre le méningocoque A, C, Y, W135

Elle est à faire chez l'enfant :

- en contact avec un cas d'infection invasive à méningocoque A, Y ou W135 ; la vaccination doit alors être réalisée au plus tard dans les 10 jours qui suivent l'hospitalisation du cas index ; s'il s'agit d'une méningite à méningocoque C, ce serait le vaccin anti-C (chapitre 16)
- se rendant dans une zone d'endémie à méningocoque A, Y ou W135, notamment la ceinture de la méningite en Afrique subsaharienne, au moment de la saison sèche ou dans toute autre zone où sévit une épidémie, dans des conditions de contact étroit et prolongé avec la population locale ; vaccin du voyage donc (chapitre 25),il est parfois exigé par certains pays pour l'accueil d'étudiants en campus universitaire mais aussi pour l'enfant se rendant au pèlerinage de La Mecque ; la vaccination doit être pratiquée au moins 10 jours avant le départ.

Il a aussi des indications particulières : personnes souffrant de déficit en fraction terminale du complément, recevant un traitement anti-C5, porteuses d'un déficit en properdine ou ayant une asplénie anatomique ou fonctionnelle et chez les personnes ayant reçu une greffe de cellules-souches hématopoïétiques : la vaccination est recommandée par un vaccin tétravalent conjugué ACYW. Pour ces personnes, un rappel de vaccin tétravalent ACYW est recommandé tous les 5 ans.

- vaccins tétravalents conjugués à partir de l'âge de 6 semaines (Nimenrix®) : 2 doses espacées de 2 mois et rappel à 12 mois. À partir de 12 mois, dose unique ;
- à partir de 2 ans (Menveo®) : une dose unique.

Vaccination contre l'hépatite A

Les recommandations en 2017 concernent :

- les enfants de plus d'1 an devant voyager en zone d'endémie ou originaires de l'un de ces pays ou dont l'un des membres de la famille en est originaire et y retourne régulièrement ;
- les enfants vivant en internat spécialisé ;
- les enfants porteurs chroniques de l'HbS et patients porteurs d'une hépatopathie chronique non décompensée ou atteints de mucoviscidose ;
- l'entourage familial en prophylaxie secondaire dans un délai maximum de 14 jours.

Vaccination : 2 doses à 6-12 mois d'intervalle, voire 36 mois-5 ans selon le vaccin utilisé. Aucun rappel n'est nécessaire.
La validation d'une seule dose n est pas encore acquise. Il y a de nombreuses pénuries de vaccin surtout en forme pédiatrique.

Vaccination contre les infections à papillomavirus (HPV)

Le lien de causalité entre le HPV et le cancer du col de l'utérus est indéniable : on retrouve sa présence dans 98 % en moyenne des biopsies de cancer du col. Le HPV infecte les jeunes et les cancers du col tuent les adultes : c'est en effet le second cancer de la femme jeune en France (chaque année environ 31 000 lésions précancéreuses par an, 5 700 nouveaux cancers dont 3 000 cancers du col de l'utérus et 1 100 décès).

Les infections à HPV sont les plus fréquentes et contagieuses des infections sexuellement transmissibles soit lors de l'acte sexuel avec ou sans pénétration ou même simplement des contacts intimes. Au cours de leur vie, 75 % des femmes et des hommes seront infectés par le HPV et ce dans les 5 ans qui suivent les premières relations : le pic de prévalence des infections à HPV se situe entre 20 et 25 ans. L'infection à HPV est le plus souvent asymptomatique et transitoire et, dans 90 % des cas, l'élimination du virus est acquise dans l'année qui suit la contamination. Dans 10 % des cas, l'infection persiste et induit chez la femme des lésions du col de « bas grade » dépistables par les frottis, malheureusement non systématiques, et qui peuvent encore régresser (60 %). Sinon, elles évoluent vers des lésions de « haut grade » qui peuvent conduire au cancer invasif. Certes ces lésions sont dépistables par le frottis cervico-utérin : la vaccination contre HPV et le frottis sont donc complémentaires pour l'instant dans la prévention du cancer du col de l'utérus. Cependant, l'HPV est de plus responsable de cancers de l'anus (1 100 cas par an en France, 800 femmes, 300 hommes), du vagin, du pénis, mais aussi de certaines papillomatoses laryngées et des verrues génitales (certes moins graves mais fastidieuses à traiter), d'où l'intérêt des vaccins contre l'HPV.

La famille des HPV compte une quinzaine de génotypes à haut risque oncogène. Les HPV à haut risque (types 16 et 18) sont responsables de 70 % des cancers du col utérin, les HPV à bas risque (types 6 et 11), de 90 % des condylomes acuminés. L'HPV 16 est le plus répandu dans le monde ; il est le plus impliqué à la fois dans les infections asymptomatiques, les lésions précancéreuses et les cancers du col.

Nous disposons actuellement de deux vaccins :

- *un tétravalent* (16/18/6/11), le Gardasil®, qui vise les HPV responsables du cancer du col et des condylomes acuminés ;
- *un bivalent* (16/18 bivalent), le Cervarix®, qui vise les HPV du cancer.

Un nonavalent (16/18/6/11 + 31/33/45/52/58), le Gardasil 9®, qui dispose d'une AMM européenne depuis juin 2015 pour l'immunisation des filles et des garçons dès l'âge de 9 ans, est déjà commercialisé dans 45 pays... mais pas encore en France. Ces 9 génotypes sont responsables de 90 % des cancers du col de l'utérus, 80 % des lésions malpighiennes intra-épithéliales de haut grade, 70 % des cancers du vagin, 40 % des cancers de la vulve,

85 % des cancers de l'anus et 60 % des cancers du pénis : l'efficacité est ainsi renforcée pour une sécurité identique aux précédents.

Il faut dire que ce vaccin, à cause de toutes les polémiques qu'il a suscité, est particulièrement surveillé et ne montre aucune augmentation d'incidence de maladies auto-immunes.

Malheureusement, là encore, la **couverture vaccinale complète est très mauvaise** : 19 % en 2016, contre 42 % aux États Unis (garçons et filles sont vaccinés), 78 % en Australie, 80 % en Suède, 86 % en Angleterre, 87 % au Portugal.

Cette vaccination initialement indiquée chez les jeunes filles et jeunes femmes de 11 à 14 ans avec rattrapage jusque 19 ans est élargie depuis 2016 en France aux hommes ayant des relations sexuelles avec les hommes (HSH).

En pratique

- Vaccin quadrivalent (Gardasil®) :
  - vaccination de 11 à 13 ans révolus : 2 doses espacées de 6 mois ;
  - de 14 à 19 ans révolus : 3 doses selon un schéma 0, 2 et 6 mois ;
  - pour les hommes (HSH) jusqu'à 26 ans révolus : 3 doses selon un schéma 0, 2 et 6 mois.
- Vaccin bivalent (Cervarix®) :
  - vaccination de 11 à 14 ans révolus : 2 doses espacées de 6 mois ;
  - de 15 à 19 ans révolus : 3 doses selon un schéma 0, 1 et 6 mois.
- Vaccin nonavalent (Gardasil 9®) :
  - vaccination de 11 à 14 ans révolus : 2 doses espacées de 6 à 13 mois ;
  - de 15 ans à 19 ans révolus : 3 doses selon un schéma 0, 2 et 6 mois.
  - pour les hommes (HSH) jusqu'à 26 ans révolus : 3 doses selon un schéma 0, 2 et 6 mois.

Attention ! Tout schéma démarré avec un vaccin doit être poursuivi avec le même. Si le schéma a été interrompu, les doses manquantes peuvent être administrées au-delà des 12 mois suivant la première dose.

Vaccin contre la varicelle

En France, il y a environ 700 000 cas de varicelle par an, avec un pic à 4-5 ans, puis vers 30 ans : 95 % des cas concernent les moins de 20 ans, 89 % avant 8 ans ; 5 % des plus de 30 ans sont séronégatifs. Cela conduit à 3 500 hospitalisations par an environ avec une vingtaine de décès surtout chez les plus de 15 ans. Les complications (4 à 8 % des cas) sont essentiellement liées à des surinfections bactériennes (staphylocoque et streptocoque), en particulier de la peau et des tissus mous dont la redoutable fasciite nécrosante, ou à des atteintes neurologiques (cérébellites et encéphalites). Une varicelle survenant avant la 20e semaine de grossesse expose à une atteinte du fœtus et à un syndrome malformatif sévère. La survenue chez la mère d'une varicelle entre le 5e jour avant et le 2e jour après l'accouchement expose le nouveau-né à une contamination prénatale et à la survenue d'une varicelle grave. La varicelle induit un coût sociétal (maladie, arrêt de travail et garde d'enfant) très important.

Deux vaccins à virus vivants atténués sont proposés aux médecins français (Varilrix® et Varivax®), dont l'efficacité est excellente pour de très minimes effets secondaires, mais dont l'efficacité à très long terme et en particulier sur le zona n'est pas encore appréciable. Ce vaccin est contre-indiqué pendant la grossesse.

Aux États-Unis (où ce vaccin est largement diffusé, car les recommandations l'imposent à tous les enfants sains de 12 à 18 mois, avec rattrapage chez les autres entre 19 mois et 12 ans), l'efficacité a été spectaculaire. Après 8 ans de vaccinations et une couverture vaccinale, certes disparate mais proche de 70 %, l'incidence de la varicelle a chuté de 70 % et les hospitalisations de 25 %, mais avec une augmentation de l'âge des cas entre 9 et 11 ans (10 ans plus tôt : 3-6 ans) et une certaine augmentation de l'incidence du zona.

En pratique

En France, les recommandations vont dans le sens d'une vaccination ciblée :

- *Pas de vaccination généralisée des enfants de plus de 12 mois* (et donc pas d'introduction du vaccin quadrivalent RROV très utilisé dans d'autres pays).
- *Mais vaccination avec schéma à 2 doses* à 4/8 ou 6/10 semaines d'intervalle selon le vaccin utilisé :
  - les adolescents de 12 à 18 ans sans antécédent clinique ou doute avec ou sans sérologie préalable ;
  - les femmes en âge de procréer ou avec un projet de grossesse (précautions d'usage, car risque de grossesse) avec ou sans sérologie préalable ;
  - les femmes séronégatives ou sans antécédents cliniques de varicelle en suite d'une première grossesse ;
  - toutes les personnes en contact avec des immunodéprimés si leur sérologie est négative ;
  - les adolescents de plus de 12 ans et les adultes immunocompétents sans antécédent ou doute (avec ou sans contrôle de la sérologie) moins de 3 jours après une exposition auprès d'un patient en phase éruptive ;
  - 6 mois avant une greffe si la sérologie est négative ;
  - tous les professionnels en contact avec la petite enfance si leur sérologie est négative.

Quoi qu'il en soit, ce vaccin est réalisable chez tous les enfants ; on peut le faire en même temps que le vaccin RRO dans un site différent. Il n'est pas remboursé dans les indications autres que celles recommandées. Ce vaccin est très bien toléré en dehors de quelques éruptions varicelliformes dans 1 à 2 % des cas.

Autres vaccins

Certains vaccins ont l'AMM en France et sont disponibles pour protéger contre d'autres maladies selon la conviction du médecin ou le souhait des parents mais ne sont pas remboursés. Ils ont aussi parfois des indications particulières.

Vaccin contre le méningocoque B : Bexsero®

Les techniques applicables pour les vaccins contre le méningocoque C et le vaccin quadrivalent ACYW n'étaient pas valables pour le méningocoque B. Il a fallu attendre la mise au point d'une nouvelle méthode, la «*reverse vaccinology*» pour réaliser un vaccin efficace contre la très grande majorité des méninbocoques B, disponible avec AMM en France depuis 4 ans mais non remboursé sauf dans les mêmes situations ci dessus citées : le nombre de doses est fonction de l'âge. Il faut rappeler qu'en 2015, l'incidence des infections invasives à méningocoque, tous sérogroupes confondus, était de 0,69/100 000 (0,76 après correction pour sous-notification), que 54 % étaient de sérogroupe B, et 27 % de sérogroupe C, soit deux fois plus fréquentes. Même si des questions demeurent quant à la durée de l'immunité et son efficacité sur le portage, on s'étonne qu'il ne soit pas encore pris en charge en France (certes son prix est élevé, bien que certaines mutuelles le remboursent), alors qu'en Grande-Bretagne, son introduction chez les moins d'1 an en 2 doses a permis de réduire de 83 % l'incidence de ces méningites B avec une couverture de 89 % .Ce vaccin est cependant remboursé dans des indications très précises !

Vaccination contre le rotavirus

Elle ne rentre pas dans les recommandations du HCSP, mais il serait illogique de ne pas en parler.

Les rotavirus sont responsables de 50 % des hospitalisations pour gastroentérite aiguë chez les enfants de moins de 2 ans, surtout l'hiver ; c'est la première cause d'infection nosocomiale chez le nourrisson, surtout entre la naissance et 5 mois, à superposer aux bronchiolites l'hiver. Il n'y a pas de traitement spécifique ; la morbidité est très élevée, de même que le coût sociétal. On estime que le rotavirus pourrait être responsable de 15 décès par an mais de manière indirecte, car ces décès plutôt liés à une mauvaise prise en charge de la gastroentérite aiguë.

Il existe deux vaccins vivants atténués ***par voie orale*** immunogène, efficaces et bien tolérés. Il faut débuter la vaccination dès 6 semaines pour la terminer avant la 24e semaine. L'efficacité est maximale après le schéma complet avec des doses espacées de 4 semaines minimum (Rotarix® : deux doses, Rotateq® : trois doses).

Pour être protégé, le schéma vaccinal doit être complet avant l'épidémie (hiver) et avant 6 mois.

Ces vaccins peuvent être pratiqués avec les autres vaccins, mais *par voie buccale.*

Ils sont particulièrement efficaces (48 études publiées) sur la prévention des gastroentérites *aiguës sévères* du nourrisson (réduction de 90,6 %), des gastroentérites (76 %) avec une diminution spectaculaire du nombre d'hospitalisations (94,3 %). Les bénéfices indéniables et considérables de cette vaccination chez les moins de 5 ans dépassent très largement le très minime risque d'invagination intestinale aiguë après la première dose dont les parents doivent être informés ainsi que de ses symptômes.

Plus de 80 pays ont introduit cette vaccination dans leur calendrier mais pas la France, où le HCSP préconise :

- pas de vaccination systématique des moins de 6 mois ;
- au lieu de cela, une prise en charge optimale des gastroentérites aiguës du nourrisson.

Une réévaluation de cette attitude paraît donc nécessaire.

Le prix de ces vaccins est élevé, non remboursé et à assumer par les familles. C'est donc une affaire de cas particuliers, d'appréciation du risque individuel, de conviction, mais aussi de moyens financiers.

Les vaccinations contre la typhoïde, la fièvre jaune, la rage, l'encéphalite à tiques et l'encéphalite japonaise concernent surtout l'enfant voyageur et sont traitées dans le chapitre 25.

Questions pratiques sur la vaccination

Toutes les questions concernant les vaccins peuvent être posées à **Infovac** (www.infovac.fr): les réponses sont validées par un comité d'experts. Infovac publie un bulletin mensuel d'actualité vaccinale nécessitant un abonnement.

Intervalles théorique et réel à respecter entre les injections vaccinales

La très grande majorité des primovaccinations étant réalisée avec des vaccins associés, l'intervalle souhaitable entre les injections est théoriquement de 1 mois. Malheureusement, un certain nombre de circonstances (maladie aiguë, par exemple) peuvent perturber ce rythme. En pratique, on peut se permettre d'espacer le rythme des injections sans en modifier le nombre. En fait, l'intervalle pourrait être de 3 mois entre la première et la deuxième injection, et de 6 mois entre la deuxième et la troisième. La tendance actuelle est de calculer, non pas en fonction de l'intervalle des injections, mais en fonction de leur nombre. Lorsqu'un retard est intervenu dans la réalisation du calendrier indiqué, il n'est pas nécessaire de recommencer tout le programme des vaccinations, il suffit de reprendre ce programme au stade où il a été interrompu et de le compléter en réalisant le nombre d'injections requis en fonction de l'âge.

Peut-on administrer plusieurs vaccins en même temps ?

Les parents craignent souvent que l'enfant ne puisse *répondre à de nombreux antigènes administrés simultanément* : en fait, d'une part les vaccins actuels sont extrêmement purifiés, d'autre part, ils ne mobilisent que 0,01 % des capacités de réponse immunitaire d'un nourrisson.

On peut pratiquer plusieurs vaccins le même jour (voyage).

Tous les vaccins inactivés peuvent être administrés en même temps, ainsi que les vaccins vivants. Tous les vaccins vivants peuvent être faits le même jour ; sinon, il faut respecter un délai de 1 mois. Il faut un minimum 1 mois entre 2 doses d'un même vaccin. Ainsi, il est possible d'administrer simultanément le RRO avec les vaccins antidiphtérie-tétanos-coqueluche-polio et Hib, quelles que soient leurs associations. Le vaccin contre la varicelle peut être fait en même temps que le RRO, mais dans un autre site. D'autres associations sont possibles, surtout en cas de vaccinations « express », comme cela arrive souvent chez les enfants qui doivent voyager (chapitre 25).

La vaccination hexavalent et le Prevenar® peuvent être pratiqués en même temps comme le RRO et le vaccin antiméningococcique.

Peut-on vacciner à titre préventif les autres enfants dans une famille où il y a un cas de rougeole, de rubéole ou d'oreillons, de varicelle ou d'hépatite A ?

Oui, si l'on vaccine dans les 2 ou 3 jours qui suivent le contage, la vaccinoprophylaxie peut être efficace.

Il n'y a aucun inconvénient à vacciner contre la rougeole, la rubéole, les oreillons ou la varicelle un enfant qui a déjà contracté ces maladies.

Quel lieu de vaccination : fesse, cuisse, fosse sous-épineuse ou deltoïde ?

Il ressort de toutes les études sur ce sujet que l'avantage de la voie sous-cutanée (qui serait préférée pour les vaccins vivants) par rapport à la voie intramusculaire (pour tous les autres vaccins) et inversement, ne repose sur aucune étude contrôlée, pas plus clinique que sérologique. Les deux voies sont donc utilisables.

Chez le nourrisson, il faut pratiquer les injections dans la cuisse afin d'éviter le risque, certes exceptionnel, de l'atteinte du sciatique qui pourrait poser des problèmes médicolégaux. Après 2 ans, on préfère la région deltoïdienne.

Peut-on vacciner un enfant allergique ?

Une personne allergique est souvent plus qu'une autre sensible à certaines infections et doit donc être normalement vaccinée ; il ne faut certes pas vacciner en poussées évolutives (exemple : dermatite atopique et BCG).

Les *allergies « vraies »* de type IgE-médiées, responsables d'urticaire, d'angio-œdèmes, voire de choc anaphylactique, sont exceptionnellement liées aux antigènes vaccinaux, beaucoup plus souvent aux autres composants du vaccin. Il faut s'assurer que le vaccin ne contient pas d'antibiotique réputé dangereux chez cet allergique. On peut cependant toujours encadrer la vaccination par un antihistaminique. Il faut se méfier de la gélatine contenue dans les vaccins contre la rougeole, les oreillons, la fièvre jaune et la varicelle, et *ne pas se tromper avec les fausses allergies* : en effet, l'hydroxyde d'alumine contenu dans certains vaccins peut donner des réactions inflammatoires locales sans conséquence, de même que peuvent être interprétées comme des allergies les réactions locales importantes que peuvent faire les enfants hyperimmunisés (en particulier avec la diphtérie) au point d'injection.

En réalité, le problème ne se pose qu'avec l'*allergie à l'œuf* contenu dans les vaccins RRO, et dans les vaccins contre la grippe et la fièvre jaune. La vaccination doit être pratiquée dans un lieu spécialisé s'il y a eu un choc anaphylactique à la consommation d'œuf ou s'il y a eu une réaction systémique pour des doses infimes d'œuf. Pour le M-M-R Vax® et le Priorix®, il n'y a pas de précautions particulières. Pour la grippe, tout dépend de la quantité d'œuf contenue dans la dose de vaccin, qui est variable d'une souche à l'autre. Enfin, pour la fièvre jaune, les réactions sont exceptionnelles.

Peut-on vacciner un enfant atteint de dermatite atopique ?

La dermatite atopique n'est pas une contre-indication à la vaccination, sauf pour la vaccination antivariolique, qui n'est plus pratiquée. En ce qui concerne le BCG, cette vaccination est possible en dehors des poussées.

La fièvre est-elle une contre-indication à la vaccination ?

Dans le *Red Book* des bonnes pratiques médicales aux États-Unis, la fièvre n'est pas considérée en soi comme une contre-indication à la vaccination. En pratique, pour les vaccins vivants, type BCG, RRO et varicelle, les infections mineures respiratoires, gastro-intestinales ou autres, avec ou sans fièvre, ne sont pas une contre-indication. En revanche, pour les vaccins contre la coqueluche, le pneumocoque ou le méningocoque, qui peuvent engendrer une réaction fébrile importante, il est préférable de ne pas vacciner si la température est supérieure à 38 °C.

« Fausses » contre-indications des vaccinations

Bon nombre de situations sont invoquées par les parents, voire les médecins, pour ne pas pratiquer une vaccination ou la retarder, ce qui peut conduire à des perturbations dans la réalisation du calendrier vaccinal, voire des retards ou des oublis. Toutes les situations évoquées ci-dessous ne sont pas des contre-indications aux vaccinations :

- une affection bénigne : rhinopharyngite ou gastroentérite, sans fièvre importante, permet de vacciner ;
- un traitement antibiotique en cours ne doit pas retarder la vaccination, de même que la convalescence d'une maladie infectieuse ;
- un contact récent avec une personne ayant eu une maladie contagieuse permet de vacciner ;
- on peut vacciner le jour où on pratique une IDR ;
- la présence d'une femme enceinte ou allaitante ne contre-indique pas la vaccination ;
- la corticothérapie, si elle a été de courte durée, inférieure à 8 jours ou *à fortiori* si elle se fait par chambre d'inhalation, autorise sans problème la vaccination ;
- l'allaitement au sein n'est pas une contre-indication à la vaccination sauf pour la fièvre jaune ;
- les antécédents familiaux de convulsions ne sont pas une contre-indication à la vaccination ;
- les antécédents familiaux d'allergie ne sont pas une contre-indication.

Précautions et contre-indications de la vaccination

L'obligation préalable de recherche d'albuminurie est supprimée depuis 1984. La découverte fortuite d'une protéinurie ne doit pas contre-indiquer les vaccinations, mais pousser à en rechercher la cause. Les contre-indications médicales vraies sont tout à fait exceptionnelles.

Elles concernent essentiellement les vaccins à virus vivant atténué qui sont contre-indiqués en cas de maladie maligne évolutive, de déficit immunitaire, de traitement immunodépresseur (attendre au moins 3 mois après l'arrêt du traitement) et de grossesse.

Les dermatoses étendues et la dermatite atopique ne contre-indiquent aucune vaccination, sauf en ce qui concerne le bacille Calmette-Guérin (BCG) [voir plus bas].

Les antécédents de convulsions non liés à une vaccination ne sont pas eux-mêmes une contre-indication aux vaccinations.

En ce qui concerne les enfants infectés par le virus de l'immunodéficience humaine (VIH), le CTV ne préconise aucune contre-indication pour les vaccins tués ni pour les anatoxines. En revanche, en ce qui concerne les vaccins vivants, les contre-indications dépendent de l'état immunitaire et l'indication doit donc être posée par une équipe spécialisée. Il ne faut pas les pratiquer tant que l'on n'a pas la certitude que l'enfant n'est pas atteint.

Les injections d'immunoglobulines, qui ne sont maintenant pratiquées que dans des situations exceptionnelles, sont considérées comme une contre-indication temporaire des vaccins viraux vivants pour plusieurs semaines.

La grossesse est bien sûr une contre-indication à tous les vaccins viraux vivants ; néanmoins, aucun effet tératogène n'ayant été observé chez des nouveau-nés issus de mère vaccinée par mégarde, une vaccination en début de gestation méconnue ne justifie pas de conseiller une interruption de grossesse.

Pour tous les vaccins, s'il y a eu une forte réaction après injection antérieure, mieux vaut demander un avis spécialisé. Cependant, une réaction allergique grave de type anaphylaxie liée à une vaccination précédente par le même type de vaccin (allergie à l'un des composants du vaccin) est une contre-indication.

En ce qui concerne le BCG, les contre-indications connues sont :

la prématurité tant que l'enfant n'a pas atteint le poids de 3 kg ;

les dermatoses étendues évolutives (comme une dermatite atopique en poussée). Il ne s'agit donc que de contre-indications temporaires.

En revanche, le BCG est contre-indiqué chez les enfants atteints de déficit immunitaire à médiation cellulaire congénital ou acquis (VIH, s'il est confirmé). Toutes les précautions à prendre en cas de vaccinations chez les sujets immunodéprimés, infectés par le VIH, sous chimiothérapie ou sous corticothérapie prolongée figurent sous forme de tableaux dans le calendrier des vaccinations et recommandations vaccinales 2018.

Les vaccins sont-ils douloureux ?

Effectivement, la piqûre et l'injection du produit peuvent engendrer un certain degré de douleur, extrêmement variable selon les enfants et le vaccin utilisé. C'est la raison pour laquelle on préconise d'utiliser les patchs anesthésiques de type Emla®, à apposer 1 h 30 avant la vaccination. En réalité, on constate souvent, lorsque les parents viennent pour la vaccination, que ces patchs ne sont jamais placés au bon endroit ; de plus, la douleur est-elle assez importante pour justifier un tel coût ? Il faut en revanche les préconiser pour la réalisation d'une IDR, mais ils sont contre-indiqués pour la vaccination contre le BCG. Le mieux est de faire téter l'enfant au sein, voire de lui faire boire une boisson sucrée au saccharrose.

Comment améliorer la pénétration des vaccins ?

La France reste en Europe l'un des pays les plus mal positionnés en termes de pénétration vaccinale. Il est difficile d'aborder ici toutes les raisons qui conduisent à cette situation, mais il est certain qu'une information objective des parents sur le rapport bénéfice/risque et les bonnes pratiques médicales en vaccination devraient déjà largement améliorer cette situation.

Le nombre d'injections pratiquées pendant les 2 premières années peut aussi être un obstacle à la diffusion des vaccinations. Il faut donc tendre vers la réduction du nombre d'injections ; c'est la raison pour laquelle ont été mis sur le marché des vaccins hexavalents (diphtérie-tétanos-coqueluche acellulaire-polio-*Haemophilus* B-hépatite B), qui permettent de réduire le nombre d'injections, de simplifier le calendrier vaccinal et d'introduire de nouveaux antigènes en augmentant le taux de couverture vaccinale.

Peut-on vacciner un prématuré sans risques ?

Oui, si le terme est supérieur à 35 semaines de grossesse (37 semaines d'aménorrhée), avec le programme normal des 2 mois d'âge chronologique, quel que soit le degré initial de prématurité. Si la prématurité est inferieure à 35 semaines de grossesse il faut cependant faire le vaccin antipneumococcique en 3 doses à 2, 3 et 4 mois.

Enfant adopté ou migrant

Quand on n'a aucune information sur le statut vaccinal, il faut rechercher la cicatrice de BCG, sinon faire un Tubertest®, une sérologie VIH, Ag Hbs et Ac anti-Hbs et anti-Hbc.

Si l'enfant a moins de 5 ans, faire une dose de vaccin DTCaPolio puis un dosage des anticorps antitétaniques (Ac anti-T) après un délai d'1 mois :

- si le taux d'Ac anti-T est inférieur à 1 UI/ml, c'est que l'enfant n'a à priori reçu aucun vaccin ; il faut donc réaliser le schéma classique avec vaccination *Haemophilus* B (Hib) ;
- si le taux d'Ac anti-T est élevé, alors la vaccination DTCa Polio a été à priori correctement réalisée : faire alors Hib, 2 doses à 2 mois d'intervalle.

Si l'enfant a plus de 5 ans, on fait de même sans Hib : 2 doses de DTCaP suffisent, avec rappel dans la 2e décennie.

Pour l'hépatite B: se référer à l'ac anti-Hbs :

- si l'ac antiHbs est > 100 mUI/ml, il est protégé ;
- si ce taux est entre 10 et 100 mUI/ml, c'est qu'il est vacciné et probablement protégé à long terme si son âge est compatible avec une vaccination ancienne (> 5 ans) ; si doute : une dose 6 mois plus tard ;
- si le taux est < 10 mUI/ml, il faut refaire une dose et le contrôler 6 semaines plus tard ;
- si le taux est > 100 mUI/ml, il est protégé ;
- si le taux est entre 10 et 100 mUI/ml, il est protégé mais peut-être pas à long terme : faire une dose de rappel 6 mois plus tard ;
- si le taux est < 10 mUI/ml, à priori il n'a jamais été vacciné : poursuivre le schéma complet.

Si l'enfant n'a jamais été vacciné, se reporter au tableau 5.4.

Tableau 5.4. Calendrier de rattrapage 2018 des vaccinations de base recommandées pour les enfants à partir d'1 an, les adolescents et les adultes jamais vaccinés.

Âge des personnes jamais vaccinées	Vaccins contre :	Personnes concernées	Schéma de vaccination	Rappel suivant	Nombre total de doses
1 – 5 ans					
Diphtérie (D), Tétanos (T) ; Polio (P), Coqueluche acellulaire (Ca)		Tous	0, 2 mois, 8-12 mois	6-7 ans (ou ≥ 2 ans après le premier rappel)	4
Haemophilus influenzae b (Hib)		Tous			1
Hépatite B		Tous	0, 1 ou 2 mois, 6 mois		3
Méningocoque C (vaccin congugué)		Tous			1
Pneumocoque (vaccin conjugué)		Enfants âgés de 12 à 23 mois	0, 2 mois (intervalle d'au moins 2 mois entre les doses)		2
Rougeole (R), Oreillons (O), Rubéole (R)		Tous	0, 1 mois		2
6 – 10 ans					
Diphtérie (D), Tétanos (T), Polio (P), Coqueluche acellulaire (Ca)		Tous	0, 2 mois, 8-12 mois	11-13 ans (ou ≥ 2 ans après le premier rappel)	4
Hépatite B		Tous	0, 1 ou 2 mois, 6 mois		3
Méningocoque C (vaccin congugué)		Tous			1
Rougeole (R), Oreillons (O), Rubéole (R)		Tous	0, 1 mois		2
11 – 15 ans					
Diphtérie (D), Tétanos (T), Poliomyélite, Coqueluche acellulaire (Ca)		Tous	0, 2 mois, 8-12 mois	À 25 ans : dTcaP	4
Hépatite B		Tous	0, 1 ou 2 mois, 6 mois		2

▷

Âge des personnes jamais vaccinées	Vaccins contre :	Personnes concernées	Schéma de vaccination	Rappel suivant	Nombre total de doses
	Méningocoque C (vaccin congugué)	Tous			1
	Papillomavirus (HPV)	Toute jeune fille de 11 à 14 ans révolus	0, 6 mois / 0, 1, 6 mois / 0, 2, 6 mois, selon âge et vaccin utilisé		2 ou 3
	Rougeole (R), Oreillons (O), Rubéole (R)	Tous	0, 1 mois		2
≥ 16 ans					
	Diphtérie (D), Tétanos (T), Poliomyélite (P)[2] 1ère dose avec ca[3]	Tous	0, 2 mois, 8-12 mois	À 25 ans : dTcaP ou Dtp si dernier ca < 5 ans	4
	Méningocoque C (vaccin congugué)	Tous jusqu'à l'âge de 24 ans révolus			1
	Papillomavirus (HPV)	Jeunes femmes de 15 à 19 ans révolus	0, 1 ou 2 mois, 6 mois selon âge et vaccin utilisé		3
	Rougeole (R), Oreillons (O), Rubéole (R)	Tous nés depuis 1980	0, 1 mois		2
	Rougeole (R), Oreillons (O), Rubéole (R)[4]	Femmes nées avant 1980 en âge de procréer			1

Rappels vaccinaux diphtérie, tétanos, coqueluche et poliomyélite avec les vaccins faiblement dosés (dTcaPolio)

Le calendrier « normal » prévoit un rappel à 6 ans avec un vaccin normodosé (dTcaPolio) et le rappel entre 11 et 13 ans avec un faiblement dosé (dTcaPolio) à la suite de ruptures de stock.

Si l'enfant a reçu le faiblement dosé à 6 ans, il doit avoir un normodosé entre 11 et 13 ans.

Cependant, du fait de pénuries, certains enfants ont reçu les faiblement dosés (dTcaP) à 6 et entre 11 et 13 ans. Qu'en est-il alors de leur immunité ?

Toutes les études faites dans cette situation montrent que la séroprotection est aussi bien assurée (près de 100 %). Cela permet d'envisager l'absence de rappel chez ces enfants avant l'âge de 25 ans, sauf si un cocooning l'imposait.

À retenir

La vaccination a un but : protéger :

- C'est un acte médical à part entière : aucune négligence n'est justifiée.
- Il faut informer les parents des avantages et des effets secondaires possibles, et les prévenir en particulier des réactions inflammatoires systémiques (fièvre, myalgies, fatigue, céphalées) pouvant survenir dans les 24-48 h ou après incubation, de durée inférieure à 48 h et de résolution spontanée (à traiter mais non à prévenir).
- Il faut noter sur le carnet de santé : la date, le nom du vaccin, le numéro de lot et la date de péremption ; la date de la prochaine vaccination. Théoriquement, tout ceci doit également être noté sur le dossier médical de l'enfant.
- Il faut profiter de la vaccination de l'enfant pour vérifier le statut vaccinal de ses parents.
- Mais il faut surtout, pour améliorer la couverture vaccinale en France, être soi-même, médecin, convaincu de l'intérêt des vaccinations pour être convaincant auprès des parents.

Pour en savoir plus

Calendrier des vaccinations et recommandations vaccinales 2018. solidarites-sante.gouv.fr/IMG/pdf/calendrier_vaccinations_2018.pdf. À télécharger tous les ans.

Vaccination-info-service.fr.

Vaccinations et contre-indications vaccinales. INRS. www.inrs.fr/dms/inrs/CataloguePapier/DMT/TI-TP-3/tp3.pdf.

6 Diarrhée aiguë, diarrhée chronique du nourrisson

- La *diarrhée aiguë* représente le deuxième motif de consultation de l'enfant, après les infections des voies aériennes supérieures.
- Elle se caractérise, quelle que soit son étiologie, par une perte d'eau et d'électrolytes dans les selles, donc par un risque de déshydratation. Son traitement est essentiellement diététique et repose sur la réhydratation orale et la **réalimentation précoce**.
- Les *diarrhées chroniques* sévères retentissent sur l'état général et la croissance. Elles nécessitent des examens ciblés.
- Les diarrhées chroniques bénignes, plus fréquentes, ont peu ou pas de retentissement sur l'état général et la croissance. Il s'agit souvent d'une « colopathie fonctionnelle du nourrisson » ou de la diarrhée du « syndrome de l'intestin irritable ».

Diarrhée aiguë

Les diarrhées aiguës touchent 200 000 à 300 000 nourrissons par an : 36 % des enfants de 0 à 2 ans ont un épisode ou plus par an (0,9 à 2,3 épisode/an/enfant). Cela occasionne plusieurs milliers d'hospitalisations (deuxième cause d'hospitalisation des moins de 5 ans : 7 à 10 %), mais surtout 20 décès par déshydratation aiguë (20 % des décès dans cette population). Cette morbidité et surtout cette mortalité sont inacceptables, car elles sont évitables et traitables par le soluté de réhydratation orale (SRO) dès la phase initiale. Les parents doivent être informés des signes de gravité afin de ne pas retarder l'hospitalisation si elle est nécessaire.

Les solutés de réhydratation orale devraient figurer dans toute armoire à pharmacie.

Diagnostic

Le diagnostic est le plus souvent facile : c'est l'apparition brutale de selles anormalement nombreuses et liquides.

L'interrogatoire des parents précise la date et l'heure du début des troubles, l'aspect des selles, notamment la présence d'un syndrome dysentérique avec diarrhée glairosanglante, l'existence d'une fièvre, la notion d'autres signes digestifs (vomissements, coliques abdominales, anorexie), les éventuels traitements diététiques et/ou médicamenteux reçus et leur efficacité.

Guide pratique de la consultation en pédiatrie

Vraie ou fausse diarrhée ?

Les « fausses » diarrhées aiguës sont aisément reconnues :

- diarrhée prandiale du nourrisson au sein, qui émet des selles jaune d'or et grumeleuses après chaque tétée ; la courbe de poids est excellente (+++) ;
- fausse diarrhée de l'enfant constipé, qui présente entre les périodes de constipation des épisodes diarrhéiques avec des selles liquides et souvent fétides ;
- exacerbation transitoire d'une diarrhée chronique.

Attention aux diarrhées *symptômes d'autres affections qu'une gastroentérite aiguë* : invagination intestinale aiguë (accès de pâleur et pleurs, sang dans les selles, altération de l'état général), appendicite aiguë, syndrome hémolytique et urémique (diarrhée sanglante, pâleur, subictère, oligoanurie), voire infections urinaires ou paludisme (retour de voyage avec fièvre).

Diarrhée simple ou diarrhée avec déshydratation ou risque de déshydratation ? Les signes de gravité ?

Devant une diarrhée aiguë, le plus important est d'en apprécier la gravité immédiate ou les facteurs possibles d'aggravation rapide.

Choc

Est en collapsus et doit être hospitalisé en urgence (Samu) tout nourrisson présentant :

- des signes cutanés de vasoconstriction : teint gris, extrémités froides et cyanosées, marbrures, allongement du temps de recoloration cutanée ;
- une agitation ou une hypotonie ;
- une tachycardie supérieure à 180/min, une polypnée supérieure à 40/min ;
- une chute de tension ;
- une oligurie.

Reconnaître et apprécier la déshydratation

Le diagnostic en est clinique.

La perte de poids est rarement évaluable et peu fiable. En effet :

- Quelle valeur peut-on accorder au poids actuel ?
  - il peut y avoir un « troisième secteur » : les selles liquides ne sont pas encore extériorisées mais présentes dans le tube digestif ; il n'y aura pas de perte de poids ;
  - la pesée est-elle effectuée avant ou après une selle liquide, un vomissement, un biberon… ?
- Quelle est la valeur du dernier poids connu ?
  - est-il récent : fiabilité de la balance ? pesé habillé ou nu ?
  - est-il ancien ? Si oui, on essaye de corriger selon la courbe de croissance (mais la croissance des nourrissons n'est pas régulière).

Le diagnostic de déshydratation repose sur l'association de plusieurs signes cliniques. Les premiers signes apparaissent pour une perte de poids d'environ 3 % et le nombre de signes augmente avec l'importance de la déshydratation. Les signes de gravité sont :

- la persistance du pli cutané ;
- l'état général, l'absence de larmes lors des pleurs ;
- la sécheresse des muqueuses (jugales) ;
- la soif quand elle peut être exprimée (ou les pleurs) ;
- l'aspect d'« yeux creux » ;
- l'hypotonie des globes oculaires (+++) ;
- la dépression de la fontanelle antérieure.

Cependant aucun signe n'est suffisamment sensible, ni spécifique.

La moyenne de signes présents est un bon indicateur :

- 1 signe : état d'hydratation normal ou déshydratation minime (perte de poids 10 %) ;
- au moins 3 signes : meilleur compromis pour prédire une déshydratation supérieure ou égale à 5 %.

En outre, si l'enfant n'est pas « trop mal », il faut apprécier les risques qu'il puisse secondairement se déshydrater :

- âge inférieur à 6 mois ;
- fréquence des selles (plus de 8/jour ou plus d'1/heure) ;
- fréquence des vomissements (plus de 2/jour avant 1 an, plus de 4/jour après 1 an) ;
- absence de prise de boissons adaptées (SRO), mais également niveau socioculturel (mère jeune, seule, faible niveau culturel, etc.).

La décision d'hospitaliser ou non est donc difficile et dépend certes de l'âge, de l'existence de signes de gravité, mais aussi du niveau de compréhension et de la facilité de déplacement des parents.

Si le maintien à domicile a été décidé, il faut donner aux parents les éléments leur permettant de savoir quand et pourquoi reconsulter, voire hospitaliser. Il leur faut donc noter :

- les quantités de SRO bues ;
- le nombre de selles, de vomissements ;
- la température ;
- le poids, si l'enfant a moins de 6 mois (pesée toutes les 4-6 heures).

Les parents doivent reconsulter s'ils constatent une perte de poids 3-5 %, le refus éventuel de boire, des signes d'aggravation : respiration rapide, yeux creux, cernés, somnolence, comportement inhabituel.

Tous ces conseils de surveillance sont à noter par écrit (médicolégal) et les parents doivent être prévenus du risque d'aggravation secondaire.

Diarrhée entérale ou parentérale ?

Une diarrhée aiguë peut être la manifestation clinique d'une *otite*, d'une *pharyngite*, d'une *pneumopathie* ou d'une *infection urinaire*.

En réalité, les *infections virales, en particulier à rotavirus* (évitables par la vaccination) représentent la cause principale et de loin des diarrhées aiguës du nourrisson.

On évoque les causes virales devant l'émission de selles liquides, aqueuses, précédées ou accompagnées d'une rhinopharyngite fébrile et/ou d'une éruption cutanée, en période automno-hivernale et dans un contexte épidémique. Ce sont elles surtout qui peuvent provoquer une déshydratation.

Une diarrhée glairosanglante et une fièvre élevée beaucoup plus rare évoquent d'emblée une *diarrhée à germes invasifs* (salmonelles, shigelles, *Campylobacter*) qui comporte beaucoup moins de risques de déshydratation.

Un début très brutal, des selles cholériformes, afécales et un météorisme abdominal orientent vers une entérotoxine bactérienne (*Escherichia coli* entérotoxinogène).

Quand hospitaliser ?

L'hospitalisation en urgence ne se discute pas dans certaines situations :

- en cas de déshydratation grave, avec perte de poids supérieure à 10 % ;
- s'il existe un collapsus ou des signes généraux tels que teint pâle et gris, marbrures, troubles de l'hémodynamique ;
- s'il y a des vomissements incessants ;
- en cas de suspicion d'affection chirurgicale (formes atypiques d'appendicite, d'invagination intestinale aiguë) ;
- si la diarrhée est profuse et incoercible.

Dans tous les autres cas, le traitement peut être effectué au domicile. Une surveillance médicale régulière est néanmoins nécessaire, notamment pour les jeunes nourrissons : l'aggravation de l'état clinique ou l'inefficacité du traitement imposent l'hospitalisation.

Une règle de prudence

Une situation jugée favorable à un moment donné peut rapidement se dégrader, et les parents doivent être prévenus des éléments devant faire rappeler le médecin, même dans les heures qui suivent : apparition secondaire de vomissements, troubles de la conscience et du comportement, accentuation de la diarrhée. Il est souvent souhaitable qu'un contact téléphonique soit systématiquement envisagé dans les situations à risque.

Quels examens complémentaires demander ?

Aucun examen n'est indispensable si l'enfant est traité à domicile.

La coproculture systématique n'a pas d'intérêt puisque la grande majorité des diarrhées aiguës du nourrisson sont d'origine virale. C'est un examen coûteux, dont le résultat, long à obtenir, revient souvent alors que le simple traitement symptomatique a guéri la diarrhée. Sa pratique systématique devant toute diarrhée aiguë peut conduire à des excès de prescriptions d'antibiotiques, complètement injustifiés.

Les indications indiscutables de la coproculture sont peu nombreuses : diarrhée glairosanglante, diarrhée au retour d'un pays tropical, diarrhée prolongée. Dans ces deux dernières situations, un examen parasitologique des selles est également utile.

L'interprétation de la coproculture doit être prudente : la découverte dans les selles d'un staphylocoque dit pathogène, d'entérobactéries (klebsielles, *Proteus*), d'entérocoques, de bacilles pyocyaniques ou de levures ne signifie absolument pas leur responsabilité dans la survenue d'une diarrhée aiguë, même si un antibiogramme est réalisé et rendu avec le résultat par le laboratoire ; tout au plus témoigne-t-elle d'un déséquilibre passager de la flore intestinale qui disparaîtra spontanément lors de la cessation de l'épisode diarrhéique aigu.

Conduite thérapeutique

Elle repose sur deux points clés : la réhydratation orale et la réalimentation précoce. Les prescriptions médicamenteuses ont un rôle accessoire.

Réhydratation orale

Son principe repose sur la persistance d'une capacité d'absorption intestinale des électrolytes, et donc de l'eau, quelles que soient l'étiologie ou l'intensité de la diarrhée aiguë : les pertes fécales peuvent ainsi être compensées et la déshydratation corrigée.

La réhydratation orale est toujours indiquée, sauf en cas de collapsus ou de déshydratation gravissime. Il s'agit d'une véritable prescription médicale qui nécessite une information soigneuse des parents et une surveillance régulière du médecin.

Les SRO actuellement disponibles en France sont nombreux et leurs compositions s'avèrent très proches. Ils contiennent tous des électrolytes (sodium, potassium, chlorures), des sucres (glucose et/ou saccharose et/ou dextrose, maltose, selon les marques), destinés à augmenter l'absorption du sodium et donc de l'eau, du bicarbonate et/ou du citrate. La réhydratation par les SRO ne devrait pas dépasser les 6-8 heures. Après la reprise de l'alimentation, des biberons de SRO peuvent être proposés entre les repas tant que la diarrhée persiste. Les SRO sont remboursés avec ordonnance.

Techniques d'utilisation

La reconstitution se fait avec un sachet de soluté pour 200 ml d'eau faiblement minéralisée. Une fois reconstitué, le soluté ne doit pas être conservé plus de 24 heures.

Les volumes proposés à l'enfant varient en fonction de l'âge, de l'intensité de la diarrhée et de la déshydratation. En fait, l'enfant peut boire à volonté, car il est capable d'adapter parfaitement ses apports à ses besoins hydriques et il n'existe aucun risque d'apport excessif. Ce soluté lui est proposé, en prises fractionnées, toutes les 15 à 20 minutes pendant les 6 premières heures, puis les prises sont progressivement espacées au-delà, en fonction de la soif de l'enfant. Les volumes ingérés oscillent habituellement entre 150 et 250 ml/kg par jour.

Situations particulières

Le nourrisson refuse le soluté :

- il peut s'agir d'une anorexie, non exceptionnelle dans les diarrhées virales, souvent associée à des vomissements ; cela doit conduire à la prudence et l'hospitalisation est souvent indispensable pour la mise en route d'une réhydratation intraveineuse ou par gavage gastrique si besoin ;
- il peut aussi s'agir d'une déshydratation minime, voire absente : la réhydratation orale ne doit pas être poursuivie et peut être remplacée par une réalimentation précoce.

La survenue de vomissements initiaux n'est pas en soi une contre-indication à l'essai d'une réhydratation orale ; en effet, ces vomissements ne sont parfois que l'expression clinique d'une carence en sucres, responsable d'une cétose dite « de jeûne », et peuvent disparaître sous l'effet des apports glucidiques contenus dans ces solutés de réhydratation.

Si des vomissements entravent la réhydratation orale mais en l'absence de risque de déshydratation, on peut proposer à l'enfant de petites quantités de Coca-Cola® frais dégazé, au biberon ou au verre, ou à la cuillère (mais attention, le soda est très hyperosmolaire et ne doit pas être utilisé de façon abondante et prolongée, car il peut entretenir ou aggraver une diarrhée importante).

Réalimentation précoce

Elle est justifiée par la nécessité d'assurer le renouvellement des cellules intestinales, en particulier de celles du sommet des villosités, seules capables d'exercer une fonction enzymatique (disaccharidases), nécessaire à l'absorption des principaux sucres de l'alimentation, et de permettre une bonne absorption de sodium et d'eau. Ainsi, l'alimentation précoce maintient ou améliore l'état nutritionnel sans aggraver la diarrhée : elle est donc essentielle après 6-8 heures, voire 12 heures de réhydratation orale par des solutés faiblement caloriques, et ce quel que soit l'aspect des selles.

Quel lait réintroduire ? Quand le réintroduire ?

Nourrisson au sein

Dans tous les cas, l'allaitement maternel doit être poursuivi, les solutés de réhydratation étant proposés entre les tétées tant que la diarrhée persiste.

Nourrisson au lait « artificiel »

- Avant l'âge de 4 mois : après une diarrhée très sévère, on peut craindre une sensibilisation secondaire aux protéines du lait de vache. Pour l'éviter, certains préconisent d'utiliser les hydrolysats poussés de protéines (HPP) ou de riz. La prise de ces hydrolysats est conseillée pendant 2 à 3 semaines après l'épisode aigu avant le retour à la formule lactée antérieure ; cette attitude non consensuelle se discute cas par cas.

- Après 4 mois :
  - après 4/6 heures de SRO, il faut reprendre le lait antérieur si la diarrhée a été modérée et que l'enfant n'a aucun antécédent (prématurité, retard de croissance intra-utérine, pathologie chronique digestive ou autres) ;
  - si la diarrhée a été sévère (plus de 5-7 jours) ou reprend à la réintroduction du lait antérieur (10 à 15 % des cas), on aura recours aux formules appauvries en lactose. Ces formules sont poursuivies pendant 8 à 10 jours, puis le lait antérieur est réintroduit ;
  - la réintroduction du lait à concentrations croissantes doit être abandonnée. Il est bien montré que, non seulement elle n'améliore pas la tolérance de la réintroduction lactée, mais qu'elle retarde sensiblement le moment de la renutrition efficace. Ainsi, le lait (HPP, lait pauvre en lactose ou lait de suite) peut et doit être réintroduit à concentration normale d'emblée (+++).

Autres aliments : les régimes antidiarrhéiques

Avant 4 mois, le lait est la source quasi exclusive de l'énergie consommée par le petit nourrisson. L'utilisation de soupe de carottes, d'eau de riz n'a plus cours, car elle n'apporte que peu de calories.

Lorsque l'alimentation est déjà diversifiée (4-6 mois et au-delà), la réintroduction de lait est complétée par des aliments naturels permettant d'augmenter l'apport calorique : riz, carottes, bananes, pommes crues, compote de pommes-coings, myrtilles, pommes de terre, viandes de volaille.

En réalité, l'utilisation des aliments réputés constipants ne repose que sur des données empiriques : leur caractère absorbant permet en effet d'augmenter la consistance des selles ; en revanche, ils ne diminuent en rien les pertes fécales hydroélectrolytiques.

En fait, lorsque l'alimentation du nourrisson est diversifiée, il est important de limiter la consommation des crudités, fruits crus, jus de fruits. Parmi les légumes cuits, seuls les haricots verts, les courgettes sans peau ni pépins et les artichauts bien cuits et mixés sont autorisés. Il faut bien entendu supprimer les produits laitiers riches en lactose sauf les laitages fermentés (vrais yaourts, petits-suisses et fromages blancs nature).

Place des médicaments

Elle est en fait limitée. Peu de médicaments ont fait la preuve de leur efficacité ; ils ne peuvent se substituer à la réhydratation orale.

- Le *racécadotril* (Tiorfan®) inhiberait l'hypersécrétion induite par l'agent infectieux sans agir sur le transit intestinal ; il permet ainsi de diminuer le débit des selles et la durée de la diarrhée. Le lopéramide (Imodium®) est formellement contre-indiqué avant l'âge de 2 ans, car il a été responsable dans des circonstances particulières de plusieurs cas d'iléus, dont certains mortels.

• Les *probiotiques* comme le *Saccharomyces boulardii* (Ultralevure®) 5 à 7 jours ou le Lactobacillus GG (Lactéol®) — dont la concentration utile n'est pas disponible en France — ont montré qu'ils peuvent diminuer la durée de la diarrhée, surtout quand il s'agit de diarrhée à rotavirus.

• Les agents dits « intraluminaux » comme l'Actapulgite® ou le Smecta® permettent d'améliorer l'aspect des selles mais n'ont pas en réalité d'action évidente sur leur débit. Comme ils ont un fort pouvoir absorbant, ils doivent toujours être administrés à distance des autres médicaments.

• *Les antibiotiques* n'ont d'intérêt que dans les diarrhées bactériennes, afin :
  - de réduire la fièvre et la diarrhée si invasives (shigelles) ;
  - de traiter les formes sévères pour éviter les complications septiques ;
  - de réduire la dissémination dans l'environnement (collectivités ?).

L'ESPID (European Society for Paediatrics Infectous Diseases) et l'ESPGHAN (European Society for Paediatrics Gastroenterology, Hepatology and Nutrition) ont réactualisé en 2014 des recommandations précises. Il faut traiter les diarrhées bactériennes associées à des signes systémiques faisant craindre une diffusion septicémique : fièvre élevée, selles glairosanglantes, mauvaise hémodynamique, altération de l'état général.

• *Shigelloses* : toutes les diarrhées à shigelles (quel que soit le type) doivent être traitées en première intention par l'azithromycine (20 mg/kg/jour, 3 jours). Le traitement « probabiliste » est réservé aux formes hautement probables (diarrhée aiguë chez les proches d'un cas avéré) ; si résistance ou allergie : ciprofloxacine (30 mg/kg en 2 prises, 3 jours) ou ceftriaxone (50 mg/kg/jour IM ou IV, 3 à 5 jours).

• *Campylobacter jejuni :* le traitement devrait en être démarré dans les 3 jours après le début de la diarrhée (dès l'examen direct des selles) par l'azithromycine (3 jours).

• *Salmonelloses :* il n'y a aucune indication à traiter par antibiotiques les diarrhées à salmonelles banales (non « typhoïdiques »), qui guérissent spontanément en quelques jours (parfois même avant le retour de la coproculture) : il n'y a aucun effet ni sur la durée des symptômes, ni sur la durée du portage. L'antibiothérapie doit être réservée aux formes systémiques (fièvre typhoïde), aux enfants de moins de 3 mois ou atteints de drépanocytose, aspléniques ou porteurs d'un déficit immunitaire connu : azithromycine ou ciprofloxacine ou ceftriaxone.

• *Escherichia coli :* le traitement antibiotique n'est pas conseillé (pas ou peu d'effet sur la durée de la diarrhée et du portage).

• Les *diarrhées de retour de voyage :* elles sont souvent liées soit au *Campylobacter*, soit au *Calicivirus* ; un traitement probabiliste par azithromycine peut être indiqué dans les formes sévères.

Tous les autres médicaments sont inutiles, voire dangereux.

Coproculture et antibiothérapie des diarrhées

La coproculture est un examen coûteux, le plus souvent inutile dans la forme classique de diarrhée aiguë de l'enfant. Elle peut être discutée :

- en cas de diarrhée glairosanglante :
  - devant une diarrhée survenant au retour d'un pays tropical,
  - devant une diarrhée prolongée,
  - en cas d'épidémie en collectivité ;
- en cas de terrain particulier (déficit immunitaire, dénutrition, drépanocytose…) :
  - diarrhée avec état septique,
  - diarrhée dans l'entourage d'une shigellose avérée.

Son interprétation doit être prudente. Une antibiothérapie ne se discute que lorsqu'un germe spécifique est isolé : shigelles toujours, salmonelles dans certaines conditions, ou *Campylobacter* dans le cadre d'une diarrhée avec signes systémiques.

> *À retenir*
>
> Trois règles d'or :
> - Une diarrhée aiguë est en règle simple et bénigne, mais une déshydratation sévère peut aussi s'installer en quelques heures : prévenir la famille, expliquer les signes avant-coureurs (+++).
> - La réhydratation orale est nécessaire et impose une prescription claire et surveillée (+++).
> - La réalimentation précoce et adaptée permet d'éviter les rechutes et les formes prolongées.

Diarrhée chronique

Le problème d'une diarrhée au long cours se trouve fréquemment posé au médecin. Il peut paraître au premier abord difficile de débrouiller ce problème, tant sont multiples les causes et complexes les examens complémentaires proposés. Et pourtant, une bonne connaissance des diverses situations sémiologiques, un interrogatoire bien mené, un examen clinique rigoureux permettent habituellement, sinon de porter un diagnostic de certitude, du moins de dégager certaines orientations suffisantes pour ne pas se laisser entraîner à des examens complémentaires nombreux, difficiles à interpréter et souvent inopportuns.

Une diarrhée chronique se manifeste par des anomalies, permanentes ou récidivantes, des selles trop fréquentes, abondantes ou molles, voire liquides, pendant une durée qui se prolonge au-delà de 3 à 4 semaines d'évolution. Le retentissement nutritionnel de la diarrhée témoigne de la gravité de la maladie.

Deux grands cadres sémiologiques

Diarrhées sévères

Ce sont celles qui retentissent plus ou moins vite sur l'état général, l'état nutritionnel et donc la courbe pondérale. La sévérité de la carence nutritionnelle liée à la malabsorption peut être estimée par quelques examens simples : une numération globulaire formule sanguine révélant une anémie microcytaire par carence en fer et un ferritinemie basse ; une hypoprotidémie appréciée par le dosage de l'albuminémie et de la préalbuminémie, au mieux mesuré sur le profil protéique.

Les principales causes décrites ci-après se discutent en fonction de l'âge :

- *Chez le nouveau-né,* elles sont exceptionnelles mais nécessitent le recours au spécialiste.
- *Chez le jeune nourrisson* : allergie aux protéines du lait de vache (APLV) et mucoviscidose.
- *Chez le nourrisson diversifié* : la maladie cœliaque.
- *Chez le grand enfant et l'adolescent* : les maladies inflammatoires chroniques de l'intestin (MICI).

Allergie aux protéines du lait de vache

L'allergie aux protéines du lait de vache (APLV), quand elle est révélée par une diarrhée chronique et une stagnation pondérale, en est une des formes non IgE-médiées (chapitre 28). Elles ne sont pas diagnostiquées par les prick-tests ou les IgE spécifiques et les patch-tests ne sont plus recommandés. Le diagnostic ne peut être confirmé que par l'épreuve d'exclusion des protéines du lait de vache et la disparition des symptômes (sinon il faut revoir le diagnostic) puis la réintroduction 4 semaines plus tard montrant leur réapparition. Il faut donc prescrire au nourrisson des hydrolysats extensifs de protéines du lait de vache (HePLV) ou de riz. Si le diagnostic est confirmé, il faut les poursuivre jusque 9/12 mois et ne réintroduire le lait de vache progressivement à domicile qu'après s'être assuré par des IgE spécifiques ou des prick-tests que cette allergie ne soit pas devenue IgE-médiée, ce qui pourrait conduire à des accidents sévères.

Insuffisance pancréatique externe : mucoviscidose

Il s'agit d'une maladie génétique autosomique récessive qui peut se révéler par une occlusion dans la période néonatale, mais qui, le plus souvent, se manifeste dans les premières semaines ou premiers mois de la vie par une association de plusieurs signes :

- des *infections respiratoires répétées et traînantes,* occasionnant volontiers une toux coqueluchoïde ;

- une *diarrhée chronique* : les selles sont nombreuses, abondantes, nauséabondes et graisseuses. En revanche, les vomissements sont beaucoup plus rares, l'appétit est conservé ;
- une *hypotrophie importante*, constante : le pannicule adipeux est inexistant.

Le diagnostic est assuré par le test de la sueur : fait dans de bonnes conditions, le *dosage du chlore sudoral* constitue le meilleur test diagnostique de mucoviscidose. Un taux supérieur à 80 mEq/l est, en règle, le témoin irréfutable de la mucoviscidose. Mais, avant d'affirmer le diagnostic, avant surtout d'en informer les parents, on ne doit pas se contenter d'un seul examen, tant est sévère le pronostic de l'affection. Bien entendu, la notion d'autres cas certains dans la fratrie, d'un enfant décédé en bas âge d'une occlusion néonatale ou d'une « coqueluche » a une valeur considérable.

Le traitement n'est que symptomatique. Grâce à la prise en charge actuellement mise en place dans les centres spécialisés, le pronostic à long terme (bien qu'il reste réservé) est considérablement amélioré.

Un nourrisson, un enfant qui a des selles glaireuses, tousse et « pousse mal » est, jusqu'à preuve du contraire, suspect de mucoviscidose.

Le dépistage de la mucoviscidose est inclus dans les tests de dépistage néonatals (tests de Guthrie), au même titre que l'hypothyroïdie ou la phénylcétonurie, après information et accord parental.

Intolérance au gluten (maladie cœliaque)

Le gluten est une protéine présente dans les farines de blé, de seigle, d'avoine et d'orge. L'intolérance au gluten (maladie auto-immune) ne peut donc se manifester qu'à partir du moment où l'enfant (génétiquement prédisposé) reçoit des farines le contenant dans son alimentation, d'où l'importance de noter cette introduction dans le carnet de santé. De plus, cette intolérance est lente à s'extérioriser cliniquement et il y a pratiquement toujours un décalage de plusieurs semaines entre l'introduction du gluten et l'apparition des signes cliniques.

Ces signes cliniques sont caractérisés par :

- une *diarrhée* faite de selles nombreuses, abondantes, pâteuses, étalées, pouvant alterner avec des périodes de constipation ;
- une *anorexie* presque constante, parfois accompagnée de vomissements, peut-être secondaire au *forcing* alimentaire exercé par la mère ;
- une *hypotrophie révélée par une cassure nette de la courbe de poids*. Cette hypotrophie a une physionomie très particulière, puisqu'elle associe une fonte musculaire nette au niveau des membres, notamment des fesses, et un gros ventre distendu ;
- des *troubles du caractère* : l'enfant est triste, hostile, opposant.

En résumé, l'intolérance au gluten se caractérise par un enfant triste qui refuse de manger, a une diarrhée chronique, des muscles grêles et un gros ventre. Ces signes sont apparus progressivement après un temps de latence variable selon la date d'introduction des farines dans l'alimentation. Cette symptomatologie est suffisamment riche pour qu'une anamnèse bien conduite et un bon examen clinique permettent de suspecter fortement le diagnostic.

Ce diagnostic doit être confirmé par le dosage des anticorps antitransglutaminase de type IgA (en l'absence de déficit en IgA) qui peut dans certaines conditions (10 fois la norme et malades porteurs du génotype HLA DQ8 ou DQ2) suffire ; sinon, la *biopsie jéjunale,* facile à réaliser même en ambulatoire en milieu spécialisé, montre une *atrophie villositaire* totale, parfois visible macroscopiquement.

Le pronostic en est excellent à la condition qu'un *régime sans gluten* soit institué et correctement suivi au moins jusqu'à la fin de la croissance, voire à vie, comme il est de plus en plus conseillé par les gastroentérologues pédiatriques et adultes ; il s'agit donc d'un traitement lourd pour la famille et pour l'enfant, dont les tentations sont fréquentes. L'observance du régime peut être vérifiée par le dosage des anticorps déjà cités.

Il existe cependant de très nombreuses autres formes cliniques de cette maladie, dont l'expression est multiple, et certaines très atypiques.

Intolérance aux sucres (beaucoup plus rare)

Due à l'absence transitoire ou définitive d'hydrolyse enzymatique d'un ou plusieurs sucres, elle se caractérise par une diarrhée aqueuse immédiate dès l'absorption du disaccharide responsable. Cette diarrhée entraîne des épisodes récidivants de déshydratation sévère.

Que le clinicien se souvienne qu'il s'agit de *diarrhée acide* et que la seule constatation de selles acides (avec un papier à pH de bonne qualité) doit faire évoquer le diagnostic.

Le traitement en est la suppression du sucre incriminé. Le diagnostic repose sur des tests respiratoires (test à l'hydrogène expiré), réservés à des équipes spécialisées.

Causes infectieuses

Elles ont une place modeste. Seule l'antrite latente peut déterminer ou entretenir une diarrhée chronique sévère.

Il est en effet très rare que des infections entérales à *Escherichia coli,* shigelles, salmonelles, *Campylobacter jejuni, Yersinia,* ou virales comme celles à rotavirus entraînent des diarrhées chroniques sévères. Elles interviennent plutôt comme éléments de surinfection de n'importe quelle diarrhée chronique.

Certaines *parasitoses,* comme les giadiose (et les amibiases), peuvent entraîner une diarrhée chronique avec cassure de la courbe pondérale avec douleurs abdominales, nausées vomissements et perte de poids. Le metronidazole (Flagyl®) est le traitement de la giardose.

Maladies inflammatoires chroniques du grêle et du côlon (MICI)
La rectocolite hemmoragique (RCH) et la maladie de Crohn sont rares mais leur incidence en nette augmentation. Le début en est en règle insidieux et le diagnostic n'est souvent évoqué que devant un tableau plus complet : douleurs abdominales, diarrhée chronique sanglante (surtout RCH), rectorragies et retentissement nutritionnel sévère avec retard de croissance staturopondéral. Les manifestations extradigestives (fièvre, fatigue, arthralgies, aphtose buccale, fissure anale, atteinte oculaire) sont surtout présentes dans la maladie de Crohn. Il y a constamment un syndrome inflammatoire biologique. Les ASCA (CROHN) et les ANCA (RCH) sont positifs dans 2/3 et 3/4 des cas respectivement, mais ne sont pas formels, comme la calprotectine fécale augmentée, qui n'est qu'un marqueur de l'inflammation. La prise en charge des MICI relève du spécialiste.

Autres causes
Pour être complet, il faut citer les causes exceptionnelles de diarrhées chroniques sévères : autres allergies alimentaires, déficits immunitaires, lymphangiectasies intestinales, troubles de l'absorption des graisses, sympathome (tableau 6.1).

Diarrhées bénignes

Ce sont bien entendu les plus fréquentes. Leurs causes ne sont pas toujours évidentes, mais elles ont en commun la bonne conservation de l'état général et un faible retentissement sur la courbe pondérale.

Erreurs de régime (maintenant rares)
La plus classique est la dyspepsie des farineux entraînant, chez les enfants qui reçoivent des farines en trop grande quantité, des selles abondantes, mousseuses, acides. Le meilleur traitement est bien entendu prophylactique.

Tableau 6.1. Causes des diarrhées au long cours.

Diarrhées sévères	Diarrhées bénignes
Intolérance au gluten (maladie cœliaque) Insuffisance pancréatique externe (mucoviscidose) Allergie aux protéines du lait de vache non igE-médiées Intolérance aux sucres Causes infectieuses Giardiase	Erreurs de régime Infections rhinopharyngées traînantes ou répétées Cause parasitaire Diarrhée traînante succédant à une diarrhée aiguë Colopathie fonctionnelle du nourrisson, syndrome de l'intestin irritable Parasitoses digestives

Infections rhinopharyngées traînantes ou répétées

Elles peuvent entraîner une diarrhée traînante ou répétitive. Il s'agit en général d'enfants qui inquiètent plus leur mère que leur médecin. Mais il arrive que la répétition de ces épisodes à la fois respiratoires et diarrhéiques fasse à tort parler de mucoviscidose. Or, il suffit d'un interrogatoire précis qui mette en évidence la relation de cause à effet entre l'infection rhinopharyngée et la diarrhée, ainsi que d'un examen de la gorge et du cavum, pour affirmer le diagnostic. Le traitement est essentiellement caractérisé par l'adénoïdectomie, faute de quoi, à la longue, ces épisodes finissent par retentir sur l'état général et la courbe de poids.

Diarrhées parasitaires (rares en France)

Néanmoins, on peut rencontrer dans ce cadre des lambliases intestinales qui cèdent bien au traitement spécifique (Flagyl®).

Diarrhées traînantes succédant à une diarrhée aiguë

Elles sont relativement fréquentes et inquiètent beaucoup les parents qui ne comprennent pas que les selles ne se normalisent pas. Le danger vient plus des risques d'erreurs que le médecin peut commettre et des angoisses immotivées des mères.

La première erreur à éviter est l'institution de régimes antidiarrhéiques prolongés hypocaloriques et hypoprotidiques. Comme cela a été exposé à propos des diarrhées aiguës, une réalimentation par un lait de transition sans lactose, constitue le meilleur moyen d'éviter cet écueil.

La seconde erreur consiste à soumettre ces enfants à une antibiothérapie « intestinale » sur la foi d'examens coprologiques : la répétition, la succession de cette antibiothérapie risque fort d'aggraver la situation.

Enfin, il faut savoir rassurer une mère qui s'inquiète de la persistance de selles molles fréquentes. On voit parfois des enfants qui, après un épisode aigu, présentent des selles molles pendant des semaines, voire des mois. Un seul critère permet d'être rassurant et légitime l'abstention thérapeutique : c'est la poursuite d'une progression pondérale satisfaisante.

« Diarrhée fonctionnelle du nourrisson » ou « syndrome de l'intestin irritable » après 4 ans

Ils font partie des troubles gastro-intestinaux fonctionnels du nourrisson et de l'enfant (TGIF et ROME IV[1]) dans leur forme diarrhéique.

C'est, en pratique, les diagnostics à évoquer en premier lieu selon l'âge. Ils représentent 90 % des diarrhées persistantes ou récurrentes de l'enfant. Il s'agit d'un trouble fonctionnel de la motricité digestive dont la physiopathologie est loin d'être univoque : les facteurs nutritionnels semblent jouer un grand rôle sur la motricité de l'intestin grêle. Une dysbiose

---

1. Voir p. 65.

intestinale peut être la cause ou la conséquence de cette perturbation de la motricité, engendrant inflammation de la muqueuse et hypersensibilité viscérale. Les facteurs psychologiques et émotionnels sont très présents (angoisse des parents).

Chez le nourrisson, la diarrhée apparaît en général après 6 mois et peut durer jusqu'à 4/5 ans mais disparaît en règle progressivement vers 3 ans. Les selles sont très évocatrices : elles sont abondantes, fréquentes, molles ou liquides, fétides, nauséabondes, glaireuses avec des fragments alimentaires de végétaux non digérés, non douloureuses. Elles sont variables d'un jour à l'autre et, dans la même journée où elles peuvent devenir de plus en plus liquides. Elles ne sont émises que pendant l'éveil, la première souvent dès le matin au réveil. Elles sont parfois déclenchées par des facteurs intercurrents comme une infection ORL, une éruption dentaire, l'ingestion de certains aliments (trop riches en protéines, en sucre et pauvres en graisses) qui provoquent, parfois sur un fond chronique, de vraies diarrhées aiguës d'où l'ancien nom d'« irritable ». Mais le nourrisson est en bonne santé, parfois agité. Il n'y a aucun retentissement sur la croissance staturopondérale malgré l'ancienneté de la diarrhée sauf si des manipulations diététiques inadaptées ont conduit à des régimes d'exclusion hypocaloriques.

Chez l'enfant de plus de 4 ans dans le syndrome de l'intestin irritable (SII), les douleurs ou l'inconfort abdominal sont au premier plan, soulagées par l'émission de selles ou de gaz, avec alternance de diarrhée et constipation. Il en existe des formes diarrhéiques pures (SII-D), celles dont on parle ici et des formes avec constipation (SSI-C). Cependant, l'appétit est conservé en dehors des épisodes aigus et surtout, fait essentiel, il n'y a aucun retentissement sur la courbe staturopondérale.

En pratique

L'examen clinique rigoureux est normal : il ne faut pas passer à côté d'une cause organique certes, mais ne pas multiplier des examens inutiles. Il est donc très important de rassurer les parents très inquiets sur le caractère bénin de cette affection, certes pénible, surtout dans la forme douloureuse du SII. Il faut proposer des mesures diététiques simples en réduisant notamment les apports glucidiques (jus de fruits, et boissons sucrées), les apports protidiques et les graisses cuites, et en augmentant les graisses végétales avec lait de croissance ou entier. Les probiotiques — comme le *Saccharomyces boulardii* (Ultralevure®) — ont montré des effets positifs en cure prolongée. En réalité, il n'y a pas de traitement de fond. Ce syndrome disparaît plus ou moins vite, spontanément. Il faut donc être très prudent dans la prescription de régimes diététiques ou de médicaments inappropriés.

Conduite à tenir

- C'est à partir d'un **interrogatoire** bien conduit et d'un examen attentif des poids et tailles notés sur le carnet de santé que la discussion diagnostique peut être faite.

  Il faut préciser les antécédents familiaux, le type de la diarrhée, la date de début, l'existence ou non d'une anorexie, de vomissements, les régimes que l'enfant a suivis depuis sa naissance, rechercher l'existence de signes respiratoires concomitants ou ayant précédé la diarrhée, et leur type ;
- Mais surtout vérifier l'allure générale de la **courbe de croissance staturo-pondérale** qui, pour être bien analysée, doit être construite sur le carnet de santé (ou le logiciel) si ce n'est déjà fait : ainsi un plafonnement, une cassure de la courbe de poids apparaissent de façon évidente.
- **L'examen clinique** apprécie la trophicité musculaire, l'aspect de l'abdomen, l'existence de signes respiratoires : un examen de la gorge est indispensable ; une radiographie du thorax le cas échéant complète cet examen.
- **Les conclusions** que l'on peut en tirer :
  - il existe *des signes de gravité* dont le témoin essentiel est le retentissement notable sur la courbe de poids (figure 6.1) : il s'agit alors de situations suffisamment préoccupantes pour qu'une hospitalisation soit décidée. L'examen clinique et l'interrogatoire auront permis d'orienter suffisamment le diagnostic pour décider quelle attitude pratique adopter et quels examens complémentaires demander en priorité ;
  - il n'existe *aucun signe de gravité*, l'état général est bon, la courbe pondérale n'est pas affectée ou ne l'est que très discrètement. Il est en général possible de classer le syndrome dans l'un des cadres sémiologiques précédemment décrits et, sous couvert d'un minimum d'examens complémentaires (voire sans examen complémentaire), de décider de l'attitude pratique à adopter.

Erreurs à ne pas commettre

Elles sont au nombre de quatre :

- La *multiplication des changements de laits et de régimes :* une telle mesure est totalement inopérante à moins qu'elle ne soit guidée par une arrière-pensée précise (par exemple : suppression de protéines du lait, du gluten ou du lactose).
- L'*administration de régimes hypocaloriques et hypoprotidiques prolongés :* il ne faut surtout pas confondre diététique des diarrhées aiguës et diététique des diarrhées chroniques. Dans le premier cas, c'est un régime pauvre poursuivi quelques jours au maximum : le danger est de le poursuivre indûment, sous prétexte que la diarrhée persiste. Se souvenir que le régime d'une diarrhée chronique doit être normocalorique et normoprotidique.

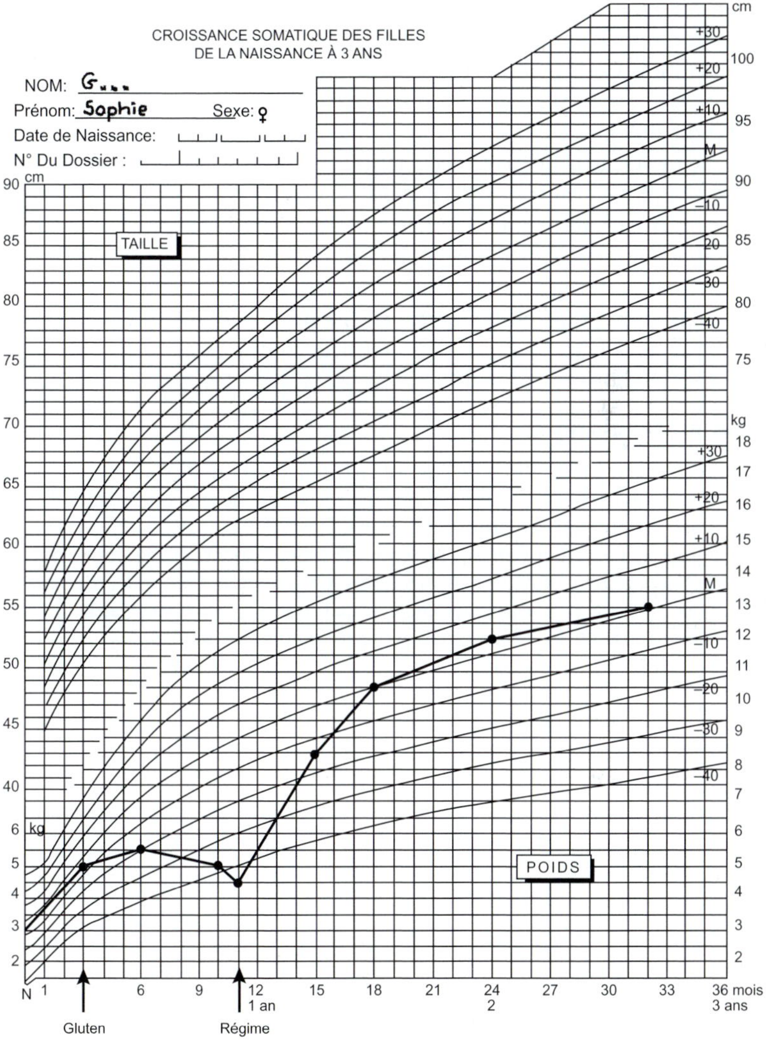

Figure 6.1. **Courbe de développement pondéral d'une enfant atteinte d'intolérance au gluten. Cassure de la courbe après introduction du gluten puis reprise et normalisation sous l'influence du régime.**

- La *multiplication d'examens complémentaires :* dans la majorité des cas, la diarrhée est suffisamment bénigne pour que les examens complémentaires soient inutiles.

- La *mauvaise interprétation d'examens coprologiques :* il est traditionnel, mais irrationnel, devant une diarrhée du nourrisson, de faire effectuer une coproculture. Cette pratique expose à bien des erreurs. À partir du moment où un germe est isolé, on a trop tendance à le rendre responsable de la symptomatologie observée. Se souvenir alors que :
  - même si la diarrhée a été déclenchée par une infection, celle-ci n'est en général plus en cause lorsque la diarrhée se prolonge ;
  - tout enfant ayant une diarrhée au long cours a un intestin fragile et peut présenter une infection secondaire, mais le traitement de cette infection ne résout pas le problème de fond ;
  - toute antibiothérapie, surtout si elle est prolongée, ne peut avoir qu'un effet aggravant sur la plupart des diarrhées chroniques.

Pour en savoir plus

Diarrhée aiguë du nourrisson et de l'enfant : recommandations d'expert https://www.gfhgnp.org/recherches-et-formations/diarrhee-aigue-nourrisson-de-lenfant

European Society for Pediatric Gastroenterology, Hepatology, and Nutrition / European Society for Pediatric Infectious Diseases Evidence-Based Guidelines for the Management of Acute Gastroenteritis in Children in Europe: Update 2014

Gottrand F., Turck D. Gastroentérologie pédiatrique progrès en pédiatrie. 1 vol., Doin Paris, 2016. www.espghan.org/fileadmin/user_upload/guidelines_pdf/Guidelines_2404/European_Society_for_Pediatric_Gastroenterology_.26.pdf

7 Constipation, encoprésie, rectorragies

La constipation est un symptôme fréquent, le plus souvent bénin et facile à résoudre.
Il est important néanmoins :

- de ne pas méconnaître une maladie organique, notamment chez le nourrisson ;
- d'en assurer le traitement par des moyens simples et non traumatisants.

Constipation

Définition

Elle est difficile : on peut dire qu'une constipation est faite de selles rares, dures et difficiles à émettre, très volumineuses ou minuscules (billes).

La fréquence des selles diminue avec l'âge, car le temps de transit s'allonge : un nourrisson a au moins une selle par jour, non dure ; chez un grand enfant, on parle de constipation s'il y a moins de trois selles par semaine ou si la selle émise quotidiennement est de très petit volume. On retrouve le plus souvent la notion d'une rétention, volontaire ou non.

Attention aux pièges :

- chez le nourrisson, la constipation est le motif de consultation ;
- chez le grand enfant, la constipation peut passer inaperçue et ce sont souvent les complications qui sont révélatrices ; l'interrogatoire doit rechercher l'existence de faux besoins, de toutes petites selles quotidiennes, ou leur rareté.

Attention aux erreurs :

- fausse constipation de l'enfant au sein : une, voire deux selles par semaine, parfois moins ;
- fausse diarrhée sur constipation avec alternance de rétentions et de débâcles, de selles dures et liquides avec fécalome colique et/ou rectal ;
- faux diagnostic de constipation en cas de dyschésie.

Les *complications* d'une constipation sont bénignes mais aggravent la rétention de matière. Il faut donc les rechercher et les prévenir. Elles peuvent être révélatrices :

- douleurs abdominales (réflexe gastrocolique) ;
- infections urinaires basses (rétention vésicale) ;
- fissure anale, anite : les douleurs à la défécation créent un cercle vicieux ;

Guide pratique de la consultation en pédiatrie

- mégacôlon secondaire (adulte) à cause de la pérennisation des symptômes ;
- *encoprésie* liée à la présence d'un fécalome rectal.

Constipation chez le nourrisson

Dès les premiers mois, voire les premières semaines, le médecin peut être consulté pour ce « simple » motif (3 % des consultations en pédiatrie, 25 % chez les gastro-pédiatres). Devant ce symptôme, une arrière-pensée et une seule : s'agit-il d'un phénomène banal, est-ce la traduction d'une maladie organique ? L'interrogatoire et l'examen clinique permettent en règle de résoudre facilement ce problème.

Causes digestives

Maladie de Hirschsprung

Elle intéresse surtout le garçon (4 pour 1 fille) et est liée à l'absence des cellules ganglionnaires des plexus nerveux autonomes sous-muqueux et intramusculaires dans la paroi intestinale, principalement dans la région rectosigmoïdienne, mais parfois plus étendue. Sa prévalence est de 1 pour 5 000 naissances. C'est une maladie multigénique de transmission autosomique dominante mais à pénétration incomplète.

Elle peut réaliser un véritable tableau d'*occlusion basse néonatale*. La constipation débute tôt ; on a même parfois la notion d'un retard à l'évacuation du méconium. Elle existe souvent même si l'enfant est nourri au sein ; sinon, elle apparaît au sevrage.

Elle est tenace, associée à une distension abdominale permanente ou intermittente, entrecoupée d'épisodes de débâcle diarrhéique, et s'accompagne d'une mauvaise croissance staturopondérale.

Le diagnostic repose sur l'examen radiographique sans préparation de l'abdomen, en période de distension, montrant la dilatation gazeuse intestinale, en s'aidant d'un cliché tête en bas permettant de repérer la hauteur de l'aganglionie en même temps que l'absence de gaz rectal. Cette radiographie doit être effectuée avant l'épreuve de la sonde qui, introduite par l'anus jusqu'à la charnière rectosigmoïdienne, entraîne une débâcle de gaz et de selles amenant une amélioration immédiate de l'état clinique.

La confirmation est apportée par le *lavement baryté*, effectué avec une bonne technique, permettant de bien dégager la région rectosigmoïdienne qui est rétrécie, effilée, contrastant avec la distension colique sus-jacente.

La *manométrie anorectale* montre l'absence de réflexe rectoanal inhibiteur, et surtout la biopsie rectale montre l'aganglionie spécifique.

Le traitement ne peut être que chirurgical. Il faut en effet réséquer la zone aganglionnaire L'âge idéal dépend de la forme et de sa longueur de cette intervention définitive, mais il est nécessaire d'effectuer un véritable *nursing* pour éviter la constipation, la rétention et surtout l'infection : alimentation pauvre en résidus, petits lavements évacuateurs fractionnés, voire pose d'une sonde rectale une fois par jour. Ce *nursing* difficile et astreignant doit être parfait et rigoureusement surveillé afin d'éviter l'occlusion qui imposerait l'indication d'une colostomie de dérivation.

Autres causes digestives

• *Syndrome de pseudo-obstruction intestinale chronique :* très rare, il est lié à une anomalie de motricité du tube digestif chronique d'origine myogène ou neurogène ; en période néonatale, il se révèle par un ballonnement, des épisodes occlusifs ou subocclusifs répétés qui conduisent à une dénutrition importante : il nécessite une prise en charge spécialisée.
• *Malformations anopérinéales :* les antépositions anales nécessitent un traitement médical, alors que l'imperforation anale (pas de plis radiés) avec fistule impose la chirurgie. Les sténoses anales provoquent des selles enrubannées.

Constipations secondaires ou organiques

La constipation est rarement au premier plan. Il peut s'agir de (figure 7.1) :
• myopathies, neuropathies plus ou moins sévères ;
• diabète insipide, hypokaliémie, hypercalcémie ;
• erreurs diétetiques ;
• toujours vérifier le dos et la région sacrococcygiène : fossette, touffe de poils, angiome plan, déviations des plis interfessiers qui peuvent être l'indice d'une tumeur médullaire sous-jacente) ;

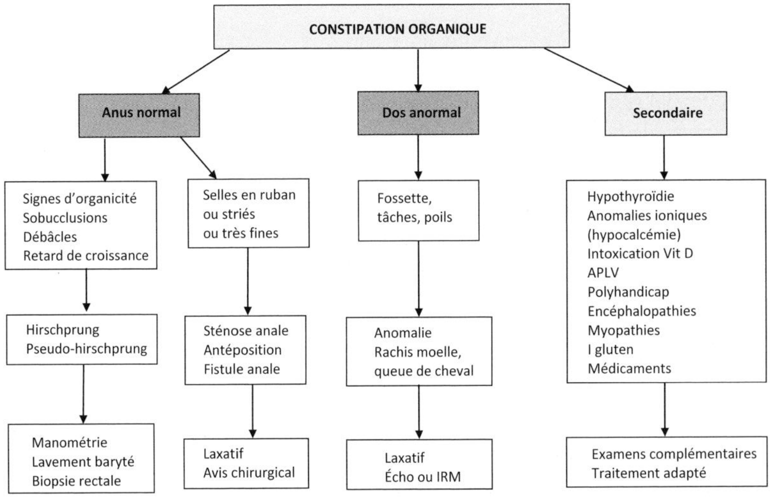

Figure 7.1. Constipation organique.

- allergie aux protéines du lait de vache (APLV) ;
- maladie cœliaque, mucoviscidose par iléus stercoral ;
- traitements ralentisseurs du transit : codéine, épaississant, sédatifs, etc.
- hypothyroïdie :
  - dans l'hypothyroïdie, la constipation s'intègre en général dans un tableau clinique plus complet où le nourrisson a des traits grossiers, est apathique, hypotonique, a un cri rare et rauque ;
  - les difficultés alimentaires avec des troubles de la succion et de la déglutition liés à une macroglossie sont quasiment constantes, de même que le ballonnement abdominal, la tendance à l'hypothermie et à la bradycardie ;
  - le traitement de cette hypothyroïdie doit être rapidement entrepris afin de limiter au mieux le ralentissement statural et surtout psycho-intellectuel de cette endocrinopathie. Heureusement, le dépistage systématique à la 72e heure de vie (test de Guthrie) permet de déceler les hypothyroïdies, mais uniquement les hypothyroïdies périphériques.

Penser aux causes organiques (< 5 %) devant :

- Début très précoce (< 1 mois).
- Retard d'élimination > 48 h.
- Histoire familiale de maladie de Hirschsprung.
- Rectorragies sans fissures.
- Selles en ruban.
- Anomalie anale (fistule, sténose, antéposition : anus-organes génitaux > 12 mm < 3 mois).
- Vomissements bilieux.
- Débâcles lors de manœuvres endo-anales.
- Distension abdominale.
- Anomalies de l'examen neurologique des MI du tonus, des réflexes.
- Touffe de poil en regard du rachis, sillon interfessier dévié, fossette sacro-coccygienne.
- Mauvaise croissance.
- Fièvre.
- Excéma et/ou antécédents d'APLV.
- Cicatrices anales et/ou extrême crainte à l'examen du périnée.
- Anomalies thyroïdiennes ou signes d'hypothyroïdie.

Constipation banale, fonctionnelle

Le plus souvent, heureusement, la constipation est banale, avec un tableau beaucoup plus pauvre. L'enfant a parfois une ou deux selles par jour, voire moins, mais elles sont dures, douloureuses à l'émission. L'abdomen est souple, non ballonné. L'état général est parfait. Il faut être très rassurant, rechercher certaines erreurs de régime (mauvaise reconstitution des biberons, apport hydrique insuffisant) et éliminer la fausse constipation au lait de mère. Ce type de constipation est très fréquent lors du sevrage. On parle parfois de « tendance à la constipation » chez un nourrisson qui a des selles rares et dures depuis la naissance dans une famille de « constipés », le risque étant qu'avec le temps, il ne se retienne volontairement et que cela s'aggrave.

Chez le nourrisson, on corrigera donc les erreurs diététiques et on recherchera toujours les lésions de la marge anale (mycoses, fissures), les lésions traumatiques qu'ont pu engendrer des manœuvres de défécation intempestive ou des ulcérations thermométriques.

Il faut éviter les eaux fortement minéralisées type Hepar® déconseillées à cet âge. Proposer un lait riche en protéines solubles, sucré au lactose ou « acidifié ». On peut prescrire avant 6 mois du lactulose (Duphalac®) ou lactitol (Importal ®) et après 6 mois du polyéthylène glycol [PEG] (Forlax®, Transipeg®, Movicol®) beaucoup plus efficace, de préférence aux lubrifiants, et rajouter au régime des fibres (légumes verts, jus de fruits, pain et biscuits) si ce n'est déjà fait.

Ces mesures, qui peuvent être prolongées, répétées car non dangereuses, permettent de résoudre simplement cette difficulté avant que ne s'installe une rétention. La constipation (ou les épisodes de constipation) cède d'elle-même au fur et à mesure que l'alimentation devient plus diversifiée.

Constipation chez l'enfant plus grand

Là aussi, la maladie de Hirschsprung, l'hypothyroïdie peuvent être reconnues ; beaucoup plus rarement, une APLV non IgE-médiée.

Mais habituellement, la constipation a une allure plus banale. C'est un enfant bien-portant mais constipé. Il va à la selle tous les 2 ou 3 jours, il se plaint de douleurs à la défécation. Cette constipation est parfois *très ancienne* (« Il a toujours été constipé », dit la mère). À cet égard, une obsession parentale avec attitude coercitive pour obtenir la propreté de l'enfant peut induire une constipation, de même que le désir inopportun de le faire aller régulièrement à la selle.

La constipation peut être *plus récente*, installée inopinément à l'occasion d'un changement dans la vie de l'enfant. Par exemple, l'entrée à l'école est souvent responsable du début d'une constipation. Il ne s'agit pas alors d'un problème psychologique, mais plus simplement d'un enfant qui n'ose pas demander lorsqu'il a envie d'aller à la selle et qui se retient… De même, les moqueries lors de souillures intermittentes (oubli chez un enfant qui joue…) peuvent engendrer une constipation réactionnelle qui peut vite devenir involontaire. Dans la genèse de ce phénomène peuvent intervenir aussi des phénomènes inflammatoires locaux qui entretiennent un obstacle à la défécation : l'enfant se retient de peur d'avoir mal (cercle vicieux).

La constipation fonctionnelle de l'enfant est aussi un TGIF[1] répondant aux critères de ROME IV inapplicables chez le petit nourrisson :

1. Depuis au moins 1 mois deux des symptômes suivants chez un enfant de moins de 4 ans :
- deux ou moins de deux défécations par semaine ;
- antécédent de rétention excessive des selles ;
- antécédent de douleur ou de défécation difficile ;
- antécédent de selles très volumineuses ;
- présence d'une large masse fécale dans le rectum.
2. Et après l'acquisition de la propreté :
- au moins 1 épisode par semaine d'incontinence ;
- antécédent de selles très volumineuses ayant obstrué les toilettes.

L'examen clinique est simple. Outre l'interrogatoire sur les éventuels facteurs émotionnels déclenchants, les habitudes alimentaires, l'examen de l'abdomen vérifie l'absence de fécalome palpable (qui demanderait à être évacué), et l'examen de la région anale recherche une inflammation locale, voire une éventuelle fissure. *La radiographie de l'abdomen sans préparation* n'est pas recommandée mais peut être utile devant des parents incrédules en montrant la stase stercorale.

Traitement

Le diagnostic de constipation fonctionnelle est en règle posé dès la première consultation sans examens complémentaires. Il faut alors :
- dédramatiser, démystifier, expliquer les symptômes ;
- évacuer le côlon ;
- prescrire un traitement de fond ;
- mettre en place une rééducation de la propreté ;
- obtenir un changement de mode de vie, avec une alimentation équilibrée et activité physique ;
- réévaluer régulièrement toutes les 4-8 semaines, car les rechutes sont fréquentes, le plus souvent liées à un traitement trop faible, trop court ou mal suivi.

Seul l'échec d'un traitement bien conduit nécessite une prise en charge spécialisée.

Diététique et conseils comportementaux

S'il est bon de supprimer de l'alimentation des aliments réputés constipants (riz, carottes, sucreries, chocolat), sans néanmoins exagérer l'importance

1. TGIF, p. 65.

des facteurs alimentaires et sans créer une véritable obsession des aliments défendus, il faut :

- prendre au moins une fois par jour des légumes verts à fibres courtes, de préférence mixés (haricots verts, courgettes, épinards) ;
- proposer des jus de fruits, des pruneaux, des compotes, des céréales type All-Bran® ou du pain complet, plutôt que le pain de son qui peut être irritant ;
- boire beaucoup d'eau et éviter les graisses cuites ;
- diminuer les sucres consommés aux dépens des fibres, éviter les boissons sucrées.

À ce traitement diététique, il faut ajouter quelques conseils comportementaux :

- conseiller à l'enfant de ne pas se retenir lorsqu'il ressent le besoin d'aller à la selle, en particulier lorsqu'il joue ou regarde la télévision ;
- lui apprendre à penser à aller aux toilettes, par exemple avant de partir le matin ou en rentrant de l'école ;
- lui conseiller de prendre son temps aux toilettes et l'encourager surtout à pratiquer une activité physique, ce qui facilitera son transit.

Mais tout ceci n'est efficace qu'en l'absence de rétention.

Traitements médicamenteux

Il faut traiter d'autant plus fort et longtemps que la constipation est ancienne.

Évacuation d'un fécalome

S'il existe un fécalome, facteur de rétention, il faut l'évacuer par :

- des petits lavements : deux à trois par jour (Normacol®, Microlax®), parfois en milieu hospitalier s'ils s'avèrent inefficaces en ambulatoire ;
- ou mieux par voie orale par un dérivé du polyéthylène glycol *per os* comme le Movicol®, qui a l'autorisation de mise sur le marché (AMM) chez les enfants de plus de 2 ans jusqu'à l'évacuation des selles et pour une durée maximale de 7 jours :
  - 1 sachet matin et soir de 2 à 3 ans,
  - 3 à 4sachets matin et soir de 4 à 8 ans,
  - 4 à 5sachets matin et soir chez les plus de 15 ans ;
- ou Klean-prep® après 3 ans.

Laxatifs

Ils représentent le traitement de fond de toute constipation. Ils doivent être prolongés 1 mois, 3 mois, voire 6 à 12 mois selon la sévérité de la constipation et leur efficacité, le but du traitement étant d'obtenir des selles de consistance molle tous les jours. Il peut être nécessaire de donner de fortes doses, d'associer les laxatifs lubrifiants et osmotiques ou de les utiliser en alternance.

On distingue :

- Les laxatifs *lubrifiants* à base d'huile de paraffine, comme le Lansoÿl® :
  - ils sont utilisables à tout âge ;
  - leur délai d'action est de 24 à 48 heures ;
  - ils peuvent provoquer un suintement anal (diminuer la posologie) et des fausses routes (à ne pas prescrire donc s'il existe un reflux gastro-œsophagien), entraîner des carences en vitamines liposolubles en cas de traitement prolongé ;
  - il faut de préférence les prendre à distance des repas.
- Les *laxatifs osmotiques*, à base de polyéthylène glycol (Forlax®, Transipeg®, Movicol® enfant), sont employés de préférence aux laxatifs osmotiques sucrés (lactitol, lactulose) :
  - ils peuvent être prescrits à tout âge (AMM Forlax® enfant dès 6 mois) ;
  - la posologie sera adaptée à l'aspect des selles. À titre indicatif, on peut donner en début de traitement avant 1 an : 4 g ; d'1 an à 4 ans : 4 à 8 g ; après 4 ans : 10 à 12 g ;
  - leur délai d'action est de 12 à 24 heures.

Autres

On peut parfois, avec prudence et temporairement, provoquer la selle par suppositoire d'Eductyl® si, en cours de traitement, une rétention réapparaissait.

Il ne faut jamais négliger le traitement d'éventuelles lésions anales, toujours utile, avec des topiques locaux (Titanoréïne®, Proctolog®), des pâtes à l'eau, ainsi que celui d'une oxyurose, même en l'absence de signes cliniques. Ce traitement doit être réévalué au bout de 6-8 semaines ; s'il est inefficace, il faut vérifier l'observance de ce traitement et au besoin le renforcer. Devant un réel échec, un avis spécialisé s'impose pour revoir le diagnostic, voire demander des examens adaptés à l'âge (radiographie d'abdomen sans préparation, manométrie anorectale, temps de transit…).

Quant aux traitements modifiant la *motricité colique* par des prokinétiques de type cisapride ou trimébutine, ils conviennent surtout dans les constipations par inertie colique en cas d'échec des autres méthodes.

Enfin, il faut aménager le mode de vie afin d'éviter que ce petit problème ne prenne auprès d'une mère rigide une importance hors de proportion avec sa gravité. S'il est souhaitable que l'enfant aille à la selle régulièrement, le « va aux toilettes » péremptoire n'est certainement pas la bonne solution. Il faut prendre le temps d'aller à la selle une fois par jour, éviter la rétention à l'école. Ainsi comprise, la constipation banale de l'enfant se résout souvent rapidement. Les rechutes fréquentes sont à traiter de la même façon. Les prises en charge psychologiques devraient être exceptionnelles.

Traitement de la constipation banale

- Diététique :
  - diminuer les aliments réputés constipants : riz, chocolat, carottes ;
  - conseiller les légumes verts, les jus de fruits ;
  - attention : ne pas créer d'obsession des aliments défendus.
- Médicaments :
  - évacuation rectale et colique, puis laxatifs (longtemps si constipation ancienne) ;
  - traitement des lésions locales.
- Conseils :
  - éviter que ce problème ne prenne une importance hors de proportion avec sa bénignité ;
  - prévenir que les rechutes sont fréquentes et à traiter de la même façon.

Encoprésie

Elle est définie comme une « émission volontaire ou involontaire répétée de selles normales dans un endroit inapproprié, après 4 ans, sans cause organique ». Bien entendu, on ne parle d'encoprésie qu'à l'occasion d'accidents répétés : l'enfant, qui occasionnellement, par insouciance, par négligence ou à l'occasion d'une diarrhée, « fait dans sa culotte » n'est pas un encoprésique.

L'encoprésie est généralement considérée comme la conséquence d'une perturbation affective, et plus particulièrement d'un trouble de la relation mère-enfant. S'il est vrai que l'encoprésie s'accompagne parfois de perturbations psychologiques, s'il est vrai que certaines encoprésies sévères et rebelles relèvent d'un trouble psychologique profond, il ne faut pas oublier certains faits d'expérience pédiatrique courante.

Les phénomènes locaux sont importants : l'encoprésique est un constipé dont l'ampoule rectale est en état de constante réplétion, alors que chez le sujet normal, la réplétion rectale n'existe qu'au moment de la défécation prochaine. L'enfant, souvent lors de l'apprentissage de la propreté, par manque de temps ou par réticence d'exonérer dans un endroit inhabituel (école par exemple), se retient. Progressivement se crée une impaction du rectum, de plus en plus distendu par un fécalome, et ainsi une incontinence par trop-plein et perte du réflexe sphinctérien. Voir dans cette constipation l'un des éléments d'une perturbation psychologique est tout à fait abusif. La constipation à elle seule peut créer l'encoprésie ; or la constipation, on l'a vu, est sous-tendue par des phénomènes fonctionnels, voire organiques.

Que l'enfant encoprésique soit « mal dans sa peau », c'est indéniable. Non pas tellement parce qu'il souffre réellement de son état : il le supporte en général bien, et cherche parfois même à en tirer profit comme un enjeu de pouvoir, mais parce que la mère tolère très mal cette situation. Les troubles de la relation affective peuvent fort bien être interprétés comme secondaires et non primitifs à l'encoprésie.

C'est en tout cas avec cette conception de l'encoprésie que le praticien doit aborder ce problème et essayer de le résoudre, toujours en traitant la constipation sous-jacente.

Examen clinique

L'examen de l'enfant encoprésique comprend, outre l'entretien avec la mère et l'enfant, un examen de la région anale, un toucher rectal (*avec prudence et discutable*), qui met en évidence la réplétion de l'ampoule (on peut aussi bien l'apprécier en prenant la température rectale), la palpation de l'abdomen, laquelle met souvent en évidence des fécalomes sous forme de masses dures roulant sous les doigts. Une radiographie de l'abdomen sans préparation doit compléter l'examen, permettant de localiser les fécalomes.

Traitement

Il comporte comme premier temps une évacuation des fécalomes par lavements. Une radiographie de l'abdomen peut être utile pour vérifier que tout a bien été évacué.

Le traitement de la constipation tel qu'il est décrit plus haut en est le deuxième temps. C'est un traitement patient, attentif, veillant à ce que les fécalomes ne se reproduisent pas. L'enfant et sa mère doivent être revus régulièrement et à intervalles rapprochés. Que ces entretiens répétés, ces conseils, cette prise en charge aient valeur de psychothérapie, sans doute. Mais le praticien qui connaît une famille n'est-il pas le premier et parfois le meilleur des psychothérapeutes ? L'important n'est-il pas qu'il ait non seulement permis la disparition du symptôme, mais aussi le retour à un équilibre familial un temps compromis ? S'il est patient et compréhensif, il y réussira dans la majorité des cas. Le recours au psychologue ou au pédopsychiatre ne s'impose qu'en cas d'encoprésie rebelle avec des troubles du comportement primitifs ou durablement installés.

Rectorragies

Elles sont fréquentes, parfois simples filets de sang à l'occasion de l'émission d'une selle, parfois évacuation d'une petite quantité de sang rouge de façon volontiers répétée.

Bien sûr, les émissions de sang avec les selles sont fréquentes à l'occasion des diarrhées, voire de constipations.

De multiples causes peuvent être envisagées. Cinq méritent d'être mises en exergue :

- l'ulcération thermométrique ;
- le diverticule de Meckel ;
- les polypes rectaux ;
- les selles sanglantes dans le cadre des MICI (page 149) ;
- les proctocolites lors de l'introduction du lait de vache, forme particulière d'APLV (page 530).

Interrogatoire et examen clinique

L'interrogatoire précise l'importance du phénomène, sa fréquence, l'abondance du sang émis, l'existence ou non d'une constipation chronique, l'existence de douleurs abdominales, la prise fréquente de la température. L'examen clinique est pauvre et en général normal. En cas de saignement abondant et répété, une numération globulaire avec dosage pondéral de l'hémoglobine est effectuée pour préciser le degré éventuel d'anémie et d'hypochromie.

Que faut-il faire ?

Dans un premier temps (de façon impérative s'il y a constipation, mais également dans les autres cas tant ce traitement est anodin), il faut *traiter les possibles lésions inflammatoires anorectales.* Cette mesure suffit parfois à faire disparaître définitivement les rectorragies, mais bien entendu la constipation, si elle existe, doit être traitée. S'est-il agi d'une anite guérie par le traitement ou de l'expulsion spontanée d'un polype rectal sphacélé ? Peu importe.

En cas d'échec, force est de recourir à la *rectoscopie* qui permet de reconnaître une lésion locale, d'enlever un éventuel polype. Il est bon dans ce cas de pratiquer dans le même temps une *fibroscopie colique* qui permet, en cas d'absence de polype rectal, de voir et d'enlever un polype colique.

Quant aux *rectorragies du diverticule de Meckel,* elles sont de diagnostic difficile lorsqu'elles sont isolées. Elles sont liées, semble-t-il, à des lésions au niveau de la muqueuse du diverticule, muqueuse faite d'une hétérotopie gastrique. Un examen récent pour les mettre en évidence, qui a eu ces dernières années une certaine vogue, est la scintigraphie au technétium (le technétium se fixant sur la muqueuse gastrique). Il est dénué d'intérêt, car sa sensibilité et sa spécificité sont médiocres. Même les examens les plus modernes et les plus sophistiqués ont leurs limites.

Si *l'APLV* est évoquée, prescrire un hydrolysat poussé de protéines en complément ou à la place du lait de mère

Dans les cas rebelles et inquiétants, doit-on demander un avis chirurgical ? Assurément oui, car souvent, seule la laparotomie exploratrice (ou mieux, la cœlioscopie) permet d'affirmer le diagnostic. L'avis d'un bon clinicien a tout autant de valeur (et souvent beaucoup plus) que des examens complémentaires difficiles à interpréter.

Dans tous les cas où une *anémie hypochrome* est retrouvée, elle doit être corrigée par l'administration de fer pendant quelques semaines ou quelques mois.

Pour en savoir plus

Bellaïche M. Constipation chez l'enfant. 2016. www.fmcgastro.org/wp-content/uploads/file/pdf-2016/175_178_Bellaiche.pdf.

Constipation de l'enfant. www.sofop.org/Data/upload/images/file/sept_2007/TV/Constipation%20de%20l%27enfant.pdf.

Gottrand F, Turck D. Gastroentérologie pédiatrique progrès en pédiatrie, 1 vol. Paris: Doin; 2016.

La constipation du jeune nourrisson. Pas à pas en pédiatrie. http://pap-pediatrie.fr/files/12-mouterde.pdf.

8 Vomissement du nourrisson et de l'enfant

› Le vomissement est un symptôme d'une grande banalité chez le nourrisson, mais ses causes sont très nombreuses, allant de l'erreur diététique la plus banale à la maladie métabolique la plus rare, et couvrant par là même une gamme très étendue de la pathologie pédiatrique, sans oublier le *forcing* alimentaire.
› Le diagnostic est le plus souvent clinique nécessitant une bonne analyse sémiologique afin de ne pas passer à côté d'une urgence.

Définition

Le vomissement est un rejet actif du contenu gastrique ou intestinal par la bouche, c'est-à-dire qu'il s'accompagne de contractions musculaires abdominales.

Il importe donc de le différencier :

- des régurgitations, qui sont des remontées passives par la bouche de petites quantités de lait ou de liquide gastrique, accompagnant parfois l'éructation physiologique chez le petit nourrisson ;
- du mérycisme : remontée volontaire ou automatique d'aliments dans la bouche (rumination), symptôme rare, conséquence d'un trouble grave du comportement.

Principales causes

Il faut toujours garder à l'esprit que l'apparition de vomissements « aigus » est souvent synonyme d'urgences chirurgicales ou médicales (infectieuses) à côté desquelles il ne faut pas passer. Les vomissements « chroniques » ou « répétitifs » posent certes parfois des problèmes diagnostiques, mais moins dans l'urgence.

Vomissements aigus ou occasionnels

Vomissements infectieux

Tout nourrisson infecté peut vomir : le vomissement est certainement l'un des maîtres symptômes de l'infection… quand il n'est pas le seul.

Il peut s'agir d'une *infection entérale banale* : le vomissement peut précéder la diarrhée de plusieurs heures. L'abdomen est souvent distendu, parfois gargouillant. En règle générale, le vomissement a tendance à diminuer, voire à disparaître dès que la diarrhée débute.

Il s'agit plus souvent d'une *infection parentérale*. Le réflexe de tout médecin devant un nourrisson fébrile qui vomit doit être le suivant : « Attention, il peut avoir une méningite. » Devant toute suspicion, toute arrière-pensée de méningite, le doute doit être levé par une ponction lombaire effectuée en milieu hospitalier.

Dans la majorité des cas, il s'agit d'une infection heureusement plus banale (*rhinopharyngite, otite, pneumopathie*). Toute *toux* peut faire vomir, en particulier la *coqueluche*. Une *infection urinaire* peut se manifester par des vomissements isolés, sans fièvre. Dans ces infections urinaires d'allure torpide, les vomissements sont volontiers associés à un refus de boire et à un fléchissement de la courbe de poids : *tout nourrisson vomisseur qui est en même temps anorexique est* à priori *suspect d'infection*.

Urgences chirurgicales

Occlusions

Elles s'accompagnent toujours de vomissements. La brutalité du début et la répétition du vomissement peuvent y faire penser. Ce sont en fait les signes d'accompagnement qui orientent le médecin : vomissement verdâtre des *occlusions hautes* à ventre plat (comme dans le *mésentère commun* responsable d'un volvulus du grêle), ballonnement et tympanisme abdominal des *occlusions basses*, répétitions de crises douloureuses abdominales au cours de l'*invagination*. Le doute existe-t-il ? Il doit être levé sans attendre par une radiographie d'abdomen sans préparation et surtout par une échographie abdominale.

Hernie étranglée

Elle est d'un diagnostic aisé, pourvu que les orifices herniaires soient systématiquement palpés.

Appendicite aiguë

Elle est rare chez le nourrisson. Il faut savoir qu'elle se traduit volontiers par un tableau d'occlusion fébrile et que les signes locaux sont plus souvent localisés dans la région péri-ombilicale que dans la fosse iliaque.

Autres

La torsion du testicule chez le garçon ou d'annexe chez la petite fille.

Sténose du pylore

Elle a une sémiologie suffisamment riche et caractéristique pour que le diagnostic puisse être fortement suspecté cliniquement.

C'est après un intervalle libre de 15 jours à 6 semaines après la naissance que surviennent surtout chez le garçon jeune nourrisson des vomissements abondants, explosifs, en jet, survenant peu de temps après le biberon. L'aggravation est progressive avec des vomissements de plus en plus rapprochés des repas, une constipation, et un retentissement sur la courbe de poids avec une nette cassure alors que l'appétit est conservé.

Examen clinique

Il apporte deux éléments d'importance primordiale : il s'agit d'un nourrisson vif, tonique, affamé, qui se jette sur le biberon (il faut le faire boire devant soi). L'étude attentive de l'abdomen après ce biberon permet de voir des ondulations péristaltiques se déplaçant lentement de gauche à droite dans la région épigastrique traversant la ligne médiane. Leur recherche requiert de la patience ; on peut solliciter leur apparition par quelques chiquenaudes dans le flanc gauche. Leur valeur est telle que certains chirurgiens acceptent d'opérer sans examen radiologique les enfants qui présentent un tableau clinique complet avec des ondulations péristaltiques : dans ces cas, le diagnostic ne souffre pas de discussion.

Quelques pièges

- L'intervalle libre est trop souvent considéré comme suffisant au diagnostic : il est certes nécessaire, mais il ne faut pas oublier que tout nourrisson infecté est un vomisseur et que l'infection peut débuter à tout âge. La sémiologie de la sténose comporte d'autres termes tout aussi importants.
- Chez les enfants qui, par RGO, vomissent depuis la naissance, la notion d'intervalle libre peut passer inaperçue, pour peu que la mère ne signale pas l'augmentation des vomissements. On conçoit que l'examen attentif de la courbe de poids soit indispensable : la cassure de la courbe ne manque jamais.
- L'enfant est parfois présenté comme anorexique : « Il ne finit pas ses biberons... ». Qu'on le fasse boire et l'on s'aperçoit que ce prétendu anorexique est un affamé qui se jette sur le biberon, en boit rapidement une partie... mais s'arrête avant la fin (car son estomac est plein). Rien à voir avec l'enfant infecté qui tète mal et boit lentement.

Échographie abdominale

Révélant l'hypertrophie du pylore, elle a maintenant largement supplanté la radiologie par sa fiabilité et sa rapidité.

Traitement

C'est la *pyloro-myotomie extramuqueuse*. Toute tentative de traitement médical est à proscrire, tant elle comporte de dangers. C'est une chirurgie simple qui doit être faite sans précipitation, après correction des éventuels désordres hydroélectrolytiques liés aux vomissements, l'essentiel étant de confier l'enfant à un chirurgien entraîné à ce type d'intervention.

Vomissements chroniques ou récurrents

Reflux gastro-œsophagien

C'est l'une des grandes causes de vomissements. Ils apparaissent dès les premiers jours de la vie, sont irréguliers dans leur survenue et leur abondance. Il arrive que la symptomatologie soit plus évocatrice lorsque les vomissements sont sanglants ou lorsque le nourrisson semble souffrir pendant ou après les repas : ces deux signes traduisent l'*œsophagite*.

Il est toujours difficile, devant cet enfant qui « vomit facilement », de faire la part entre :

1. Un *RGO pathologique* qui se manifeste par des vomissements avec :

- irritabilité, douleur, pleurs (nocturnes) ;
- refus de manger, mauvaise prise des biberons anorexie, déglutition douloureuse, dysphagie ;
- mauvaise croissance pondérale ;
- rejet en arrière pendant les repas ;
- troubles du sommeil ;
- vomissements sanglants ;
- « malaise » : pâleur, apnée, cyanose ;

et ses complications :

- digestives, comme l'œsophagite comme le révèlent les signes cités ci -dessus ;
- extradigestives (discutées et très discutables ?) : manifestations pulmonaires à type de toux spasmodique à prédominance nocturne, de bronchites ou pneumopathies à répétition, voire d'asthme, ou ORL (sinusites, otites, rhinopharyngites, voire laryngites) ;
- redoutables, comme les malaises graves du nourrisson à type de cyanose, d'apnée ou d'hypotonie.

2. Un *RGO physiologique*, apanage du « cracheur heureux » tonique, jovial, en excellent état général, s'alimentant sans aucun problème mais qui crache sans horaire particulier par rapport aux repas, surtout quand il est éveillé. Il disparaît en général vers 10 à 12 mois, voire plus.

Comment peut-on s'en assurer ?

Par la fibroscopie œsophagienne ? Si cet examen est fort utile pour détecter et surveiller une œsophagite suspectée cliniquement, il est hors de question de le généraliser à tous les vomisseurs.

La pH-métrie ne peut révéler que les reflux acides, l'impédancemétrie œsophagienne serait plus fiable pour révéler les reflux non acides mais difficilement réalisable partout. Lorsque le diagnostic de RGO est cliniquement évident, ces examens ne sont pas nécessaires mais peuvent être utiles quand on discute le rôle du RGO dans des manifestations extradigestives.

Beaucoup plus simplement, l'épreuve du traitement constitue la meilleure attitude.

Traitement

Il consiste en :

1. Mesures diététiques : *l'épaississement des repas,* très facile actuellement grâce aux laits pré-épaissis dits AR (antirégurgitations), existent en premier et deuxième âges. L'épaississement du lait est très efficace sur les régurgitations. Il faut bien sûr, et pour bien d'autres raisons, supprimer l'environnement tabagique et éviter toute cause de compression abdominale. Le traitement postural n'a plus sa place.
2. Mesures médicamenteuses :

- les inhibiteurs de la pompe à proton (IPP) :
  - ce sont des antisecretoires acides qui ne sont efficaces qu'en cas de reflux acide et jamais sur les régurgitations ;
  - ils ont parfois des effets secondaires (diarrhées, augmentation du risque d'infections digestives ou respiratoires, risque d'augmenter les allergies alimentaires, céphalées et vertiges) ;
  - ils n'ont pas d'AMM avant 1 an (oméprazole et ésoméprazole) ni avant 12 ans pour le pantoprazole ;
  - ils sont malheureusement prescrits de façon très abusive sans respect des recommandations des sociétés savantes qui les réservent :
    - en cas d'œsophagite (théoriquement prouvée) même chez les moins d'1 an mais hors AMM,
    - en cas de complications extradigestives de RGO authentifiées par une pH-métrie,
    - mais pas en cas de pleurs isolés ou de malaises en l'absence de preuve de RGO.
- Les autres médicaments :
  - les alginates (Gaviscon®), sont d'efficacité douteuse ;
  - parmi les prokinétiques disponibles et étudiés, la dompéridone (Motilium®) n'a pas prouvé son efficacité (et pourtant il est prescrit !) ; le métoclopramide (Primpéran®) est contre-indiqué chez les moins de 18 ans ;
  - bref, à l'heure actuelle, on se trouve confronté à une absence de thérapeutique prokinétique satisfaisante, c'est pourquoi on se reporte de plus en plus et sans fondement scientifique sur les IPP.

Mais l'une des mesures les plus importantes reste *la réassurance* des parents surtout dans la forme de RGO simple. Il faut être attentif à ne pas traiter par excès les reflux physiologiques.

Devant un RGO rebelle, il faut cependant penser à l'APLV surtout s'il existe des antécédents d'atopie et/ou un eczéma sévère.

Autres anomalies organiques

Elles ne méritent qu'une simple mention, au même titre que la sténose duodénale et la plicature gastrique :

- les anomalies de rotation (mésentère commun) peuvent provoquer des épisodes occlusifs à répétition ;
- la sténose duodénale donne un tableau d'occlusion néonatale à vomissement vert et à ventre plat. Son diagnostic est assuré par la radiographie d'abdomen sans préparation ;
- la plicature gastrique est-elle responsable de vomissements ? Probablement pas, à moins qu'il n'existe un RGO associé.

Problèmes diététiques : le *forcing* alimentaire

Il est classique de dire que la sous-alimentation, comme la suralimentation, sont génératrices de vomissements, et il est de rigueur de vérifier par l'interrogatoire qu'il n'y a pas d'erreur de régime. Ces erreurs, lorsqu'elles existent, sont très grossières, souvent faites par une mère bien intentionnée, mais inexpérimentée : repas trop fréquents, trop abondants, erreurs dans la préparation des biberons (notamment dans la dilution du lait). Toutes ces erreurs ne sont jamais signalées par la mère qui en ignore l'importance. Mais, dans ce domaine, la cause la plus fréquente de vomissement est le *forcing* alimentaire qui va de pair avec une anxiété maternelle excessive, une certaine rigidité, toute l'affectivité de la mère s'exerçant dans le domaine alimentaire. Le vomissement est dans ce cas un mode réactionnel tout à fait banal du nourrisson qu'on veut forcer. Il n'a rien à voir avec le *mérycisme*, une régurgitation avec rumination alimentaire qui correspond à un trouble psychologique plus profond.

Causes rares

Insuffisance cardiaque

Elle a parfois pour première traduction un refus de boire et des vomissements. Une pâleur, une polypnée, une tachycardie, une hépatomégalie en sont les signes toujours présents.

Néphropathies sévères

Elles s'accompagnent volontiers de vomissements et d'anorexie, souvent aussi de polyuropolydipsie, de constipation. En cas de vomissements inexpliqués, quelques examens simples (dosages de l'urée sanguine, de la créatininémie, ionogramme sanguin) en feront la preuve ; ils sont à compléter par un dosage de la calcémie, car l'hypercalcémie donne un tableau voisin.

Hématome sous- ou extradural post-traumatique

Il est à l'origine de vomissements. L'association à une tension de la fontanelle, à une augmentation du périmètre crânien, surtout à des signes neurologiques (convulsions notamment), est un élément important de la discussion, mais il est d'autres causes d'hypertension intracrânienne.

Vomissements iatrogènes

De très nombreux médicaments sont susceptibles de faire vomir. Parfois, il s'agit d'une simple intolérance digestive qui apparaît dès la prise du médicament, même donné à dose correcte. Ailleurs, c'est lorsque la dose toxique est atteinte ou dépassée : c'est le cas notamment, parmi les médicaments courants, de la vitamine D, de la théophylline, de l'aspirine, de la digitaline.

Allergie aux protéines du lait de vache

L'allergie aux protéines du lait de vache peut se manifester par des vomissements isolés ou accompagnés de manifestations aiguës (éruption urticarienne, diarrhée, signes respiratoires, voire choc anaphylactique) ou de manifestations chroniques (cassure pondérale, diarrhée chronique, anorexie, douleurs, rectorragies par colites hémorragiques) [chapitre 28].

Hypertension intracrânienne

L'hypertension intracrânienne d'une tumeur cérébrale ou d'une intoxication à la vitamine A peut provoquer des vomissements causée par un TC ou par une intoxication.

Maladies métaboliques et endocriniennes

Elles peuvent avoir pour première traduction des vomissements.

Acidocétose diabétique

Elle peut débuter par des vomisssements mais le tableau clinique se complète très vite.

Hyperplasie congénitale des surrénales

Elle se manifeste dès les premières semaines de la vie par des vomissements qui, en raison de l'intervalle libre qui les sépare de la naissance, peuvent prêter à confusion avec une sténose du pylore. Le diagnostic en est aisé chez la fille, en raison de la masculinisation des organes génitaux externes. Chez le garçon, ce diagnostic est beaucoup plus difficile en l'absence de notion familiale. Il repose sur le syndrome de perte de sel urinaire (ionogramme urinaire), les dosages de la 17-OH-progestérone, de l'androstènedione, ou du sulfate de DHA (acide docosahexaénoïque), de la testostérone plasmatique (dépistage anténatal).

Galactosémie congénitale

Elle se traduit par des vomissements, une hépatomégalie, un ictère précoce et prolongé, la présence de sucres réducteurs dans l'urine.

Intolérance au fructose

Elle peut se traduire (en dehors de la rarissime insuffisance hépatocellulaire néonatale) par des vomissements succédant immédiatement à un repas contenant du fructose (c'est-à-dire, en pratique, à un repas sucré au saccharose). Les laits artificiels usuels ne contiennent pas de fructose, ce qui n'est pas le cas de nombreux sirops.

Autres

Ce sont les anomalies du métabolisme des acides aminés, les déficits de la cétolyse et les anomalies de l'oxydation des acides gras. Penser donc à doser entre autres l'ammoniémie devant des vomissements à répétition, surtout s'ils s'associent à des troubles de la conscience.

Syndrome des vomissements cycliques

Mieux connu sous le nom de « vomissements acétonémiques », ce syndrome fait partie des TGFI et est défini par les critères de ROME IV pour les nourrissons et enfants. Il faut :

- au moins *deux épisodes* de vomissements paroxystiques en 6 mois, avec ou sans nausées durant plusieurs heures ou jours ;
- les crises sont stéréotypées chez chaque patient ;
- et *séparées par des périodes où l'enfant est en bonne santé* sans vomissements.

Pendant chaque épisode qui peut durer de quelques heures à plusieurs jours, le nourrisson ou l'enfant est pâle, fatigué, ne supporte pas les bruits ou lumières. Il peut aussi présenter des nausées, douleurs abdominales, céphalées, avoir un mal des transports. C'est pourquoi on évoque une parenté avec les migraines que l'on retrouve souvent chez les mères. La physiopathologie en est inconnue. Bien sûr, il faut éliminer toute autre pathologie organique dont certaines maladies métaboliques *a minima*. L'épisode de vomissements est très souvent stéréotypé en termes d'heure de début, d'intensité, de durée, de fréquence et de symptômes associés chez le même individu. Par ailleurs, l'épisode de vomissements a une résolution spontanée, même en l'absence de traitement. Cette pathologie peut durer dans l'enfance et l'adolescence ou évoluer vers de vraies migraines abdominales ou céphalées.

Ce syndrome toucherait près de 2 % des enfants d'âge scolaire, plus souvent les filles (55 % des cas) que les garçons. Les premiers symptômes apparaissent en règle après 5 ans, mais certains nourrissons en sont atteints, ce qui pose de sérieux problèmes diagnostics. Des antécédents familiaux de migraine sont plus souvent retrouvés que dans la population générale.

Le traitement de l'épisode, quand il est installé, est souvent décevant et nécessite parfois l'hospitalisation pour réhydratation parentérale. La prévention repose, si l'enfant reconnaît les prodromes des épisodes, sur la prescription d'un antiémétique *per os*, d'un antalgique en cas de douleurs abdominales et de lorazépam pour supprimer nausées et anxiété. Les patients dont les épisodes sont fréquents peuvent bénéficier d'un traitement prophylactique. Le propanolol et l'amitriptyline ont été essayés avec des résultats, mais non validés.

Devant ce syndrome, qui présente tant de similarités avec les migraines et dont le traitement s'apparente au traitement antimigraineux, il est important de ne pas passer à côté d'une pathologie digestive ou neurologique, mais aussi de ne pas psychiatriser la situation devant la normalité des examens complémentaires et les troubles du comportement que l'enfant peut présenter durant les accès.

Vomissements psychogènes

Enfin, des vomissements « chroniques » peuvent être un symptôme révélateur d'un conflit parent-enfant et le témoin de manifestations psychologiques ou de phénomènes de conversion somatique. Ce diagnostic ne doit cependant être retenu qu'après avoir éliminé formellement une cause organique.

Conduite de l'examen

La longue énumération de ces causes ne doit cependant pas effrayer, d'autant que beaucoup d'entre elles sont tout à fait rares. L'interrogatoire, l'examen clinique permettent presque toujours de cerner le problème.

Il faut toujours penser à une *urgence médicale ou chirurgicale* si les vomissements sont apparus brutalement : la méningite, l'occlusion, la hernie étranglée.

Interrogatoire

À lui seul, il fournit de précieux renseignements. Il doit être conduit dans le calme et la rigueur.

- Quand ont commencé les vomissements ? Quel jour, et à quelle heure ? Sont-ils plus anciens ? Quels sont leur abondance, leurs horaires par rapport aux repas ? Quel est leur aspect : blancs, verts ou teintés de sang ? Quel est leur caractère : en jet, ou au contraire simple écoulement le long des commissures labiales ?
- Quels sont les signes d'accompagnement :
  - digestifs : diarrhée, constipation, soif vive ou anorexie ?
  - extradigestifs : fièvre, convulsions… ?
- Quelle est l'allure générale de la courbe de poids ? Le carnet de santé est à analyser avec soin.
- Quel est le régime habituel de l'enfant ? Comment sont préparés les repas, comment se déroulent-ils ? Le force-t-on à boire ?
- Quels sont les médicaments récemment ou régulièrement pris ? Y a-t-il eu un traumatisme crânien récent ?

Examen clinique

Il est simple :

- l'aspect général est noté avec soin : vif, tonique, criant vigoureusement, ou au contraire gris, triste, geignard, douloureux ;

- l'examen de l'abdomen :
  - noter l'existence d'un ventre plat ou au contraire ballonné,
  - vérifier les orifices herniaires,
  - rechercher une hépatomégalie ;
- il est complété par un examen complet, sans omettre l'auscultation cardiaque, la mesure du périmètre crânien ;
- enfin, on termine cet examen en faisant boire l'enfant devant soi, seule manière de se rendre compte objectivement de la façon dont il boit, ce qui est aussi le prélude à toute recherche correcte d'ondulations péristaltiques.

Diagnostic étiologique

Le diagnostic étiologique des vomissements revient d'abord à la clinique : il nécessite interrogatoire, examen clinique, réflexion… Les examens complémentaires ne viennent qu'en deuxième intention.

Au terme de cet examen, le regroupement des symptômes permet très habituellement de faire entrer le malade dans l'un des cadres précédemment décrits et de prendre alors les mesures appropriées pour étayer le diagnostic ou traiter l'enfant, l'essentiel étant dans l'instant de *ne pas passer à côté de l'urgence*. S'il s'agit à l'évidence d'un symptôme qui ne requiert pas d'intervention thérapeutique immédiate, on a tout le temps pour demander — en fonction des orientations cliniques — les quelques examens complémentaires (notamment radiologiques) souhaitables.

C'est seulement après avoir passé en revue l'ensemble de ces causes, après avoir vérifié qu'il n'y a pas d'erreur grossière dans la conduite de l'alimentation, que peuvent être demandés, le cas échéant, les examens complémentaires destinés à étayer le diagnostic. Mais il ne peut pas être reproché au médecin qui a fait un examen correct d'être passé, à l'occasion de la première consultation, à côté du syndrome rare ne présentant pas le caractère inquiétant d'une grande urgence.

À retenir

La démarche intellectuelle du médecin devant un nourrisson vomisseur peut se résumer à :

- une hantise : l'urgence chirurgicale ou médicale ;
- une préoccupation majeure : l'infection ;
- des arrière-pensées : les syndromes rares.

Y a-t-il un traitement symptomatique ?

Trop souvent, le nourrisson vomisseur est mis sous traitement antiémetique. Cette mesure est dans la plupart des cas inopérante. Le vomissement est un symptôme dont il faut essayer de trouver la cause afin de la traiter. Il ne disparaîtra qu'avec la suppression de celle-ci (figure 8.1). Des boissons gazeuses et sucrées (comme le Coca-Cola®) données en petites quantités glacées peuvent aider à surmonter l'intolérance gastrique d'une gastroentérite débutante.

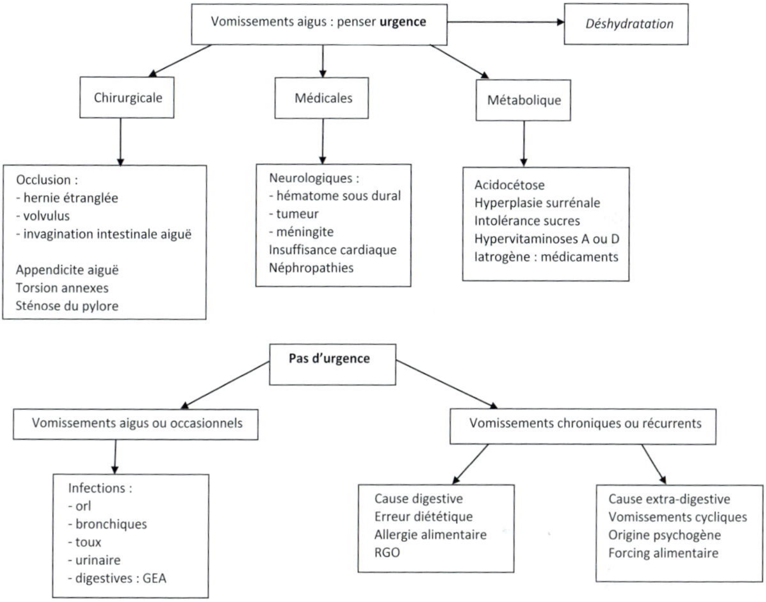

Figure 8.1. Les causes de vomissements.

À retenir

Le traitement du vomissement est celui de sa cause, la découverte diagnostique se fait presque toujours au terme d'un bon examen clinique et d'une réflexion médicale solide.

Pour en savoir plus

Bourrillon A. Pédiatrie pour le praticien. Paris: Elsevier Masson; 2011.
Gottrand F, Turck D. Gastroentérologie pédiatrique progrès en pédiatrie, 1 vol. Paris: Doin; 2016.

9 Refus de manger. Anorexie du nourrisson et du jeune enfant

- Le refus de manger, l'anorexie du nourrisson sont inclus dans les troubles du comportement alimentaire (TCA) très fréquents dans les premières années de la vie : 25 à 30 % des enfants dits « normaux », mais 40 à 70 % des enfants nés prématurément ou porteurs d'une pathologie chronique.
- C'est l'un des grands motifs de consultation, car une des grandes sources d'inquiétude des parents. Toute mère qui a un jeune bébé est naturellement inquiète et cherche à le protéger. Pour elle, le signe le plus évident de la santé est le bon appétit.
- Il est pourtant bien peu fréquent que ce refus soit la conséquence d'une maladie organique, qu'il importe cependant de ne pas méconnaître.
- Que de difficultés sont créées par l'exigence de rations toujours prises, le désir souvent non formulé d'avoir un gros enfant, la comparaison avec les autres enfants, la méconnaissance des normes de croissance et de leur variabilité !

Les situations « simples »

L'infection

Il s'agit d'un symptôme d'une très grande banalité mais c'est une des causes les plus fréquentes de refus de manger temporaire chez le nourrisson. Quelles qu'en soient les autres manifestations, c'est souvent à « l'anorexie » que la mère attache le plus d'importance. Le bébé a de la fièvre, il vomit, son nez coule, il tousse, mais surtout, « accuse » la mère, il ne veut pas prendre ou ne finit pas ses repas.

Pour le médecin, ce refus s'explique ici aisément. Elle est d'ailleurs salutaire, car s'il faut que le nourrisson boive lorsqu'il est malade, il peut ne prendre qu'une alimentation légère : c'est la meilleure façon d'éviter que des troubles digestifs ne viennent compliquer un état infectieux banal. Il faut l'expliquer à la mère. Il faut surtout lui dire que la convalescence est normalement marquée par un long moment de moindre appétit (8 à 10 jours, parfois plus), que moins que jamais il faut insister pour que l'enfant finisse ses repas, que tout va rentrer dans l'ordre si elle sait rester calme. Cette « anorexie » infectieuse ou post-infectieuse est une bonne occasion pour le

Guide pratique de la consultation en pédiatrie

médecin d'éduquer la mère. Encore faut-il qu'il soit écouté, faute de quoi ce trouble va se pérenniser et, au bout de quelque temps, le tableau sera très voisin de l'anorexie primitive.

Le petit mangeur

C'est parce que l'enfant ne mange pas assez, qu'il n'a pas faim, qu'il ne finit pas ses repas que la mère vient consulter, inquiète, tendue, nerveuse : « Docteur, il ne mange pas... ». Que de fois le praticien entend-il cette phrase ?

Comment se présente cet enfant dit « anorexique » ?

- C'est souvent un beau nourrisson, qui a bien poussé pendant les 2/3 premiers mois, très bien, presque trop bien, pourrait-on dire. Il avait faim, les rations ont été fortes, le poids a progressé rapidement, 1 kg par mois, parfois plus. Puis cet enfant, presque brusquement, n'a plus eu faim, et a commencé à laisser tout ou partie du biberon. Sa mère, qui n'a pas admis ce changement, a voulu le forcer ; il a vomi, refusé ses biberons, la progression pondérale s'est arrêtée, le *forcing* alimentaire s'est accru, le cercle vicieux s'est installé.
- Ailleurs, c'est un bébé qui n'a jamais eu très faim. C'est un « peu mangeur ». Dès les premières semaines, quelquefois les premiers jours, sa mère s'est plaint qu'il ne prenait pas sa « ration ». Il lui arrive de laisser des repas entiers, il ne finit pas les autres biberons ou il n'accepte que des aliments très sélectionnés : il est très vite rassasié. Là encore, si on le force, souvent, il vomit. La mère se plaint de son poids insuffisant : « Il n'est pas gros, docteur... à côté des autres... ». Bref, c'est une « petite nature » et d'ailleurs les parents ne sont eux-mêmes ni très grands ni très gros, et les mères expriment souvent leur absence de plaisir à manger. Il faut cependant distinguer les « vrais » peu mangeurs et la « néophobie alimentaire », proche d'un trouble anxieux (chapitre 22).
- Fait important : il n'y a pas de retentissement staturopondéral, le développement psychomoteur est normal et s'il y a une anxiété parentale variable, il n'y a pas de troubles de l'attachement.

Certes, on rassurera les parents : pas de distraction pendant les repas, attitude ferme mais sereine... mais attention à l'anorexie mentale à l'adolescence.

L'évitement alimentaire ou néophobie

Elle apparaît en règle lors de la diversification lors de l'introduction d'aliments variés. Le nourrisson va alors refuser tel ou tel aliment dont le goût, la texture, la couleur, l'odeur le rebutent. Il va alors développer une alimentation sélective. C'est considéré comme une manifestation anxieuse dont il peut exister d'autres symptômes. Sa prise en charge est traitée p. 93 mais attention au *forcing* et à ses conséquences.

Ces trois causes peuvent être prises en charge par le médecin de l'enfant avec écoute, empathie et conseils simples adaptés.

Situations « difficiles »

Elles sont heureusement rares mais nécessitent le recours au pédopsychiatre.

Le trouble alimentaire « post-traumatique »

Il survient dans un contexte très particulier, après un événement traumatique unique ou plusieurs traumatismes chroniques et répétés sur l'oropharynx ou l'œsophage : fausse route solide, alimentation de force ou geste médical (intubation, aspiration, nutrition entérale, sonde nasogastrique). Chez le nourrisson, le refus peut être sélectif, solide ou liquide, ou pour toute alimentation si le trouble est sévère. Ce refus de l'alimentation répond à une angoisse dans toutes les situations rappelant l'événement traumatisant.

Le statut nutritionnel est variable selon l'intensité du refus, sa durée et la qualité des suppléances nutritionnelles.

Cela peut induire de lourdes complications à long terme si cet état se prolonge : troubles de l'oralité, retard du développement oromoteur, difficultés d'apprentissage de la mastication et de la déglutition, retard de développement du langage… Le traitement repose sur une psychothérapie comportementale travaillant sur l'anxiété et le réapprentissage progressif de l'alimentation, mais peu d'équipes sont entraînées à la prise en charge de cette spécificité.

L'anorexie par « trouble de l'attachement »

Elle débute entre 2 et 8 mois, donc précocement, marquée par une très grande pauvreté des échanges pendant les repas : il n'y a pas de conflit, mais une absence de réciprocité.

Les signes de malnutrition sont certes vite présents, mais sont associés à un trouble du développement socioémotionnel : apathie, retrait, tableau de dépression (pas de mimiques, pas de jeux ou désintérêt à l'environnement). Il y a un manque d'apport tant nutritionnel qu'affectif, donc des troubles du comportement, ce qui renforce la distorsion de la relation mère-enfant.

La mère présente très souvent des troubles psychopathologiques (alcoolisme, toxicomanie, dépression, schizophrénie) qui induisent une carence de soins, voire une maltraitance, surtout dans un contexte de grande précarité.

Le traitement nécessite l'intervention d'une équipe pédopsychiatrique complète.

Il faudrait pouvoir repérer très vite le trouble mental de la mère, car sa prise en charge est très efficace s'il s'agit d'une dépression.

Ce qu'il faut faire

Il faut d'abord prendre le problème au sérieux et ne pas se contenter de quelques phrases rassurantes et d'un « tout va s'arranger » paternaliste. La mère est venue pour un problème qu'elle considère comme sérieux, voire grave. Il ne faut pas la décevoir.

Prendre la situation au sérieux

Il s'agit essentiellement d'interroger la mère et d'examiner l'enfant.

L'interrogatoire permet de préciser les modalités d'installation du refus, de se faire une opinion sur le comportement maternel, sur les influences de l'entourage, sur le caractère bénin ou au contraire profond de la tension familiale engendrée par l'anorexie de l'enfant, de se renseigner sur l'existence d'autres symptômes digestifs (vomissements, diarrhée, constipation).

L'examen clinique précise le poids et la taille, le teint, la coloration des muqueuses, l'état de l'abdomen, des masses musculaires... Cet examen doit être aussi complet que possible.

Éliminer les plus fréquentes des causes organiques

Ce sont celles associées :

- à l'infection, bien sûr (rhinopharyngite, mais aussi infection urinaire) ;
- à l'anémie hypochrome (les enfants atteints sont plus souvent amenés chez le médecin pour leur manque d'appétit que pour leur pâleur, qui a échappé à la mère) ;
- à une malabsorption digestive ;
- à une cardiopathie congénitale, décelée sur la simple auscultation cardiaque ;
- plus rarement, à une insuffisance rénale.

Certes, d'autres affections peuvent se présenter au médecin sous le masque d'une anorexie, tant ce symptôme tient à cœur aux mères, mais il est bien rare que l'examen clinique et l'interrogatoire n'aient pas permis de trouver d'autres symptômes évocateurs.

C'est dire que cet examen peut et doit souvent être complété par quelques examens complémentaires simples : numération globulaire formule sanguine, examen d'urine, dosages de l'urée sanguine et de la créatininémie. L'intérêt de ces examens est en même temps de rassurer la mère s'ils sont normaux.

Ce qu'il faut éviter

D'une part, devant un tel symptôme isolé, lorsqu'il a été bien analysé et que l'enfant a été correctement examiné, il est grave d'entrer dans le jeu de la mère et d'organiser la situation en multipliant les examens complémentaires inutiles et les traitements illusoires. Ils ne peuvent qu'aggraver les choses, et ce d'autant plus qu'ils ne règlent pas la situation.

D'autre part, il est tout aussi grave de culpabiliser la mère en parlant de trouble de la relation affective. Il arrive trop souvent qu'une parole malheureuse fasse ainsi disparaître en un instant la confiance que la mère avait dans le médecin.

Ce qu'il faut expliquer

La mère est convaincue que si son enfant ne mange pas, c'est qu'il est malade. Un examen clinique bien conduit lui montrant que son enfant est en tout point normal, les quelques examens complémentaires cités plus haut et la parfaite conviction du médecin exprimée avec autorité ont en général facilement raison de cette inquiétude.

Il est, en revanche plus difficile de convaincre la mère que, si son enfant ne mange pas, il ne va pas tomber malade. Aussi faut-il la prévenir : « Madame, il ne mangera pas, mais je vous assure qu'il ne tombera pas malade. » La croissance staturopondérale doit être expliquée et commentée avec ses paliers, la notion de poids idéal à un âge donné doit être combattue. Le gros bébé n'est pas obligatoirement le mieux portant, un enfant d'1 an qui pèse 8 kg est tout aussi normal qu'un enfant de 10 kg.

La notion de variabilité des besoins d'un enfant à l'autre, ou chez un même enfant d'une période à l'autre, est importante à souligner. Quand une mère dit : « Mon enfant ne mange pas », cela sous-entend « ne mange pas *assez* ». Il faut expliquer que la quantité prise importe peu.

Enfin, et il faut être très précis sur ce point : *plus on le forcera, moins il mangera*.

Ce qu'il faut obtenir

Il faut que cesse tout *forcing* alimentaire et que la mère accepte que les repas, en partie ou en totalité, soient refusés. Mais il faut prévenir que tout ne va pas se résoudre en quelques jours. Aussi est-il prudent de demander :

- qu'*un essai loyal de 15 jours* soit effectué, pendant lequel les repas seront proposés sans *forcing* ;
- que les repas refusés ne soient jamais remplacés par autre chose, qu'ils soient de courte durée ;
- que les activités de jeu soient importantes en dehors des repas ;
- que pendant cette même période, l'enfant ne soit pas pesé. Il ne sera repesé qu'à l'occasion de la consultation ultérieure et par le médecin lui-même. On préviendra d'ailleurs qu'il serait normal qu'il ait alors perdu un peu de poids, mais que cela n'est nullement inquiétant.

Si cette mise en observation dans la confiance et le calme est acceptée, il est très rare que la situation ne se dénoue pas. Quelques consultations ultérieures à intervalles rapprochés seront néanmoins indispensables pour consolider cette situation et éviter la rechute. Mais il faut savoir que l'enfant restera longtemps un petit mangeur.

Si, en dépit d'une observation correcte de la prescription, l'anorexie persiste, une hospitalisation peut être indispensable. Elle n'aboutit pas toujours à la découverte d'une maladie organique.

Enfin, si, au contraire, la mère s'enferme dans son inquiétude et sa rigidité, si elle persiste à vouloir que son enfant mange et finisse ses repas, si elle a un enfant « difficile », alors l'évolution vers la grande anorexie confirmée, dite anorexie nerveuse ou psychologique, est quasi inéluctable. C'est la véritable anorexie infantile.

La véritable « anorexie infantile »

Si le médecin n'a pas été assez heureux pour intervenir à temps ou être écouté, si l'enfant est lui-même opposant, le conflit (car c'en est un) entre la mère et l'enfant s'organise. C'est en effet sous forme d'une conduite d'opposition entre l'enfant et son entourage qu'apparaît l'anorexie. Elle survient entre 6 mois et 3 ans avec un pic entre 9-18 mois, souvent lors du passage à la cuillère et de la diversification. Le refus alimentaire qui s'installe dure au point parfois de créer une malnutrition et un retard staturopondéral. Le comportement pendant l'alimentation est lié à une anxiété et des à interactions parent-enfant très conflictuelles.

La mère elle-même décrit les repas sous forme d'une « guerre où son but est d'imposer à l'enfant ce qu'elle croit bon pour lui ». Toutes les armes sont légitimes, que ce soit la force (contention des bras, ouverture forcée de la bouche), la ruse, la diversion ou l'intervention de l'entourage ; elle tente de mettre en place des distractions et stratagèmes pour éviter le conflit et nourrir l'enfant, parfois même la nuit.

La mère n'a très souvent aucun trouble du comportement alimentaire, ni problèmes particuliers (de couple, familiaux, relationnels, etc.). Mais elle est « fragile », anxieuse, parfois perfectionniste et peu sûre d'elle, et sûrement frustrée devant cet enfant difficile, très réactif, irritable, sans rythme ni alimentaire ni de sommeil. Cette mère, qui a ou a pu elle-même avoir un TCA, n'est pas seule responsable. Ces difficultés induisent chez elle un grand découragement ou de l'agressivité, ce qui aggrave progressivement l'interaction mère-enfant, entre autres pendant les repas, que l'enfant associe ensuite à une souffrance : elle se sent alors très dévaluée, incompétente.

L'enfant « anorexique », lui, mange quelques bouchées puis refuse d'ouvrir la bouche et d'avaler quoi que ce soit, ne manifeste aucun intérêt pour la nourriture, est de plus en plus difficile, car cette lutte réitérée sur le même mode, quatre fois par jour, est source de tension et d'angoisse pour les deux parties rivales. Elle entraîne chez l'enfant un sentiment profond de frustration et il ne peut réagir que selon les modalités propres à son âge : cris, troubles du sommeil, refus absolu de toute alimentation. Il devient exigeant, irritable, imprévisible, difficile à calmer. Il peut ainsi très vite perdre du poids et montrer des signes de malnutrition.

Seule une psychothérapie portant sur la relation parent-enfant peut interrompre ce cercle vicieux pour apprendre à s'ajuster au tempérament de l'enfant.

Le véritable traitement de l'anorexie : prévention

Quand on étudie, sur une observation exemplaire, l'histoire naturelle d'une telle anorexie psychogène, on comprend le rôle fondamental que le médecin peut jouer dans sa prévention.

C'est dès les premières consultations :

- qu'il lui faut repérer les difficultés d'interaction mère-enfant et très vite les prendre en charge ou les confier ;
- qu'il doit inculquer à la mère ces règles d'hygiène extrêmement souples qui sont essentielles :
  - présenter des repas sans jamais insister pour que l'enfant les finisse,
  - ne pas chercher à enrichir le régime pour mieux « nourrir » l'enfant,
  - éviter les régimes monotones. À l'inverse, ne pas apporter de changement trop brutal à l'alimentation : qu'il s'agisse du passage de l'alimentation liquide à l'alimentation solide, du biberon à la cuillère ou de l'introduction d'un aliment nouveau, il faut savoir s'adapter aux goûts de l'enfant,
  - tenir compte des besoins propres de chaque enfant, se rappeler que la croissance se fait souvent par paliers,
  - proscrire toute rigidité de comportement avec les enfants,
  - stimuler l'éveil psychomoteur : le temps passé aux activités de jeu a beaucoup plus d'importance pour la satisfaction des besoins affectifs de l'enfant que le temps passé aux repas,
  - prévenir enfin la mère qu'un jour ou l'autre, tôt ou tard, un repas, plusieurs repas même seront refusés, et que cela n'a aucune importance si par ailleurs l'enfant ne présente aucun symptôme.

À retenir

Pour prévenir le refus alimentaire :

- Ne jamais insister pour que l'enfant finisse ses repas.
- Ne jamais remplacer un aliment refusé par un autre.
- Ne pas enrichir l'alimentation sous prétexte de mieux nourrir.
- Varier les régimes et ne pas changer brutalement les habitudes alimentaires.
- Ne pas jouer avec l'enfant pendant les repas, mais toujours en dehors des repas, et souvent.
- Et savoir que, de toute façon, un jour, un repas sera refusé.

Pour en savoir plus

Le Heuzey MF. Le nourrisson qui ne mange pas : quand recourir au pédopsychiatre ? Archives de pédiatrie 2011;18:917-20. www.realitespediatriques.com/wpcontent/uploads/sites/3/2016/04/RP_194_Le_Heuzey.pdf.

Mouren MC, Doyen C, Le Heuzey MF, Cook-Darzens S. Troubles du comportement alimentaire de l'enfant : du nourrisson au préadolescent. Paris: Elsevier Masson; 2011.

10 Douleurs abdominales chroniques ou récurrentes de l'enfant

- Dix à 15 % des enfants d'âge scolaire souffrent de douleurs abdominales chroniques.
- Certes, 85 à 90 % des douleurs abdominales répétées sont fonctionnelles, mais 10 à 15 % sont organiques : ne jamais l'oublier.
- Une douleur abdominale péri-ombilicale, diurne et isolée a de grandes chances d'être fonctionnelle.
- Éviter la multiplication des examens complémentaires pour ne pas faire d'erreurs de diagnostic, ni par excès, ni par défaut et ne pas inquiéter.

« Docteur, il a tout le temps mal au ventre. » Que de fois cette phrase entendue au cabinet de consultation a irrité le praticien, tant il sait combien ce symptôme est difficile à cerner, semé d'embûches et décevant ! Combien de ces douleurs ne trouvent jamais de cause ! Pourtant, on a récemment recensé pas moins de cent causes à ce type de manifestations.

Comment peut-on les définir ? Ce sont des douleurs continues ou, plus souvent, répétées et n'ayant pas un caractère suffisamment violent pour motiver un avis médical d'urgence, évoluant déjà depuis fort longtemps lorsque le médecin est amené à voir l'enfant. La définition la plus communément retenue est la présence d'au moins trois crises douloureuses d'intensité suffisante pour perturber l'activité habituelle de l'enfant depuis au moins 3 mois (critères d'Apley). Même si les progrès récents des examens complémentaires ont permis de leur reconnaître le plus souvent une cause organique, les douleurs abdominales restent dans la grande majorité des cas d'origine fonctionnelle.

Attention cependant : tout enfant qui présente des douleurs abdominales chroniques ou récurrentes peut présenter un jour une pathologie responsable d'une douleur abdominale aiguë. Il est donc utile de rappeler les principales causes de douleurs abdominales aiguës de l'enfant (tableau 10.1).

Méthodes d'approche du diagnostic : les pièges à éviter

Ils sont évidents à exprimer, beaucoup plus difficiles à cerner en pratique. Il est sans doute grave de considérer comme banale une douleur abdominale

Guide pratique de la consultation en pédiatrie

Tableau 10.1. Principales causes de douleurs abdominales aiguës de l'enfant.

Causes chirurgicales	Causes médicales
Appendicite Invagination intestinale Torsion d'annexe ou de testicule Occlusion sur bride Étranglement herniaire Volvulus intestinal sur mésentère commun Accident sur diverticule de Meckel	Adénolymphite mésentérique Gastroentérite Infection urinaire Pneumopathie Infection ORL (angine, sinusite) Purpura rhumatoïde Hépatite virale Glomérulonéphrite aiguë, syndrome néphrotique Pancréatite Acidocétose diabétique

qui se révélera être liée à une maladie organique. Il est tout aussi grave d'envisager à tort un diagnostic d'organicité avec le risque évident de fixer l'enfant et sa famille sur un symptôme qu'un peu de bon sens et de patience aurait pu faire accepter, sinon disparaître. Cette erreur est susceptible de conduire à faire effectuer des examens complémentaires volontiers onéreux, souvent pénibles, et pas toujours anodins. Mais quel médecin peut se vanter de ne jamais avoir péché par excès ou par défaut ? Ce double piège doit en tout cas lui rester en permanence présent à l'esprit.

Il faut aussi garder à l'esprit qu'un enfant ayant des douleurs abdominales à répétition peut avoir une affection réalisant une urgence chirurgicale.

Conduite de l'examen clinique

Interrogatoire

L'interrogatoire est le temps fort de l'examen. Il est bon de le pratiquer en deux temps : en début, puis en fin de consultation, l'examen objectif venant s'intercaler entre ces deux temps.

Le premier temps doit s'attacher au symptôme, et à lui seul :

- où siègent les douleurs (dans la majorité des cas, elles sont périombilicales) ?
- sont-elles continues ou non ?
- sont-elles fréquentes ? Plusieurs fois par jour ? Plusieurs fois par semaine ?
- à quelle heure surviennent-elles ?
- y a-t-il des symptômes associés : accès de pâleur, céphalées, somnolence, nausées, anorexie, diarrhée, constipation, douleurs mictionnelles ou lombaires, poussées de fièvre, amaigrissement ?

Examen clinique

L'examen objectif est centré sur l'abdomen qui doit être palpé avec soin.

L'enfant et sa famille viennent pour un symptôme abdominal et attendent de cet examen un verdict : le médecin doit donc y prêter une grande attention, ne serait-ce que pour affirmer (ce qui est souvent le cas) que cet examen est normal.

Est-il opportun de faire un toucher rectal ?

La question mérite d'être posée. Dans tous les traités, dans tous les enseignements *ex cathedra* (donc empreints d'un certain dogmatisme), le toucher rectal est un impératif qu'il serait coupable d'omettre.

Mais quel médecin peut se targuer d'avoir une bonne expérience de la pratique et de l'interprétation du toucher rectal chez l'enfant ? Mieux vaut sans aucun doute s'en abstenir volontairement (et demander, si on le juge indispensable, qu'il soit effectué par plus compétent que soi) que d'effectuer un geste qui relèverait plus de la bonne conscience que de l'acte médical réfléchi. D'ailleurs, pour des spécialistes bien avertis (chirurgiens ou gynécologues s'occupant de jeunes enfants), ce n'est parfois que sous anesthésie générale, à l'occasion d'une intervention ou d'une cœlioscopie, que le toucher rectal fournit un renseignement utile.

Tout examen clinique doit être complet

Cela est vrai, certes, mais il est évident que l'examen clinique de l'abdomen se doit d'être complété par un examen général traditionnel (y a-t-il un ictère, des ganglions, la gorge est-elle normale ?...). Il est non moins évident que l'examen neurologique, dans le cadre d'une consultation « quotidienne », ne peut qu'être très sommaire. Si un signe d'appel y incite, même discutable, mieux vaut demander un avis spécialisé.

À la fin de l'examen

C'est en fin d'examen, lorsque les parents et l'enfant sont en général déjà rassurés, que l'interrogatoire peut être repris pour aborder d'autres problèmes.

L'interrogatoire portera sur les questions suivantes :

- quelles sont les habitudes alimentaires ? Y a-t-il un *forcing* alimentaire ?
- quelles sont les conditions de vie, de logement, les problèmes familiaux de tous ordres ?
- quelle est la qualité du travail scolaire, le comportement de l'enfant à l'école, en famille, en vacances ?

Aucune information ne doit être rejetée à priori : c'est parfois à l'occasion de cette conversation détendue que s'éclaire le problème.

Conclusions de l'examen

Il se peut que, dès cette première consultation, le médecin arrive à un diagnostic, sinon de certitude, du moins de présomption. En effet, à priori, une douleur abdominale récidivante péri-ombilicale sans aucun symptôme associé, qui n'existe que le jour et ne réveille pas l'enfant la nuit, est probablement fonctionnelle, alors qu'une douleur localisée en un point précis à distance de l'ombilic est à priori organique, surtout s'il existe des symptômes associés et si elle est permanente, diurne et nocturne. Plus fréquemment, ce sont des arrière-pensées qu'il va falloir étayer en essayant de répondre à quelques questions.

Faut-il demander des examens complémentaires ?

Non, ou alors des examens très simples (une numération globulaire formule sanguine, un dosage de la protéine C réactive [CRP], un examen d'urine), sauf si la clinique a fourni une orientation précise.

Quoi qu'il en soit, une radiographie de l'abdomen sans préparation, voire une échographie abdominale, peuvent être utiles en deuxième intention, même s'il ne s'agit que de rassurer l'enfant et sa famille.

Faut-il donner un traitement ?

Oui, à la condition qu'il soit anodin et sédatif. Un tranquillisant mineur est parfois utile.

Faut-il revoir l'enfant ?

Oui, dans des délais variables selon la répétition habituelle des symptômes, l'inquiétude familiale, les arrière-pensées du médecin, mais souvent assez vite. On peut très humblement dire que lors de cette première consultation, un examen de débrouillage a été effectué, sous-tendu par les arrière-pensées les plus simples et les plus courantes, et que (sauf exception), c'est en revoyant l'enfant que les choses se préciseront.

Revue étiologique

Il n'est pas question d'envisager toutes les causes, mais de souligner les plus habituelles (tableau 10.2). Elles ne sont pas classées par ordre de fréquence, mais dans un esprit qui permette d'éliminer ou de rechercher celles qui justifient soit une thérapeutique, soit des investigations complémentaires rapides.

Causes organiques fréquentes

Il faut les envisager surtout si l'enfant a moins de 5 ans ou plus de 13 ans (en effet, les douleurs fonctionnelles sont plus fréquentes entre 5 et 13 ans),

Tableau 10.2. Causes possibles des douleurs abdominales chroniques et/ou récurrentes de l'enfant.

Causes organiques 10 à 15 % des cas	Cause
Appendicite subaiguë et/ou chronique	Douleur très précise au niveau de la fosse iliaque droite - NFS : recherche d'une polynucléose - cliché de l'abdomen sans préparation : recherche d'un coprolithe appendiculaire - écho et/ou scanner abdominal
Adénite mésentérique	Douleur proche de certaines appendicites subaiguës - écho abdominale
Affection de l'arbre urinaire	Notion d'hématurie Signes de cystite Poussées fébriles répétées survenant en même temps que les douleurs abdominales - examen cytobactériologique des urines - échographie et/ou urographie intraveineuse
Gastrites et/ou œsophagites	Place d'*Helicobacter pylori*
Constipation chronique	Traitement de la constipation
Parasitoses intestinales	Instituer un traitement contre une éventuelle oxyurose, ascaridiose ou tæniase
Causes gynécologiques	Souvent contemporaines : - de l'apparition des premières règles - de l'ovulation
Causes fonctionnelles (85 à 90 % des cas)	**Causes**
- Troubles gastro-intestinaux fonctionnels (TGIF) - Problèmes psychologiques - *Forcing* alimentaire	- S'assurer de l'absence de toute cause organique - Différencier les différents TGIF - Penser difficultés scolaires ou personnelles

et ce d'autant que le siège de la douleur est éloigné de l'ombilic, qu'elle est diurne et nocturne et qu'elle s'accompagne d'autres symptômes.

Constipation

C'est l'une des sources les plus fréquentes de douleurs abdominales chroniques (mais rarement celle qui tracasse les parents), qui peuvent survenir par périodes prolongées — douleurs volontiers en barre (sans autre signe d'accompagnement. Une radiographie d'abdomen sans préparation peut être utile pour l'affirmer) du moins pour les parents, car il n'est souvent pas facile de les en convaincre. Le traitement est celui de la constipation (chapitre 7).

Appendicite

C'est souvent avec cette arrière-pensée que sont venus les parents. De fait, ce diagnostic ne doit pas être à priori rejeté, sous prétexte que l'appendicite chronique n'existe pas.

Il existe d'incontestables appendicites subaiguës qui donnent de véritables coliques appendiculaires : s'il y a une douleur très précise de la fosse iliaque droite, si l'enfant est calme lorsqu'on l'examine, s'il n'y a aucun signe en faveur d'une infection urinaire, on est en droit d'y penser. Une numération globulaire formule sanguine à la recherche d'une polynucléose, un cliché de l'abdomen sans préparation à la recherche d'un coprolithe appendiculaire, une échographie et/ou un scanner abdominal qui peut montrer un appendice inflammatoire sont des examens simples qu'il faut savoir demander en sachant qu'aucun d'eux n'est formel.

Un examen normal ne permet pas toujours d'éliminer une appendicite. On ne peut pas reprocher de faire opérer pour appendicite un enfant qui se plaint de douleurs précises répétées, même si rien ne vient étayer ce diagnostic, du moment qu'il ne paraît pas raisonnable de jouer la carte d'un autre diagnostic courant. Sans doute (objecte-t-on) cela revient-il à porter des diagnostics abusifs et la sanction chirurgicale comporte un risque, si minime soit-il. Mais force est de reconnaître que nombre de ces enfants guérissent après l'intervention : cette constatation relève-t-elle de la coïncidence ou de l'effet psychologique de l'intervention ? Cela est loin d'être démontré. L'intervention pour appendicectomie comporte toujours la recherche d'un diverticule de Meckel.

Adénite mésentérique

Elle peut être rapprochée de certaines appendicites subaiguës par les caractères de la douleur et l'éventuelle fébricule. Il s'agit d'un diagnostic qu'il ne faut porter qu'avec la plus extrême prudence. Ce diagnostic est en fait souvent porté sur l'échographie abdominale demandée en cas de doute ; l'adénite mésentérique est souvent concomitante d'infections ORL, mais peut être bactérienne (yersiniose).

Affections de l'arbre urinaire

Il s'agit de diagnostics auxquels le médecin est aujourd'hui bien sensibilisé, et il est certain que des douleurs abdominales, voire lombaires ou sus-pubiennes sont ici fréquemment retrouvées. Elles sont, à dire vrai, rarement isolées. Le plus souvent, on retrouve :

- la notion d'une hématurie ;
- ou des signes de cystite ;
- ou, plus volontiers, des poussées fébriles répétées, contemporaines des douleurs abdominales.

Devant de tels signes, un examen doit être demandé : l'examen cytobactériologique urinaire. Chez les enfants dont les douleurs abdominales répétitives sont contemporaines de poussées fébriles, l'examen d'urine doit être répété à l'occasion d'une poussée ultérieure.

Faut-il faire une échographie de l'appareil urinaire ? Oui, s'il y a une infection urinaire, une hématurie, une lithiase possible sur le cliché d'abdomen, une masse lombaire à la palpation ; dans le cas contraire, ces examens ne sont pas indispensables, du moins dans l'immédiat.

Parasitoses intestinales

Peuvent-elles être responsables de douleurs abdominales ? Beaucoup de parents le pensent. En faire la preuve n'est pas chose facile. L'interrogatoire peut y aider, la numération globulaire formule sanguine également lorsqu'elle montre une hyperéosinophilie (mais celle-ci est éphémère, sinon inconstante). En tout état de cause, il n'y a jamais danger à instituer un traitement contre une éventuelle oxyurose ou ascaridiose, ou contre un tænia. Si l'enfant revient d'un séjour en pays tropical, d'autres parasitoses peuvent être recherchées (amibiase, bilharziose).

Causes gynécologiques

Les tumeurs ovariennes peuvent se voir à tout âge, mais sont très rares. La douleur en est le symptôme le plus fréquent, bien qu'il soit inconstant. Le diagnostic est habituellement porté sur la constatation d'une tumeur abdominale et sur le toucher rectal.

Beaucoup plus fréquentes sont les douleurs contemporaines de la période péripubertaire.

L'endométriose est exceptionnelle ; *la rétention menstruelle*, dont la cause habituelle est l'imperforation hyménéale, est plus fréquente, et son diagnostic est facile. Mais la cause de loin la plus souvent rencontrée est la *dysménorrhée essentielle* qui, selon l'intensité, relève soit des antispasmodiques, soit d'un traitement d'inhibition ovarienne par les œstroprogestatifs ou la médroxyprogestérone, ou les anti-inflammatoires antiprostaglandines.

Quoi qu'il en soit, le praticien, s'il sait assez aisément reconnaître l'origine gynécologique de douleurs abdominales, est souvent mal préparé à cette discipline. Qu'il sache faire appel au consultant qui lui semble le plus apte à la fois techniquement et psychologiquement à prendre en charge le problème.

Causes organiques rares

Parce qu'elles sont rares, on risque de les négliger, mais une fois ou l'autre, le médecin qui les a oubliées tombera dans le piège (tableau 10.3).

Tumeur cérébrale

Qu'elle puisse être révélée par des douleurs abdominales, tout médecin l'a appris… et peut-être oublié parce que ce type de manifestation ne s'est jamais présenté à lui. Habituellement, elle est associée à des céphalées, des

Tableau 10.3. Principales causes organiques de douleurs abdominales chroniques et/ou récurrentes de l'enfant.

Causes digestives	Causes extradigestives
Reflux gastro-œsophagien Dyspepsie non ulcéreuse Gastrite (*H. pylori*) Ulcère gastrique ou duodénalIntolérance au lactose Parasitoses intestinales Maladies inflammatoires du tube digestif Troubles fonctionnels intestinaux Constipation Pancréatite chronique Lithiase vésiculaire Kyste du cholédoque	Uropathie malformative Lithiase urinaire Causes gynécologiques Migraine abdominale Hypertension intracrânienne Épilepsie abdominale Hypertension artérielle Maladie périodique Drépanocytose Allergie alimentaire ? Saturnisme

vomissements, des signes neurologiques suffisamment évidents pour ne pas échapper à un examen même rapide. Très exceptionnellement, il peut arriver (et les neurochirurgiens connaissent tous de tels cas) qu'une tumeur cérébrale évolue pendant longtemps sous le masque isolé de douleurs abdominales.

Que le praticien soit informé de telles éventualités est important ; qu'il en tire hâtivement des conclusions qui le conduisent à faire effectuer facilement des examens très spécialisés, comme le scanner ou l'imagerie par résonance magnétique (IRM), est tout à fait abusif.

Épilepsie abdominale

Il est en tout cas certain que, chez l'enfant, les migraines, comme l'épilepsie, peuvent avoir pour traduction exclusive des douleurs abdominales.

Ulcère gastroduodénal et gastrite

Il n'est pas question de faire effectuer une fibroscopie gastrique à tout enfant présentant des douleurs abdominales. Le résultat en serait décevant et l'inflation de ce type d'examen est hors de proportion avec la rareté de l'ulcère chez l'enfant. Chez l'enfant comme chez l'adulte, l'ulcère a une sémiologie qui lui est propre : la rythmicité, la périodicité, la douleur calmée par le repas ne peuvent pas échapper à un interrogatoire bien mené. Mais les douleurs peuvent être nocturnes ou matinales précoces, et leur périodicité inconstante. Les vomissements sont fréquents avant 3 ans.

Le diagnostic repose sur la fibroscopie digestive qui permet de faire les prélèvements nécessaires à la recherche de l'*Helicobacter pylori*, déterminant dans la genèse de la pathologie ulcéreuse de l'enfant. L'ulcère gastrique ou duodénal est rare chez l'enfant mais très fréquemment associé à une infection à *H. pylori*, dont le traitement associé à celui de l'ulcère guérit les symptômes et prévient sa récidive. Cependant, si l'association ulcère-douleurs abdominales est quasi constante, il n'en est pas de même en cas de simple infection à *H. pylori* et en l'absence d'ulcère, l'existence de douleurs abdominales ne permet pas de différencier les enfants infectés des non infectés. Parmi les enfants infectés, il n'y a pas plus d'enfants présentant des douleurs abdominales que chez les non infectés.

Tumeurs abdominales

Elles ne sont généralement pas douloureuses, du moins à leur début, et le motif habituel de consultation est plutôt la découverte par la mère d'une augmentation de volume de l'abdomen. La perception d'une masse à la palpation en rend le diagnostic facile.

Œsophagite

Conséquence du reflux gastro-œsophagien, elle est plus fréquente chez le tout-petit, incapable de se plaindre de douleurs. Néanmoins, des brûlures plus rétrosternales qu'abdominales chez un enfant dont l'interrogatoire révèle qu'il s'agit d'un ancien vomisseur dit « habituel », *à fortiori* la notion de vomissements, voire de vomissements sanglants, conduisent à demander radiographie et fibroscopie.

À part cependant l'*œsophagite à éosinophiles*, maladie émergente à rechercher chez des enfants allergiques souffrant de pathologies digestives, qu'il faut savoir l'évoquer chez le grand enfant et l'adolescent, devant des douleurs abdominales récurrentes et épigastriques, avec souvent vomissements et diarrhée, des douleurs laryngées, une dysphagie après l'ingestion d'aliments solides et, plus rarement, une impaction alimentaire (10 à 20 % des cas). L'interrogatoire trouve dans plus de la moitié des cas un terrain atopique familial et des affections de nature allergique chez l'enfant (asthme, rhinite allergique, eczéma). Le diagnostic repose sur la fibroscopie œsophagienne avec biopsie montrant des signes spécifiques et la biopsie révélant l'hyperéosinophilie intraépithéliale : un bilan allergologique s'impose alors (prick- et patch-tests avec les principaux allergènes alimentaires) afin de guider le régime diététique plus ou moins associé à une corticothérapie.

Allergie alimentaire ?

Pourquoi ne pas la rechercher devant l'absence de symptômes spécifiques chez un enfant présentant des douleurs abdominales récidivantes isolées dont la cause n'est pas retrouvée, devant l'inefficacité du traitement d'une colopathie, surtout s'il existe un terrain personnel ou familial « atopique » ?

Il faut, pour clore cette longue liste, citer trois maladies sources de douleurs abdominales intenses, d'allure aiguë mais récidivantes et appartenant à certaines ethnies.

Maladie périodique

Très particulière aux populations du Bassin méditerranéen, notamment aux Juifs séfarades (50 % des cas), elle évolue de façon redoutable par poussées où s'associent douleurs abdominales, douleurs articulaires et fièvre. Le traitement repose sur la colchicine.

Drépanocytose

La drépanocytose ou anémie à cellules falciformes est particulière aux Noirs. Les douleurs abdominales, paroxystiques, accompagnent les crises hémolytiques.

Intolérance au lactose

Elle se manifeste le plus souvent par des douleurs abdominales récurrentes, souvent en fin de matinée ou quelques heures (2 à 5) après un repas lacté surtout chez un enfant d'origine asiatique, méditerranéenne ou africaine. Le diagnostic repose sur le *breath-test* ou sur l'épreuve d'exclusion du lactose pendant 3 semaines.

Autres

Tous ces cas sont l'exception, c'est à peine s'ils méritent d'être mentionnés dans une liste qui, volontairement, ne se veut pas exhaustive.

Il faut cependant citer, pour ne pas les oublier selon le contexte : le saturnisme, la pancréatite chronique, la lithiase vésiculaire, le kyste du cholédoque.

Quelques règles à observer devant des douleurs abdominales de l'enfant

- Ne jamais nier la réalité des douleurs abdominales alléguées par l'enfant.
- Un interrogatoire et un examen clinique bien conduits sont le prélude indispensable à toute discussion diagnostique.
- Il est beaucoup plus utile de revoir l'enfant que de faire des examens complémentaires à l'aveugle.
- Une douleur localisée à distance de l'ombilic, qui existe nuit et jour et s'accompagne d'autres symptômes, est à priori organique.
- Une douleur péri-ombilicale, isolée, diurne est à priori fonctionnelle.

Causes « fonctionnelles »

Les troubles fonctionnels gastro-intestinaux de l'enfant (TGIF[1]) associées à une douleur abdominale ; 24 % des enfants d'âge scolaires (8 à 15 ans) et de 4 à 11 % chez les plus jeunes enfants (2 à 6 ans) en souffriraient. C'est dire la fréquence avec laquelle on peut être amené a les diagnostiquer surtout en gatroentérologie pédiatrique. Cependant et curieusement, près de la moitié

1. Voir p. 65.

de ceux qui en souffrent ne consulte pas alors que leurs douleurs sont aussi sévères que ceux qui sont amenés en consultation.

La classification de ROME IV distingue dans ce cadre :

- le syndrome de l'intestin irritable (40 à 50 % des cas) ;
- la migraine abdominale (20 %) ;
- la dyspepsie fonctionnelle (15 à 20 %) ;
- la douleur abdominale fonctionnelle sans spécificité (10 %).

Syndrome de l'intestin irritable

Il se caractérise par :

- des douleurs abdominales très vives, d'allure spasmodique, parfois calmées par l'émission d'une selle ou de gaz, et rares pendant le repos nocturne ;
- souvent associée à une alternance de diarrhée et de constipation, voire l'un ou l'autre isolé (SII-D ou SII-C) ;
- parfois par des malaises avec pâleur à l'occasion des crises douloureuses abdominales ;
- enfin, à la palpation, parfois, par un côlon spasme contractile, notamment dans la fosse iliaque ;
- ni fièvre, ni amaigrissement, ni sang dans les selles, ni douleurs nocturnes ou localisées évoquant une autre pathologie comme une pathologie épigastrique, suggérant une atteinte œsogastrique ou de l'hypocondre droit, une atteinte hépatique ou biliaire ou de la fosse iliaque droite, une atteinte du carrefour iléocæcal ;
- aucun signe d'accompagnement comme ulcérations ou fissures anales, aphtes buccaux, arthralgies, érythème noueux ou uvéite, tous symptômes qui orienteraient plutôt vers les maladies inflammatoires chroniques de l'intestin (MICI) [Crohn et rectocolite hémorragique] (voir page 149) ;
- une participation psychologique est fréquente dans ce syndrome : ces enfants et adolescents sont volontiers anxieux, stressés (comme souvent la parenté), avec un absentéisme scolaire significatif.

Le SII est un modèle de désordres de l'axe cerveau-tube digestif. L'hypersensibilité viscérale de ces enfants peut être liée certes à la détresse psychologique, à l'inflammation de la muqueuse et à une dysbiose très souvent impliquée.

Le *traitement* repose sur un *régime simple* consistant à corriger les erreurs alimentaires manifestes fréquentes chez l'adolescent, en particulier les repas riches en graisses, l'alimentation trop riches en sucres, jus de fruits et fructose, boissons gazeuses et sucreries (FODMAP : sucres fermentables). L'utilité de certains *probiotiques* a été démontrée et paraît donc logique car ils ont un effet trophiques et anti-inflammatoire réel en plus de leur capacité à modifier le microbiote. Les *antispasmodiques* comme la mébévérine et la trimébutine n'ont qu'un un effet très modeste sur la douleur ; il faut leur adjoindre le traitement des troubles du transit mais le traitement de la constipation du SII-C a peu d'effet sur la douleur.

Il ne faut jamais oublier la *composante psychologique* (cause ou conséquence) de la pénibilité de ce syndrome sur l'enfant et sa famille : thérapie cognitivocomportementale, hypnose, mais aussi parfois antidépresseurs tricycliques (amitryptiline).

Ce traitement est-il toujours efficace ? Assurément non, mais qui connaît le traitement miracle des colites ? L'important est d'améliorer le confort de ces enfants en leur autorisant une vie normale.

Dyspepsie fonctionnelle

Elle touche surtout les adolescents ; elle s'exprime par la survenue plus ou moins intriquée de l'un des trois symptômes suivant durant au moins 4 jours par mois depuis au moins 2 mois (ROME IV) :

- sensation d'une plénitude postprandiale ;
- satiété précoce ;
- douleur (ou inconfort) ou brûlures épigastrique sans rapport avec la défécation.

Deux sous types sont reconnus :

- *Le syndrome de « détresse » post-prandiale* où la sensation de plénitude gastrique ou de satiété précoce empêche de finir un repas normal avec ballonnement abdominal, nausées postprandiales, ou éructations excessives.
- *Le syndrome de douleur épigastrique* dans lequel la douleur ou la brûlure épigastrique (et non ailleurs) est suffisamment sévère pour entraver l'activité normale, non améliorée par la défécation ou l'élimination de gaz ; la douleur est souvent lié à l'ingestion d'un repas. Certaines formes sont très douloureuses et les IPP semblent alors efficaces. Les facteurs psychologiques sont très impliqués.

Migraine abdominale

On peut l'évoquer devant (ROME IV) des épisodes paroxystiques de douleur abdominale aiguë très sévère et pénible, périombilicale médiane ou diffuse, très invalidante et entravant toute activité normale, durant plus d'1 heure ou plus, séparés par des intervalles sans symptômes pendant plusieurs semaines ou mois.

Ces douleurs sont associées à au moins deux des symptômes suivant : nausées et/ou vomissements, céphalées, photophobie, pâleur. Les symptômes sont toujours les mêmes chez le même patient. On la diagnostique de plus en plus souvent chez l'enfant. Il existe en règle des antécédents familiaux de migraine. De nombreux traitements sont proposés avec plus ou moins de succès (comme les antimigraineux classiques) après s'être assurés bien sur qu'il n'y a pas de cause organique.

Douleur abdominale fonctionnelle sans spécificité

Elle est évoquée devant une douleur abdominale épisodique ou continue survenant au moins 4 fois par mois depuis 2 mois, ne survenant pas uniquement lors d'événements physiologiques (comme un repas ou des menstruations) sans critères évoquant une dyspepsie, un syndrome de l'intestin irritable ou une migraine abdominale et sans autre cause médicale retrouvée à un examen soigneux. Ces enfants sont souvent soumis à des nombreux stress. La réassurance auprès de l'enfant et des parents et la thérapie comportementale sont utiles.

Si ces douleurs abdominales fonctionnelles représentent 85 à 90 % des douleurs abdominales récurrentes de l'enfant, il faut toujours, avant de retenir le diagnostic de TGIF, faire une analyse approfondie des symptômes pour ne pas passer à côté d'une cause organique.

Causes psychologiques

Elles sont très impliquées dans les TGIF de l'enfant et de l'adolescent, certes, mais certaines sont totalement isolées. Il faut y penser surtout quand la douleur péri-ombilicale isolée ne réveille pas l'enfant la nuit. Elles se rencontrent souvent à l'âge scolaire.

Certaines ont des caractères assez significatifs : douleurs abdominales matinales, paroxystiques, avant le départ pour l'école, pouvant se répéter dans la journée. Elles relèvent de l'*angoisse scolaire*.

D'autres sont d'allure moins stéréotypée, mais se situent dans un contexte particulier : toute difficulté d'insertion de l'enfant dans la vie de tous les jours, toute adaptation à une vie nouvelle (changement d'école, de domicile, problèmes créés par la dissociation du couple) peuvent être à l'origine de douleurs abdominales : à une circonstance génératrice d'anxiété, de stress, de tension quelle qu'en soit la cause, l'enfant peut réagir par des douleurs abdominales.

Certaines difficultés scolaires spécifiques sont également génératrices de douleurs abdominales. Tout enfant amené chez le médecin pour des douleurs abdominales et chez lequel l'interrogatoire retrouve des difficultés scolaires doit subir des tests psychométriques et orthophoniques. Il n'est pas exceptionnel qu'une dyslexie méconnue se présente en consultation sous le masque de douleurs abdominales.

Forcing alimentaire

C'est une cause souvent oubliée. Les petits anorexiques, les « petites natures », sont souvent l'objet de la part des parents d'un *forcing* alimentaire que le praticien connaît bien. Il faut obtenir par la persuasion, au cours de consultations itératives, que cesse le *forcing* : les douleurs abdominales disparaissent.

Ces douleurs sont-elles liées aux aliments eux-mêmes ou sont-elles réactionnelles au conflit psychologique que le *forcing* entretient ? La réponse est difficile, mais peu importe, pourvu que les douleurs disparaissent en même temps que l'inquiétude familiale.

Ce qu'il faut faire

Si l'on évoque un TGIF de l'enfant, il faut parfois en référer au spécialiste, pédiatre ou gastropédiatre. S'il existe des difficultés scolaires, il faut essayer de les résoudre : des leçons particulières, une meilleure orientation scolaire, une rééducation orthophonique, un redoublement sont parfois des mesures salutaires.

En l'absence de telles difficultés, un traitement anxiolytique peut avoir raison du problème. Encore faut-il revoir l'enfant, le rassurer, obtenir des parents une modification de leur comportement. Le rôle du médecin est une véritable prise en charge de l'enfant et de sa famille. Revoir l'enfant est là, plus qu'ailleurs, un impératif.

Ce qu'il ne faut pas faire

Penser problème psychologique et ne penser qu'à cela

Ne pas oublier que, si près de 85 à 90 % des douleurs abdominales ont une origine psychologique, 10 % au moins sont d'une autre nature.

« Psychiatriser » le problème

Dans l'immense majorité des cas, c'est au médecin de famille de régler le problème, aidé éventuellement des examens complémentaires que sont les tests psychométriques ou orthophoniques. Le recours au psychiatre ne doit être qu'une exception.

Réfuter l'existence du symptôme

Ces enfants souffrent réellement de douleurs abdominales authentiques. Il serait grave de laisser penser aux parents que leur enfant est un simulateur : ce serait tout à la fois maladroit et erroné. Que l'adulte qu'est le médecin réfléchisse à ses propres problèmes : n'a-t-il jamais eu mal au ventre, réellement, viscéralement, à l'occasion d'une anxiété, d'un examen, d'une contrariété ? L'enfant, comme l'adulte, peut avoir mal au ventre parce qu'« il n'est pas bien dans sa peau ». Il est important que le médecin ne nie pas ce symptôme, sinon tout le capital de confiance dont il est crédité par l'enfant lui sera immédiatement enlevé.

Philosophie du problème

Le médecin ne se trouve pas ici devant une maladie bien caractérisée, il est en présence d'un symptôme quotidien (puisqu'un enfant sur 10 lui est présenté avec des douleurs abdominales chroniques), mais qui peut relever de causes particulièrement nombreuses. L'enseignement qu'il a reçu le prépare souvent mal à appréhender un tel problème.

Ce n'est certainement pas en demandant d'emblée un grand nombre d'examens complémentaires que le médecin peut résoudre ces problèmes. Qu'il ne cherche pas par ce moyen à se couvrir contre l'erreur de diagnostic : il ne peut jamais lui être reproché d'avoir omis, à la première consultation, de demander l'examen qui lui aurait permis (peut-être) de porter le diagnostic d'exception.

Son rôle de médecin, devant ce symptôme qui se répète et est toujours facteur d'inquiétude, est avant tout de prendre en charge le malade, c'est-à-dire l'enfant et sa famille. Il ne doit jamais prendre à la légère un symptôme qui, dans la majorité des cas, a des causes psychologiques, mais qui peut aussi révéler une affection sérieuse. Il doit donc d'abord bien analyser les caractères cliniques de ce symptôme et l'intégrer dans ce qu'il sait du contexte familial et du caractère propre de l'enfant qu'il soigne.

S'il n'arrive pas à porter de diagnostic, après avoir revu l'enfant, après s'être aidé d'examens complémentaires qu'il sait bien interpréter, s'il a l'impression que le problème lui échappe, qu'il n'hésite pas à demander un avis spécialisé... en sachant que son rôle n'est pas pour autant terminé.

Pour en savoir plus

Douleurs abdominales récurrentes : pas à pas en pédiatrie. http://pap-pediatrie.fr/hepato-gastro/douleur-abdominale-recurrente.

Gottrand F, Turck D. Gastroentérologie pédiatrique progrès en pédiatrie, 1 vol. Paris: Doin; 2016.

11 Fièvre, poussées de fièvre à répétition, fièvre au long cours

- Dans « fièvre », il y a la prise en charge de la fièvre et de sa cause.
- Les poussées de fièvre à répétition sont souvent des coïncidences : ne pas oublier l'infection urinaire chez le nourrisson.
- Devant une fièvre prolongée, penser à la thermopathomimie.

C'est un sujet de grande inquiétude familiale et le motif de bien des appels au médecin. Quoique ce problème soit habituellement réglé au cours d'une visite au domicile, il est apparu nécessaire de l'aborder, d'autant que bien des angoisses peuvent être prévenues, bien des conseils peuvent être donnés à l'occasion d'une consultation systématique chez un nourrisson normal.

Les aspects médicaux sont cependant différents selon qu'il s'agit d'une pyrexie aiguë du nourrisson, de poussées de fièvre à répétition ou d'une fièvre prolongée chez l'enfant plus grand.

Fièvre aiguë du nourrisson

Définition et méthode de mesure

On définit la fièvre comme une élévation de température centrale au-dessus de 38 °C chez un enfant normalement couvert, en l'absence d'activités physiques importantes et dans une température ambiante modérée. Au niveau cérébral, la température corporelle est déterminée par le centre thermorégulateur ; le point d'équilibre thermique est déplacé vers le haut en cas de fièvre. Elle se distingue en cela de l'hyperthermie, où l'augmentation de la température est due à une accumulation de chaleur d'origine exogène (coup de chaleur) ou endogène (effort physique intense, par exemple). Il n'y a pas de consensus pour distinguer les fièvres « modérées » des fièvres « élevées », tout dépend du comportement de l'enfant fébrile. Certains peuvent avoir une température haute mais très bien tolérée, d'autres une fièvre modérée » mais mal supportée.

On considère que ce n'est qu'à partir de 38,5 °C (ce qui est discutable) qu'il est éventuellement utile d'entreprendre un traitement.

La méthode la plus fiable pour mesurer la température corporelle est le thermomètre électronique par voie rectale. On peut aussi utiliser les bandeaux à cristaux liquides à poser sur le front, qui ont l'avantage d'être pratiques et non douloureux, mais restent imprécis. Quant au thermomètre

Guide pratique de la consultation en pédiatrie

par voie buccale ou axillaire, il nécessite un temps de prise plus long et a l'inconvénient d'une sous-estimation fréquente. Le thermomètre à infrarouges par voie auriculaire a l'avantage d'une prise très rapide, mais est difficilement utilisable avant l'âge de 6 ou 7 ans.

Pourquoi traiter la fièvre ?

Il faut remettre en cause bien des idées préconçues et répandues sur la fièvre, pour la considérer tout simplement et uniquement comme le témoin de l'activation de la défense immunitaire de l'enfant, moyen de réponse naturel de l'organisme aux infections et à certaines (rares) maladies inflammatoires. En effet, sa responsabilité dans les convulsions dites « fébriles », l'hyperthermie maligne et le comportement « malade », est maintenant battue en brèche grâce à une meilleure connaissance des conséquences de cette réaction immunitaire.

Syndrome d'hyperthermie majeure

S'il n'y a pas de consensus pour différencier les fièvres modérées ou élevées en fonction du niveau de température, les hyperthermies la plupart du temps très élevées (+ de 41 °C) peuvent exceptionnellement provoquer : état de mal convulsif, collapsus, troubles rénaux, troubles hémorragiques, voire défaillance multiviscérale avec son grand risque de décès ou de séquelles psychomotrices et neurologiques. En réalité, ce syndrome exceptionnel résulte de l'association d'une fièvre à priori banale à des conditions hyperthermiques extérieures à l'enfant (surhabillement surtout de la tête, pièce surchauffée, etc.) : il est donc évitable.

Convulsions fébriles

Elles peuvent être observées lors d'un accès de fièvre chez 2 à 5 % des enfants jusqu'à l'âge de 5 ans, avec une incidence maximale entre 18 et 24 mois. Cependant, ces enfants présentent en général une prédisposition familiale et donc une « susceptibilité » individuelle. La convulsion apparaît en général au début de la maladie fébrile ; bien qu'elle soit en règle très brève, rien ne permet de prévoir sa durée. De plus, il faut en général l'association de fièvre et de certains virus. En réalité, il n'y a pas de données en faveur d'un effet préventif du traitement antipyrétique sur la survenue de ces convulsions en climat fébrile. Il en est de même dans la prévention des récurrences : un enfant a pu convulser avec une fièvre modérée et ne pas convulser ultérieurement avec un niveau de fièvre beaucoup plus élevé.

Comportement « malade »

Apathie, baisse des capacités intellectuelles, du désir de communication, diminution de l'appétit, de la soif s'apparentent à une sorte de « dépression ». Elles sont en réalité liées aux cytokines libérées dans la circulation lors de la réaction de l'organisme à l'agression qu'il subit. Elles apparaissent donc en même temps que la fièvre, mais n'en sont pas directement dépendantes.

En pratique

- La fièvre n'est qu'un symptôme.
- La fièvre est utile.
- Elle n'entraîne que très rarement des complications et il n'existe aucun traitement préventif des convulsions.
- Il ne faut donc pas la craindre, chercher systématiquement à obtenir l'apyrexie et conduire à des traitements abusifs.
- En revanche, la fièvre peut s'accompagner d'un inconfort pour l'enfant — diminution de l'activité, de la vigilance, de l'appétit, des rapports sociaux, céphalées, modifications de l'humeur — qui peut être important et qui en justifie donc le traitement (HAS, octobre 2016).

Prise en charge de la fièvre : traitement symptomatique

Le traitement symptomatique de la fièvre repose sur :

- **des méthodes physiques** : des mesures simples pour favoriser la régulation thermique : faire boire fréquemment l'enfant en donnant une boisson bien acceptée et fraîche, ne pas trop le couvrir et aérer la pièce. Les autres méthodes, dont le refroidissement par le bain dans une température à 1, voire 2 °C en dessous de la température de l'enfant, les enveloppements frais humides au niveau du tronc et de la racine des cuisses, très longtemps préconisées devant la « crainte » de la fièvre, n'ont jamais fait la preuve formelle de leur efficacité et peuvent avoir des inconvénients, en particulier être mal tolérés par l'enfant ;
- **les médicaments**(tableau 11.1): en France, quatre molécules sont utilisables en première intention : le paracétamol, l'ibuprofène et le kétoprofène, qui sont des anti-inflammatoires non stéroïdiens (AINS) ayant l'AMM pour la régulation centrale de la fièvre de l'enfant, et l'aspirine, qui est également un AINS. Parmi ces quatre molécules, seul le kétoprofène à usage pédiatrique, peu utilisé, est inscrit sur la liste II ; les autres spécialités employées pour le traitement de la fièvre chez l'enfant sont disponibles sans ordonnance. Ces quatre molécules semblent avoir la même efficacité sur la fièvre avec, probablement pour l'ibuprofène, une efficacité légèrement supérieure en termes de rapidité d'action, alors que le paracétamol serait plus efficace sur l'activité et la vigilance. Si ces molécules ont donc une efficacité comparable sur la fièvre, leurs effets secondaires sont très différents, et comme,

Tableau 11.1. Contre-indications et précautions pour les trois molécules

	Paracétamol	AINS (ibuprofène)	Aspirine
Contre-indications	Hypersensibilité au paracétamol Insuffisance hépatocellulaire	Hypersensibilité à l'AINS concerné Antécédent d'éruption cutanée, d'asthme ou de choc anaphylactique, déclenché par la prise d'AINS ou de substance d'activité proche (aspirine) Insuffisance rénale sévère Ulcère gastroduodénal en évolution Insuffisance hépatique sévère Insuffisance cardiaque non contrôlée Lupus érythémateux disséminé (pour l'ibuprofène)	Hypersensibilité à l'aspirine Antécédent d'éruption cutanée, d'asthme ou de choc anaphylactique, déclenché par la prise d'AINS ou de substance d'activité proche (AINS) Insuffisance rénale sévère Ulcère gastroduodénal en évolution Insuffisance hépatique sévère Insuffisance cardiaque non contrôlée Toute maladie ou risque hémorragique constitutionnel ou acquis Méthotrexate
Précautions particulières		À éviter en cas de varicelle	À éviter en cas de viroses, en particulier, varicelle et épisodes d'allure grippale Une insuffisance rénale fonctionnelle peut survenir chez les sujets présentant des facteurs de risque tels qu'une situation d'hypovolémie (notamment par diarrhée, vomissements, ou une maladie rénale préexistante)

répétons-le, il faut *traiter le confort de l'enfant en priorité*, il faut à l'évidence choisir la molécule la moins dangereuse. Et puisqu'il faut traiter le confort de l'enfant plutôt que la fièvre, faut-il encore les considérer comme des antipyrétiques… ou des « antalgiques » ?

Paracétamol

Le paracétamol (60 mg/kg/24 h en 4 prises) est actuellement l'antipyrétique de référence, car sa tolérance est excellente ; en effet, la toxicité hépatique peut survenir pour des doses très élevées, huit à dix fois la dose thérapeutique, ce qui offre une large marge de sécurité, surtout en cas d'automédication. Les allergies sont exceptionnelles. Enfin, le paracétamol peut être prescrit dès 3 kg. Il faut cependant toujours se méfier d'autres molécules prescrites pour d'autres symptômes qui pourraient contenir du paracétamol afin de limiter les risques de toxicité chronique (il y en a encore quelques spécialités, voir Vidal).

En pratique

Le paracétamol, à la posologie de 60 mg/kg/24 h en 4 prises, soit 15 mg/kg toutes les 6 h, mieux qu'en 6 prises de 10 mg/kg toutes les 4 h, est la molécule de choix dans le traitement de la fièvre chez l'enfant, devant sa grande efficacité et son absence de risque.

Il faut privilégier la monothérapie : un seul principe actif à dose efficace doit être la règle dans le traitement de la fièvre chez l'enfant. La simplification de la prescription en favorise la bonne observance et limite les risques d'erreur, surtout si les parents pratiquent, ce qui est souvent le cas, une automédication bien conduite.

Anti-inflammatoires non stéroïdiens (ibuprofène)

Les AINS (ibuprofène : 20 à 30 mg/kg/24 h en 3 ou 4 prises, AMM dès 3 mois) ; kétoprofène : 2 mg/kg/24 h en 4 prises AMM après 6 mois) ont certes des effets antipyrétiques et antalgiques. Leur effet anti-inflammatoire reste minime aux posologies recommandées par l'AMM pour la fièvre et la douleur chez l'enfant. En revanche, ils ont les effets secondaires des AINS : effet sur l'hémostase avec risque d'allongement du temps de saignement, effet digestif avec risque exceptionnel d'hémorragie digestive et d'ulcération œsophagienne ou gastrique, quelques exceptionnelles réactions allergiques cutanées. L'ibuprofène a été impliqué dans la survenue d'infection des tissus mous, de type cellulite, fasciite nécrosante, nécrose cutanée, abcès cutané, survenus sur des enfants de moins de 15 ans, surtout lorsqu'ils sont atteints de varicelle. De nombreuses études sont contradictoires, évoquant plus une association de phénomènes qu'une responsabilité directe de l'ibuprofène. La prescription d'AINS doit donc être évitée (principe de précaution) en contexte de varicelle. Enfin, une insuffisance rénale fonctionnelle peut survenir chez les sujets présentant des facteurs de risque, tels qu'une situation d'hypovolémie, notamment lorsqu'il y a diarrhée ou vomissements. Il n'en reste pas moins que l'ibuprofène représente actuellement 25 % du total des prescriptions en cas de fièvre chez l'enfant (la première et de loin aux États Unis) et que de très nombreuses doses ont été absorbées sans accident déclaré.

Attention ! Les préparations d'ibuprofène en sirop n'ont pas toujours les mêmes dosages : pour certaines, les graduations en fonction du poids délivrent 10 mg/kg (donc en 3 prises), d'autres 7,5 mg/kg (donc en 4 prises).

Aspirine

Son mode d'action (50 à 60 mg/kg/24 h en 4 à 6 prises), qui est commun avec les AINS, en partage les effets indésirables. Les cas de syndrome de Reye sont exceptionnels en France, mais on y retrouve toujours l'association de prise d'aspirine dans un contexte viral. Enfin, la toxicité aiguë de l'aspirine survient pour une dose unitaire supérieure à 120 mg/kg, ce qui est proche de la dose thérapeutique. Elle n'est quasiment plus utilisée (moins de 5 % des prescriptions).

Association ou alternance paracétamol-ibuprofène

L'efficacité de l'alternance ou de l'association paracétamol/ibuprofène (ou aspirine) n'a jamais été démontrée, ni sa tolérance, ni son innocuité. Les risques et les coûts ne sont-ils pas multipliés ? Et si un effet non prévisible (par exemple, allergie) apparaissait, à laquelle des molécules prescrites pourrait-on l'attribuer, au risque d'accuser les deux et de priver l'enfant d'un principe efficace ? L'alternance ne serait justifiée qu'en cas d'échec d'une monothérapie bien conduite à doses efficaces si la fièvre reste très élevée et/ou mal tolérée ; paracétamol donc de première intention ; en deuxième intention, s'il en est besoin, AINS en l'absence de contexte de varicelle ou de déshydratation.

Anticonvulsivants : ils ne sont plus nécessaires

Si certains (de plus en plus rares) préconisent encore l'association systématique d'un traitement anticonvulsivant au traitement de la fièvre (de 15 mois à 3 ans, âge du risque le plus grand), en réalité toutes les études évaluant leur intérêt pour éviter l'apparition ou la prévention des récidives de convulsions fébriles sont négatives : il ne faut plus les utiliser, d'autant que cela peut compromettre l'évaluation du comportement de l'enfant.

Éducation des parents

Toutes ces mesures symptomatiques doivent être enseignées aux parents avant même que le nourrisson ne soit malade, lors d'une consultation « systématique ». Ils doivent savoir qu'un épisode fébrile est inéluctable dans la vie d'un enfant. Ils doivent donc connaître les moyens simples de lutte contre la fièvre, disposer dans leur pharmacie des médicaments indispensables avec leur mode d'emploi afin d'appliquer un traitement symptomatique avant même l'arrivée du médecin… Une situation prévue et annoncée est toujours moins angoissante.

En pratique

- La fièvre de l'enfant (sauf cas très particulier) ne représente pas un danger par elle-même.
- Rechercher sa cause.
- La prise en charge symptomatique dans un contexte aigu (> 38°5 C) repose sur :
  - des moyens physiques (faire boire, aérer, ne pas trop couvrir) qui peuvent seuls suffire ;
  - des médicaments à visée de confort en privilégiant une monothérapie au début, en choisissant la molécule en fonction de ces contre-indications, mises en garde et précautions d'emploi, en la prescrivant à dose efficace : paracétamol : 60 mg/kg/j en 4 ou 6 prises, sans dépasser 80 mg/kg/j ; ibuprofène : 20 à 30 mg/kg/j en 3 ou 4 prises, sans dépasser 30 mg/kg/j.
- La persistance d'une fièvre mal tolérée au-delà de 24 h nécessite une réévaluation pour juger de l'intérêt d'un changement de molécule ou d'une association.
- Attention aux autres médications associées pouvant contenir la même molécule.

Cause de la fièvre et conduite à tenir

Lorsque le médecin voit l'enfant, la cause de la fièvre peut lui apparaître évidente à l'examen clinique : ainsi en est-il par exemple de la rhinopharyngite, d'une maladie éruptive, de la réaction vaccinale. Mais, bien souvent, elle ne l'est pas.

Le problème immédiat est en fait beaucoup plus d'*apprécier la gravité de la situation* que de porter un diagnostic d'extrême précision. Deux tableaux peuvent être ainsi opposés :

- dans un cas, *le nourrisson est gai*, son habitus est normal, il crie vigoureusement ; lorsqu'on l'examine, il a un comportement actif, il est bien coloré. Si par ailleurs l'examen clinique n'a révélé aucun signe d'inquiétude (purpura, tension de la fontanelle…), le médecin peut être rassuré… et rassurant. Faute d'un diagnostic, il peut émettre un pronostic bénin et proposer de se contenter dans l'immédiat d'un traitement symptomatique ;
- dans l'autre, *des signes d'inquiétude sont notés :* enfant pâle ou gris, prostré ou somnolent, au cri plaintif. Sans doute peut-il s'agir d'une fièvre mal supportée au cours d'une virose. Mais il faut toujours, dans ce cas, redouter l'infection sévère, la méningite, et ne pas hésiter à proposer une hospitalisation.

Il existe, de toute évidence, *des cas intermédiaires* où l'expérience du médecin, son impression, ont tout autant de valeur que tel ou tel signe objectif. Il ne peut, il ne doit jamais lui être reproché d'avoir demandé l'hospitalisation d'urgence du nourrisson qui l'inquiète.

Une question pratique se pose très vite au praticien qui, rassuré par l'aspect de l'enfant, décide de le garder au domicile des parents. À partir de quand, *sur quels arguments est-il en droit de prescrire une antibiothérapie ?* On lui a tant parlé de méningites « décapitées », d'antibiothérapie abusive... Mais les parents vont-ils accepter tout à la fois l'incertitude diagnostique et l'abstention thérapeutique ? Partagé entre ces deux pressions contradictoires, le praticien ne sait pas où est la bonne solution, persuadé qu'il est que, de toute façon, son attitude sera critiquée... Et pourtant !

- Qu'au début d'une pyrexie isolée et bien tolérée, il se contente d'un traitement purement symptomatique est une attitude de sagesse et de prudence, et les parents lui en sauront gré, qui souvent s'apercevront que cette fièvre a été de très courte durée (que de pyrexies ne durent en effet que 48 ou 72 h !).
- Qu'il demande que, pendant cette période de mise en observation, on lui signale tout élément nouveau qui viendrait éclairer son diagnostic ou modifier son attitude : aggravation de l'état initial, apparition d'une éruption...
- Qu'une réévaluation de l'enfant soit éventuellement pratiquée au bout de 3 ou 4 jours si la température persiste, avec éventuellement des bilans sanguin et urinaire, voire une radio des poumons, pour décider ou non d'une antibiothérapie.

Deux cas particuliers

- **Le nourrisson de moins de 3 mois doit être à priori suspect d'infection bactérienne sévère. Deux situations sont possibles :**
  - **il a des anomalies du cri, une altération de la vigilance, du contact, de la réponse aux stimulations ; il présente des troubles hémodynamiques (pâleur, teint grisâtre, augmentation du temps de recoloration) : il doit être hospitalisé, quels que soient les autres signes cliniques ;**
  - **son examen clinique est normal et rassurant, la fièvre est certaine (il n'était pas trop couvert...) ; il doit cependant avoir en ambulatoire, au mieux en « hôpital de jour » où l'on peut le surveiller quelques heures, quelques examens complémentaires de base et de sécurité (numération globulaire formule sanguine, protéine C réactive [CRP], examen cytobactériologique des urines [ECBU] avec examen direct, radiographie du thorax). Si les résultats des examens sont normaux, une surveillance à domicile est autorisée si les parents sont « fiables ». Si les résultats sont anormaux, tout dépend du diagnostic porté : hospitalisation ou traitement spécifique à domicile.**
- **Tout nouveau-né fébrile (< 1 mois) doit être hospitalisé.**

À retenir

- Toujours rechercher des signes de gravité (**urgences hospitalières**) :
  - < 3 mois à fortiori < 1 mois ;
  - dyspnée ou polypnée ;
  - conscience altérée ;
  - absence de réponse aux stimulations ;
  - renflement de la fontanelle ;
  - pâleur ou cyanose ;
  - cris faibles ou grognements ;
  - raideur de la nuque.
- Tenir compte de la perception des parents.
- La hauteur de la fièvre n'est pas un facteur de gravité.

Poussées de fièvre à répétition

Fièvres « récurrentes »

Les épisodes fébriles « récurrents », prolongés ou non, surviennent de façon anormalement rapprochée, mais sans rythme régulier et spontanément résolutifs.

Ces fièvres sont fréquentes, surtout chez l'enfant en bas âge. Le traitement symptomatique s'impose donc à chaque poussée. Il est par ailleurs important de rechercher une cause à ces poussées fébriles répétées qui inquiètent les parents, sans oublier les problèmes pratiques (de garde, d'absentéisme professionnel…) qu'elles posent.

Le médecin, lorsqu'il est confronté à cette question, est en présence d'un enfant dont l'examen clinique est en règle normal. C'est cette situation que nous envisageons (il est évident que s'il n'en est pas ainsi, son diagnostic est orienté tout à fait différemment). C'est de l'interrogatoire qu'il peut alors tirer le maximum de renseignements.

Coïncidences

Elles ne doivent pas être négligées. Le nourrisson, le jeune enfant a tant de raisons de présenter une fièvre ! Ainsi, trois poussées fébriles à quelques semaines d'intervalle ont peut-être été successivement liées à une « virose éruptive », une rhinopharyngite, un état grippal…Mais cela génère des angoisses parentales, donc des consultations et des examens répétés et inappropriés Le rôle du médecin est de rassurer, d'expliquer à la mère qu'il s'agit là de phénomènes tout à fait banals, que cela ne signifie pas du tout que son enfant soit fragile. L'« apprentissage » de l'immunité ne se fait pas sans maladies itératives. Trois maladies successives ne justifient pas le « Il est tout le temps malade » tant de fois entendu.

Infections ORL

Elles sont très souvent en cause. Combien d'angines répétées, de rhinopharyngites, surtout chez le nourrisson, sont présentées au médecin pour des poussées fébriles ! Si l'enfant est vu peu de temps après l'un de ces épisodes, l'examen permet parfois de voir encore une traînée de mucopus dans le cavum ou une gorge en mauvais état. Sinon, l'interrogatoire retrouve la notion d'un « rhume », d'une toux (significative surtout quand elle est grasse et majorée en décubitus), d'un encombrement rhinopharyngé lors des épisodes fébriles, voire, chez l'enfant plus grand, d'une dysphagie.

Il faut informer les parents du caractère à la fois inévitable et indispensable, mais transitoire de ces rhinopharyngites à répétition du jeune enfant en collectivité, qui réalisent une véritable « maladie d'adaptation ». La fréquence accrue en période hivernale s'explique par le nombre de virus en cause et la possibilité de réinfections. Dans certains cas, des épisodes très rapprochés peuvent même paraître se confondre. La banalité et la bénignité habituelles de ces infections ne doivent pas faire oublier leurs complications (otite purulente ou séreuse chronique, sinusite, adénophlegmons, laryngites…) et leurs conséquences sociales, familiales et scolaires. C'est pourquoi, à défaut de traitement véritablement efficace, on peut discuter l'adénoïdectomie, ou l'amygdalectomie. Des mesures d'hygiène simples comme la réduction du chauffage, l'humidification de l'atmosphère, la suppression de la pollution tabagique peuvent s'avérer très utiles. L'éviction des collectivités (crèche) est en pratique plus difficile à réaliser.

Infection urinaire

L'existence de poussées de fièvre à répétition sans explication doit faire évoquer la possibilité d'une infection urinaire, surtout chez le nourrisson, et impose donc la réalisation d'un ECBU et la recherche d'une éventuelle uropathie malformative (chapitre 13).

Fièvres « périodiques » : syndrome de Marshall »

Les épisodes de fièvre « périodiques » (prolongés ou non) surviennent selon un rythme régulier, parfois même prévisible.

Encore appelé PFAPA (acronyme de : *periodic fever, aphtous stomatitis, pharyngitis and cervical adenopathy*), ce syndrome a été décrit par Marshall en 1987 dans les causes de fièvre récurrente en pédiatrie.

Il débute le plus souvent avant 5 ans, parfois très jeune, avant 1 an, avec une prédominance masculine. Sa prévalence est inconnue, mais sûrement sous-évaluée. Il n'a aucun caractère familial et est exclusivement pédiatrique.

Il se manifeste par des épisodes cycliques de 3 à 6 semaines très stéréotypés, caractérisés par :

- une fièvre élevée (> 40 °C) pendant 3 à 5 jours à début et fin brutaux, souvent en plateau et rebelle aux antipyrétiques ;
- une pharyngite (quasi constante) et/ou des adénopathies cervicales et/ou des aphtes buccaux (50 %) ;
- beaucoup plus rarement : douleurs abdominales, nausées, céphalées, asthénie, arthralgies sans spécificité ;
- un syndrome inflammatoire biologique (augmentation de la CRP) et une polynucléose banale durant l'accès.

Il n'y a aucun symptôme en dehors des accès, ni marqueur biologique. La croissance staturopondérale et le développement psychomoteur sont normaux. L'évolution est favorable avec le temps, les poussées s'espacent progressivement et disparaissent en règle après 5 ans. Il n'y a aucun risque de développement d'une amylose.

La pathogénie est à ce jour inconnue.

Il n'y a pas de traitement spécifique ; le choix thérapeutique doit donc tenir compte de la « tolérance familiale » de ce syndrome dont la guérison est spontanée avec le temps.

Les antibiotiques n'ont aucun effet.

L'amygdalectomie souvent proposée a des résultats très variables selon les quelques séries publiées (de 0 % à 100 % d'efficacité).

La corticothérapie (prednisone 1 mg/kg en 1 prise) prescrite dès le début de la poussée donne des résultats spectaculaires sur la fièvre (et pourrait être proposée comme test diagnostique ?), en raccourcit donc la durée, mais peut aussi raccourcir l'intervalle libre entre deux accès.

Il faut surtout bien insister auprès des parents sur l'évolution naturelle favorable de ce syndrome.

Le diagnostic du syndrome de Marshall est certes clinique, mais c'est un diagnostic d'exclusion qui doit faire discuter d'autres causes de fièvres périodiques ou récurrentes.

Autres causes de fièvre périodiques ou récurrentes

D'autres causes de fièvre périodiques ou récurrentes avant 5 ans sont héréditaires, dont :

- la *neutropénie cyclique* (courbe des neutrophiles pendant les accès fébriles et en dehors) : la variation des polynucléaires est d'environ 21 jours ; le diagnostic est génétique (*ELA2*) ;
- la *fièvre méditerranéenne familiale* (FMF) ou *maladie périodique* : les poussées fébriles s'accompagnent de douleurs abdominales violentes évoquant parfois une péritonite aseptique, d'atteintes articulaires (arthralgies, arthrites), parfois de myalgies, d'érysipèle. Elles débutent en règle avant

10 ans, les accès durant de 12 à 72 heures. Cette maladie touche surtout les populations du pourtour de la Méditerranée et du Moyen-Orient. Le diagnostic en est clinique et génétique : le gène *MEFV* concerné est sur le chromosome 16 ; la transmission est autosomique récessive. Le traitement préventif repose sur la colchicine afin d'éviter l'évolution naturelle vers l'amyloïdose ;

- le *syndrome TRAPS* (*TNF receptor associated periodic syndrome*) : les poussées fébriles sont plus longues (parfois 7 jours, voire continues), accompagnées de douleurs abdominales et parfois de rash cutané, d'œdème palpébral, de pseudocellulite des membres inférieurs et de myalgies. Le gène concerné est sur le chromosome 12. Le diagnostic est porté en période inflammatoire par un taux normal ou bas de TNFRSF1A soluble. La transmission est autosomique dominante. Le traitement repose sur l'anti-TNF (étanercept) pour éviter l'évolution vers l'amyloïdose ;
- le *syndrome MAPS* (mevalonate kinase associated periodic fever syndrome) *ou HIDS* (hyperimmunoglobulinemia D syndrome) [anciennement hyper-IgD] : autosomique récessif, il débute dans les premières années de la vie avec des épisodes fébriles de 3 à 4 jours accompagnés de douleurs abdominales, aphtose buccale, atteintes articulaires et adénopathies cervicales. Le diagnostic repose sur l'élévation de la mévolonaturie lors des poussées ;
- les très rares formes fébriles pures au début de la *maladie de Behçet*.

Fièvre au long cours ou fièvre prolongée » »

Il est fréquent que le médecin soit confronté au problème d'une fièvre qui dure chez un enfant. Sans entrer dans le détail de la discussion diagnostique, certains faits doivent être pris en considération. Une fièvre est prolongée quand elle dure plus longtemps qu'attendu selon le diagnostic initial. Il est difficile de donner une durée (plus de 5 à 7 jours ?), une limite, un seuil de température.

Pathologie infectieuse

C'est la cause la plus fréquente, surtout chez les moins de 6 ans. Une infection ORL banale peut expliquer une fièvre prolongée en cas de sinusite maxillaire, ethmoïdale ou mastoïdienne. La tuberculose, la brucellose sont souvent évoquées… et assez rarement confirmées. La fièvre typhoïde est volontiers oubliée alors qu'elle est encore fréquente, en particulier à la fin de l'été.

Mais dans ce cadre, ce sont sûrement les viroses prolongées qui sont les plus fréquentes et posent le plus de difficultés : une fièvre qui se prolonge, un enfant « fatigué », une vitesse de sédimentation ou une CRP élevées en sont parfois la seule traduction ; on conçoit que le diagnostic de « maladie inflammatoire » soit alors soulevé. L'hospitalisation est souvent nécessaire pour tirer, non sans difficultés, ce type de situations au clair.

Il en est ainsi de certaines formes de mononucléose infectieuse, de maladie des griffes du chat, de maladie de Lyme, sans oublier l'endocardite.

L'absence de guérison complète entre plusieurs épisodes d'infections respiratoires basses, ou cutanées, ou de diarrhée traînante peut être un mode de révélation d'un déficit immunitaire.

Maladies « inflammatoires sévères »

Il en existe incontestablement chez l'enfant.

Au début du moins, elles peuvent n'avoir pour traduction qu'une fièvre ; c'est le cas de certaines maladies systémiques, comme l'arthrite chronique systémique (maladie de Still), certaines « connectivites » (lupus érythémateux disséminé), certaines vascularites (périartérite noueuse), certaines maladies inflammatoires digestives (maladie de Crohn, rectocolite hémorragique), ainsi que certaines hémopathies, sans oublier la maladie de Kawasaki. L'altération de l'état général, un syndrome inflammatoire biologique en sont les manifestations constantes. Une telle suspicion mérite un examen clinique approfondi, des explorations complémentaires parfois complexes… mais ces maladies sont rares.

Maladie de Kawasaki

Devant une fièvre qui se prolonge au-delà de 5 jours chez un nourrisson, ce diagnostic ne doit jamais être oublié, ainsi que l'urgence thérapeutique qu'elle impose afin d'éviter ses complications. Les critères de cette maladie sont les suivants :

- fièvre pendant au moins 5 jours ;
- conjonctivite bilatérale ;
- atteinte des lèvres ou de la cavité buccale sous forme de chéilite, langue framboisée ou rougeurs diffuses de l'oropharynx ;
- atteinte de l'extrémité des membres avec rougeurs palmoplantaires, œdème induré ou desquamation commençant par les extrémités, mais tardive (3e semaine) ;
- érythème polymorphe du tronc ;
- adénopathies cervicales supérieures à 1,5 cm de diamètre.

Le diagnostic doit être établi si au moins cinq de ces manifestations sont présentes.

La fièvre élevée, brutale, en plateau, résiste aux antibiotiques ; elle peut durer 1 à 2 semaines. La conjonctivite est en règle contemporaine de la fièvre. Au cours de la première semaine apparaissent la chéilite et les signes buccaux, puis surviennent l'érythème des paumes et des plantes et l'érythème polymorphe du tronc. Les adénopathies cervicales sont parfois très volumineuses, visibles à l'œil nu.

D'autres signes peuvent s'y associer : des arthralgies, voire des arthrites, des signes neurologiques comme irritabilité, réaction méningée, des signes digestifs à type de diarrhée surtout, une toux, des signes rénaux avec pyurie aseptique et des signes hépatiques avec hépatosplénomégalie.

Les signes vasculaires font toute la gravité de la maladie et sont responsables de la mortalité observée dans 1 à 2 % des cas. Ils se manifestent par une tachycardie, un assourdissement des bruits du cœur, une augmentation du volume cardiaque, des modifications électriques. Il faut surtout redouter la survenue *d'anévrisme coronarien* qui impose la pratique systématique et répétée d'écho-Doppler.

Le diagnostic de maladie de Kawasaki est une urgence. Pour éviter cette complication gravissime, les meilleures chances d'efficacité du traitement sont obtenues si le diagnostic est fait dans les 10 premiers jours d'évolution ; le traitement associe alors l'aspirine aux perfusions intraveineuses d'immunoglobulines.

Il n'y a aucun marqueur biologique de l'infection en dehors d'un syndrome inflammatoire non spécifique et son origine est inconnue.

Certaines maladies « auto-inflammatoires »

Elles se présentent plutôt comme des fièvres récurrentes et peuvent aussi générer des fièvres prolongées (FMF, TRAPS) comme certaines MICI.

États subfébriles

Des états subfébriles prolongés sont parfois constatés au décours d'un état infectieux.

Il s'agit, en règle, de fièvres modérées (ne dépassant pas 38 °C le soir) mais qui traînent, alors que l'état général est bon. Cette situation inquiète généralement beaucoup les familles qui continuent à mesurer la température, et ce d'autant que ces fébricules peuvent durer des semaines.

Il faut :

- s'assurer que la température est prise dans de bonnes conditions (après une demi-heure de repos, car un effort physique peut augmenter la température de quelques dixièmes de degré) ;
- écarter par des examens simples une infection ORL, dentaire, urinaire, voire tuberculeuse ;
- et ainsi rassurer l'entourage en lui conseillant l'abandon du thermomètre.

Diagnostic très souvent oublié : la thermopathomimie

Ce problème est abordé dans le chapitre consacré aux troubles courants du comportement (chapitre 22).

Pour en savoir plus

Bourrillon A. Pédiatrie pour le praticien. Paris: Elsevier Masson; 2011.
HAS. Prise en charge de la fièvre de l'enfant. Octobre 2016. www.has-sante.fr/portail/jcms/c_2674284/fr/prise-en-charge-de-la-fievre-chez-l-enfant.
Hentgen V. Fièvres prolongées. http://pap-pediatrie.fr/files/fievre_prolongee.pdf
Hentgen V., Neven B. Fièvres récurrentes, 2017. http://pap-pediatrie.fr/files/neven-2007.pdf

12 Infections respiratoires hautes et basses de l'enfant. Toux persistante

Problèmes fréquents, ils s'inscrivent le plus souvent dans la « maladie d'adaptation » de tout enfant.

- L'antibiothérapie ne doit pas être systématique.
- Le recours à la chirurgie ORL (adénoïdectomie, amygdalectomie, pose d'aérateurs transtympaniques) a des indications précises.
- La toux est un symptôme banal dont les causes sont très variées. Le recours systématique aux antitussifs est discutable.

Infections respiratoires hautes

Les infections ORL sont les plus fréquentes des infections de l'enfant et les premières causes de prescription d'antibiotiques, alors que la majorité est virale et que même la plupart des infections bactériennes peuvent évoluer spontanément vers la guérison. Les antibiotiques sont le plus souvent inutiles sauf dans les formes graves.

Rhinopharyngites

On entend par « rhinopharyngite » une atteinte inflammatoire du pharynx et des fosses nasales, adaptation naturelle à l'environnement microbien après la disparition des IgG transmis par la mère (environ 6 mois). La rhinopharyngite aiguë touche le plus souvent les enfants de moins de 6 ans, avec cinq à huit épisodes par an récidive liée à la multiplicité des virus responsables et des modes de contamination ; elle est beaucoup plus rare ensuite, probablement du fait de l'acquisition de défenses immunitaires locales ou générales adaptées (maladie d'adaptation).

Le diagnostic de rhinopharyngite est évident : il existe un encombrement nasal, un pharynx rouge, souvent tapissé d'une nappe de mucopus qui descend du nez, très fréquemment de la fièvre et de la toux, auxquels s'associe volontiers chez le nourrisson une diminution de l'appétit. Les tympans peuvent être inflammatoires, rosés, mais les reliefs sont conservés (otite moyenne aiguë [OMA] congestive). Des perturbations du sommeil, une toux plus ou moins importante, mais surtout nocturne ou du moins survenant en position allongée, quelques petites adénopathies cervicales sont habituelles.

La rhinopharyngite est une *maladie virale* qui entre dans le cadre des maladies d'adaptation, maladies indispensables, inéluctables mais bénignes, qui

Guide pratique de la consultation en pédiatrie

permettent aux nourrissons de développer leur immunité. La proportion d'authentiques pharyngites streptococciques est difficile à apprécier, mais le problème ne se pose en règle qu'après 3 ans. La rhinopharyngite est une pathologie bénigne d'évolution spontanément favorable en 7 à 10 jours, dont il faut informer les parents. Seule la survenue de complications bactériennes comme l'otite moyenne aiguë purulente (OMAP), la sinusite ou la conjonctivite purulente justifierait une antibiothérapie adaptée.

L'OMAP survient le plus souvent chez l'enfant de 6 mois à 2 ans et est le plus souvent précoce dans l'évolution de la rhinopharyngite.

Les sinusites sont moins fréquentes, mais attention à l'ethmoïdite extériorisée aiguë (affection rare mais grave du nourrisson et de l'enfant), de survenue rapide, qui justifie une hospitalisation urgente, alors que la sinusite maxillaire survient plus tardivement dans l'évolution, essentiellement après l'âge de 3 ans (voir page 225).

L'association à une conjonctivite purulente du nourrisson doit faire rechercher une OMAP à *Haemophilus influenzae*, d'autant plus qu'il s'agit le plus souvent d'otites peu fébriles et peu douloureuses.

Il faut donc que les parents de nos jeunes patients, surtout ceux qui présentent des facteurs de risque de complication (OMA récidivante, présence d'une otite séreuse, d'une immunodépression), soient avertis de la nécessité de recontacter le praticien en présence de signes évoquant la survenue d'une complication bactérienne :

- fièvre persistante au-delà de 3 jours ou d'apparition secondaire après ce délai ;
- persistance sans tendance à l'amélioration des autres symptômes (toux, rhinorrhée, obstruction nasale) au-delà de 10 jours ;
- changement de comportement de l'enfant : irritabilité, réveils nocturnes, otalgie, otorrhée ;
- conjonctivite purulente ;
- œdème palpébral ;
- troubles digestifs (anorexie, vomissements, diarrhée) ;
- apparition ou persistance d'une gêne respiratoire.

La survenue éventuelle d'une infection respiratoire basse telle qu'une bronchite, une bronchiolite ou une pneumonie doit également être signalée, et entraîner une réévaluation clinique au moindre doute.

Que faut-il faire ?

Il faut traiter la fièvre, désobstruer le nez par des lavages au sérum physiologique, éventuellement à l'aide d'un mouche-bébé ; les gouttes nasales sont discutées et discutables, et si l'on en prescrit, il faut s'abstenir de gouttes huileuses et de vasoconstricteurs qui sont dangereux chez le tout-petit, sauf indication particulière. Les vasoconstricteurs par voie générale sont à éviter chez l'enfant ; ils sont contre-indiqués chez l'enfant de moins de 15 ans.

Les anti-inflammatoires, stéroïdiens ou non, ne sont indiqués que si la composante inflammatoire est majeure ou que la pharyngite est hyperalgique, ce qui est très rare.

Et les antibiotiques ?

N'oublions pas que la rhinopharyngite aiguë est une maladie virale. Le traitement antibiotique par voie générale n'est donc pas justifié en l'absence de complications, même si l'écoulement est purulent. Son efficacité n'est démontrée ni sur la durée des symptômes, ni pour la prévention des complications (sinusites et OMAP), même en présence de facteur de risque.

L'antibiothérapie par voie générale n'est justifiée qu'en cas de complications avérées, supposées bactériennes, OMAP, sinusite purulente. Une conjonctivite purulente isolée ne la justifie pas.

À retenir

Traitement de la rhinopharyngite :

- traiter la fièvre ;
- désobstruer le nez par les lavages au sérum physiologique ;
- antibiothérapie par voie orale : décision et choix de l'antibiotique en fonction du terrain (cardiopathie valvulaire), mais surtout de l'évolution.

Otites

Otite moyenne aiguë purulente

L'OMAP accompagne la rhinopharyngite ou la complique. Le diagnostic est souvent posé par excès devant un tympan rosé ou congestif au cours d'une banale rhinopharyngite ; elle est plus souvent congestive que suppurée en pratique de ville. De nombreuses OMA sont d'origine virale, mais la surinfection bactérienne est impliquée dans le processus inflammatoire dans 60 à 70 % des cas. C'est une surinfection bactérienne de l'oreille moyenne, avec présence d'un épanchement purulent ou mucopurulent dans la caisse du tympan. Ce n'est pas l'otite congestive quasi permanente lors d'une banale rhinopharyngite.

Diagnostic

Le diagnostic est clinique, associant des signes fonctionnels, généraux et otoscopiques.

Les signes cliniques, chez le nourrisson du moins, sont parfois peu évocateurs d'une atteinte du tympan : fièvre, anorexie, troubles digestifs, diarrhée, parfois vomissements, agitation, insomnie traduisant la douleur. L'enfant plus grand signale lui-même l'otalgie.

En fonction de l'évolution

En cas d'évolution clinique défavorable (surtout chez les enfants de moins de 2 ans) — aggravation (persistance au-delà de 48 heures après le début du traitement antibiotique) ou réapparition dans les 72 heures suivant la fin du traitement des signes fonctionnels ou généraux, associés à des signes otoscopiques d'OMA purulente — une paracentèse devrait être pratiquée idéalement avec prélèvement bactériologique, suivie d'un changement d'antibiotique en fonction du premier antibiotique utilisé et des bactéries isolées. Les deux antibiotiques actifs sur les pneumocoques résistants sont l'amoxicilline forte dose (150 mg/kg/j) et la ceftriaxone injectable. La prescription de ces antibiotiques doit bien sûr tenir compte des données des prélèvements bactériologiques (identification et antibiogramme).

1. Si l'amoxicilline a été le traitement initial, le traitement recommandé en seconde intention est :

- échec en cours de traitement : association amoxicilline-acide clavulanique ou cefpodoxime ;
- échec à la fin du traitement : association amoxicilline-acide clavulanique ;
- en cas de second échec : un avis ORL est recommandé pour juger de l'opportunité d'une paracentèse avec examen bactériologique qui permet, dans les deux tiers des cas, d'isoler la bactérie en cause et d'évaluer sa sensibilité aux antibiotiques ;
- traitement probabiliste en attente du résultat des examens bactériologiques : association amoxicilline-acide clavulanique (80 mg/kg/j d'amoxicilline et 70 mg/kg/j d'acide clavulanique) ou monothérapie 3 jours par ceftriaxone (50 mg/kg/j).

2. Si un traitement autre que l'amoxicilline a été prescrit en premier : un avis ORL est recommandé pour juger de l'opportunité d'une paracentèse avec examen bactériologique. Sinon, si l'amoxicilline a été prescrite de première intention, passage à amoxicilline-acide clavulanique. Si ce dernier était prescrit de première intention, ceftriaxone 3 jours. L'amoxicilline *per os* à 150 mg/kg en 3 prises et 10 jours peut être proposée si le traitement a été commencé par la cefpodoxime dans la crainte devenue très rare d'un pneumocoque résistant.

Tympans mal ou non vus

Des conditions d'examen difficiles ou un bouchon de cérumen, en particulier chez le nourrisson, peuvent empêcher de visualiser les tympans. Dans ce cas, l'antibiothérapie ne doit pas être prescrite à l'aveugle. En cas de difficulté pour nettoyer les conduits auditifs :

- après l'âge de 2 ans, en l'absence d'otalgie, le diagnostic d'OMAP est très improbable ;
- avant 2 ans, devant des symptômes pouvant évoquer une otite, la visualisation des tympans est nécessaire et le recours à l'ORL doit être envisagé.

Traitement associé

Il faut bien sûr prendre en charge la fièvre et la douleur ; l'utilité des AINS à doses anti-inflammatoires et des corticoïdes n'est pas démontrée. Les gouttes auriculaires contenant des antibiotiques n'ont aucune indication dans l'OMA et doivent être réservées au traitement des otites externes.

Paracentèse

La paracentèse, qui n'a aucune indication de première intention, est indiquée dans quatre situations précises :

- en cas d'otite hyperalgique, car la tympanotomie soulage instantanément la douleur et fait chuter la fièvre ;
- chez le nourrisson de moins de 4 mois, afin d'avoir le germe et son antibiogramme ;
- chez l'enfant immunodéprimé ;
- en cas d'échec du traitement au bout de 48 heures s'il est nécessaire d'adapter l'antibiothérapie.

Il faut savoir qu'il existe d'authentiques *otites virales externes*, dites phlycténulaires (myringites bulleuses), qui sont hyperalgiques et en règle apyrétiques, d'évolution spontanément favorable ; cependant, certaines otites virales simulent une OMA suppurée.

Otite séromuqueuse

Elle est d'un intérêt très actuel en raison de sa fréquence, qui va en augmentant. Les signes cliniques sont souvent discrets et on la découvre souvent à l'occasion d'un examen systématique mais en règle chez un enfant vivant en collectivité ou souvent enrhumé, devant un tympan épaissi, mat, blanc laiteux ou rouge brillant, bombant. On peut l'évoquer aussi devant un enfant qui n'entend pas bien ou présente un retard de la parole et du langage.

La physiopathologie de ces OSM est encore discutée ; y participent, de façon intriquée, le dysfonctionnement de la trompe d'Eustache, l'inflammation, la surinfection. Ces otites sont sources de surinfections aiguës à répétition, mais aussi de troubles de l'audition et donc d'éventuels troubles scolaires. C'est la raison pour laquelle une surveillance ORL s'impose afin de décider en temps utile d'une adénoïdectomie associant ou précédant la pose d'aérateurs transtympaniques s'il en était besoin.

Sinusites aiguës de l'enfant

Avant toute chose, il faut savoir que les cavités sinusiennes se développent progressivement pendant la petite enfance si les sinus ethmoïdaux existent dès la naissance, les sinus maxillaires apparaissent vers 3/4 ans et les sinus frontaux entre 5 et 10 ans, le sinus sphénoïdal vers 10/15 ans. La sinusite frontale est donc exceptionnelle et ne se voit que chez le grand enfant et l'adolescent.

Tableau 12.1. Sinusites.

Sinusite maxillaire	Aiguë	Subaiguë
Température	> 39 °C	< 39 °C
Toux	+/-	++
Obstruction nasale	+	+
Rhinorrhée	purulente	Claire ou purulente
Céphalées	+	+
Douleurs faciales	+	+
Œdème périoribitaire	+/-	0

Les sinusites sont donc :

- ethmoïdales surtout entre 6 mois et 5 ans ;
- maxillaires à partir de 3 ans ;
- frontales surtout à partir de 10 ans.

C'est, comme l'otite moyenne aiguë, une complication plus rare de la rhinopharyngite. La fréquence de la sinusite maxillaire chez l'enfant est certainement mal connue, très certainement sous-estimée. En effet, sa symptomatologie est très différente de celle de l'adulte, car le drainage naturel des sinus maxillaires est beaucoup plus facile ; il n'y a donc pratiquement jamais d'épisode de rétention purulente avant l'âge de 7-8 ans. Dès lors, la sinusite maxillaire du jeune enfant s'inscrit dans le cadre de la rhinopharyngite. Si la sinusite maxillaire est la plus fréquente et s'observe le plus souvent chez l'enfant de 3 ans et plus, il faut la différencier d'une inflammation sinusienne (rhinosinusite congestive) pouvant accompagner la rhinopharyngite virale ou lui succéder, celle-ci ne nécessitant pas d'antibiothérapie.

On doit évoquer (tableau 12.1) :

- une *sinusite maxillaire subaiguë* (ou traînante) purulente en présence d'une rhinorrhée postérieure purulente, d'une toux tenace surtout nocturne, d'une obstruction nasale, bref, devant un tableau de rhinopharyngite traînant plus de 10 jours sans signe d'amélioration, ou s'aggravant dans un deuxième temps ;
- mais une *forme dite « aiguë sévère »* avec fièvre supérieure à 39 °C, céphalées, rhinorrhée purulente et parfois œdème périorbitaire, peut apparaître 2 à 3 jours après le début d'une rhinopharyngite banale ;
- une *sinusite frontale aiguë purulente* (bien que beaucoup plus rare chez un enfant de plus de 10 ans ou un adolescent), en présence d'une douleur classiquement sus-orbitaire unilatérale pulsatile avec un maximum en fin de matinée et d'après-midi. La pression du rebord orbitaire au niveau de la jonction tiers moyen-tiers interne peut provoquer la douleur. Celle-ci est également augmentée par l'antéflexion de la tête. Il existe aussi un mouchage antérieur.

Diagnostic par l'imagerie

Le diagnostic peut être radiologique (incidence de Blondeau) : après mouchage, on retrouve une opacité uni- ou bilatérale des sinus maxillaires ; il s'agit souvent d'une opacité en cadre, parfois d'une opacité totale. Cependant, chez l'enfant de moins de 3 ans, devant une opacité totale, on peut hésiter entre sinusite et aspect physiologique d'un sinus encore non pneumatisé. C'est dire le peu de spécificité de cet examen et donc le peu d'intérêt de le demander systématiquement. Le contexte clinique permet de trancher.

Le *scanner des sinus de la face*, plus spécifique, ne doit pas être demandé systématiquement, mais seulement en cas de doute diagnostique devant un tableau atypique. Il est en revanche indiqué pour les sinusites sphénoïdales (les radiographies ne permettant pas de les visualiser), ethmoïdales, ou pour les sinusites compliquées, notamment frontales.

Traitement antibiotique

Il doit être prescrit d'emblée dans les formes aiguës sévères de sinusite maxillaire purulente ou frontale.

Il reste recommandé d'emblée en cas de rhinopharyngite se prolongeant (traînante) au-delà de 10 jours, sans signe d'amélioration, ou se réaggravant secondairement chez les enfants qui ont des facteurs de risque tels que : asthme, cardiopathie, drépanocytose.

Pour les enfants sans facteurs de risque, le bénéfice de l'antibiothérapie est controversé et deux attitudes sont licites :

- soit une surveillance sous traitement symptomatique avec réévaluation à 3-4 jours. Le traitement se discute en fonction de l'intensité du tableau, de sa durée et de l'échec d'un traitement symptomatique bien conduit ;
- soit la prescription d'antibiotiques d'emblée.

Si un traitement antibiotique est indiqué, l'**amoxicilline** est recommandée en première intention (80 mg/kg et par jour en 2 ou 3 prises pendant 8 à 10 jours). Les autres antibiotiques ont un rapport bénéfice/risque moins favorable. Ils peuvent cependant être proposés dans les situations suivantes :

- cefpodoxime (8 mg/kg et par jour en 2 prises 8 à 10 jours), en cas d'allergie vraie aux pénicillines sans allergie aux céphalosporines (situation la plus fréquente) ;
- cotrimoxazole, en cas de contre-indication aux β-lactamines (pénicillines et céphalosporines) ;
- association amoxicilline-acide clavulanique, en cas d'échec.

En cas de rhinopharyngite, l'antibiothérapie ne prévient pas la survenue de sinusite.

Traitement associé

La prise en charge de la fièvre et/ou de la douleur est recommandée. Dans cette pathologie, l'utilité des corticoïdes et des AINS à dose anti-inflammatoire par voie générale ou locale n'est pas démontrée. L'utilisation des corticoïdes peut cependant être discutée au cas par cas dans les sinusites hyperalgiques.

Les antibiotiques locaux par instillation nasale, endosinusienne ou par aérosol ne sont pas recommandés dans les rhinosinusites infectieuses aiguës.

Les vasoconstricteurs locaux et généraux sont contre-indiqués chez l'enfant de moins de 15 ans.

Les pulvérisations de sérum salé hypertonique peuvent soulager l'obstruction nasale, mais leur efficacité ne dure que 1 ou 2 heures, ce qui oblige à répéter les applications.

Ethmoïdite aiguë purulente extériorisée

Très particulière est la sinusite ethmoïdale ou ethmoïdite. Les cellules ethmoïdales sont très cloisonnées, ce qui expose aux épisodes de rétention purulente. La paroi externe de l'ethmoïde est très mince, constituant la paroi interne de l'orbite, et la diffusion de cette rétention purulente y est aisée. Enfin, les structures méningoencéphaliques sont très proches, c'est pourquoi, si les cellules ethmoïdales sont toujours enflammées lors d'une banale rhinopharyngite, la survenue d'une rétention purulente peut faire craindre de graves complications locorégionales.

Il faut l'évoquer chez un enfant de 6 mois à 5 ans devant la survenue brutale d'un œdème palpébral unilatéral rouge, chaud et douloureux, débutant à l'angle interne de l'œil, puis diffusant aux deux paupières alors qu'il n'y a pas de conjonctivite. La température est élevée (environ 40 °C), l'état général altéré, le diagnostic est avant tout clinique. Les germes le plus souvent en cause sont *Streptococcus pneumoniae*, *S. pyogenes*, les *anaérobies*, *Staphylococcus aureus* et *H. influenzae* sérotype b avant la généralisation de la vaccination. Le germe responsable en était essentiellement *H. influenzae* de type b, quasiment disparu depuis la vaccination généralisée.

Il faut systématiquement rechercher une complication méningée ou une diffusion intraorbitaire de l'infection au sinus caverneux par l'étude de la mobilité oculaire et du réflexe pupillaire.

C'est une infection sévère ; c'est pourquoi la suspicion d'une ethmoïdite impose l'hospitalisation pour démarrer par voie veineuse une antibiothérapie adaptée, afin d'éviter les redoutables complications locorégionales, le relais étant ensuite pris par voie orale dès que les signes s'amendent. La réalisation d'un scanner ne doit pas retarder la mise en route du traitement.

Angines

Elles sont fréquentes chez l'enfant, rares chez le nourrisson. Leur symptomatologie est simple : fièvre souvent élevée, odynophagie plus ou moins intense, adénopathies cervicales. Avec parfois douleurs abdominales, toux, rhinorrhée, éruption cutanée. Il existe une rougeur diffuse du pharynx, les amygdales sont souvent augmentées de volume, rouges avec ou sans enduit pultacé. Si la majorité des angines est d'origine virale (dont l'angine de la mononucléose infectieuse), s'il faut évoquer de très rares angines d'origine bactérienne (diphtérique, gonococcique, voire à germes anaérobies), la prise en charge des angines de l'enfant dépend de leur nature, streptococcique (streptocoque β-hémolytique du groupe A) ou non.

Il est classique de distinguer quatre types d'angine.

Types d'angine

Angines pseudomembraneuses

Ce sont les angines dans lesquelles un exsudat fibrineux s'étend sur toute l'amygdale, la dépassant parfois pour atteindre le voile du palais et la paroi pharyngée postérieure. Ces exsudats sont volontiers blanchâtres, voire grisâtres. La mononucléose infectieuse est la cause virale la plus fréquente de ces angines pseudomembraneuses, mais il ne faut pas oublier l'exceptionnelle diphtérie.

Angines ulcéreuses

Elles sont surtout l'apanage de l'adolescent (angine de Vincent), volontiers unilatérales, douloureuses et fébriles, avec haleine fétide ; leur traitement repose sur les β-lactamines.

Angines vésiculeuses

Elles sont le plus souvent liées au virus Coxsackie et se voient surtout chez les enfants de moins de 5 ans ; les vésicules siègent sur le bord libre du voile et les piliers antérieurs des amygdales. Les angines vésiculeuses qui surviennent chez les enfants de plus de 5 ans sont en règle herpétiques, et s'associent à d'autres lésions diffuses dans toute la bouche.

Angines érythémateuses et érythématopultacées

Les angines érythémateuses (amygdales uniformément rouges, œdématiées et augmentées de volume) et érythématopultacées (enduit pultacé blanc sale sur des amygdales œdématiées érythémateuses et augmentées de volume) sont de très loin les plus fréquentes et posent essentiellement un problème non pas diagnostique, mais étiologique :

- sont-elles bactériennes ou virales ?
- doivent-elles ou non être traitées par antibiothérapie ?

Diagnostic étiologique

Le streptocoque β-hémolytique du groupe A (SGA) est le premier agent bactérien en cause dans l'angine. Cependant, l'angine streptococcique ne représente que 25 à 40 % des angines de l'enfant à partir de 3 ans (en effet, avant 3 ans, elles sont dans la très grande majorité des cas d'origine virale). Son pic d'incidence se situe entre 5 et 15 ans.

Une origine virale peut être suspectée devant :

- un début progressif ;
- l'absence de fièvre ;
- l'existence d'une toux, d'un enrouement, d'un coryza, d'une conjonctivite, d'une diarrhée ;
- la présence de vésicules et d'une stomatite ;
- une éruption de type virale (pied-mains-bouche, par exemple).

Ces situations ne justifient pas une antibiothérapie.

Une origine bactérienne à SGA peut être suspectée devant :

- le caractère épidémique (hiver et début du printemps surtout) chez des enfants et adolescents entre 5 et 15 ans, mais possible dès 3 ans ;
- la survenue brusque ;
- l'intensité de la douleur pharyngée, de l'odynophagie ;
- des adénopathies cervicales sensibles ;
- une fièvre élevée et absence de toux ;
- le purpura du voile du palais ;
- des douleurs abdominales ;
- ou un rash scarlatiniforme.

En réalité, aucun signe ni symptôme n'est spécifique des angines à SGA. Elles peuvent en effet être érythémateuses ou érythématopultacées (figure 12.2). Il faut donc s'appuyer sur :

- *le diagnostic microbiologique :* la culture du prélèvement pharyngé est en réalité obsolète, car son résultat est obtenu dans un délai de 1 à 2 jours ;
- *les tests de diagnostic rapide (TDR) :* réalisables par le praticien, ils sont vivement recommandés car ils ont une spécificité de 95 % et, pour les tests les plus récents, une sensibilité avoisinant 90 %. Les résultats sont disponibles en 5 minutes environ. Cependant, chez l'enfant de moins de 3 ans, la pratique de TDR est habituellement inutile, car les angines observées à cet âge sont généralement d'origine virale et le streptocoque est plus rarement en cause. Le rhumatisme articulaire aigu (RAA) est exceptionnel avant l'âge de 3 ans.

Il faut pratiquer un TDR devant toute angine érythémateuse ou érythématopultacée chez tous les enfants à partir de 3 ans même en présence d'une éruption typique de scarlatine :

- un TDR positif confirme l'étiologie à SGA ;
- un TDR négatif chez un sujet sans facteur de risque de RAA ne justifie pas de contrôle supplémentaire systématique par culture.

La culture du prélèvement pharyngé reste cependant utile dans certaines situations rares (exceptionnelles en métropole) qui évoquent un contexte à risque de RAA :

- antécédents personnels de RAA ;
- âge compris entre 5 et 25 ans associé à la notion de séjours en régions d'endémie de RAA (Afrique, DOM-TOM) ou éventuellement à certains facteurs

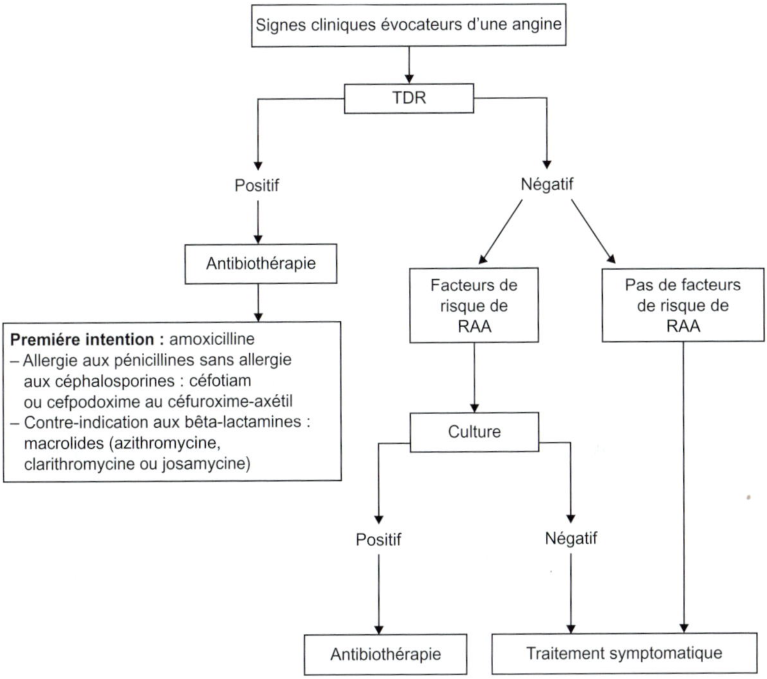

Figure 12.2. Prise en charge de l'angine.

environnementaux (conditions sociales, sanitaires et économiques, promiscuité, collectivité fermée), ou encore à des antécédents d'épisodes multiples d'angine à SGA. Dans cette situation, un TDR négatif doit être contrôlé par une mise en culture et si la culture est positive, le traitement antibiotique sera commencé.

Il faut en effet rappeler que la mise en route du traitement antibiotique jusqu'au 9e jour après le début des signes ne modifie pas l'efficacité de l'antibiothérapie sur la prévention du RAA.

Évolution de l'angine à SGA

Les angines à SGA évoluent le plus souvent favorablement en 3-4 jours, même en l'absence de traitement antibiotique.

Elles peuvent parfois entraîner des complications potentiellement graves, les syndromes poststreptococciques : RAA, glomérulonéphrite aiguë (GNA), et des complications septiques locorégionales dont la prévention justifie la mise en œuvre d'une antibiothérapie systématique, tout en sachant que :

- le risque de RAA est actuellement extrêmement faible dans les pays industrialisés (0,5-1,5/100 000), mais reste élevé dans les pays en voie de développement et à un moindre degré dans les territoires et départements d'Outre-mer ;
- la réduction du risque de RAA a précédé l'apparition des antibiotiques dans tous les pays industrialisés ; elle est le reflet de modifications environnementales et sociales autant que thérapeutiques, et peut-être d'une évolution des souches ;
- les GNA post-streptococciques ont rarement un point de départ pharyngé (cutané surtout). Le risque de développer une GNA, certes faible, semble peu différent, que l'angine à SGA soit traitée ou non. L'efficacité de la prévention de la survenue d'une GNA par l'antibiothérapie des angines à SGA n'est pas prouvée ;
- l'incidence des complications suppuratives locorégionales (otite, phlegmon périamygdalien, abcès rétropharyngé, adénite cervicale suppurative, cellulite cervicale) a également diminué et reste basse dans les pays industrialisés (1 %), qu'il y ait ou non un traitement antibiotique.

Traitement

Quels enfants devons-nous traiter par antibiotiques ?

La prescription d'antibiotiques dans les angines à SGA a plusieurs objectifs :

- accélérer la disparition des symptômes ;
- diminuer la contamination de l'entourage par le SGA : après 24 h d'antibiotiques, les patients ne sont plus contagieux ;
- réduire le risque de suppuration locorégionale ;
- prévenir les complications poststreptococciques non suppuratives, notamment le RAA.

Le traitement antibiotique des seules angines à SGA documentées est recommandé :

- un TDR positif confirme l'origine streptococcique et justifie la prescription d'antibiotique ;
- un TDR négatif ne justifie pas de contrôle supplémentaire systématique par culture, ni de traitement antibiotique. Compte tenu de la faible prévalence du SGA et du caractère exceptionnel du RAA en pratique courante en métropole, la sensibilité du TDR est suffisante pour ne pas traiter par antibiotique. Seuls les traitements antalgiques et antipyrétiques sont utiles.

Comment traiter et quelle durée ?

Le traitement recommandé est l'***amoxicilline*** (50 mg/kg et par jour en 2 prises pendant 6 jours).

En cas d'allergie aux pénicillines sans contre-indication aux céphalosporines, on propose cefpodoxime 8 mg/kg en 2 prises et 5 jours. En cas d'allergie aux β-lactamines (pénicillines, céphalosporines), il faut recourir aux macrolides (azithromycine : 20 mg/kg/jour en 1 prise et pendant 3 jours.

Le traitement précoce accélère la disparition des symptômes et réduit la période d'infectivité.

Le traitement retardé n'altère pas l'effet protecteur de l'antibiothérapie vis-à-vis du risque de survenue d'un RAA : l'antibiothérapie peut être commencée jusqu'au 9e jour après le début des signes et être encore efficace sur la prévention du RAA.

Traitement associé

La prise en charge de la douleur et de la fièvre est recommandée pour améliorer le confort de l'enfant. Cependant, l'utilité des AINS à doses anti-inflammatoires et des corticoïdes n'est pas démontrée dans le traitement des angines, alors que leurs risques ne sont pas négligeables.

Angine à streptocoque A et environnement

Devant la gravité des infections à streptocoque A sur certains terrains (varicelle, excoriations cutanées, brûlures, etc.), il faut manifester une grande prudence si une angine à SGA survenait chez un enfant vivant dans leur environnement proche, et peut-être discuter dans ces cas un traitement préventif.

Antibiothérapie des infections ORL de l'enfant

L'antibiothérapie n'est pas recommandée d'emblée en cas de :

- rhinopharyngite, même en cas de sécrétions nasales d'aspect purulent ou mucopurulent, qui n'ont pas valeur de surinfection bactérienne ;
- otite congestive ;
- otite séromuqueuse ;
- otite moyenne aiguë purulente de l'enfant de plus de 2 ans peu symptomatique ;
- angine avec TDR négatif.

L'antibiothérapie est recommandée en cas de :

- otite moyenne aiguë purulente :
  - de l'enfant de moins de 2 ans,
  - de l'enfant de plus de 2 ans : antibiothérapie d'emblée si fièvre élevée, otalgie intense ; si difficulté de compréhension des consignes ; en cas de symptômes initialement peu bruyants après réévaluation à 48-72 h.
- sinusite aiguë de l'enfant, dans les formes :
  - aiguës sévères de sinusite maxillaire ou frontale ;
  - de rhinopharyngite se prolongeant au-delà de 10 jours sans signe d'amélioration ou réaggravant secondairement.
- angine à SGA avec TDR positif chez les enfants à partir de 3 ans.

L'amoxicilline est l'antibiotique de première intention (en 2 prises si impossibilité de donner les 3 prises équidistantes environ toutes les 8 heures) pour :

- l'otite moyenne aiguë : 80-100 mg/kg/jour pendant 8-10 jours chez l'enfant de moins de 2 ans ; 5 jours chez l'enfant de plus de 2 ans ;
- la sinusite : 80-100 mg/kg/jour pendant 8-10 jours ;
- l'angine à SGA : 50 mg/kg/jour pendant 6 jours.

On ne doit plus traiter une angine par antibiotique sans un TDR positif.

Chirurgie ORL courante (tableau 12.2)

Les amygdales palatines et les végétations adénoïdes représentent les premières formations de tissu lymphoïde sur lesquelles agissent les antigènes inhalés ou ingérés. Leur hypertrophie est donc normale ou habituelle chez le petit enfant. Elles participent en effet à la maturation des défenses immunitaires en rapport avec les « maladies d'adaptation » : en général, cette augmentation de volume touche d'abord les végétations adénoïdes, puis les amygdales. Théoriquement, cette hypertrophie régresse après l'acquisition d'un statut immunitaire normal (après 4-5 ans pour les végétations, après 7-8 ans pour les amygdales).

Cependant, en attendant l'âge de cette régression naturelle (qui n'est d'ailleurs pas systématique), elles peuvent entraîner des complications liées à leur volume provoquant une obstruction, un obstacle à la ventilation gênant la respiration nasale, entravant la ventilation naturelle des sinus, et favorisant ainsi les surinfections. Elles peuvent aussi, par leur « infection

Tableau 12.2. Adénoïdectomie et amygdalectomie.

Indications de l'adénoïdectomie	Indications de l'amygdalectomie	Dans les deux cas
- Otites moyennes aiguës à répétition : au moins 3 en moins de 6 mois, séparées par un intervalle d'au moins 3 semaines après échec des autres thérapeutiques (antibiothérapie curative répétée des épisodes aigus, fer en cas de carence notamment) et lorsque le caractère récidivant de l'OMA est mal toléré par l'enfant et/ou sa famille ou lorsqu'il est responsable d'un retentissement scolaire, familial ou social notable - OSM d'emblée compliquée (perte d'audition avec retentissement sur la vie courante, surinfections fréquentes, rétractions tympaniques), après échec du traitement médical, avec pose d'aérateurs tympaniques si enfant âgé de plus de 2 ans - Obstruction nasale chronique symptomatique en rapport avec une hypertrophie adénoïdienne	- Angines à répétition : amygdalites aiguës récidivantes, ayant résisté à un traitement médical bien conduit et bien suivi - Syndrome d'apnées obstructives du sommeil par hypertrophie amygdalienne - Hypertrophie unilatérale (crainte d'une tumeur) - Amygdalite chronique suppurée dont les signes inflammatoires locaux et régionaux persistent 3 mois ou plus, ne répondant pas à un traitement médical bien conduit et bien suivi - Phlegmon périamygdalien à distance - Syndrome poststreptococcique *Un terrain allergique et/ou un asthme préexistant ne constituent pas une contre-indication à l'adénoïdectomie ou à l'amygdalectomie.*	- Examens préalables : groupe sanguin, numération, étude sommaire de l'hémostase - Surveillance postopératoire : surtout pour l'amygdalectomie, hémorragie possible 8 à 10 jours après l'intervention lors de la chute d'escarre *La douleur postopératoire après une adénoïdectomie et surtout une amygdalectomie nécessite une prise en charge efficace.*

chronique », devenir un réservoir de germes pathogènes ; dans ces circonstances, elles n'ont plus aucun rôle immunitaire et deviennent plus nuisibles qu'utiles : leur ablation peut être discutée.

Adénoïdectomie

C'est le premier temps du traitement de l'« adénoïdite chronique », qui s'observe surtout chez les enfants de moins de 6 ans, souvent élevés en collectivité (crèche, école maternelle) en milieu urbain, en automne et en hiver. Ces enfants ont des rhinopharyngites, des rhinobronchites, des otites congestives ou purulentes répétées, des otites séromuqueuses. Entre les poussées, il y a une gêne respiratoire permanente liée à une obstruction nasale chronique. Ces enfants respirent la bouche ouverte ; la voix est parfois nasonnée. Des troubles digestifs (diarrhée, anorexie), une hypotrophie pondérale, voire des troubles du sommeil peuvent s'ajouter. Le diagnostic se fait essentiellement à l'interrogatoire et à l'inspection, éventuellement complétés par une bonne radiographie de cavum de profil, voire une fibroscopie nasopharyngée. L'adénoïdectomie est parfois discutée même en l'absence d'hypertrophie obstructive, lorsque le foyer infectieux chronique qu'elle représente favorise les otites.

C'est une intervention mineure qui requiert au préalable pour certains quelques examens de routine (hémogramme, numération de plaquettes, groupe sanguin, étude sommaire de l'hémostase). Quand l'indication est bien posée, l'amélioration est en règle générale rapide et spectaculaire. Mais certains enfants continuent à avoir des épisodes infectieux ORL à répétition ; d'autres mesures sont alors à envisager (voir plus bas).

Amygdalectomie

Ses indications sont *impératives* en cas de dyspnée obstructive par hypertrophie amygdalienne provoquant des apnées au cours du sommeil ou une hypoventilation chronique avec hypersomnie diurne. Elle est aussi impérative en cas d'hypertrophie unilatérale faisant craindre une pathologie tumorale, en cas de syndrome streptococcique (RAA, GNA), de phlegmon (tableau 12.2).

Ses indications sont *discutées et raisonnables* en cas d'angines récidivantes fréquentes (plus de cinq ou six par an) ; dans ce cas, ce n'est pas le volume des amygdales mais la fréquence des infections et leur retentissement scolaire et/ou général qui doivent trancher. Les cas d'amygdalite chronique suppurée avec amygdales caséeuses et cryptiques sont des indications formelles d'exérèse.

L'indication n'est pas fonction de l'âge ni de la saison ; la notion d'un terrain allergique ne doit plus être une contre-indication. L'amygdalectomie est une intervention qui nécessite les mêmes examens complémentaires que l'adénoïdectomie. L'anesthésie doit être de bonne qualité et bien surveillée, la surveillance ne devant pas seulement s'exercer dans les heures qui suivent, mais aussi plusieurs jours après.

Les fentes palatines et les divisions sous-muqueuses doivent être recherchées cliniquement. Elles représentent une contre-indication relative à l'adénoïdectomie à cause du risque de décompensation d'une insuffisance vélaire potentielle masquée par l'hypertrophie adénoïdienne. Elles ne contre-indiquent pas l'amygdalectomie.

Il ne faut pas oublier que les accidents les plus fréquents de l'amygdalectomie sont hémorragiques ; ils peuvent se produire le jour de l'opération mais aussi 8 à 10 jours plus tard, au moment de la chute d'escarre.

Aérateurs transtympaniques

La pose d'aérateurs transtympaniques, en permettant la ventilation des cavités de l'oreille moyenne pendant la durée du dysfonctionnement tubaire en grande partie responsable des otites séromuqueuses, constitue le traitement palliatif de ce type d'otites. Il est vrai que l'évolution en est le plus souvent régressive, surtout pendant les périodes d'été ; la pose des aérateurs transtympaniques ne se discute donc que dans les cas où la symptomatologie persiste ou devient gênante pour l'enfant. Il faut ainsi l'envisager devant :

- un déficit auditif bilatéral important (plus de 25 dB) entraînant une gêne manifeste et durable dans l'acquisition du langage, voire plus tard de la lecture ;
- les infections aiguës récidivantes de l'oreille moyenne, et dans ce cas l'adénoïdectomie est associée de principe si elle n'avait pas été réalisée auparavant ;
- les modifications importantes de la membrane tympanique, en particulier s'il existe une poche de rétraction postérosupérieure faisant craindre la survenue d'un cholestéatome.

La prévention des infections ORL à répétition est-elle possible ?

C'est un vaste problème. En effet, ces infections répétées perturbent la vie socioprofessionnelle des parents (inquiétude, garde d'enfant malade) et grèvent lourdement le budget de la Sécurité sociale, non seulement par les frais médicaux engendrés, mais aussi à cause des éventuels arrêts de travail. C'est un problème difficile à résoudre compte tenu des contraintes que cela impose parfois aux parents et auxquelles ils ne sont pas préparés.

Cette prévention repose sur plusieurs volets.

Facteurs favorisants, interventions possibles

Existe-t-il des facteurs favorisants chez cet enfant conduit par ses parents pour des infections ORL à répétition ?

Le rôle du médecin est dans un premier temps de s'assurer de la réalité de ces infections ORL, et il est bien évident qu'une rhinite prolongée chronique claire chez un enfant qui se mouche mal ou chez qui la désinfection rhinopharyngée n'est pas effectuée de manière rigoureuse n'est pas vraiment infectée ; il présente simplement une inflammation chronique des voies aériennes supérieures, banale chez le petit enfant.

Si l'infection à répétition est réelle, selon l'âge et la localisation de cette infection, il faut proposer à l'enfant dans un premier temps, après avis ORL, une adénoïdectomie s'il a plus d'1 an, associée éventuellement à la mise en place d'aérateurs transtympaniques, et chez l'enfant de plus de 5 ans, une amygdalectomie selon les indications déjà vues.

Si ces interventions ORL ne sont pas justifiées ou n'apportent pas les résultats escomptés, il faut alors rechercher des facteurs favorisants. Non pas tant les déficits partiels de l'immunité humorale (sous-classe d'IgG ; IgA sécrétoires), qui sont exceptionnels, que les carences en fer (à rechercher et à traiter tôt, dès 1 an), le reflux gastro-œsophagien avéré (attention à ne pas accuser le reflux gastro-œsophagien systématiquement chez un enfant cracheur), le terrain atopique « personnel et/ou familial », facteurs sur lesquels on peut intervenir de façon spécifique.

Amélioration de l'environnement

Le médecin doit bien entendu s'enquérir des conditions de garde de l'enfant, des conditions de vie, de logement, afin d'expliquer aux parents toutes les mesures permettant d'améliorer l'environnement. Le *tabagisme passif* est certainement le polluant le plus important et le plus néfaste contre lequel il faut à tout prix lutter, mais il est nécessaire de prendre aussi en compte la sensibilité aux acariens et aux poussières de maison. Il faut faire disparaître de sa chambre tous les nids à poussière que sont les peluches, moquettes, tentures sur les murs, rideaux… et de préférence choisir une literie synthétique. Il faut aussi lutter contre les appartements surchauffés, les changements brutaux de température (habillages intempestifs, transports en voiture, courses dans les magasins).

Le rôle de la pollution industrielle comme celui de la circulation automobile sont difficiles à apprécier, et il est difficile d'envoyer tout le monde à la campagne. Enfin et dans la mesure du possible, il faut éviter les appartements trop secs : un humidificateur peut être utile à la condition que l'enfant ne soit sensible ni aux acariens ni aux poussières de maison.

Quant à la vie en collectivité, elle est souvent rendue indispensable par le travail des deux parents. Il serait souhaitable dans la mesure du possible que l'enfant n'entre en collectivité que le plus tard possible, après 9 mois, à un moment où son système immunitaire devient plus efficace. Il est certain que l'introduction trop précoce en collectivité favorise les infections ORL à répétition, mais peut-on facilement faire autrement ?

Et sur le plan thérapeutique ?

Bien sûr, si un facteur spécifique a été retrouvé, il faut le traiter ; mais c'est rare et pas toujours efficace. Dès lors, il faut apprendre aux parents à faire un bon drainage nasal à l'aide des préparations à base de sérum physiologique (de préférence légèrement hypertonique). Des antihistaminiques au long cours peuvent être utiles en cas de terrain familial ou personnel allergique avéré. Les cures soufrées par voie générale ou locale sont souvent très efficaces. Certains auteurs préconisent enfin l'oligothérapie et des succès sont parfois incontestables avec l'homéopathie.

Ces différents moyens thérapeutiques peuvent être associés.

Il n'y a pas de règle et s'il existait une méthode infaillible, cela se saurait ! C'est la patience, les explications souvent répétées à la famille sur le caractère à la fois bénin mais aussi inéluctable et indispensable de ces « maladies d'adaptation », qui permettront d'atteindre l'âge de 6-7 ans où, en général, tout rentre dans l'ordre.

Infections respiratoires basses communautaires de l'enfant

Elles se manifestent en règle générale par la triade fièvre, toux et difficultés respiratoires d'intensité variable, avec râles bronchiques ou en foyer, ce qui les différencie des infections hautes (ORL), au cours desquelles l'auscultation est normale en dehors des bruits transmis. C est la deuxième cause de prescription d'antibiotiques alors que la majorité sont virales et guérissent très souvent spontanément. La vaccination antipneumococcique a permis une réduction très significative des pneumonies et pleuropneumopathies à pneumocoque ainsi qu'une diminution des résistances à la pénicilline (et aux macrolides).

Clinique

On peut distinguer trois grands tableaux :

- les bronchiolites aiguës, infection généralement à VRS (virus respiratoire syncytial) hivernale du nourrisson ;
- les bronchites (et/ou trachéobronchites) ;
- les pneumonies.

Les *bronchiolites et bronchites*, très fréquentes (90 % des infections respiratoires basses), sont avant tout d'origine virale.

Les *pneumonies* sont liées à une atteinte parenchymateuse, pour laquelle une origine bactérienne doit être évoquée. Deux tableaux cliniques dominent :

- une fièvre d'apparition brutale avec altération de l'état général et parfois douleur thoracique et/ou abdominale, évocatrice d'une pneumonie franche lobaire aiguë à pneumocoque. Elle donne souvent une impression clinique de gravité ; le tableau clinique peut être trompeur car des manifestations digestives (douleurs abdominales aiguës) peuvent être au premier plan, surtout chez les enfants de moins de 3 ans ;

- un début plus progressif, avec toux pénible et durable, état général conservé, signes extrarespiratoires variés (myalgies, éruption cutanée), évocateur d'une pneumonie atypique (principalement *Mycoplasma pneumoniae* et autres germes dits atypiques). Elle s'observe à partir de 3 ans et surtout après 5 ans.

Examens

La *radiographie de thorax de face* en inspiration et debout devrait être demandée devant :

- tout enfant fébrile avec auscultation pulmonaire évocatrice (crépitants, sous-crépitants et/ou tachypnée (en dehors des bronchiolites) ;
- une fièvre inexpliquée (prolongée ou mal tolérée), en particulier chez le nourrisson ;
- une toux fébrile persistante ou accompagnée de tachypnée croissante ;
- des pneumonies récidivantes et/ou une suspicion de corps étranger inhalé : dans ce cas, il faut des clichés en inspiration et en expiration ;
- ou un doute diagnostique entre bronchite et pneumonie.

Mais la radiothérapie ne devrait jamais retarder la mise sous antibiotique si l'indication est indiscutable.

La biologie ne doit pas être systématique. Elle est inutile en cas de bronchiolite ou de bronchite « classique ». Dans une pneumonie, elle montrerait une hyperleucocytose à polynucléaires neutrophiles et une protéine C réactive (CRP) supérieure à 60 mg/l. Quoi qu'il en soit, elle non plus ne doit pas retarder un traitement antibiotique.

Traitement

Bronchiolite aiguë

Devant un tableau typique et sans signes de gravité, il faut :

- prescrire une désobstruction rhinopharyngée au sérum physiologique ;
- conseiller le fractionnement des repas, voire l'épaississement si le nourrisson vomit ;
- prescrire la kinésithérapie respiratoire si l'enfant est très encombré (ce qui devient cependant discuté car cela ne guérit pas la maladie mais améliore le confort de l'enfant et participe à la surveillance de l'évolution) ;
- veiller à prendre en charge la fièvre, éviter le tabagisme passif, et conseiller de reconsulter s'il apparaît un refus alimentaire, des troubles digestifs, une fièvre élevée, une dégradation de l'état général.

Les corticoïdes et les bronchodilatateurs inhalés n'ont jamais fait la preuve de leur efficacité ; cependant, ces derniers peuvent être tentés chez un nourrisson de plus de 3 mois si des éléments font penser à une pathologie asthmatique, comme des antécédents familiaux ou d'allergie autre chez l'enfant atteint.

Les antitussifs et mucolytiques sont contre-indiqués.

L'antibiothérapie initiale n'a aucune indication ; il faut cependant l'envisager :

- si une fièvre élevée (≥ 38,5 °C) persiste au-delà de 3 jours d'évolution ;
- s'il existe une otite moyenne aiguë purulente (OMAP) associée (mais pas la simple otite congestive), ou une pneumonie et/ou atélectasie confirmée(s) par la radiographie de thorax.

L'*hospitalisation* est indispensable si :

- le nourrisson a moins de 6 semaines ;
- il est prématuré ;
- il existe une pathologie cardiaque ou pulmonaire chronique ;
- des signes de gravité sont présents d'emblée : détresse respiratoire, signes de lutte, difficultés alimentaires ;
- les conditions socioéconomiques ou d'environnement sont défavorables.

Bronchite aiguë

Le traitement d'une bronchite aiguë d'apparition récente et bien tolérée chez un enfant sans facteurs de risque n'est que symptomatique : désobstruction rhinopharyngée si besoin, traitement de la fièvre. Les antitussifs sont inutiles et parfois néfastes. L'abstention de toute prescription antibiotique est recommandée. Une fièvre élevée (≥ 38,5 °C) persistant au-delà de 3 jours d'évolution doit faire rechercher une autre cause ou une complication ; si l'on suspecte une surinfection bactérienne (radiographie de thorax et/ou biologie), une antibiothérapie dirigée contre le pneumocoque ou contre *H. influenzae* est indiquée : amoxicilline + acide clavulanique.

Pneumonie aiguë communautaire

L'impossibilité d'écarter un processus bactérien explique la décision de mise en route rapide d'une antibiothérapie probabiliste.

Quel que soit l'âge, le risque infectieux le plus important est lié à *Streptococcus pneumoniae*.

Avant l'âge de 3 ans, le pneumocoque est le premier agent bactérien responsable de pneumonie. L'amoxicilline *per os*, à la posologie de 80-100 mg/kg/jour en 2 ou 3 prises pendant 5 à 7 jours, est recommandée en première intention. En cas d'allergie à la pénicilline sans contre-indication aux céphalosporines, les céphalosporines de 3e génération (ceftriaxone 50 mg/kg/jour 5 jours par voie injectable (intramusculaire ou intraveineuse) sont recommandées. En cas de contre-indication aux β-lactamines, après 6 ans on peut proposer la pristinamycine 50 mg/jour en 2 prises pendant 10 jours ; sinon l'hospitalisation est souhaitable pour mettre en place une antibiothérapie parentérale adaptée.

À partir de l'âge de 3 ans, le pneumocoque et les bactéries atypiques *(M. pneumoniae, Chlamydia pneumoniae)* prédominent.

Le choix antibiotique initial s'appuie sur le tableau clinique et radiologique :

- si celui-ci est en faveur d'une *infection à pneumocoque*, l'antibiothérapie recommandée est l'**amoxicilline** *per os* à la posologie de 80-100 mg/kg/jour, en 2 à 3 prises par jour sans dépasser 3 g par jour ensuite ;
- s'il est évocateur *d'une bactérie atypique*, l'utilisation d'un macrolide est recommandée en première intention : **clarithromycine** 15 mg/kg/jour en 2 prises et pour 10 jours ou après 6 ans, la pristinamycine 50 mg/jour en 2 prises pendant 10 jours ;

Dans de rares cas, avant l'âge de 5 ans, seule l'absence de vaccination ou une vaccination incomplète contre *H. influenzae* de type b et/ou la coexistence d'une OMAP font proposer l'association amoxicilline-acide clavulanique dosée à 80 mg/kg par jour d'amoxicilline.

Le critère principal d'*efficacité du traitement* est le contrôle de la fièvre. Elle disparaît en règle en 48 heures s'il s'agit d'un pneumocoque, en 2 à 4 jours pour les autres bactéries. La toux est plus durable. Une nouvelle radiographie thoracique n'est pas nécessaire si l'évolution clinique est satisfaisante.

Dès lors, une évaluation clinique et éventuellement radiologique à 48-72 heures de traitement est nécessaire à tout âge, et plus précocement si une aggravation se manifeste.

La radiographie thoracique doit donc être refaite si l'évolution est défavorable pour ne pas passer à côté d'une autre pathologie (pleuropneumopathie, corps étranger inhalé, tuberculose…) qui peut conduire à une hospitalisation.

En l'absence de critères d'hospitalisation, lors de la réévaluation à 48-72 heures de traitement, différentes options thérapeutiques peuvent être adoptées après s'être assuré d'une bonne compliance thérapeutique :

- l'absence d'amélioration sous traitement par amoxicilline doit faire envisager une bactérie atypique et faire remplacer l'amoxicilline par un macrolide en monothérapie ;
- l'absence d'amélioration franche sous traitement par macrolide ne permet pas formellement de remettre en cause l'hypothèse d'un mycoplasme, car celui-ci nécessite parfois un délai supplémentaire pour confirmer la bonne évolution sous antibiotique. La réévaluation peut donc avoir lieu 48 heures plus tard en dehors de tout signe d'aggravation ;
- dans de rares cas (non-spécificité des manifestations cliniques et/ou absence d'amélioration d'une monothérapie), la bithérapie amoxicilline-macrolide peut être utilisée. Une nouvelle évaluation, faite vers le 5e jour, doit faire hospitaliser l'enfant en l'absence d'amélioration ou en cas d'aggravation.

Quoi qu'il en soit, les AINS ou une corticothérapie ne sont pas indiqués (figure 12.3).

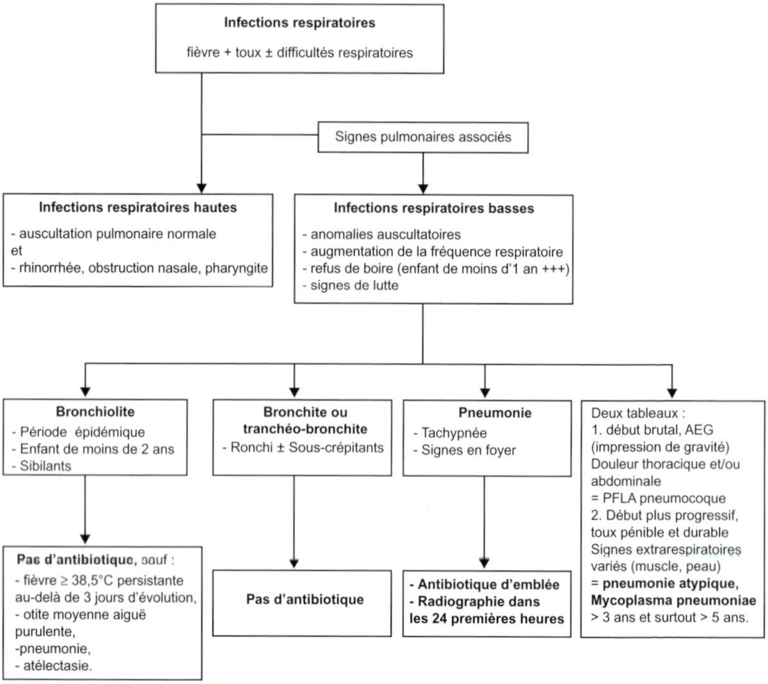

Figure 12.3. Éléments diagnostiques et thérapeutiques d'une infection respiratoire chez l'enfant sans facteur de risque.

L'hospitalisation est indispensable s'il existe des critères de gravité

- pneumonie chez un enfant de moins de 6 mois ;
- mauvais état général, mauvaise tolérance respiratoire, hypoxie ;
- difficultés d'alimentation ;
- aggravation rapide ;
- conditions socioéconomiques précaires ;
- épanchement pleural ;
- pneumonie très étendue et/ou image d'abcès.

Toux persistante de l'enfant

Une toux chronique, souvent nocturne ou à recrudescence nocturne : tel est souvent le problème soumis au médecin chez un enfant qui présente une toux traînante (plus de 3 semaines). La tentation est grande de se contenter de la prescription d'un sirop antitussif : or, cette mesure est généralement totalement inopérante, discutée et maintenant contre-indiquée chez les moins de 2 ans.

Il faut commencer par définir le niveau de cette toux, ORL ou broncho-pulmonaire. Ce n'est qu'une fois la topographie de la toux définie qu'on peut rechercher les étiologies et proposer un traitement adapté. Avant d'envisager une démarche diagnostique, il est nécessaire de passer en revue les différentes étiologies de toux chroniques de l'enfant, en insistant sur les plus fréquentes.

Étiologie

Trois causes sont le plus souvent à l'origine des toux chroniques de l'enfant :

- l'asthme, qui peut ne se manifester que sous forme de toux ;
- les pathologies ORL répétées, en rapport avec les infections virales récurrentes des voies aériennes supérieures, parfois aggravées par le tabagisme passif et un éventuel reflux gastro-œsophagien ;
- les infections des voies aériennes inférieures, le plus souvent d'origine virale au début.

Bien évidemment, il existe beaucoup d'autres causes de toux chronique chez l'enfant, mais une démarche diagnostique simple permet de ne pas passer à côté de ces causes plus rares :

- les *syndromes obstructifs expiratoires* sont aussi appelés « bronchites sifflantes » (autrefois « bronchites asthmatiformes ») ou, d'une manière plus globale, « asthme du nourrisson et de l'enfant ». Il faut distinguer :
  - **l'asthme allergique** et les équivalents asthmatiques (toux spasmodique nocturne, toux d'effort, toux aux changements de temps) : la notion de terrain atopique personnel et/ou familial, des tests cutanés ou les dosages des IgE totales et spécifiques, mais surtout la réponse aux β_2-adrénergiques, les épreuves fonctionnelles respiratoires quand l'âge le permet sont des éléments importants du diagnostic. Ce diagnostic peut et doit être évoqué même chez le nourrisson de moins d'1 an, dès lors qu'il a présenté trois épisodes de bronchite sifflante ;
  - **les faux asthmes**.
- la *mucoviscidose*, au pronostic redoutable, dont le diagnostic repose sur le test de la sueur et maintenant sur le test de dépistage néonatal ;
- le *reflux gastro-œsophagien* (parfois facteur favorisant de l'asthme), dont le diagnostic repose sur la pH-métrie : il est souvent difficile de faire le rapport entre les bronchites sifflantes et le reflux gastro-œsophagien, d'autant qu'un asthme vrai peut être aggravé par un reflux gastro-œsophagien ;
- la *dysplasie bronchopulmonaire* : anamnèse de prématurité, de ventilation assistée prolongée ;
- les *séquelles graves de virose* (bronchites à VRS en particulier) ;
- les *déficits immunitaires* (IgA), les déficits en α_1-antitrypsine ;

- les kystes bronchogéniques, les fistules œsotrachéales, les anomalies des arcs aortiques, la maladie ciliaire, les dyskinésies trachéobronchiques : ce sont des causes beaucoup plus rares, qui nécessitent des examens particuliers et des traitements spécifiques ;
- les *fausses routes* par troubles de la déglutition ;
- l'*adénoïdite,* la *rhinite postérieure* : ce sont, chez le tout-petit, une cause fréquente. Certaines infections chroniques du cavum se présentent avec, comme symptôme presque exclusif, une toux chronique. Leur traitement a été décrit plus haut ;
- la *sinusite* : il en est de la sinusite chez le grand enfant comme de l'adénoïdite chez le plus petit, elle est une cause fréquente de toux traînante dont elle peut être le seul symptôme ;
- le *foyer pulmonaire* : certains foyers pulmonaires, notamment viraux ou à *M. pneumoniae,* évoluent sans fièvre avec une toux incessante comme seul symptôme. L'examen clinique du thorax est pauvre ou le plus souvent négatif ; seule la radiographie permet le diagnostic en montrant une opacité souvent peu dense et inhomogène. Le traitement est antibiotique justifié après 15 jours d'évolution (bien que les antibiotiques soient inefficaces sur les infections virales) et éventuellement corticoïde ;
- le *corps étranger bronchique* : il se traduit par une toux, parfois de la fièvre, et une opacité radiologique souvent dense et rétractile. Cliniquement et radiologiquement, il peut être difficile de le différencier d'un foyer infectieux. Aussi, devant tout syndrome bâtard associant une toux et un foyer pulmonaire dense, l'interrogatoire doit-il rechercher un syndrome dit « de pénétration ». L'enfant, dans les semaines qui ont précédé, ne s'est-il pas étranglé, n'a-t-il pas eu une quinte de toux suffocante, qui a inquiété sur le moment, puis a été oubliée ? La mère n'a généralement pas fait le rapprochement entre cet épisode et le motif actuel de sa consultation, en raison d'un intervalle libre qui peut être de quelques semaines. Si cette notion est retrouvée, la fibroscopie bronchique doit être demandée : entre des mains expérimentées, elle permet de repérer et d'extraire le corps étranger responsable, souvent végétal (cacahuète, amande…). Un traitement antibiotique visant à juguler définitivement l'infection qu'entretenait le corps étranger est associé ;
- la *coqueluche* : elle est souvent oubliée, parce que les enfants sont vaccinés et que les mères et les médecins ont perdu l'habitude de faire ce diagnostic. Or la vaccination ne protège pas à 100 % et sûrement pas plus de 10 ans ; les coqueluches des vaccinés sont souvent atténuées. Pour éviter ce piège courant, il suffit d'interroger attentivement l'entourage pour déceler le caractère typique de la toux en quintes révélant le contaminateur (en géneral un proche : famille parents…)et lorsqu'on y pense, on est étonné de la fréquence de ce type de syndrome. Les difficultés diagnostiques de la coqueluche, ainsi que les mesures préventives à adopter dans l'entourage,

figurent dans le chapitre traitant des problèmes pratiques posés par les maladies contagieuses ;

- la *dilatation des bronches*, primitive ou secondaire, dont le diagnostic repose sur le scanner thoracique et qui peut nécessiter un acte chirurgical ;
- le *tabagisme passif*, dont le rôle est de plus en plus invoqué dans la gravité des toux chroniques ;
- la *tuberculose*.

Il faut aussi citer : alvéolite allergique extrinsèque, collagénose, hémosidérose pulmonaire, insuffisance cardiaque, poumon éosinophile, dysplasie bronchopulmonaire.

Une cause souvent méconnue qu'il ne faut pas négliger est la *toux psychogène* : syndrome d'hyperventilation, dyspnée fonctionnelle laryngée (dyskinésie laryngée) de plus en plus fréquente, véritable tic dont la caractéristique essentielle est de disparaître complètement la nuit, de n'exister que le jour en étant maximale le soir. Elle est de type irritatif chez un enfant dont l'examen est strictement normal par ailleurs.

Démarche clinique

L'interrogatoire et l'examen clinique sont des éléments majeurs pour définir la topographie d'une toux chronique. Cependant, des associations sont possibles, comme l'association d'une rhinite allergique et d'une toux spasmodique, voire d'origine psychique.

Origine ORL

La toux d'origine ORL est souvent diurne et nocturne (mais plus au coucher et au lever), grasse, avec hydrorrhée et/ou écoulement postérieur à l'examen ORL, parfois accompagnée de sifflements à l'auscultation (mais situés dans la partie supérieure du thorax, donc transmis), non améliorée par les β_2-adrénergiques ; elle entraîne nombre de réveils la nuit (surtout des parents) et est ainsi mal tolérée et suscite de très nombreuse inquiétudes et consultations.

Origine bronchique

La toux d'origine bronchique, surtout asthmatique, est le plus souvent nocturne (milieu de nuit), sèche initialement puis grasse en fin d'épisode, déclenchée au jeu, à la colère et à l'effort, parfois accompagnée de sifflements à l'auscultation (périphériques, aux bases pulmonaires), améliorée par les β_2-adrénergiques, associée à des réveils nocturnes et à des absences d'école.

Attention cependant à l'interrogatoire des parents qui interprètent facilement les symptômes, parlant de « sifflements » alors qu'il ne s'agit que de bruits transmis, qualifiant une toux au coucher et au lever de toux « nocturne » alors qu'il s'agit d'une toux diurne, souvent d'origine ORL. Une gêne respiratoire avec toux lors d'un effort est parfois rapidement rattachée à un possible asthme induit par l'exercice, alors qu'il s'agit souvent d'un manque d'entraînement à l'effort ou d'une toux psychogène.

Certains éléments d'interrogatoire ou de l'examen permettent souvent d'orienter l'enquête étiologique et le choix des éventuels examens complémentaires (tableau 12.3).

Examens complémentaires

Parfois indispensables, ils seront guidés par l'anamnèse, l'interrogatoire, les données cliniques.

La radiographie de thorax de face inspirée et expirée doit être demandée quel que soit l'âge devant toute toux chronique, qui ne semble pas d'origine ORL ou qui n'est pas un asthme répondant bien au traitement (en expiration pour rechercher un trappage, témoin d'un obstacle bronchique).

Les explorations fonctionnelles respiratoires (EFR) doivent être demandées dès que l'enfant a plus de 4 ans, même s'il semble présenter une rhinite allergique isolée, permettant au minimum de mesurer le volume expiratoire

Tableau 12.3. Orientation étiologique devant une toux chronique.

Antécédents personnels	Prématurité, ventilation assistée	Dysplasie bronchopulmonaire
Eczéma, allergie alimentaire	Asthme, rhinite allergique	
Antécédents familiaux	Asthme, eczéma, rhinite allergique chez les parents ou dans la fratrie	Asthme, rhinite allergique
Maladie respiratoire familiale	Pathologie congénitale ou infectieuse	
Signes	Épisodes de fièvre, crachats	Infections répétées, suppuration bronchique
Régurgitations, pyrosis	Reflux gastro-œsophagien	
Selles nombreuses, pâteuses	Mucoviscidose	
Signes à début brutal	Corps étranger bronchique	
Toux lors du repas	Fausses routes	
Anomalie de croissance	Suppurations bronchiques	
Hippocratisme digital	Suppurations bronchiques, cause cardiaque	
Association à des signes laryngés	Reflux gastro-œsophagien, laryngotrachéomalacie	
Auscultation pulmonaire anormale	Étiologie autre que les causes fréquentes	
Absence de réponse aux traitements de l'asthme	Pathologie autre que l'asthme	

maximal par seconde (VEMS). Cela permet parfois de révéler des obstructions bronchiques qui ne se manifestent pas par les signes habituels ; les ignorer peut conduire à des lésions bronchiques irréversibles.

L'examen ORL en cas de doute sur une pathologie ORL chronique doit comporter une fibroscopie nasopharyngée qui permet notamment de rechercher des signes indirects de reflux gastro-œsophagien mais attention à ne pas les interpréter abusivement, ce qui conduit à un nombre de prescriptions croissantes d'IPP (inhibiteur de la pompe à proton) non justifiées.

Une enquête allergologique sera demandée chez un enfant présentant une toux spasmodique de nature asthmatique et/ou une rhinite allergique.

Les autres examens (fibroscopie bronchique, numération globulaire formule sanguine, ferritine, immunoglobuline, test de la sueur — qui n'est plus systématique depuis la mise en route du dépistage à la naissance —, pH-métrie, examen cardiologique et scanner thoracique) ne seront envisagés qu'en deuxième intention, ou s'il existe d'emblée des éléments d'orientation (par exemple une anomalie radiologique évoquant une malformation).

Que reste-t-il des indications des antitussifs ?

Le meilleur traitement de la toux est celui de sa cause. Mais la toux est aussi un mécanisme réflexe de défense qu'il faut savoir respecter. Aucun sirop ne peut prétendre traiter la toux.

L'Afssaps a publié en octobre 2010 de nouvelles modalités de prise en charge de la toux chez le nourrisson de moins de 2 ans, dont voici les principaux principes.

La toux est un symptôme fréquent chez les enfants de moins de 2 ans. Elle constitue un réflexe naturel de défense de l'organisme qu'il convient donc de respecter.

La toux aiguë du nourrisson est le plus souvent liée à une simple infection virale des voies respiratoires (rhinopharyngite, bronchite). Au cours de leurs 2 premières années de vie, les nourrissons en bonne santé font de fréquents épisodes d'infection des voies respiratoires provoquant une toux. Dans la majorité des cas, la toux disparaîtra dans un délai maximal de 10 à 14 jours. Dans certains cas, elle pourra régresser plus lentement, en 3 à 4 semaines, sans pour autant être liée à une complication, qu'il conviendra cependant d'éliminer. L'interrogatoire et l'examen clinique rechercheront des signes de gravité et élimineront une cause sous-jacente ou une affection associée nécessitant une prise en charge spécifique adaptée.

Aucune spécialité utilisée dans la toux chez le nourrisson (pas même le miel) n'a démontré qu'elle diminuait la durée et l'intensité des épisodes de toux ; de plus, ces spécialités présentent dans certains cas des effets indésirables ; c'est pourquoi :

- les mucolytiques, les mucofluidifiants et l'hélicidine sont contre-indiqués chez le nourrisson depuis le 29 avril 2010 ;
- les antitussifs antihistaminiques de première génération sont contre-indiqués chez le nourrisson depuis le 15 mars 2011, comme cela a été le cas dans d'autres pays européens et outre-Atlantique, ainsi que le fenspiride ;
- les suppositoires à base de dérivés terpéniques sont contre-indiqués chez les enfants de moins de 30 mois et les enfants ayant des antécédents d'épilepsie ou de convulsion fébrile depuis le 15 décembre 2011.

Il n'y a pas lieu de prescrire des antitussifs en cas de toux aiguë banale chez le nourrisson.

La prescription d'antibiotiques, de bronchodilatateurs inhalés, de corticoïdes par voie générale ou inhalée, et/ou d'antisécrétoires gastriques (IPP) n'a aucun intérêt en cas de toux aiguë due à une rhinopharyngite non compliquée, une pharyngite, une bronchite aiguë, une trachéite, une laryngite non dyspnéisante, ni même au cours du premier ou du deuxième épisode de bronchiolite aiguë du nourrisson.

Il n'est pas nécessaire de prescrire de la kinésithérapie respiratoire chez un nourrisson présentant une toux aiguë liée à une infection banale des voies respiratoires, non compliquée. En revanche, la kinésithérapie respiratoire doit être discutée au cas par cas dans la bronchiolite.

La prise en charge d'une fièvre associée et mal supportée est justifiée.

Restent les mesures hygiénodiététiques :

- désobstruction nasale pluriquotidienne au sérum physiologique en cas d'encombrement nasal ;
- éviction de l'exposition au tabac ;
- hydratation régulière du nourrisson et limitation de la température à 19-20 °C dans la chambre.

Cependant :

- quand la toux est *d'origine ORL* (cas le plus fréquent) : chez le nourrisson et l'enfant, la répétition de la toux est en rapport avec la répétition des infections ORL, véritable maladie d'adaptation dont le traitement est en règle décevant. Les rhinites allergiques répondent aux antihistaminiques et aux corticoïdes par voie nasale ;
- quand la toux est *d'origine « asthmatique »*, elle répond surtout aux β-adrénergiques, voire aux corticoïdes, en inhalation à l'aide de chambres d'inhalation parfaitement adaptées aux nourrissons. Une corticothérapie par voie orale en cure brève peut être utile et sans danger.

Le plus difficile dans le traitement de la toux est de faire comprendre aux parents les difficultés thérapeutiques, l'inefficacité et l'absence d'intérêt des médicaments proposés comme « antitussifs », en leur expliquant qu'il faut savoir reconsulter si la toux persiste, s'aggrave, si des complications apparaissent.

Pour en savoir plus

Afssaps, 2010. Nouvelles modalités de prise en charge de la toux chez le nourrisson (enfant de moins de 2 ans). http://ansm.sante.fr/S-informer/Points-d-information-Points-d-information/Nouvelles-modalites-de-prise-en-charge-de-la-toux-chez-le-nourrisson-enfant-de-moins-de-2-ans-Point-d-information

Antibiothérapie des infections ORL. Antibiothérapie des infections basses. Guide de prescription d'antibiotiques en pédiatrie 2016. www.sfpediatrie.com/sites/default/files/arcped_gpip_15_juin_new_couvbs.pdf

Antibiothérapie par voie générale en pratique courante dans les infections respiratoires hautes de l'adulte et l'enfant AFSSAPS novembre 2011. www.infectiologie.com/UserFiles/File/medias/Recos/2011-infections-respir-hautes-recommandations.pdf

Antibiothérapie par voie générale en pratique courante dans les infections respiratoires basses de l'adulte et l'enfant AFSSAPS 2005. www.infectiologie.com/UserFiles/File/medias/_documents/consensus/2005-infVRB-recos-afssaps.pdf

HAS. Pose d'aérateurs transtympaniques dans l'otite moyenne séreuse et séromuqueuse chronique bilatérale chez l'enfant. Mars 2017. www.has-sante.fr/portail/upload/docs/application/pdf/2017-04/dir1/app-17_fiche_pertinence_att_cd_2017_03_22_vfinale.pdf

Laugier B., Senez S. Aulanier D, Boisson-Bertrand R., Cohen G. Indications de l'adénoïdectomie et/ou de l'amygdalectomie chez l'enfant. Ann Otolaryngol Chir Cervicofac 1998 ;115 : S22-S45.

13 Protéinurie, hématurie. Infection urinaire. Hypertension artérielle

› Devant une protéinurie ou une hématurie, il faut en chercher la cause et envisager, si elle persiste, une biopsie rénale.
› Devant une infection urinaire, il faut en faire la preuve formelle, la traiter efficacement, en rechercher le niveau et la cause.
› La mesure de la tension artérielle fait partie de l'examen de l'enfant.

Protéinurie

Ne seront envisagés ici que les problèmes pratiques posés par une protéinurie découverte fortuitement, soit à l'occasion d'un examen d'urine effectué lors d'une maladie, soit lors d'un examen systématique, ce qui devrait être fait de temps à autre.

Vérification de l'authenticité de la protéinurie

À l'heure actuelle, le médecin dispose de bandelettes réactives (Albustix®, Uritest®, Multistix®) très utiles pour le dépistage (à faire régulièrement), qui permettent de rechercher conjointement hématurie et protéinurie. Ces bandelettes (il faut le savoir) ont un seuil de sensibilité tel qu'elles décèlent parfois des protéinuries physiologiques (en effet, une protéinurie ne doit être prise en compte que si elle est supérieure à 0,10 g/24 h). La bandelette urinaire est un excellent moyen « d'ausculter » le rein. Cette vérification régulière permettrait de déceler plus précocement une atteinte rénale asymptomatique.

traces : 0,1-0,2 g/l ; + : 0,3 g/l ; ++ : 1 g/l ; +++ : 3 g/l ; ++++ : > 3 g/l.

En pratique, ou bien la bandelette réactive a décelé des traces (ou une croix) et on peut se dispenser de pousser les explorations, en se réservant de recontrôler l'examen à quelque temps de là, ou bien la bandelette montre deux ou trois croix d'albumine, et d'autres examens doivent être effectués :
- d'une part pour en affirmer l'authenticité, à la recherche surtout d'une albuminurie qui est anormalement élevée si elle est > 150 mg/24 h : en réalité, une albuminurie est normale si le rapport albuminurie (mg/l)/créatininurie (mmol/l) est inférieur à 2 ;
- d'autre part pour en rechercher la cause.

Examen clinique

L'interrogatoire recherche des antécédents personnels familiaux de néphropathie, de surdité, des antécédents personnels d'infection urinaire, de lithiases, d'hématurie macroscopique, un syndrome polyuro-polydipsique. Il faut palper les fosses lombaires, rechercher un globe vésical, des œdèmes, une éruption cutanée, vérifier la croissance, prendre la pression artérielle.

Examens de débrouillage

Ils ne sont pas nombreux :

- dosage pondéral de la protéinurie sur 24 heures, ou sur les urines de la nuit (12 heures) ;
- examen cytobactériologique urinaire ;
- urée ou, mieux, créatinine sanguine ;
- compte d'Addis ou débit d'hématies/min (de moins en moins pratiqué) ; l'examen du culot urinaire de l'examen cytobactériologique des urines (ECBU) suffit en règle ;
- dosage des protides sanguins avec albuminémie ;
- échographie rénale.

Doivent-ils tous être demandés d'emblée ? Assurément pas et, ainsi qu'on le verra plus loin, certaines circonstances permettent de les limiter. Mais, en tout état de cause, cette batterie d'examens suffit à situer une protéinurie dans un cadre suffisamment précis pour que la conduite à tenir soit claire. Le bilan sera complété selon le contexte par un dosage du complément (C3, C4, CH50), facteurs antinucléaires, sérologie hépatite B et C, dosage pondéral des immunoglobulines.

Principales situations rencontrées

Protéinurie accompagnant une infection urinaire et/ou la révélant

C'est un cas fréquent. C'est dire que l'examen cytobactériologique est l'examen à toujours faire en première intention. Une fois repérée et étiquetée, la protéinurie doit être traitée et une échographie pratiquée à la recherche de signes évoquant une uropathie malformative.

Protéinurie révélant une probable néphropathie

Dans ce cadre, plusieurs syndromes peuvent être facilement repérés (tableau 13.1) :

- le *syndrome néphrotique* associe une protéinurie massive et une hypoprotidémie. Il peut être purement biologique, du moins à son début. Cette découverte impose des explorations plus approfondies (électrophorèse des protides sanguins et urinaires ; dosages des lipides sanguins, de la cholestérolémie, qui sont élevés ; examen du culot urinaire [ECBU]) avant d'entreprendre le

Tableau 13.1. **Significations possibles d'une protéinurie.**

Infection urinaire
Néphropathie
Syndrome néphrotique (si protéinurie massive et hypoprotidémie)
Glomérulonéphrite aiguë ou subaiguë (si protéinurie et hématurie)
Insuffisance rénale
HTA

traitement. Ces examens, et surtout la surveillance du démarrage du traitement, ne peuvent être assurés avec sécurité qu'en milieu hospitalier ;

- l'*association protéinurie-hématurie* évoque d'emblée le diagnostic de glomérulonéphrite aiguë ou subaiguë ;
- mais la protéinurie peut également être associée à une hypertension artérielle, à une insuffisance rénale, à une malformation rénale ou à une uropathie malformative ;
- la protéinurie peut être *d'origine tubulaire*, en règle peu importante et associée à d'autres stigmates d'atteinte tubulaire (aminoacidurie, glycosurie avec glycémie normale, acidose, phosphaturie élevée). Il s'agit alors soit de tubulopathies, soit de néphropathies tubulo-interstitielles, maladies souvent déjà connues par d'autres symptômes avant que la protéinurie n'apparaisse.

Dans tous ces cas, l'approche diagnostique qui aura pu être faite par les examens de débrouillage cités plus haut conduira le praticien à confier son malade à un service hospitalier de pédiatrie, ou au minimum à demander un avis spécialisé, tant sont diverses et parfois complexes les situations rencontrées. En effet, l'association à une protéinurie d'une hématurie macro- ou microscopique, d'un syndrome néphrotique biologique, d'une hypertension artérielle (HTA), d'une insuffisance rénale doit conduire à plus ou moins long terme à une biopsie rénale pour préciser le type de la glomérulopathie et évaluer son pronostic.

Protéinurie solitaire

La protéinurie solitaire (tableau 13.2) est très souvent, et parfois longtemps, du domaine du médecin de famille. On entend par protéinurie « solitaire » une protéinurie isolée, sans hématurie, sans insuffisance rénale, sans HTA et évidemment sans infection urinaire, ni même leucocyturie pathologique à l'examen du culot urinaire (ECBU).

Elle peut être ***transitoire*** : elle est banale et ne nécessite aucun examen complémentaire lorsqu'elle survient à l'occasion d'une *maladie aiguë fébrile*, l'essentiel étant dans ce cas de s'assurer de sa disparition rapide. Elle est banale aussi *après un effort physique* : certaines protéinuries découvertes à l'école et non retrouvées quelques jours plus tard par le médecin consulté sont souvent liées à un examen effectué après le sport.

souvent chez l'enfant des urines colorées en rouge par tout autre chose que du sang (après ingestion de betteraves ou de certains bonbons, par exemple).

Une fois l'hématurie authentifiée, deux causes doivent être envisagées : la maladie urologique, la néphropathie glomérulaire.

Néphropathie glomérulaire

Elle ne se traduit qu'exceptionnellement par une hématurie isolée. Très habituellement, celle-ci est associée à une protéinurie. Dans la plupart des cas, il s'agit d'une glomérulonéphrite aiguë post-infectieuse streptococcique où, à l'hématurie et à la protéinurie, sont souvent associés des œdèmes (ou du moins une prise de poids rapide), une oligurie, une hypertension artérielle en principe modérée. Le diagnostic est confirmé devant l'abaissement de la fraction C3 du complément sérique et l'élévation des anticorps antistreptolysine O. L'évolution seule permet d'affirmer le diagnostic de glomérulonéphrite aiguë : régression du syndrome aigu en quelques jours ou semaines, persistance de la protéinurie et surtout de l'hématurie microscopique pendant 6 à 12 mois.

Mais un tableau initial identique correspond parfois à des glomérulopathies d'évolution beaucoup plus longue, ce que rien dans l'immédiat ne laissait prévoir. C'est alors sur la persistance de l'hématurie microscopique au-delà de 12 à 18 mois qu'une biopsie rénale est décidée. Celle-ci, si elle n'a pas d'incidence thérapeutique, a l'avantage de permettre une classification pronostique (c'est ainsi que les glomérulonéphrites avec dépôts mésangiaux d'IgA ou d'IgC sont réputées de bon pronostic, à l'inverse des glomérulonéphrites diffuses).

Maladie urologique

Elle doit être évoquée chaque fois que le diagnostic de glomérulonéphrite aiguë n'est pas évident. Trois examens sont impératifs : l'examen cytobactériologique des urines, la radiographie d'abdomen sans préparation, l'échographie rénale. Ainsi pourra-t-on facilement rattacher l'hématurie (de durée souvent brève) :

- à une infection urinaire (c'est la cause la plus fréquente d'hématurie chez l'enfant) ;
- à une cystite hémorragique ;
- à une lithiase ;
- à une uropathie malformative ;
- beaucoup plus rarement, à une tumeur ou à un kyste du rein, voire à un traumatisme ;
- parfois à une cause urétrale chez le garçon (hématurie de fin de miction).

Causes plus rares

Il s'agit de :

- l'hématurie révélatrice d'une maladie hémorragique : thrombopénie ou hémophilie ;
- chez l'enfant noir : la bilharziose, la drépanocytose.

Mais l'hématurie macroscopique peut rester inexpliquée. Si elle ne se renouvelle pas, à la condition que les examens cités préalablement aient été correctement effectués, on peut en rester là.

Il en va tout autrement des *hématuries macroscopiques récidivantes* qui doivent faire évoquer deux diagnostics : le syndrome d'Alport et la maladie de Berger.

Syndrome d'Alport

C'est un syndrome lié à une anomalie du collagène constituant les membranes basales. Chez le garçon, l'hématurie est volontiers constante, macro- ou microscopique, survenant au décours d'une infection, et l'évolution vers l'insuffisance rénale est plus fréquente que chez la fille, où l'hématurie est inconstante et intermittente. À l'hématurie sont associées une surdité, qui peut survenir tardivement dans l'évolution de la maladie, et une atteinte oculaire, faite d'un lenticône antérieur et d'anomalies de la macula pathognomoniques.

Il s'agit d'une maladie familiale dont il existe deux formes : la plus fréquente est liée à l'X, plus sévère chez le garçon que chez la fille ; la forme autosomique récessive est aussi sévère dans les deux sexes avec une évolution vers la surdité et l'insuffisance rénale précoce dans l'enfance ou l'adolescence. L'existence d'hématuries récidivantes inexpliquées chez un enfant implique à tout le moins une enquête familiale comportant un compte d'Addis et un audiogramme chez les parents.

Une biopsie de peau montrant les anomalies structurelles du collagène permet d'en faire le diagnostic dans la plupart des cas.

Maladie de Berger

C'est une glomérulonéphrite à dépôts mésangiaux d'IgA, se caractérisant par des poussées d'hématurie volontiers déclenchées par un épisode infectieux ORL, touchant le garçon surtout entre 7 et 13 ans. C'est la biopsie rénale qui, devant ces épisodes répétitifs, affirme le diagnostic. À la différence de la glomérulonéphrite aiguë post-infectieuse banale, le taux du complément sérique est normal. Les atteintes isolées du mésangium, ou ne touchant que 50 % des glomérules (glomérulonéphrites segmentaires et focales), sont le plus souvent de bon pronostic mais nécessitent une surveillance régulière, alors qu'une atteinte de plus de 50 % l'est beaucoup moins, comme l'âge élevé (adolescent) et l'existence d'une hypertension artérielle ou d'une protéinurie supérieure à 1 g/24 heures au cours de l'évolution.

Il s'agit certes de situations rares, mais il est utile que le praticien ait ces notions en mémoire, afin, le cas échéant, de discuter avec le spécialiste de l'opportunité d'une biopsie rénale et d'en expliquer le bien-fondé aux parents.

Hématurie microscopique

L'hématurie microscopique (> 10 000 hématies/ml d'urine) pose un problème difficile. Ces hématuries sont souvent dépistées à l'occasion d'un examen systématique au moyen d'une bandelette réactive. Bien entendu, toute hématurie ainsi dépistée doit être contrôlée par un compte d'Addis, une hématurie ne devant être prise en considération que si elle est régulièrement supérieure à 10 000/min, mais tout aussi simplement s'il y a plus de 10 hématies/mm^3 au culot urinaire, soit plus de 10 000 hématies/ml d'urine.

Une fois l'hématurie affirmée, il faut savoir si elle est *isolée ou non* (recherche d'une protéinurie ; prise de la pression artérielle ; dosages de l'urée sanguine, de la créatininémie ; éventuelles épreuves fonctionnelles rénales). Si elle est associée à d'autres manifestations, il est vraisemblable qu'il s'agit d'une glomérulonéphrite, mais il est difficile de dire si celle-ci est récente (et passée inaperçue) ou ancienne. La surveillance et l'attitude pratique doivent être celles des glomérulonéphrites dites aiguës.

Devant une hématurie *isolée persistante*, on peut proposer :
- d'abord une exploration urologique ;
- ensuite une enquête familiale simple à la recherche d'un syndrome d'Alport.

Significations possibles d'une hématurie

Une hématurie peut révéler une maladie urologique :
- on y pensera chaque fois que le diagnostic de glomérulonéphrite n'est pas évident ;
- quatre examens sont à mener :
  - examen cytobactériologique urinaire ;
  - radiographie de l'abdomen sans préparation ;
  - échographie ;
  - urographie intraveineuse.
- l'hématurie pourra alors être rattachée à :
  - une infection urinaire ;
  - une lithiase ;
  - une uropathie malformative ;
  - une tumeur ou un kyste du rein ;
  - mais aussi une néphropathie glomérulaire comme une glomérulonéphrite aiguë post-infectieuse.

Devant une hématurie macroscopique récidivante, penser à un syndrome d'Alport, une maladie de Berger.

En cas d'hématurie microscopique persistante :
- exploration urologique ;
- enquête familiale à la recherche d'un syndrome d'Alport ;
- enfin, après un certain temps d'évolution (entre 1 et 2 ans), il faut réaliser une biopsie rénale, dans l'espoir de mettre une étiquette anatomopathologique et, partant, de porter un pronostic ;
- mais il existe un certain pourcentage d'enfants (4 à 6 % dans certaines enquêtes écolières) qui font une hématurie microscopique isolée asymptomatique nécessitant la même enquête étiologique et disparaissant spontanément en 6 à 12 mois.

Devant ces néphropathies d'allure rassurante, mais prolongées, le rôle du médecin est déterminant pour informer, faire accepter un examen difficile vis-à-vis duquel les parents sont réticents et surtout permettre à l'enfant, pendant cette période d'incertitude diagnostique, de continuer à mener une vie normale.

Infections urinaires

Il faut distinguer :

- les infections urinaires hautes ou pyélonéphrites aiguës (PNA), avec le risque qu'elles comportent de créer, si elles se répètent, des lésions rénales, donc une protéinurie, une HTA, voire une réduction néphronique ;
- les infections urinaires basses ou cystites, qui sont dites récidivantes s'il y a plus de trois épisodes par an chez la petite fille.

Elles touchent 1 % des nourrissons de moins de 2 ans, les garçons plus que les filles avant 3 mois et surtout les filles après 1 an. Avant 8 ans, 8 % des filles et 2 % des garçons auront eu au moins un épisode d'infection urinaire. Les PNA rendent compte de 10 % des fièvres élevées (> 39 °C) chez les enfants de moins d'1 an, 5 % dans la deuxième année et 3 à 4 % chez les plus de 2 ans.

Leur mécanisme est simple.

L'urine et l'arbre urinaire sont normalement stériles. La colonisation microbienne suit le chemin inverse de l'écoulement de l'urine : périnée, urètre, vessie (infection urinaire basse), uretère, bassinet, rein (infection urinaire haute). L'infection urinaire est favorisée chez le nourrisson (non propre) par le port de couches, l'immaturité vésicale, un prépuce étroit, des exonérations fréquentes, et chez l'enfant (propre) par les troubles mictionnels, les vulvites, une rétention stercorale, une oxyurose…

La bactériologie est celle de la flore digestive normale : *Escherichia coli* (60-90 %), *Proteus mirabilis*, entérocoques et klebsielles.

Une PNA est une infection du bassinet et du parenchyme rénal par voie ascendante. Elle implique à priori un reflux vésico-urétéral (RVU) permanent ou intermittent : le RVU ne crée pas la PNA, mais véhicule l'urine infectée vers le rein.

Infections urinaires « hautes »

Très fréquentes en pédiatrie, leur diagnostic repose sur l'ECBU, dont la réalisation est difficile, surtout chez le nourrisson.

Évoquer l'infection urinaire :

- *Chez un nouveau-né et un petit nourrisson*, il faut y penser devant des signes généraux, des troubles digestifs (diarrhée, vomissements, difficultés alimentaires, anorexie), une prise de poids insuffisante, un ictère traînant, une fièvre isolée, irrégulière, voire une hypothermie, mais aussi un état septicémique qui impose l'hospitalisation.

- *Avant 3 ans*, il faut y penser devant toute fièvre isolée parfois associée à des frissons, marbrures cutanées, cyanose péribuccale ou des extrémités signes de sévérité qui traduisent une décharge bactérienne. *Tout enfant de moins de 3 ans ayant une fièvre isolée inexpliquée doit avoir un examen d'urine.*
- *Après 3 ans*, les signes urinaires sont au premier plan et classiques : dysurie, pollakiurie, fétidité de l'urine, fièvre, parfois tableau de PNA (douleur et empâtement lombaire).

Tous ces signes évoquent une infection urinaire haute et imposent un ECBU. Mais il faut évoquer aussi ce diagnostic devant une hématurie (surtout si elle est macroscopique et fébrile) ou une protéinurie lors d'examens systématiques.

Affirmer l'infection urinaire : ECBU

Il existe certes des *techniques rapides, par bandelettes* (Uritest2®, Combur2®), révélant la présence d'entérobactéries (*E. coli*, klebsielle, *Pseudomonas*) quand le test aux nitrites est positif. Le test aux leucocytes est positif s'il y a plus de 10^5 germes/ml. Ces techniques sont utilisables au cabinet et en ambulatoire, mais nécessitent un recueil rigoureux des urines (pas dans la couche). *Leur négativité exclut quasiment une infection urinaire.* Elles n'ont aucune valeur fiable chez le nouveau-né, mais après 1 mois s'il n'y a ni neutropénie ni sepsis.

Le seul examen fiable est donc l'ECBU :

- le recueil des urines se fait en milieu de jet dans un récipient stérile après nettoyage soigneux de la verge ou du vagin si l'enfant contrôle sa miction ;
- sinon, il faut utiliser :
  - le recueil par poche : la technique du prélèvement doit être rigoureuse : poche plastique stérile chez le nourrisson après nettoyage local soigneux (Dakin) et changement de la poche au moins toutes les 30 minutes, urines transportées ensuite dans la glace ou conservées à 4 °C pendant 12 heures. Les contaminations par la flore périnéale sont néanmoins fréquentes. Cette technique est de plus en plus remise en question, car sa fiabilité est discutable et conduit à porter des diagnostics d'infection urinaire par excès ;
  - le recueil par ponction sus-pubienne sur vessie pleine et contrôle échographique, technique facile à utiliser s'il y a urgence, si le recueil par voie basse est impossible ou incertain, fournit les résultats les plus fiables ;
  - la technique du cathétérisme aller-retour, presque aussi fiable, est de plus en plus pratiquée aux urgences hospitalières, voire dans certains laboratoires. Elle se pratique chez les filles mais aussi chez les garçons.

L'infection urinaire est certaine quand sont associées :

- une leucocyturie, définie par la présence de plus de 10^4/ml (plus de 10 éléments/mm^3) ;

• une bactériurie supérieure à 10^5 germes/ml, avec présence d'un seul germe mais 10^3 en cas de cathétérisme, voire 10^2 en cas de ponction sus-pubienne.

Une coloration de Gram devrait être demandée, dont le résultat peut être obtenu en 1 heure. Si le Gram est négatif, c'est à priori une entérobactérie ; s'il est positif, un entérocoque.

Un antibiogramme est systématiquement pratiqué.

Biologie

Lors d'une infection urinaire haute, il y a toujours une inflammation dont le marqueur le plus facile à doser est la protéine C réactive (CRP) ; une CRP supérieure ou égale à 80 mg/l en est le témoin, d'autant plus qu'elle s'accompagne d'une leucocytose avec polynucléose. Son élévation est parfois décalée de 12 à 24 heures, et il y a doute si elle est supérieure ou égale 20 mg/l ; dans ce cas, la PCT (procalcitonine) est plus fiable, mais plus chère et ne se dose pas couramment. Une CRP normale évoque une infection urinaire basse.

Et l'imagerie ?

Bien qu'il n'y ait pas de consensus, il faut toujours demander une échographie de l'appareil urinaire dès le premier épisode, que l'infection urinaire soit haute ou basse, d'autant plus rapidement que l'enfant est jeune, l'idéal étant de pouvoir la confronter à une échographie anténatale.

Échographie de l'appareil urinaire

En présence d'une PNA, elle peut montrer deux sortes de signes :

• une augmentation de volume du rein atteint, une zone d'hypofixation (néphrite), voire une image déjà de cicatrice (encoche du cortex) qui témoignent de l'infection haute ;

• une malformation rénale, des *anomalies des voies excrétrices* (provoquant une stase urinaire, elles font le lit des infections) :

  – la plus fréquente : le *reflux vésico-urétéro-pyélique* uni- ou bilatéral, primitif (malformation de la jonction), dont la guérison peut parfois être spontanée si le reflux n'est pas massif (urétéropyélique), ou secondaire (à un obstacle au niveau du bas appareil, par exemple) ;

  – les *uropathies malformatives* : anomalie de la jonction pyélo-urétérale, méga-uretère idiopathique, urétérocèle, valves de l'urètre postérieur (garçon), bifidité ou duplicité, abouchement ectopique d'un uretère (fille) ;

  – les *lithiases urinaires*;

• en présence d'une cystite, le rein est normal, mais la paroi vésicale est épaissie et elle peut révéler l'existence d'une masse pelvienne compressive.

Cysto-uréterographie mictionnelle

Cet examen permet la visualisation du reflux, quantifie son importance (grades 1 à 5 selon le niveau du reflux et la dilatation urétéropyélique) et le caractère actif ou passif de ce reflux. La cystographie rétrograde n'est plus pratiquée de première intention après le premier épisode *si l'échographie est strictement normale* (en dehors des signes de PNA), car elle est normale dans 30 à 40 % des infections urinaires.

Son intérêt vient plutôt dans le bilan étiologique des PNA récidivantes.

Traitement de l'infection urinaire

Il comporte deux volets : le traitement de l'infection et la prévention des récidives.

Traitement de l'infection

Une infection urinaire haute nécessite un traitement urgent afin d'obtenir le plus vite possible la stérilisation des urines et l'apyrexie. Mais devant l'émergence des souches d'*E. coli* BLSE-résistantes, l'antibiothérapie doit être adaptée dès la réception de l'antibiogramme.

L'*hospitalisation* est :

- indiscutable si le nourrisson a moins de 3 mois surtout s'il existe des facteurs de risque (bactériémie, choc septique) ;
- recommandée s'il a moins de 6 mois ;
- orientée par la tolérance clinique, le terrain, la facilité de réaliser le traitement en ambulatoire et le milieu familial.

C'est un traitement probabiliste au départ. Si l'enfant n'est pas hospitalisé et a plus de 3 mois, vous avez le choix entre :

- *un **traitement par voie IM***: ceftriaxone 50 mg/kg/j en 1 injection (sans dépasser 2 g) puis relais après 48 h par traitement oral ;
- *ou un **traitement oral*** d'emblée si la fièvre est d'installation récente, l'état général conservé, et qu'il n'y a pas d'antécédents d'infection urinaire, ou d'uropathie, ou d'antibiothérapie récente : céfixime 4 mg/kg toutes les 12 h.

Ce traitement par voie orale doit être modifié dans les 36/48 h si le germe en cause est sensible à d'autres molécules que les céphalosporines citées.

La durée du traitement antibiotique est de 10 à 15 jours selon la gravité initiale.

On ne pratique plus d'ECBU de contrôle ni pendant, ni après le traitement.

Prévention des récidives

Afin d'éviter les risques de séquelles rénales, devant des PNA récidivantes, on doit rechercher un trouble mictionnel (valves urétrales, dysfonctionnement vésical…), une rétention stercorale et demander une cysto-uréterographie mictionnelle même si l'échographie est normale :

- elle est souvent elle-même normale (un tiers des cas) ;
- mais elle peut révéler un RVU de bas grade, fonctionnel, dont la guérison est souvent spontanée avec la croissance et la maturation du fonctionnement vésical (figure 13.1). Les RVU de grades 1 et 2 ont disparu dans 80 à 90 % des cas après 2 à 5 ans (50 % des grades 3, 30 % des grades 4) ;

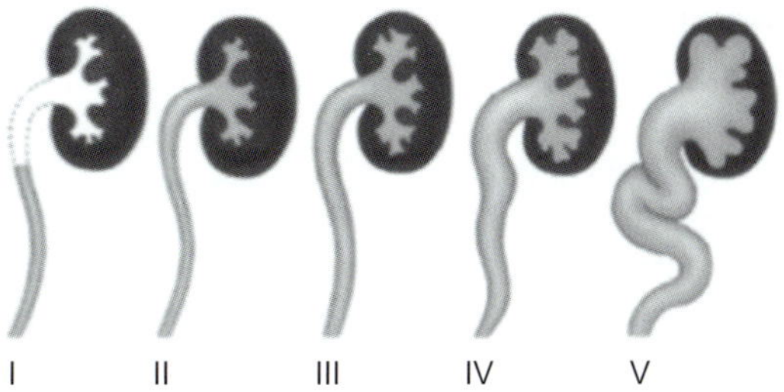

Figure 13.1. Guérison spontanée du reflux vésico-urétéral en 5 ans.
Degré 1 : 90 % - Degré 2 : 80 % - Degré 3 : 70 % - Degré 4 : 50 % - Degré 5 : 30 %.

- elle peut aussi, plus rarement, révéler un RVU malformatif (en règle déjà suspecté sur l'échographie anténatale) qui nécessitera sûrement une cure chirurgicale.

On ne pratique plus d'antibiothérapie systématique en cas de RVU de grade bas ou modéré (1 à 4), à discuter si haut grade (préopératoire).

En revanche, l'antibiothérapie est justifiée après le deuxième épisode si l'enfant n'est pas propre (couches), s'il existe un cercle vicieux avec troubles mictionnels, rétention stercorale et infections urinaires répétées, qu'il faut bien sûr prendre en charge. On choisira alors le céfaclor, le cotrimoxazole ou l'alternance des deux en une dose le soir au tiers de la posologie habituelle. Ceci est toutefois très empirique et il y a un grand risque de non-observance. On peut aussi proposer la nitrofurantoïne : 1-2 mg/kg/jour (AMM > 6 ans).

Infections urinaires « basses » : cystites

Elles ne touchent que les voies excrétrices, surtout la vessie, sans atteinte du bassinet ni du parenchyme rénal. La contamination bactérienne est en règle ascendante, d'origine intestinale, périnéale ou génitale.

Signes cliniques

Classiquement, ces infections sont facilement repérables chez les enfants propres, aptes à s'exprimer oralement. C'est l'apanage de la fillette qui présente :

- des douleurs mictionnelles, surtout en fin de miction ;
- une pollakiurie, des mictions fréquentes, impérieuses mais peu abondantes ;
- une hématurie, parfois terminale ;
- des fuites urinaires involontaires et inhabituelles.

Surtout, il n'y a *jamais de fièvre* (+++), qui signe l'atteinte du haut appareil.

Parfois asymptomatiques, elles sont découvertes lors d'un examen systématique des urines.

Signes biologiques

Ils permettent d'éliminer une infection urinaire « haute », en cas de doute seulement, car :

- il n'y a pas d'hyperleucocytose ;
- la CRP est normale.

La distinction entre infection urinaire « basse » et « haute » n'est pas toujours aussi aisée et, en cas de répétition ou de doute, on peut être amené à demander un avis spécialisé.

En pratique

Devant une « cystite » sans fièvre

S'il s'agit d'un *premier épisode*, il faut toujours pratiquer une échographie de l'appareil urinaire (voir plus haut) et rechercher, surtout si elle récidive (comme en cas de PNA à répétition) :

- un obstacle sous-vésical : valve urétrale ou autres anomalies de l'urètre ;
- des troubles fonctionnels vésicaux :
  - une vessie neurologique,
  - une dyssynergie vésicosphinctérienne,
  - une vessie immature.

Il existe alors en règle des pertes d'urine secondaires à un facteur locorégional :

- phimosis ;
- vulvite ;
- vulvovaginite ;
- oxyurose digestive ;
- constipation, fécalome rectal.

C'est ainsi que l'on pourra demander, selon l'orientation :

- une urographie intraveineuse (UIV) avec clichés pré-, per- et postmictionnels ;
- une cystographie rétrograde ;
- une cystoscopie ;
- des épreuves urodynamiques.

Traitement

En cas de cystite isolée

Il faut avant tout faire un ECBU (et/ou bandelette) car il existe d'authentiques cystites virales (douleurs intenses, hématurie macroscopique, leucocyturie aseptique, épaississement de la paroi vésicale), d'évolution favorable spontanément en quelques jours.

Le traitement, en plus des soins locaux, repose sur une antibiothérapie empirique au début et adaptée à l'antibiogramme ensuite, en sachant que les germes les plus fréquemment rencontrés sont l'*E. coli* et le *Proteus*.

- céfixime (8 mg/kg/jour)

- ou cotrimoxazole, 1 cuillère-mesure/5 kg/jour (sulfaméthazole : 30 mg/kg/jour ; triméthoprime : 6 mg/kg/jour) ;
- amoxicilline-acide clavulanique 80 mg/kg.

  Durée du traitement : 5 jours.

En cas de cystite récidivante

Après recherche et prise en charge de potentiels facteurs favorisants, on peut prescrire en cas de cercle vicieux (trouble mictionnel, rétention stercorale, infection locale, etc.) une antibioprophylaxie de 3 mois par le cotrimoxazole (5-10 mg/kg/jour). La nitrofurantoïne a des effets indésirables en traitement prolongé et n'est donc plus recommandée.

Hypertension artérielle

La mesure de la pression artérielle est difficile

Elle est recommandée au moins une fois par an après 3 ans.

L'état de relaxation de l'enfant d'un examen à l'autre est si variable que les chiffres mesurés sont parfois très différents. Il faut donc beaucoup de patience.

Les normes auxquelles on se réfère imposent une mesure chez un enfant allongé depuis au moins 5 minutes, avec un brassard adapté couvrant les deux tiers du bras (un brassard trop étroit augmente les valeurs mesurées), et par l'auscultation, afin d'obtenir les pressions systolique et diastolique (à la disparition des bruits).

Chez l'enfant de moins de 2 ans, les appareils type Dynmap™ sont indispensables, mais on peut se contenter de la technique du « flush ».

En pratique

- Chez le nouveau-né (1 mois) :
  - la pression artérielle systolique est de 80 mmHg (en moyenne) ;
  - la pression artérielle diastolique est de 50 mmHg (en moyenne).
- Les valeurs normales sont bien établies après 4 ans :
  - superposables dans les deux sexes jusqu'à la puberté ;
  - la pression artérielle augmente avec la taille plus qu'avec l'âge.
- Est excessive :
  - une pression artérielle supérieure à 95/65 mmHg chez un nouveau-né ;
  - une pression artérielle supérieure à 120/80 mmHg à tout âge.

Définition de l'hypertension artérielle

Les normes ont été fixées par le Club français de néphrologie pédiatrique en se référant aux courbes établies par André *et al.* en 1980 (figure 13.2) pour les enfants de 4 à 18 ans. La pression artérielle étant mieux corrélée à la

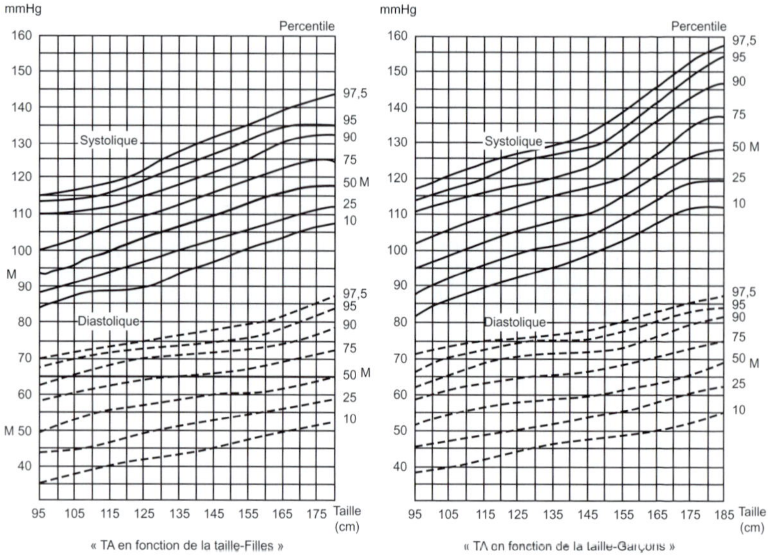

Figure 13.2. Courbes de tension artérielle en fonction de la taille et du sexe.
Tension artérielle en fonction de la taille – filles.
Tension artérielle en fonction de la taille – garçons.
Courbes utilisables chez les enfants de plus de 4 ans, tenant compte de la taille et non de l'âge.
D'après André J.-L., Deschamps J.-P., Gueguen R. Tension artérielle chez l'enfant et l'adolescent. *Arch Fr Pédiatrie* 1980 ; 37 : 477-482.

taille qu'à l'âge, on se réfère donc aux valeurs normales en fonction du sexe et de la taille. Une pression artérielle est dite « normale » quand les chiffres de pression systolique et diastolique sont inférieurs au 90e percentile pour la taille. Au-delà, on parle d'hypertension artérielle (HTA) :

- *limite :* quand les chiffres de PA systolique et/ou diastolique sont compris entre le 97,5e percentile et le 97e percentile + 10 mmHg ;
- *confirmée ou sévère :* si ces chiffres sont supérieurs au 97,5e percentile + 10 mmHg, à au moins trois mesures espacées de 1 à 4 semaines ;
- *menaçante (urgence et hospitalisation immédiate) :* si les chiffres sont supérieurs au 97,5e percentile + 30 mmHg.

Hypertension artérielle limite

Elle est en règle découverte à l'occasion d'une prise systématique de la pression artérielle chez un adolescent. Il faut savoir qu'il existe une corrélation significative entre les chiffres de pression artérielle trouvés dans l'enfance et les chiffres constatés quelques années plus tard. En effet, 5 à 20 % des enfants dont la pression artérielle initiale était « limite », et qui restent longtemps dans cette limite, deviennent réellement hypertendus quelques années plus tard, et ce d'autant que les chiffres de pression artérielle initiaux étaient élevés.

Les enfants qui ont une pression artérielle un peu trop élevée entre 15 et 20 ans ont un risque démontré d'HTA à l'âge adulte.

En présence d'une HTA limite, il faut attendre plusieurs contrôles (au moins trois à quelques mois d'intervalle) pour admettre ce diagnostic. En effet, l'état émotionnel de l'enfant lors de la prise, les conditions techniques de la mesure influent énormément sur les chiffres. Si l'HTA limite est confirmée, il faut alors rechercher par l'interrogatoire et l'examen clinique des arguments en faveur d'une HTA essentielle ou secondaire.

Hypertension artérielle confirmée

L'HTA confirmée est affaire de spécialiste. Si l'HTA est souvent asymptomatique et découverte lors d'une prise de pression artérielle systématique ou dans le cadre de la surveillance d'un enfant atteint de néphropathie chronique, elle peut aussi se manifester par des céphalées, des épistaxis, des bourdonnements d'oreilles, des malaises lors de l'effort physique. Cette HTA confirmée nécessite un bilan hospitalier afin d'en apprécier le retentissement et surtout d'en retrouver l'étiologie. Plus l'HTA est sévère, plus l'enfant est jeune, plus il y a de chances qu'il s'agisse d'une HTA secondaire à une cause identifiable — qu'il s'agisse d'une surcharge volumique comme dans le cadre d'une glomérulonéphrite aiguë, d'une HTA chronique, dans le cadre d'une néphropathie glomérulaire chronique, de reins cicatriciels, d'une polykystose rénale, d'une sténose de l'artère rénale ou de ses branches, voire d'un phéochromocytome.

Le diagnostic d'HTA essentielle ne doit être admis qu'avec la plus grande prudence.

- **L'HTA « essentielle »** se voit surtout chez le préadolescent ou l'adolescent, chez qui on retrouve souvent :
  - une histoire familiale d'HTA, d'accident cardio- ou cérébrovasculaire ;
  - un excès de poids, une absence d'activité sportive, un tempérament anxieux, ou éventuellement un tabagisme.
- **L'HTA « secondaire »** se retrouve surtout chez les enfants ou adolescents ayant des antécédents de PNA répétées ou de néphropathie glomérulaire, une coarctation de l'aorte (palpation des pouls fémoraux), un souffle abdominal ou lombaire, des signes cutanés de neurofibromatose.

Il est cependant nécessaire de faire un dosage de protéinurie avec microalbuminurie sur les premières urines du matin, ainsi qu'un bilan sanguin (créatinine, ionogramme), une échographie rénale, et toujours une échocardiographie pratiquée pour rechercher la présence ou non d'une hypertrophie ventriculaire gauche. Le fond d'œil est toujours normal dans les HTA limites.

Si les examens pratiqués sont normaux, si l'HTA est considérée comme « essentielle », on recommande la surveillance de la pression artérielle trois fois par an et des conseils diététiques pour éviter l'excédent de poids, les excès d'apport de sucre et de sodium et de protéines, ainsi qu'une activité sportive régulière et une suppression du tabac ou une sévère mise en garde à ce sujet.

Si les éléments recueillis par l'interrogatoire, l'examen clinique et les examens complémentaires orientent vers une HTA secondaire ou s'il existe une hypertrophie ventriculaire gauche à l'échocardiogramme, il faut investiguer l'enfant et l'adolescent comme étant porteur d'une HTA confirmée.

Pour en savoir plus

Bourrillon A., Pédiatrie pour le praticien, Elsevier Masson, Paris, 2011.

Prise en charge des infections urinaires de l'enfant. Recommandations du Groupe de Pathologie Infectieuse Pédiatrique (GPIP) de la Société Française de Pédiatrie et de la Société de Pathologie Infectieuse de Langue Française (SPILF). Archives de Pédiatrie 2015 ; 22 : 665-671.

14 Orthopédie infantile courante

L'orthopédie est un sujet constant de préoccupation du médecin, qui redoute (à juste titre) de passer à côté d'une luxation de hanche ou d'une ostéochondrite débutante, comme de la mère qui dénonce (souvent à tort) des pieds qui tournent, des jambes arquées, des pieds plats ou une colonne déviée, et réclame des semelles, une rééducation.

Le médecin doit, dans cette discipline difficile, à laquelle il a souvent été peu préparé, distinguer rapidement ce qui est sérieux de ce qui ne l'est pas, déceler la très discrète lésion qui deviendra grave, réduire la déformation qui inquiète à ce qu'elle est réellement : un banal phénomène de croissance.

Car là est la clé de tous les problèmes orthopédiques : la croissance. Tout dans l'enfant est en devenir, et le squelette n'échappe pas à cette règle d'or : selon les cas, la croissance aggravera une lésion qui semblait mineure ou corrigera une déformation qui paraissait importante.

Anomalies des pieds à la naissance

Le pied peut être déformé à la naissance (figure 14.1).

- Certaines sont de simples ***malpositions*** : *metatarsus adductus* (ancien *varus*), pied *calcaneus* (ancien *talus*) qui peut être « direct » ou « *valgus*», le pied *supinatus*. L'arrière-pied est toujours normal. *Le metatatsus adductus* est très fréquent (3 % des naissances) avec une évolution naturelle vers la guérison dans 80 % des cas. Dans la position fœtale, le pied s'est moulé sur le tibia opposé. Elles sont réductibles, s'arrangent spontanément ou à l'aide de manipulations simples, voire pour l'*adductus* de plâtres de correction.
- D'autres sont de véritables ***malformations*** et ne s'expliquent pas uniquement par une mauvaise position du pied pendant la grossesse. Elles bénéficient souvent d'un diagnostic échographique anténatal. Elles sont irréductibles, ne s'arrangent pas spontanément et nécessitent une prise en charge précoce et spécialisée. Elles peuvent être associées à d'autres malformations.

Le pied bot *varus* équin est l'affection congénitale du pied la plus connue et la plus préoccupante : le traitement en est long et difficile. Sa prévalence est de 1 à 2 pour 1 000. Il est bilatéral dans 50 à 60 % des cas. Le diagnostic en est heureusement simple et il n'est pas possible de passer à côté : le pied dans sa totalité est « enroulé » vers le dedans, la plante du pied regardant en dedans. Dans le détail, Il y a donc un équin (le calcaneum est tiré vers le haut par le talon d'Achille), un *varus* de l'arrière-pied, une supination et une adduction de l'avant-pied ; le bord externe est convexe le bord interne

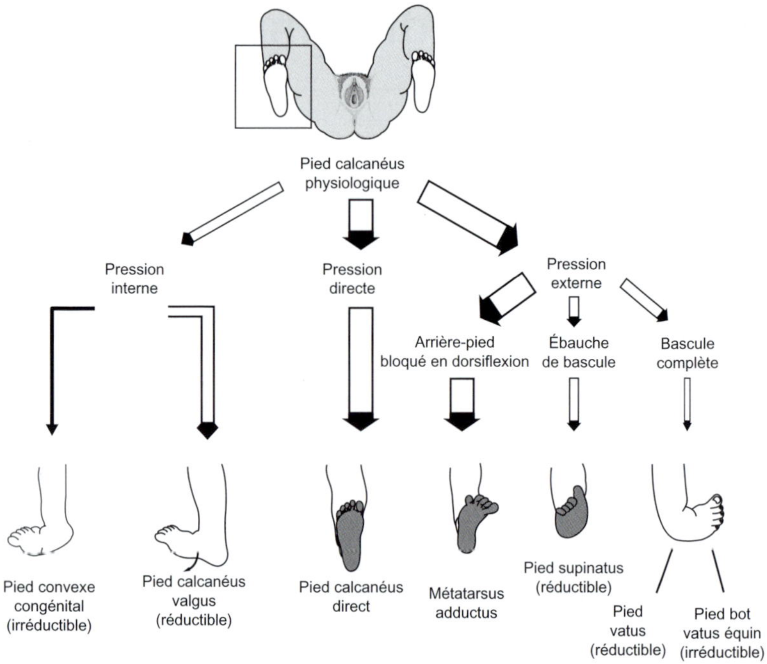

Figure 14.1. Classification des déformations congénitales des pieds selon une conception positionnelle intra-utérine.
L'épaisseur des flèches est proportionnelle à la fréquence de la malformation.
D'après Wicart P. *et al.* Dépistage des affections orthopédiques à la naissance. EMC Pédiatrie 2005 ; 2 : 31-44.

creux. Sa gravité dépend de sa réductibilité, de sa souplesse et de sa taille. Mais il est un élément déterminant de son pronostic : la rapidité de mise en route du traitement, qui doit être débuté dès la naissance. L'enfant doit d'emblée être confié à une équipe orthopédique qualifiée et à un kinésithérapeute entraîné à ce type de malformation.

Il en est de même du **pied convexe congénital** beaucoup plus rare. L'arrière-pied est en équin irréductible et l'avant-pied en flexion dorsale avec donc une plante du pied convexe. *Le pied en Z* se présente comme un *metatarsus adductus* quasi irréductible.

Règle d'or

Toute malposition des pieds impose une vérification des hanches.

Luxation congénitale de la hanche (LCH)

C'est une anomalie du développement de la hanche qui entraîne une instabilité une mobilité anormale entre le bassin et le fémur. La cavité cotyloïdienne n'existe pas ; elle n'est due, dans son existence comme dans son modelage, qu'à la présence et à la pression d'une tête fémorale au lieu d'élection. Que la tête appuie en bonne position et l'articulation sera normale ; qu'elle appuie en mauvaise position et la possibilité d'une luxation apparaîtra. Elle se constitue *in utero* (fin de grossesse) par contraintes mécaniques (avec une prédisposition, « posture luxante », et des facteurs génétiques (antécédents familiaux et forte prédominance féminine). On en distingue plusieurs variantes de la forme la plus franche à la plus discrète : hanche luxée (irréductible ou réductible) peu fréquente, hanche luxable, subluxation ou dysplasie. Elle touche environ 8 000 nouveau-nés par an, mais la SOFOP (Société française d'orthopédie pédiatrique) relevait en 2010 une augmentation significative des diagnostics portés après l'âge d'1 an.

À la naissance, la luxation congénitale de la hanche est présente ou absente :

- si la hanche est normale (90-95 % des cas), elle l'est pour toujours : pas de traitement préventif ;
- si la hanche est instable (5-10 % des cas), on doit traiter et/ou surveiller, car l'amélioration spontanée est possible après libération des contraintes.

Ce dépistage est donc plus que toujours d'actualité et concerne autant le pédiatre, le généraliste et le radiologue que le chirurgien orthopédiste, afin de faire un diagnostic précis et de mettre en place le plus rapidement possible le traitement adapté.

Le dépistage est *clinique*, aidé par l'imagerie (principalement l'échographie).

Nous connaissons les circonstances à risque, qui sont très fréquentes (tableau 14.1).

Tableau 14.1. Facteurs de risque de luxation congénitale de la hanche.

Mécaniques	Primiparité (+) [51 % contre 40 %] Présentation siège (++) : 3-4 % des enfants avec 20 % de LCH, même s'il y a version tardive Oligoamnios Gémellité (+) Gros poids de naissance (> 4 kg) [+] Malposition (+) des pieds (*metatarsus adductus*, pied talus), *genu recurvatum*, torticolis Hyperlaxité (+) Bassin asymétrique congénital (++)
Génétiques	Antécédents familiaux : (33 %) [++] Géographie (Bretons, Auvergnats ?) Prédominance féminine (60/90 %) [++]

Dépistage

Le dépistage de la hanche luxable a été enseigné à des générations de médecins. Il faut d'abord apprécier l'abduction et le signe d'alerte est l'anomalie du « volant d'abduction », à rechercher à chaque examen les premiers mois :

- une abduction limitée d'un côté indique une hypertonie des adducteurs ;
- une amplitude maximale limitée indique une rétraction des adducteurs.

Ceci doit faire rechercher l'*instabilité de la hanche* :

- le signe du ressaut doit être recherché systématiquement. Malheureusement, ce signe demande, pour être trouvé avec fiabilité, une longue habitude ; il est de plus très transitoire. Ce signe que l'on met au jour par la manœuvre d'Ortolani doit être systématiquement recherché à la naissance et à chaque examen au cours des 3 premiers mois, et ce d'autant que l'enfant est à risque ;
- ce signe doit être complété par un test de Barlow qui recherche le signe du piston par un mouvement de va-et-vient d'avant en arrière de la tête fémorale.

Attention ! Un craquement de la capsule lors de la recherche du signe de ressaut n'est pas un claquement.

Ainsi, on peut distinguer plusieurs situations cliniques :les hanches sont normales et il n'y a pas de facteurs de risque : *pas d'examens complémentaires* ; mais examens réguliers des hanches jusqu'à l'âge de la marche ;la hanche est instable uni- ou bilatérale (hanche luxée réductible ou non ou luxable) : *appel au spécialiste* ;la hanche est luxée irréductible : pas de ressaut mais limitation de l'abduction : *spécialiste*la hanche est douteuse : minime instabilité ou hanche stable, mais trouvée instable par un autre examinateur ;ou la hanche est normale, mais il existe des facteurs de risque : *surveillance et échographie des hanches à 4-6 semaines de terme corrigé.*

Imagerie

S'il a été préconisé il y a plusieurs années de faire une *radiographie du bassin de face* à tous les enfants entre 3 et 4 mois pour ne pas passer à côté d'une luxation de hanche, cette attitude a été remise en cause lors de la conférence de consensus de 1991 (Anaes) qui a réhabilité l'importance de l'examen clinique et des facteurs de risque dans le dépistage de la luxation de la hanche. Elle devrait maintenant être réservée :

- en première intention à l'enfant qui aurait échappé à un dépistage clinique rigoureux et qui présente un facteur de risque ou un signe d'alerte s'il a plus de 4 mois ;
- ou pour contrôler une échographie réalisée auparavant dont la conclusion était douteuse.

L'*échographie*, jamais systématique, doit être pratiquée entre 4 et 6 semaines *par un opérateur entraîné* en cas :

- d'anomalie clinique, même s'il s'agit d'une minime instabilité néonatale ;
- de hanche normale à la naissance mais avec « facteur de risque ».

L'échographie et la radiographie ne sont donc ni systématiques ni obligatoires. Certains orthopédistes considèrent cependant que c'est un facteur de sécurité supplémentaire, car le dépistage clinique n'est pas infaillible, mais l'imagerie l'est-elle ? (figure 14.2).

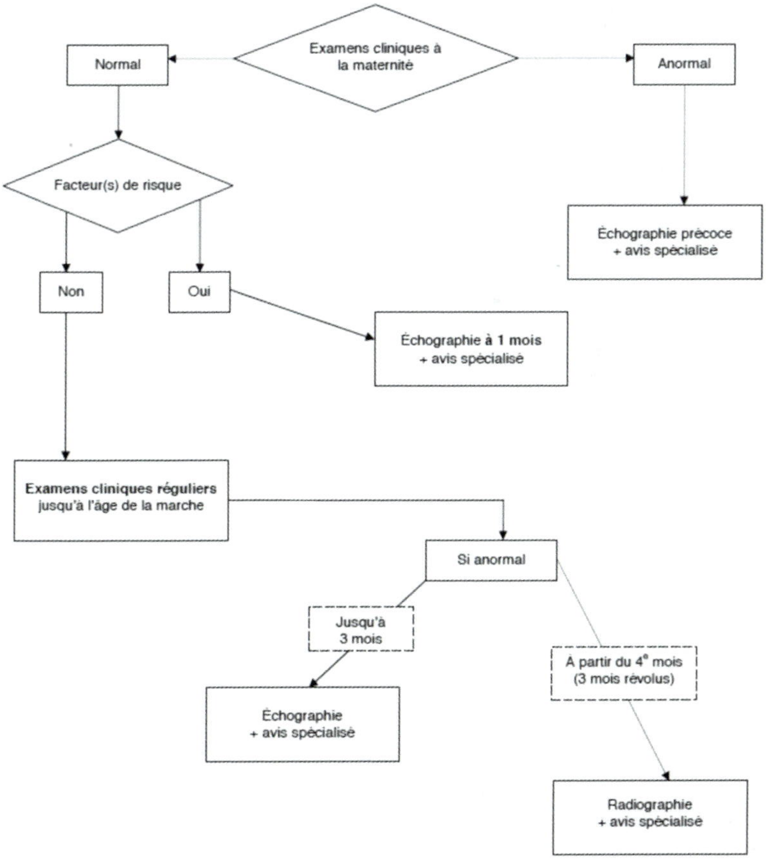

Figure 14.2. Stratégie de dépistage de la luxation de la hanche (HAS, 2013).

Boiteries

La boiterie chez l'enfant est un motif fréquent de consultation et le diagnostic est souvent difficile à porter en raison de l'absence de spécificité de ce symptôme trompeur — à distinguer d'un trouble de la démarche. L'étiologie doit être considérée comme traumatique (la plus fréquente) ou infectieuse (la plus urgente) et, jusqu'à preuve du contraire, l'hypothèse d'une tumeur osseuse ou d'une pathologie neurologique, voire psychiatrique, devra toujours être envisagée.

Trois pièges sont à éviter :

- porter trop vite le diagnostic rassurant du rhume de hanche ;
- ignorer une fracture (et il faut savoir refaire les clichés si la douleur persiste quand les premiers étaient normaux) ;
- retarder le traitement d'une infection aiguë (une boiterie fébrile est à priori une boiterie infectieuse).

Démarche clinique et examens complémentaires

L'*interrogatoire* est fondamental pour étudier les antécédents, les circonstances d'apparition, en recherchant une notion de traumatisme ou un contexte fébrile.

Il faut observer l'enfant marcher à son rythme, l'objectif étant d'identifier la boiterie et de préciser ses principaux caractères, et en particulier son origine (pieds, genoux, hanches, rachis). Il faut palper tous les os et toutes les articulations de l'enfant couché, et mobiliser toutes les articulations en recherchant une anomalie du tonus des membres inférieurs ou des réflexes ostéotendineux afin d'éliminer une pathologie neurologique.

Les *examens radiologiques* sont orientés en fonction de l'examen clinique mais, dans tous les cas où l'origine de la boiterie prête à discussion, il faut réaliser des clichés du bassin et des membres inférieurs dans leur intégralité afin de pas méconnaître d'éventuelles lésions traumatiques (en particulier chez le jeune enfant).

Les *examens biologiques*, lorsque l'hypothèse d'une lésion traumatique est éliminée, reposent en première intention sur la numération globulaire formule sanguine et le dosage de la protéine C réactive (CRP), éventuellement un profil protéique, afin de mettre en évidence une possible étiologie infectieuse. Des hémocultures seront systématiquement effectuées en cas de fièvre.

Démarche étiologique

Deux cas se présentent : la boiterie fébrile et la boiterie non fébrile.

Boiterie fébrile

Il faut penser à une infection ostéoarticulaire jusqu'à preuve du contraire, et ce d'autant plus qu'elle est apparue brutalement.

L'enfant doit être d'emblée hospitalisé afin de rechercher les deux diagnostics les plus fréquents : l'ostéomyélite aiguë et l'arthrite aiguë.

Ostéomyélite

En faveur de l'ostéomyélite, on retient l'existence d'une douleur métaphysaire le plus souvent fémorale inférieure ou tibiale supérieure, d'installation très brutale dans un contexte infectieux plus ou moins bruyant. Le diagnostic peut être rapidement confirmé par la scintigraphie osseuse qui montre une hyperfixation localisée en regard de la lésion.

Arthrite aiguë

C'est une urgence thérapeutique : la mobilisation de l'articulation est très limitée car extrêmement douloureuse, une ponction de l'articulation s'impose en milieu chirurgical quand l'hypothèse est évoquée. Elle permet de confirmer le diagnostic, de préciser le germe en cause, de nettoyer l'articulation.

Les *monoarthrites inflammatoires* sont rarement fébriles.

Boiterie non fébrile

À tout âge

Le *traumatisme* doit être évoqué comme cause possible de boiterie mais quand l'interrogatoire, la clinique et la radiographie n'en ont pas fait la preuve, il faut toujours demander un bilan biologique à la recherche d'un syndrome inflammatoire afin de ne pas passer à côté d'une cause infectieuse.

La radiographie du membre atteint peut aussi révéler une *tumeur* bénigne (ostéome ostéoïde) ou maligne (sarcome osseux de l'extrémité inférieure du fémur ou supérieure du tibia), voire une localisation osseuse d'une *hémopathie* sous l'aspect de bandes claires métaphysaires.

Il peut s'agir aussi d'une *pathologie malformative ou congénitale,* mais une inégalité de longueur des membres inférieurs ne peut être responsable d'une boiterie que si la différence est au moins de 3, voire de 5 cm.

Certaines *pathologies neurologiques* peuvent entraîner entre autres une boiterie, qu'elles soient génétiques (myopathies, amyotrophies spinales), congénitales (hémiplégie cérébrale infantile, Little) ou tumorales (rachis ou moelle épinière), avec alors une raideur du rachis.

Enfin, il ne faut pas méconnaître les *boiteries psychogènes,* qui sont loin d'être rares et ne sont qu'un diagnostic d'élimination dans un contexte particulier.

À l'âge de l'apprentissage de la marche (de 1 à 2 ans)

La synovite aiguë transitoire n'existe pas et toute hanche douloureuse doit faire rechercher de principe une *infection ostéoarticulaire,* sans oublier les fractures du tibia fréquentes à cet âge, car l'enfant tombe souvent. Ces fractures en bois vert (fracture en « cheveu d'ange ») n'ont parfois aucune traduction radiologique initiale et l'apparition ultérieure de signes radiologiques peut poser des problèmes diagnostiques car « l'apposition périostée, le cal de la fracture » fait parfois évoquer à tort une tumeur lorsque le traumatisme initial est oublié ou qu'il est passé inaperçu.

Entre 3 et 10 ans

Il faut penser à la *synovite aiguë de hanche*, ou *rhume de hanche*, qui survient de préférence en hiver et au printemps et plus souvent chez le garçon. La fièvre est modérée, inférieure à 38,5 °C ou absente. L'enfant présente une boiterie d'apparition brutale, douloureuse (la douleur siège au pli inguinal mais parfois au niveau du genou), souvent quelques jours après une infection banale des voies aériennes supérieures. L'examen clinique est normal en dehors d'une limitation douloureuse de la rotation interne, de l'abduction et de l'extension.

La radiographie du bassin est normale dans deux tiers des cas ; ailleurs, elle révèle un gonflement capsulaire témoin d'un épanchement articulaire (les fascias graisseux intermusculaires sont convexes, refoulés à distance du col sur cliché de face, ce signe étant parfois plus net sur le cliché de profil en avant). Mais, fait essentiel, la tête fémorale est saine. Il n'y a aucun signe d'ostéochondrite primitive débutante. L'échographie a une grande valeur diagnostique en montrant l'existence de liquide clair intra-articulaire. La numération globulaire formule sanguine et la CRP restent normales.

Le traitement passe par la mise au repos des enfants pour éviter l'appui sur la hanche et la prescription d'antalgique (ibuprofène ou paracétamol). La mise en traction peut être utile dans certaines formes hyperalgiques ou très raides. L'enfant guérit, en règle générale, en 1 semaine. Certains orthopédistes préconisent de refaire un bilan radiographique 4 à 6 semaines plus tard pour éviter de méconnaître une ostéochondrite de la tête fémorale dont cet épisode de boiterie douloureuse étiqueté « rhume de hanche » aurait été la première manifestation.

L'*ostéochondrite de la tête fémorale (maladie de Legg-Perthes-Calvé)* est, après la synovite transitoire, l'affection de hanche la plus fréquente entre 4 et 10 ans. Elle est en principe unilatérale et se voit neuf fois sur 10 chez le garçon. Le diagnostic radiologique est simple devant la nécrose du noyau céphalique de l'extrémité supérieure du fémur, qui se traduit dans un premier temps par une densification de toute ou partie de la tête fémorale ; puis, à un stade plus tardif, le noyau d'ossification devient plus petit, plus aplati et de densité irrégulière, parfois fragmenté. La scintigraphie et l'imagerie par résonance magnétique (IRM) sont parfois utiles pour préciser un diagnostic douteux. Le traitement n'est qu'orthopédique.

Après 10 ans

Toute douleur de la hanche chez un enfant prépubère, ayant souvent une surcharge pondérale, peut évoquer l'éventualité d'une *épiphysiolyse* se traduisant par un glissement épiphysaire de la tête fémorale, visible sur les radiographies de face et de profil du bassin, montrant la bascule progressive en bas et en arrière de la calotte céphalique. Le cliché de profil est indispensable : négliger ce diagnostic, c'est courir le risque de voir s'installer une arthrose. Le traitement est chirurgical et compte tenu de la fréquente bilatéralisation, l'attitude actuelle est souvent l'enclouage bilatéral, même si la hanche de l'autre côté paraît saine.

Il ne faut pas oublier qu'à cet âge, les zones d'insertion des muscles puissants comme le quadriceps ou les adducteurs sont fragiles et que des microtraumatismes répétés, comme lors d'une activité sportive intense, peuvent être à l'origine d'une *ostéochondrose,* véritable pathologie du surmenage physique (chapitre 29).

Scolioses

Scoliose du nourrisson

Elle est le plus souvent découverte par la mère, qui remarque soit une déformation de la colonne vertébrale, soit plus souvent une voussure ou une gibbosité, ou plus simplement s'inquiète devant une tendance à rouler toujours dans la même position. Il s'y associe fréquemment une asymétrie crânienne, une plagiocephalie, voire un torticolis congénital. À l'examen clinique, il y a une courbure rachidienne latérale qui ne disparaît pas lorsque l'enfant est suspendu par les bras. En outre, il existe une sorte de voussure que la mise en flexion accentue sous forme de gibbosité : courbure en suspension, gibbosité en flexion. Telle apparaît de façon simple la scoliose authentique du nourrisson. Toutes ces déformations qui disparaissent par l'une ou l'autre de ces manœuvres ne sont que des attitudes, et la mère peut d'emblée être rassurée. Si le doute clinique subsiste, la radiographie authentifiera ou réfutera le diagnostic de scoliose vraie. Le cliché en décubitus est sans intérêt. Le cliché essentiel est pris de face sur un enfant suspendu par les bras : lorsque, dans ces conditions, il persiste une courbure latérale correspondant à celle perçue par la clinique, la scoliose vraie peut être affirmée. La radiographie permet en outre de s'assurer de l'absence d'anomalie vertébrale (hémivertèbre, par exemple).

Le pronostic de cette scoliose idiopathique précoce est bon, et ce d'autant plus qu'elle est précocement apparue : dans plus de neuf cas sur 10, elle évolue vers la guérison complète. En effet, elle est surtout positionelle.

Le traitement fait appel essentiellement à la gymnastique, dont le principe général est de solliciter la contraction des muscles paravertébraux, à partir d'une position à plat ventre. Elle est parfois associée à une coquille plâtrée dans laquelle on place l'enfant pendant la nuit.

Scoliose du grand enfant et de l'adolescent

Le médecin est très fréquemment sollicité pour une scoliose d'un enfant d'âge scolaire. De plus, *la scoliose doit être recherchée à l'occasion de tout examen systématique.*

Examen clinique

Il doit être parfait et permet de faire la distinction entre la scoliose vraie et l'attitude scoliotique. L'enfant est examiné debout, complètement nu ; on note la déviation transversale du rachis, l'asymétrie de position des épaules. On demande à l'enfant de se pencher en avant. Il est ensuite examiné en position couchée. Ces deux manœuvres constituent les deux temps essentiels de l'examen :

- En cas de *scoliose vraie,* la flexion antérieure du tronc fait apparaître une gibbosité, un hémithorax saillant vers l'arrière ; en position couchée, la scoliose persiste, de même que lors de l'inclinaison latérale.
- En cas d'*attitude scoliotique,* la courbure disparaît en position couchée et dans la flexion antérieure du tronc. Il n'existe pas de gibbosité, le rachis est parfaitement souple lors de l'inclinaison latérale. L'attitude scoliotique est souvent compensatrice d'une inégalité de longueur des membres inférieurs (ILMI), entraînant une bascule du bassin d'un côté et qui ne se compense que lorsqu'elle est supérieure à 1 cm.

Que faut-il faire ?

- Dans l'*attitude scoliotique,* il faut rassurer, montrer à la mère qu'au cours de l'examen la colonne est parfaitement rectiligne en position fléchie en avant, déconseiller tout traitement orthopédique, proposer le sport, la gymnastique à l'école, affirmer que tout s'arrangera et, bien entendu, revoir l'enfant.
- Dans la *scoliose vraie,* il faut au contraire que l'enfant soit suivi en liaison avec un orthopédiste, qui fera effectuer les clichés indispensables — *radiographie du rachis dans sa totalité et, sur le même cliché, de la base du crâne au bassin complet inclus de face et profil en position debout (après correction si ILMI) et en EOS* — et proposera un traitement. La kinésithérapie n'a aucune efficacité dans la correction d'une scoliose : elle n'a d'intérêt qu'en complément du traitement orthopédique qui repose en général sur le port d'un corset, adapté selon la gravité et l'évolutivité de la scoliose. Une correction chirurgicale est proposée en cas d'échec. Il s'agit dans tous les cas d'un traitement long, difficile, semé d'embûches. La scoliose essentielle de l'adolescent est une *affection sévère.*

Dos douloureux de l'enfant et de l'adolescent

C'est un motif très fréquent de consultation.

Lombalgie de l'adolescent

Il faut chercher l'existence de signes neurologiques, un syndrome rachidien (raideur) ou des anomalies orthopédiques des membres inférieurs : *une scoliose essentielle n'est jamais douloureuse.*

- *Si l'adolescent a un examen orthopédique et neurologique normal,* une radiographie du rachis lombaire face et profil suffit (si besoin complétée par une « charnière dorsolombaire) pour rechercher les quatre causes les plus fréquentes (scintigraphie, scanner, IRM sont inutiles) :
  - la spondylolyse (la plus fréquente) ;
  - les lombalgies par ILMI ;
  - les anomalies malformative de L5 (beaucoup moins fréquentes) ;
  - mais aussi et surtout les anomalies posturales de l'adolescent(e) mou, peu musclé, peu sportif, avachi, qui se plaint de douleurs anciennes, mécaniques, peu invalidantes, sans aggravation récente et apparaissant lors de circonstances peu inquiétantes : port du cartable, sport, piétinement en magasin, aux activités domestiques ou promenades dominicales… Il n'y a aucune douleur violente ou nocturne ; l'examen clinique et radiologique est normal. Le traitement est surtout préventif : bonne tenue à table, au travail, devant les écrans (rôle éducatif des parents et enseignants).
- *Si l'adolescent a un syndrome rachidien (raideur douloureuse), une scoliose (ou attitude scoliotique) clinique et radiologique,* il faut demander en priorité une scintigraphie (car on ignore où siège la lésion et si elle est osseuse), mais pas d'IRM d'emblée, en l'absence de signes neurologiques. Si la scintigraphie révèle une hyperfixation, on peut alors prescrire un scanner centré sur la lésion qui peut révéler un ostéome ostéoïde.
- Si l'adolescent a un syndrome rachidien et un examen orthopédique et neurologique anormal (un pied creux unilatéral, par exemple), il est nécessaire de réaliser une scintigraphie (recherche d'une lésion osseuse invasive) et une IRM (à la recherche d'une lésion neurologique expansive).

Douleur du dos de l'enfant ou de l'adolescent

Quel que soit son siège, elle demande la même démarche diagnostique, en se méfiant des pièges que peut induire un contexte fébrile ou un traumatisme récent. La radiologie révèle parfois des surprises (histiocytose, maladie des calcifications discales). Un rachis douloureux chez l'enfant est toujours pathologique : tumeur osseuse, métastase vertébrale, spondylodiscite, tumeur médullaire.

« Petits dérangements rachidiens »

Ils sont évoqués devant une plainte qui peut être une simple gêne, une doléance par mimétisme, une douleur vraie mais jamais intense, une douleur ancienne sans aggravation récente ; l'examen clinique est strictement normal, comme l'examen radiologique. Une cause est souvent retrouvée : mauvaise tenue, cartable lourd, mal porté, activité sportive inadaptée, hyperlordose constitutionnelle.

Inquiétudes maternelles ou anomalies de la démarche

Sous ces termes, on regroupe une série d'anomalies (pieds qui « tournent », pieds plats, *genu valgum*, arcuature des membres inférieurs, marche « sur la pointe des pieds »), qui sont des déformations banales, apparaissant puis disparaissant au gré de la croissance. Elles méritent d'être connues, analysées afin que soient évitées les angoisses immotivées et les traitements aussi inopportuns que coûteux. Qu'on se méfie néanmoins : une mère inquiète est parfois meilleur observateur qu'un médecin instruit. Ces enfants doivent être soigneusement examinés et la radiographie de hanche est d'une très grande utilité ; outre qu'elle permet avec plus de certitude d'être rassurant, elle dépiste parfois des anomalies cliniquement insoupçonnées (dysplasie de hanche, ostéochondrite).

Toute consultation pour un problème « orthopédique » des membres inférieurs doit être assortie d'un bon cliché de hanches.

Pied plat

C'est une anomalie d'une très grande fréquence. Dans l'immense majorité des cas, c'est un pied plat essentiel non malformatif qui se rencontre dès l'âge de la marche et peut persister jusqu'à 5 ou 6 ans. Ne pas passer cependant à côté d'une anomalie neurologique (infirmité motrice cérébrale [IMC]), d'une trisomie 21 ou d'un syndrome de Marfan.

L'examen en est simple. Trois mesures assurent le diagnostic :

- l'enfant déchaussé est mis debout, l'affaissement de la voûte plantaire est évident, on retrouve une saillie interne de la malléole interne, de la tête astragalienne et du scaphoïde ;
- l'enfant examiné couché, la voûte plantaire apparaît : elle est plus ou moins nette, plus ou moins creusée, l'important est qu'elle existe, ce qui témoigne de la réductibilité de ce pied plat ;
- enfin, l'enfant mis debout et donnant les mains à sa mère, le pied se cambre lorsqu'il se met sur la pointe des pieds et le *valgus* calcanéen disparaît.

Si les résultats de cet examen, facile à exécuter, sont probants, le diagnostic de *pied plat valgus essentiel* peut et doit être porté et le médecin peut affirmer que le pronostic est excellent. L'évolution est en effet spontanément favorable dans 75 % des cas entre 4 et 5 ans, parfois plus tard (8-13 ans).

Que conseiller devant un pied plat valgus essentiel ?

La mère est bien souvent venue avec la ferme intention d'obtenir une ordonnance de chaussures spéciales ou de semelles dont on lui a vanté les bienfaits. Faut-il accéder à son désir ? Oui, à deux conditions :

- la prescription doit être simple et peu onéreuse : pas de chaussures orthopédiques lourdes et inutiles, pas de « voûtes » métalliques dures, instables et qui glissent dans la chaussure, mais une simple semelle de soutien plantaire en liège ;
- la mère doit être avertie que cette semelle est insuffisante et que son utilisation isolée ne réussira pas à cambrer le pied plat de façon définitive. *En aucun cas la gymnastique ne doit être abandonnée au profit de la semelle.* En effet, *c'est la gymnastique qui constitue l'essentiel du traitement.*

Mieux vaut ne pas prescrire de semelles si l'on a le sentiment que la mère en sera suffisamment sécurisée pour ne pas faire exécuter la gymnastique.

Le pied plat essentiel est la conséquence d'une hypotonie musculoligamentaire excessive. Pour qu'il acquière la cambrure désirée, il faut que l'enfant marche sur la pointe des pieds, saute à pieds joints, apprenne à ramasser des billes avec ses orteils, coure sur la plage ou en terrain varié, pédale sur son tricycle ou plus tard sur son vélo.

C'est donc *toute une hygiène de vie* qu'il faut obtenir afin que le développement se fasse harmonieusement. Faute de quoi, ce pied plat peut se fixer et constituer un handicap certain (rétraction du talon d'Achille) qui ne pourra être récupéré que par intervention chirurgicale vers 5-6 ans (en tout cas toujours avant 8 ans).

Quelques mots suffisent pour caractériser le *pied plat valgus congénital, malformatif :* il est très important, permanent, irréductible. Cette malformation rare se reconnaît beaucoup plus tôt dans la vie, dès les premiers jours, les premiers mois. C'est une affection orthopédique sévère qui, à ce titre, mérite d'emblée une prise en charge par un spécialiste.

Pied creux

Le pied creux, à l'opposé, est beaucoup plus rare mais plus grave. Il impose de rechercher une affection neurologique (hérédodégénérescence, anomalie de la charnière lombosacrée, ou cervico-occipitale). Une usure anormale des chaussures, des difficultés de chaussage et/ou de la marche, des douleurs plantaires sont les motifs habituels de consultation. On retrouve un *varus* calcanéen, une griffe des orteils (avec des durillons), une augmentation de l'arche interne, déformations en règle irréductibles. Le traitement en est chirurgical.

Pieds qui « tournent »

Ils sont un motif également fréquent d'inquiétude. Il faut distinguer « démarche en rotation interne » et « démarche en rotation externe ».

Démarche en rotation interne

Elle est le plus souvent due à la persistance d'une antétorsion fémorale exagérée, ce qui entraîne une rotation interne (parfois asymétrique) des genoux et donc du squelette jambier ainsi que des pieds à la marche. L'antétorsion fémorale à l'âge des premiers pas ne réclame aucun traitement : retourner l'enfant quand il dort sur le ventre, éviter la position assise au sol en abduction-rotation interne (très prisée devant la télévision), position en W ou « *TV position* », favoriser la position assise en tailleur. Cette antétorsion exagérée diminue au fil des ans, mais d'une façon variable suivant les âges et les individus. L'évolution est donc en règle générale spontanément très favorable.

Dans certains cas, cependant, la correction de cette antétorsion ne se fait pas dans les délais « prévus ». On voit alors (à 7-8 ans en règle) l'enfant pour des troubles morphologiques, voire fonctionnels, en rapport avec une torsion interne anormale du fémur, associée ou non à une torsion interne du squelette jambier (antétorsion fémorale non compensée ou compensée par une rotation externe du squelette jambier). L'avis du spécialiste est alors souhaitable.

La démarche en rotation interne peut être liée à la seule *torsion du squelette jambier par rapport aux genoux bien axés*. Cette anomalie est souvent remarquée avant l'âge de la marche, mais peut n'être révélée qu'à ce moment. Il s'agit en fait d'une disposition anatomique normale, physiologique, dont l'évolution est spontanément favorable, mais lente. En effet, la rotation en dehors du pied, qui résulte d'une rotation du tibia sur son axe, commence dans les mois qui suivent la naissance pour se poursuivre jusqu'à 4 ou 5 ans.

Quoi qu'il en soit, il est tout à fait banal qu'un enfant de 2 ou 3 ans marche les pieds en dedans.

Cette antétorsion exagérée s'intègre souvent dans un cadre plus complexe que l'on appelle l'*hypotonie musculoligamentaire physiologique de l'enfant* — physiologique, car elle a spontanément tendance à disparaître en même temps que l'activité physique augmente, à partir de l'âge de 6 ans. Elle associe à la démarche en rotation interne des pieds plats un discret *genu recurvatum* et *genu valgum*, une hypotonie de la paroi abdominale avec le ventre en avant et une hyperlordose lombaire avec une cyphose compensatrice.

Démarche en rotation externe

Certains enfants présentent au moment des premiers pas une démarche en rotation externe de tout le membre inférieur. Ils sont volontiers obèses, hypotoniques : cette façon de tenir debout et de démarrer la marche est parfaitement physiologique et disparaît en quelques mois.

En pratique

Devant des « pieds qui tournent », tout le problème pour le médecin consiste à expliquer, à rassurer, à conseiller, comme pour les pieds plats, une hygiène de vie correcte, une gymnastique simple visant à parfaire la musculature, à demander que soit évitée la station à genoux sur le tapis. Il faut surtout éviter que soient entrepris des examens et traitements difficiles, pénibles, coûteux, inutiles. Il est nécessaire de revoir l'enfant régulièrement pour s'assurer que l'on a été entendu. On prescrit, comme à tout enfant normal, une ampoule de vitamine D au début de l'hiver. Tels sont les éléments principaux de cette prise en charge.

Marche sur la « pointe des pieds » ou marche « idiopathique en équin »

C'est un mode de marche relativement fréquent (10-15 % des enfants), dont le caractère génétique semble reconnu (transmission selon un mode dominant à expression variable).

L'acquisition de la marche se fait à un âge normal.

L'enfant est au repos parfaitement plantigrade, la marche à plat sur ordre est possible. Les jeux, l'activité, la stabilité ne sont pas perturbés. Il n'y a ni fatigabilité, ni douleurs.

L'examen est normal, sans anomalies musculaires ni neurologiques ; les chevilles sont stables, la démarche semble « aérienne ». On ne retrouve aucune rétraction du triceps sural en flexion ou extension. Cela ne nécessite aucune exploration.

La disparition est spontanée entre 3 et 6 ans. Sinon peut apparaître progressivement une rétraction du triceps avec gêne fonctionnelle (escalier), douleurs des mollets et de l'avant-pied, fatigue qui imposent alors un avis spécialisé pour décider une kinésithérapie, des attelles de posture, voire une chirurgie.

La *marche en équin neuromusculaire* est très différente et beaucoup plus rare, mais grave : au repos, le pied reste en équin, la marche en plantigrade est impossible à cause de la rétraction du triceps sural et de la spasticité. Il faut alors rechercher une IMC *a minima*, une maladie de Charcot-Marie ; cette démarche se voit aussi dans certains troubles graves de la personnalité (psychose, autisme), mais avec flexion des genoux et des hanches.

La marche sur la pointe des pieds est certes banale, mais à surveiller si elle se prolonge au-delà des 6 ans de l'enfant.

Genu valgum

Il ne sera question ici que du *genu valgum* du jeune enfant de 2 à 5 ans, celui que le médecin voit si souvent. Si celui-ci, bien que disgracieux, se situe à la limite des phénomènes physiologiques de la croissance, il en est tout autrement du *genu valgum* de l'adolescent qui, d'ailleurs, n'est pas l'aboutissement du *genu valgum* de la petite enfance. On parle souvent de la règle des 3/6/9 : l'écart intermalléolaire est de 9 cm à 3 ans, de 6 cm à 6 ans et de 3 cm à 9 ans. Il faut s'assurer de l'absence d'anomalies de rotation des membres inférieurs.

Le diagnostic est simple : lorsque l'enfant est debout et immobile, les membres inférieurs prennent la forme d'un X, les genoux se touchent et les pieds sont écartés. La « déformation » est bilatérale et symétrique. À la marche, la déformation est moins nette. En position couchée, membres inférieurs en extension, genoux au contact, on mesure l'écart entre les deux malléoles, qui peut atteindre ou même dépasser 8 cm. Cette mesure simple a l'énorme avantage de suivre de consultation en consultation l'habituelle régression du *genu valgum*, puisque le pourcentage de cette anomalie, qui est de plus de 30 % à 2 ans, n'est que de 5 % à 8 ans. L'examen est complété par la recherche d'une hypotonie ligamentaire du genou (hypertension, mouvements de latéralité) et l'appréciation d'une éventuelle surcharge pondérale ; les grands *genu valgum* supérieurs à 8 cm se recrutent très souvent chez les enfants obèses.

Le traitement se doit d'être simple, du moins dans la majorité des cas : éviter les stations debout et les marches prolongées, demander que l'enfant joue de longs moments sur son tricycle (*le tricycle est l'instrument clé du traitement du* genu valgum). Quand l'enfant doit marcher, qu'on lui mette des chaussures anti-*valgus* (montantes, en cuir, avec une semelle de soutien plantaire en liège recouvert de cuir). Ainsi l'oblige-t-on à rapprocher ses pieds l'un de l'autre à l'appui. Enfin, chez l'obèse, le régime amaigrissant vient compléter le traitement.

En général, ces mesures suffisent. Si l'écart intermalléolaire atteint ou dépasse 8 cm, pour apaiser l'inquiétude maternelle, il est utile qu'un avis orthopédique soit demandé. Il sera indispensable si le *genu valgum* est unilatéral et asymétrique. Le spécialiste jugera de l'opportunité ou non d'un geste chirurgical, en règle exceptionnel. L'important dans cette affaire est de garder la confiance maternelle. Au médecin, donc, de juger du crédit que la mère lui apporte, ainsi qu'au traitement proposé.

Jambes arquées ou *genu varum*

La plus banale des causes du *genu varum* est l'*arcuature tibiale* qui accompagne une torsion interne du squelette jambier dont elle partage l'excellent pronostic. C'est le cas essentiellement des jambes arquées associées à un pied *varus* du nouveau-né et du petit nourrisson, qui sont liés à la position fœtale.

La mieux connue, la moins discutable des causes de jambes arquées du jeune âge est le *rachitisme* et ses séquelles, bien qu'il soit devenu exceptionnel dans les pays développés (il existe cependant des rachitismes non carentiels vitaminorésistants). Son diagnostic est simple : outre la radiographie du bassin que toute anormalité des membres inférieurs impose, la radiographie des deux membres inférieurs atteste le diagnostic. Les lésions métaphysaires en sont suffisamment connues pour n'être pas décrites. Mais (et c'est l'essentiel) l'arcuature des membres inférieurs est liée à une inflexion marquée du tiers inférieur du tibia.

Le traitement est médical et doit le rester de bout en bout : la vitamine D à dose adaptée aura raison du rachitisme. La bonne nature, les consultations régulières pour rassurer la mère, une hygiène de vie satisfaisante feront le reste.

Beaucoup moins connu, beaucoup plus discuté dans son existence est le *syndrome de Blount*. Peu importent sa terminologie et sa physiopathologie ; peu importe qu'on préfère parler d'« arcuature essentielle des membres inférieurs ». Ce sont des enfants dont les jambes sont à l'évidence arquées et parfois très arquées. Il n'y a pas de signe de rachitisme (ou du moins de rachitisme évolutif) et l'arcuature, telle qu'elle apparaît sur les radiographies, intéresse à la fois fémurs et tibias dans leur totalité. Enfin, les corticales internes de ces os apparaissent plus épaisses que les corticales externes. Il existe au niveau du plateau tibial interne basculé en dedans un bec osseux métaphysaire interne.

Le pronostic dépend de la gravité de la déformation qui, dans certains cas, nécessite un avis spécialisé. L'évolution est en règle spontanément favorable et tel enfant dont les jambes étaient arquées à 2 ans apparaîtra normal à 4 ou 5 ans. Que le médecin en soit convaincu, qu'il essaie d'être convaincant, qu'il propose des mesures aussi simples que celles qui correspondent à toutes les autres « inquiétudes » maternelles, qu'il recueille (s'il sent que la situation lui échappe) : l'avis du spécialiste. S'il sait bien assurer cette prise en charge indispensable, il gagnera, car le temps et la croissance joueront pour lui.

À retenir

Faux problèmes orthopédiques

- Pied bot *varus* équin : le pied dans sa totalité est enroulé vers le dedans, la plante du pied regardant en dedans (traitement dès la naissance).
- Luxation de hanche : diagnostic par le signe du ressaut ; par l'échographie de hanche entre 4 et 6 semaines si doute ou facteurs de risque.

▷

- Boiteries : toute boiterie fébrile quel que soit l'âge doit faire évoquer une pathologie infectieuse : ostéomyélite ou ostéo-arthrite. Une boiterie non fébrile doit faire évoquer :
  - un traumatisme (radiographie à savoir répéter si besoin) : synovite transitoire de la hanche ; douleur vive provoquant une boiterie ; mouvements de rotation interne, abduction, extension limités (repos et aspirine : guérison sans séquelles en 8-10 jours ; refaire le contrôle radiographique quelques semaines après) ;
  - une ostéochondrite de la tête fémorale : douleur de hanche survenant surtout chez le garçon entre 4 et 10 ans (radiographie : noyau d'ossification de la tête fémorale plus petit, plus aplati, de structure irrégulière ; traitement orthopédique long) ;
  - une épiphysiolyse : l'atteinte du cartilage de conjugaison s'observe entre 10 et 15 ans et se traduit par une boiterie douloureuse (radiographie des deux hanches face et profil ; enclouage des deux côtés).
- Scoliose : à rechercher à l'occasion de tout examen systématique.
- Dos douloureux de l'enfant : à ne pas négliger.

Vrais problèmes orthopédiques

- *Metatarsus varus* : arrière-pied normal, avant-pied déjeté en dedans, gros orteil plus long et plus en dedans que le reste du pied (traitement dès la naissance).
- Pieds plats.
- Pieds qui tournent.
- Marche « sur la pointe des pieds ».
- *Genu valgum*.
- Jambes arquées.

Dans ces cinq derniers cas, le médecin doit :

- être convaincu de la guérison avec la croissance ;
- convaincre la famille de la bénignité ;
- mettre en garde contre les traitements onéreux ;
- préconiser gymnastique quotidienne et tricycle ;
- revoir l'enfant régulièrement.

Pour en savoir plus

Bourrillon A. Pédiatrie pour le praticien. Paris: Elsevier Masson; 2011.

Carlioz R, Seringe H. Orthopédie du nouveau-né et de l'adolescent. Paris: Elsevier Masson; 2005.

HAS. Luxation congénitale de la hanche : dépistage. Octobre 2013. www.has-sante.fr/portail/jcms/c_1680275/fr/luxation-congenitale-de-la-hanche-depistage

SOFOP (Société française d'Orthopédie pédiatrique). Suivi d'un nourrisson, d'un enfant et d'un adolescent normal. Dépistage des anomalies orthopédiques. www.sofop.org/Data/ModuleGestionDeContenu/application/400.pdf

15 Affections cutanées courantes

- La plupart des situations ne nécessitent aucun avis spécialisé.
- Il faut savoir ne pas être agressif.
- La peau du nourrisson et de l'enfant ne fait pas toujours bon ménage avec le soleil.

Le praticien est constamment sollicité pour des problèmes de dermatologie infantile. Certains d'entre eux ne posent pas de problèmes spécifiques et peuvent être résolus sans avis spécialisé.

Il faut insister d'emblée sur le fait que la **peau de l'enfant** n'est pas plus perméable que celle de l'adulte, mais que le danger des traitements topiques chez l'enfant réside dans la disproportion entre une surface cutanée relativement étendue et un poids corporel encore faible. La peau d'un nouveau-né à terme est certes mature, mais plus perméable si elle est sèche et sa fonction de thermorégulation et sa réponse immunitaire continuent à se développer au cours des premiers mois de la vie.

Certains savons réalisés à partir d'un corps gras et d'une base alcalinisent le bain et dessèchent la peau par disparition du film hydrolipidique qui la protège. Il faut éviter aussi tous les produits contenant des agents tensioactifs et préférer les « savons sans savon », les syndets dont le pH est proche de celui de la peau, donc mieux adapté aux peaux sèches, irritées ou fragilisées. L'eau et l'utilisation des huiles lavantes sont les produits de prédilection pour la toilette du bébé.

Impétigo

C'est la plus commune des affections cutanées de l'enfant. D'origine streptococcique surtout, il est très contagieux et se répand facilement dans les collectivités d'enfants où se rencontrent de véritables épidémies. Auto-inoculable, il a une très grande facilité à s'étendre et à se généraliser.

La lésion initiale est de type bulleux : bulle claire qui se trouble en quelques heures, se rompt et se recouvre d'une croûte jaunâtre. C'est sous cet aspect croûteux que l'impétigo se présente au médecin lorsqu'il le voit. Les croûtes sont arrondies, saillantes, jaunâtres, groupées en véritables placards ; sous ces croûtes adhérentes apparaît une érosion suintante. L'impétigo siège habituellement sur les zones découvertes, périorificielles, et sur le cuir chevelu, volontiers associé à une perlèche ou à un intertrigo rétro-auriculaire, voire à une blépharite.

C'est une *lésion strictement épidermique* qui guérit donc sans cicatrice.

Mais l'impétigo, et c'est d'une très grande fréquence, peut apparaître à la suite de la surinfection staphylococcique ou streptococcique de toutes les dermatoses prurigineuses. Ainsi le prurigo, la dermatite atopique, la gale, les lésions de grattage des pédiculoses du cuir chevelu peuvent prendre une allure d'impétigo. On parle de dermatose impétiginisée, dont la localisation dépend, bien entendu, de la dermatose initiale. Toute dermatose prurigineuse peut s'impétiginiser.

Le traitement est local et/ou général.

Le traitement local fait appel aux antiseptiques (efficacité non évaluée) et aux pommades antibiotiques, en préférant la mupirocine topique (Mupiderm®), qui n'est pas photosensibilisante et respecte la flore locale tout en étant bactéricide sur le streptocoque et le staphylocoque. Ce traitement local peut être proposé de première intention dans les formes peu sévères, définies par une surface cutanée atteinte inférieure à 2 % de la surface corporelle totale (1 % = surface d'une paume de la main), avec au plus cinq sites lésionnels actifs et une absence d'extension rapide. Il se fait en trois applications par jour pendant 5 à 10 jours. La Fucidine® est une alternative à la même posologie et durée (80 mg/kg en 2 ou 3 prises).

Il faut être large dans les indications du traitement général quand on sait la fréquence de l'auto-inoculation et donc de l'extension, mais aussi la très grande contagiosité de cette dermatose. C'est ainsi que devant un impétigo bulleux ou ecthyma (forme nécrotique creusante) avec une surface cutanée atteinte supérieure à 2 % de la surface corporelle totale ou plus d'une dizaine de lésions actives ou une extension rapide, une antibiothérapie par voie générale est nécessaire, ainsi que des soins d'hygiène. Le traitement doit être antistreptococcique, mais (on le sait) une surinfection staphylococcique est fréquente dans toute lésion cutanée. C'est pourquoi on a intérêt à prescrire un traitement à la fois antistreptococcique et antistaphylococcique. À cet égard, des antibiotiques comme l'association amoxicilline-acide clavulanique (80 mg/kg en 2 ou 3 prises *per os*), voire les macrolides (josamycine 50 mg/kg en 2 prises *per os*) si allergie sont très utiles. Le traitement est à poursuivre jusqu'à guérison complète (au minimum 7 jours). L'application d'une pommade (par exemple de la vaseline) est utile pour faciliter l'élimination des croûtes. L'intérêt de l'adjonction d'une antibiothérapie locale ou d'un antiseptique n'a pas été validé dans ces formes.

Quelle que soit l'étendue de l'infection cutanée bactérienne, les soins de toilette quotidiens à l'eau et au savon ordinaire s'imposent en préalable aux traitements recommandés dans ce document (le savonnage décolle les bactéries et le rinçage les élimine).

À retenir

Le traitement de l'impétigo est à la fois local et général :

- local si l'impétigo est paucilésionnel : mupirocine topique ;
- général si l'impétigo est étendu ou extensif : traitement antistreptococcique et antistaphylococcique (amoxicilline-acide clavulanique, macrolides) pendant au moins 7 jours.

Érysipèle

C'est une *dermohypodermite aiguë localisée* due à une infection locale par un streptocoque β-hémolytique A le plus souvent, mais aussi le staphylocoque doré, l'éruption succédant en général à une plaie minime de la peau sur un terrain favorisant (lymphœdème, diabète).

L'érysipèle démarre en règle par un syndrome infectieux sévère (fièvre à 40 °C, frissons et céphalées), puis apparaît en 1 à 2 jours un placard érysipélateux, induré, infiltré, rouge violacé, cuisant, parfois bulleux mais sans nécrose, à extension centrifuge. La localisation sur le visage est surtout l'apanage du nourrisson. La complication la plus redoutable en est la *fasciite nécrosante*, urgence médicochirurgicale qui peut mettre en jeu le pronostic vital.

C'est dire l'urgence avec laquelle il faut traiter l'érysipèle en l'absence de signes de gravité ou de facteurs de risque, par amoxicilline-acide clavulanique (80 mg/kg/j en 2 ou 3 prises *per os*) pendant 7 à 10 jours (macrolide ou pristinamycine si allergie) ou cefadroxyl (100 mg/kg /j en 3 prises 7 à 10 jours.

Les anti-inflammatoires non stéroïdiens (AINS) et les corticoïdes n'ont pas leur place dans ce traitement.

L'hospitalisation peut être nécessaire :

- pour un traitement parentéral si la forme est sévère (signes généraux importants, extension rapide), et/ou s'il existe des facteurs de risque (âge < 1 an, immunodépression, présomption d'une localisation secondaire comme une arthrite) ou si la surveillance à domicile semble douteuse ;
- devant l'absence d'apyrexie en 72 heures ou devant l'extension des lésions malgré l'antibiothérapie orale si le maintien à domicile avait été décidé initialement.

L'érysipèle est volontiers récidivant (20 %).

La ***fasciite nécrosante*** est très rare, mais dramatique (30 % de décès). Elle survient en règle après une effraction cutanée (comme la varicelle) surinfectée par un streptocoque A qui provoque un tableau septicémique et, localement, une nécrose de l'hypoderme avec thrombose vasculaire, nécrose de l'aponévrose sous-jacente puis atteinte du derme. Au début, cela simule un érysipèle puis très vite apparaissent des plaques purpuriques, nécrotiques et phlycténulaires. Les douleurs sont très intenses et surtout l'état général est très altéré. C'est une urgence médicochirurgicale majeure qui met en jeu, comme le *Purpura fulminans*, le pronostic vital et fonctionnel.

Prurigo

C'est une affection prurigineuse et récidivante, qui s'observe électivement entre 2 et 10 ans.

La lésion élémentaire est une papulovésicule apparaissant souvent sur une plage urticarienne. Cette dernière disparaît et la papule est alors surmontée d'une tache opaline contenant un peu de sérosité. Il peut même y avoir une vraie vésicule ; celle-ci est remplacée par une croûtelle brunâtre qui, arrachée, laisse voir une petite dépression. Outre ces caractères, chacun a, à la palpation, une consistance franchement dure : c'est là un des éléments essentiels de diagnostic différentiel avec la varicelle, avec laquelle le prurigo est parfois confondu. Le prurigo est surtout localisé au niveau des avant bras et des jambes, parfois au niveau du tronc, notamment à la ceinture. En règle, il siège avec prédilection sur les zones découvertes, surtout les phases d'extension des membres. L'évolution se fait volontiers par poussées, rythmées par les promenades et les jeux dans l'herbe ; les récidives sont fréquentes.

À retenir

Traitement du prurigo :
- sédatifs de type antihistaminiques pour éviter le prurit ;
- désinfectants locaux pour éviter la surinfection ;
- traitement antibiotique général si surinfection patente (impétiginisation) ;
- désinfection et déparasitage de la literie.

Le *Prurigo strophulus* est probablement l'expression locale d'une allergie retardée à des piqûres d'arthropodes : parasites (puces, punaises, moustiques, aoûtats, tiques) ou acariens. Le traitement du *Prurigo strophulus* repose sur la désinfection locale pour éviter la surinfection, un antihistaminique pour calmer le prurit et apporter un effet tranquillisant. L'antibiothérapie générale n'est indiquée qu'en cas de surinfection patente, selon les mêmes principes que pour l'impétigo. De plus, dans la mesure où une cause parasitaire peut et doit être envisagée, une hygiène correcte des vêtements, une désinfection éventuelle de la literie, des vêtements, des parquets et des parasites des animaux domestiques sont souhaitables.

Dermites du siège : érythème fessier

Les dermites du siège sont très fréquentes. Les causes sont multifactorielles mais sont liées dans la majorité des cas à des facteurs mécaniques ou à l'occlusion, les couches absorbantes et la macération, jouant un rôle majeur chez un nourrisson qui a des selles ou des urines plusieurs fois par jour et une peau plus fragile. L'alimentation, les poussées dentaires sont souvent incriminées à tort, mais les germes pathogènes responsables d'infections urinaires ou de diarrhées peuvent jouer un rôle. Il faut ajouter à ces facteurs l'agression liée à certains savons et désinfectants utilisés pour la toilette.

Étiologie

Dermites en « W » et en « Y » » liées aux couches

Ce sont les *dermites en W* (dermite des convexités liées aux couches) qui sont le plus souvent rencontrées. L'agent irritant est surtout la couche de cellulose qui érode l'épiderme dans les zones de contact, et ce d'autant qu'il y a infection urinaire ou diarrhée. Des soins trop minutieux, répétés, peuvent aussi fragiliser la peau.

Elles se caractérisent par une nappe érythémateuse rouge vif sur les zones de frottement des couches alors que le fond des plis, la région anale et périanale sont respectés. C'est ainsi que, chez le nourrisson allongé, les cuisses relevées, la lettre W est dessinée.

Parfois apparaissent des lésions papuleuses et érosives (dermite papuloérosive de Sevestre et Jacquet) avec colonisation bactérienne : candida ou staphylocoques.

L'atteinte primitive des plis (intertrigo des plis inguinaux et/ou périanaux) détermine la *dermite en Y* (dermite des plis liée aux couches), le plus souvent en rapport avec une macération simple, due à la chaleur et à la rétention sudorale qui favorisent la prolifération candidosique : en effet, les infections à *Candida albicans* sont rarement primitives. Elles se développent en règle secondairement sur n'importe quel type d'érythème fessier qui dure plus de 72 heures, et constituent ainsi un facteur aggravant. On y pensera surtout lorsqu'il existe un érythème périanal ou des plis avec de petites pustules satellites chez un enfant atteint de muguet buccal ou ayant reçu des antibiotiques par voie orale.

Maladie de Leiner-Moussous

Elle est encore parfois appelée « eczéma séborrhéique », ce qui entretient une confusion, car elle est totalement différente dans sa sémiologie, dans son âge d'apparition et dans son devenir, de la dermatite vraie atopique du nourrisson.

C'est en effet une affection du petit nourrisson qui survient dans les 3 premiers mois de la vie. C'est une érythrodermie desquamative, une dermatose séborrhéique dont le début est généralement bipolaire.

Le caractère d'érythrodermie desquamative est aisé à reconnaître : la peau est rouge, très rouge même, sèche et desquamée en lamelles blanchâtres.

Elle touche initialement à la fois la région périnéofessière et les plis de flexion axillaires, cervicaux et rétroauriculaires. Au niveau du siège, c'est un érythème fessier différent par l'apparition de lésions érythématosquameuses. Au niveau des plis de flexion supérieurs, les lésions sont fissuraires, rouges, parfois suintantes.

L'extension se fait à partir de ces lésions initiales sous forme de vastes placards érythématosquameux, et peut toucher la totalité des téguments. Au niveau du cuir chevelu et des sourcils, l'éruption prend un aspect particulier, l'élément squameux séborrhéique étant prédominant : le crâne peut ainsi être recouvert d'un casque séborrhéique épais et jaunâtre.

Paradoxalement, et en dépit du caractère impressionnant de l'éruption, l'état général n'est pas gravement altéré. Il n'existe pas de prurit ; tout au plus, semble-t-il, une sensation de cuisson, qui explique l'agitation fréquente de ces enfants.

L'étiologie reste méconnue. Il n'est pas exclu que des facteurs bactériens ou mycosiques jouent un rôle. Mais un fait est certain : on en voit de moins en moins.

Il existe des formes qui ne touchent que le siège.

Le traitement en est long, fastidieux, et peut nécessiter l'avis d'un dermatologue habitué à la pédiatrie. Cette atteinte prolongée est donc éprouvante pour la mère qui a besoin d'être encouragée, revue régulièrement. Il faut absolument la convaincre que tout guérira complètement, définitivement sans cicatrices, et qu'en aucun cas il ne s'agit d'une dermatite atopique.

Traitement de l'érythème fessier

Le traitement d'un érythème fessier repose sur des règles d'hygiène simples : lutter contre la macération et l'irritation.

Laver le siège avec un syndet, bien rincer avec une douche tiède, sécher en tamponnant et non en frottant. Il faut éviter la macération par des nettoyages fréquents. Laisser le siège à l'air est idéal, mais rarement réalisable. Sinon, il faut utiliser des couches absorbantes ou des couches en coton, moins agressives, avec au moins huit changes par jour. Les crèmes protectrices à base de cuivre et/ou zinc sont utiles pour protéger la peau des matières et de l'humidité quand les lésions commencent à sécher. Si une surinfection par *Candida* est évoquée et surtout s'il n'y a pas d'amélioration au bout de 2 ou 3 jours, on peut prescrire une lotion ou un gel à base d'imidazoles après chaque lavage (Pévaryl®, Daktarin®, Kétoderm®, Mycoster®).

Il faut s'abstenir d'utiliser des pommades corticoïdes sauf en cas d'eczématisation ; les antimycosiques par voie orale n'ont d'intérêt qu'en cas de candidose buccale ou intestinale associée.

Molluscum contagiosum

Les *Molluscum contagiosum* (MC) sont des lésions infectieuses dues à un virus de la famille des *Poxviridae*.

Il s'agit d'une affection cutanée fréquente chez l'enfant et encore plus chez l'atopique, bénigne, dont l'incidence est inconnue. Elle touche essentiellement les enfants entre 2 et 10 ans contaminés au contact d'autres enfants ou d'objets infectés et par la fréquentation des piscines.

En l'absence d'immunodépression, cette dermatose évolue pendant plusieurs semaines, marquée par l'apparition de MC alors que d'autres peuvent disparaître. Elle guérit spontanément en 6 à 9 mois dans la majorité des cas ; de façon anecdotique, cette affection peut durer de 2 à 5 ans.

La période d'incubation varie de 14 jours à 6 mois. Ce sont de petites papules hémisphériques, translucides ou rosées, de 1 à 5 mm de diamètre, disposées en semis prédominant sur les zones de xérose des enfants avec eczéma atopique. L'ombilication centrale est caractéristique et la pression laisse échapper une substance blanchâtre. Le nombre de ces lésions est variable, d'une à plusieurs centaines.

Chez l'enfant, ces MC sont en général bien supportés et ne gênent pas l'activité quotidienne. Le prurit peut constituer une gêne en cas d'eczématisation. Le retentissement est souvent plus important chez les parents, car l'apparition de ces lésions soulève une inquiétude, qui n'est en général pas dissipée par les thérapeutiques proposées, souvent inefficaces. Parfois, cette infection est à l'origine de mesures de discrimination scolaire (interdiction d'aller à la piscine, rarement interdiction de scolarité tant qu'il persistera des MC). L'ensemble de ces facteurs peut avoir un retentissement non négligeable sur le psychisme de l'enfant.

De nombreux traitements ont été proposés, ce qui prouve l'absence de traitement véritablement efficace.

Le curetage avec une curette tranchante, enlevant la totalité de la lésion en une seule fois, est pratiquement indolore s'il est réalisé correctement, sur une peau bien tendue et anesthésiée par une crème comme l'Emla®. Cependant, il s'agit d'un geste sanglant dont la répétition, pour enlever de multiples nouvelles lésions, perturbe les parents et l'enfant, car il ne prévient pas l'apparition d'autres MC dans le voisinage, peut être la source de petites cicatrices blanchâtres, atrophiques, et devient difficile à réaliser chez l'enfant en raison du caractère légèrement douloureux.

De multiples autres traitements ont été et sont encore proposés (homéopathie, cryothérapie, traitements locaux chimiques variés : par exemple, une solution aqueuse d'hydroxyde de potassium à 10 % [Molutrex®ou Molusderm®] appliquée deux fois par jour sur les lésions pendant quelques jours jusqu'à la survenue d'une inflammation) mais aucun, pour l'instant, n'emporte la conviction par son efficacité, l'absence d'effets secondaires et sa facilité d'emploi.

Il est habituel de privilégier l'abstention thérapeutique chez l'enfant immunocompétent quand les MC sont très nombreux. Il convient alors de rassurer les parents et d'attendre la disparition des lésions. En présence de quelques MC (nombre inférieur à 10), il peut être proposé un curetage ou une application d'une solution locale chimique.

Il ne faut pas oublier qu'il n'existe pas, pour l'instant, de thérapeutique véritablement efficace de façon constante et que cette dermatose est le plus souvent d'évolution bénigne, guérissant spontanément en quelques mois en l'absence de trouble immunitaire.

Les MC chez un enfant immunodéficient posent des problèmes plus difficiles à résoudre et qui nécessitent un avis spécialisé, mais il faut savoir l'évoquer devant de nombreux molluscums. Si les parents et l'enfant l'acceptent, l'abstention thérapeutique est préférable.

Dermatite atopique

La dermatite atopique ou eczéma atopique est une *maladie cutanée inflammatoire chronique survenant sur un terrain atopique* et caractérisée par des poussées prurigineuses d'eczéma aigu sur un fond de xérose cutanée permanente. C'est une maladie génétique (défaut de la barrière cutanée portant essentiellement sur une protéine la filaggrine) et inflammatoire mais ce n'est pas une maladie allergique. Elle marque souvent le début de la *marche atopique*: allergies alimentaires, puis asthme, puis rhinite allergique du fait de la pénétration à travers la peau défectueuse des allergènes de l'environnement. Elle débute le plus souvent chez le nourrisson, atteint essentiellement les enfants mais persiste parfois à l'âge adulte.

Elle touche près de 10 % des enfants avec des formes plus ou moins sévères mais tous les auteurs signalent l'augmentation de prévalence de la maladie depuis 20 ans, en particulier dans les populations à niveau de vie élevé : 50 à 70 % des enfants porteurs de dermatite atopique ont un père ou une mère atteint d'une manifestation d'« atopie », qu'il s'agisse d'eczéma, d'asthme ou de rhinite allergique.

Diagnostic clinique

Le diagnostic de dermatite atopique est clinique, mais les symptômes varient en fonction de l'âge.

Chez le nourrisson

Les caractéristiques cliniques sont très précises. Le début peut se situer vers le 3e ou 4e mois, et plus souvent plus tard, vers le 6e mois. La topographie initiale doit d'emblée y faire penser : l'eczéma touche le front et surtout les pommettes ; il respecte le cuir chevelu, les plis, le pourtour des orifices naturels. Le placard d'eczéma peut rester localisé aux joues et au front ou s'étendre à tout le visage, au tronc, aux membres, mais la prédominance céphalique reste évidente.

L'aspect est tout aussi précis. Le placard d'eczéma passe théoriquement par *trois phases* successives. C'est d'abord une *plaque érythémateuse surmontée de fines vésicules* qui se rompent spontanément ou après grattage, en laissant s'écouler un liquide clair et poisseux (c'est alors l'*eczéma suintant*). Secondairement apparaissent des *croûtes*, sous lesquelles la surface cutanée est rouge et luisante, piquetée de fines érosions. Enfin la surface devient *lisse, vernissée et desquamée.*

En fait, cette succession en trois stades est parfois moins nette et d'emblée, lorsque le médecin voit l'enfant, celui-ci a un *eczéma sec.*

L'état général est satisfaisant. Il n'y a pas de fièvre, pas de troubles digestifs. Mais lorsque les lésions sont étendues, prurigineuses, le nourrisson est agité, crie sans cesse, dort mal et s'alimente difficilement. Aucun examen biologique n'est nécessaire au traitement, tant sont évocateurs l'âge du début, la topographie et l'aspect des lésions.

L'évolution est longue, émaillée de poussées et de rémissions à intervalles variables, poussées que rien ne laisse prévoir.

Chez l'enfant après 2 ans

Les lésions sont localisées aux plis, cou, coudes, genoux et souvent aux extrémités, mains, poignets, chevilles. Le fréquent épaississement de la peau (lichénification) témoigne d'un prurit localisé persistant.

Chez l'adolescent

S'il est vrai que la majorité des dermatites atopiques disparaissent dans l'enfance, quand elles persistent dans l'adolescence, la lichénification et la xérose sont fréquentes et les localisations au visage et au cou non rares.

La dermatite atopique survenant sur un terrain « atopique », d'autres manifestations peuvent s'associer : l'allergie alimentaire fréquente avant 3 ans, un asthme dans un tiers des cas, une rhinite allergique peuvent survenir chez ces enfants, mais ils sont totalement imprévisibles. Le risque de survenue dépend du début de la dermatite atopique.

Les complications de la dermatite atopique, tant redoutées autrefois dans les formes étendues, sont maintenant exceptionnelles.

Certes, le risque de surinfection par le staphylocoque doré est à évoquer devant des lésions pustuleuses et croûteuses.

L'herpès peut provoquer une surinfection grave par diffusion du virus sur les zones d'eczéma. La redoutable pustulose disséminée du Kaposi-Juliusberg est heureusement totalement exceptionnelle, mais elle nécessite un traitement d'urgence.

Il ne faut pas vacciner par le bacille Calmette-Guérin (BCG) un enfant ayant un eczéma en poussée.

Examens complémentaires

Le diagnostic de dermatite atopique est clinique. En revanche, le rôle possible de certains allergènes comme facteurs pouvant entretenir certaines dermatites atopiques peut conduire dans certains cas à des *explorations allergologiques* qu'il faut confier à un spécialiste, en sachant qu'un test d'allergie positif indique seulement que l'enfant est sensibilisé à un allergène sans que cet allergène puisse être incriminé dans le déclenchement ou l'entretien des symptômes. Il est recommandé de pratiquer ces explorations chez :

- un enfant porteur d'une dermatite atopique grave et échouant à un traitement adapté et bien conduit, même s'il est sous allaitement maternel exclusif ;
- un enfant ayant une dermatite atopique avec stagnation ou cassure de la courbe staturopondérale ;
- un enfant ayant une dermatite atopique accompagnée soit de signes évocateurs d'une allergie alimentaire, soit de signes évocateurs d'une allergie respiratoire ou d'une allergie de contact.

Quand une allergie semble confirmée, il est nécessaire de pratiquer l'éviction des allergènes incriminés. Cependant, les résultats ne sont pas toujours à la hauteur de l'attente du médecin et des familles, sauf en cas d'allergie de contact.

Traitement

C'est un traitement long, difficile, aléatoire, qui vise à juguler chacune des poussées ainsi qu'à prévenir les récurrences par une prise en charge au long cours, mais qui reste totalement inopérant sur le problème de fond de la maladie eczémateuse.

Ce qu'il ne faut pas faire

Appliquer de multiples pommades, irritantes, est néfaste. La corticothérapie au long cours est contre-indiquée : le bénéfice que l'on peut en tirer est inférieur aux inconvénients. Les modifications de régime sont inopportunes.

Si réellement il semble y avoir une relation de cause à effet entre les poussées et l'absorption de certains aliments, prouvée par les tests allergologiques, l'exclusion des aliments incriminés peut être tentée. Il ne faut pas se faire trop d'illusions sur l'efficacité de cette mesure. L'allergie alimentaire est exceptionnelle (en particulier au lait de vache ou à l'œuf) et nécessite des tests d'exclusion et de réintroduction à chaque aliment suspecté, ce qui est long, fastidieux, difficile et inutile.

Ce qu'il faut faire

- Prescrire des *émollients* : les anomalies de la barrière cutanée présentes dans l'eczéma favorisent le prurit, mais aussi la pénétration et la sensibilisation par des allergènes de l'environnement. D'où l'intérêt des émollients (hélas chers et non remboursés), à appliquer deux fois par jour en association ou relais avec les dermocorticoïdes lors des poussées modérées : il faut utiliser le produit le mieux toléré et le plus facile à appliquer, bref celui dont la mère ou l'enfant est le plus satisfait. De nombreuse études commencent à démontrer l'efficacité de ces émollients dans la ***prévention*** de la dermatite atopique chez les sujets à risque si on les applique régulièrement dès la naissance.
- Les *dermocorticoïdes* restent la référence dans le traitement des poussées aiguës d'eczéma, et contrairement aux idées préconçues, leurs effets secondaires locaux ou systémiques sont exceptionnels. Ils sont insuffisamment utilisés à la suite des craintes des parents, parfois des médecins, souvent totalement injustifiées. Il s'agit donc de lutter contre la « corticophobie ». Il faut préférer les crèmes sur les lésions suintantes et les plis, les pommades sur les lésions sèches et lichénifiées. Une application par jour suffit. Il faut savoir que plus le dermocorticoïde utilisé a une activité forte, plus son efficacité est rapide, en évitant les classes 4 ; l'usage en est prudent chez le nourrisson et le jeune enfant sur le visage, les plis et le siège (occlusion liée à la couche ?). Les dermocorticoïdes de classe inférieure sont aussi efficaces, mais cela prend plus de temps. Il faut utiliser les dermocorticoïdes de façon quotidienne sur de courtes durées suivies de périodes d'interruption brutale avec usage d'émollients, et ce jusqu'à la disparition des lésions.
- Les *inhibiteurs de la calcineurine* topiques représentent une innovation importante et peuvent être une alternative aux dermocorticoïdes, mais sont affaire de spécialistes.
- Les *antihistaminiques* n'ont d'intérêt par voie orale qu'en cas de prurit important et sur des durées courtes.
- ***L'éducation thérapeutique*** (+++) : la dermatite atopique étant une affection chronique, son approche nécessite une prise en charge à la fois médicale, comportementale et environnementale. Il est vrai que la dermatite atopique altère la qualité de la vie des enfants (sommeil entre autres) et de leur famille. L'éducation thérapeutique doit prendre une grande place dans la prise en charge de ces enfants et de leur famille :
  - la dermatite atopique est souvent aggravée par des facteurs certes alimentaires, mais aussi environnementaux, des facteurs de contact, ou des facteurs psychologiques comme le stress, la tension, les difficultés familiales, etc. ;

– dans la vie quotidienne, il faut faire porter à ces enfants du coton ; la laine étant irritante, elle doit être évitée ; les bains doivent être courts (de préférence), à température tiède, en utilisant de préférence des pains ou des gels sans savon (syndets ou huiles lavantes). Il faut de préférence éviter aussi toute source de transpiration chez ces enfants ;

– il faut noter que si une sensibilisation aux acariens est retrouvée au cours de la dermatite atopique, les mesures d'éviction proposées ne montrent pas d'effets cliniques probants ; il en est de même sur la responsabilité de la présence d'un animal à domicile. Il vaut mieux éviter cependant l'acquisition d'un animal domestique, chat en particulier.

L'*antibiothérapie* par voie générale n'est justifiée qu'en cas de surinfection bactérienne des lésions.

- La *vaccination* de l'enfant atopique doit être strictement la même que celle des enfants non atopiques (avec une réserve pour le BCG en cas de poussée).

Les dermatites atopiques sévères, dont le nombre et la gravité des poussées sont très intenses mais qui retentissent de façon importante sur la qualité de vie de l'enfant et de sa famille, doivent être prises en charge en milieu spécialisé de dermopédiatrie, après s'être assuré que la prise en charge ambulatoire est optimale.

À retenir

Le traitement de la dermatite atopique du nourrisson est uniquement symptomatique :

- prévenir l'irritation non spécifique de la peau ;
- lutter contre la xérose : émollients ;
- traiter les poussées tôt et efficacement : dermocorticoïdes ;
- et prendre en charge l'enfant et sa famille souvent très perturbés par cette dermatose chronique.

Angiomes cutanés

Ce sont des tumeurs vasculaires bénignes dont il existe deux types.

Angiomes plans, congénitaux

Les plus fréquents sont situés sur la *ligne médiane* de la tête (front, nuque, racine des cheveux, voire paupières) et présents dès la naissance. Ils s'effacent progressivement au cours des premiers mois de la vie. Ceux de la nuque peuvent persister.

Les *angiomes rouges, violacés (lie-de-vin), non médians*, eux, ne disparaissent pas et sont de traitement difficile ; leur seul retentissement est esthétique. Leur topographie particulière peut s'intégrer dans un cadre malformatif plus complexe (syndrome de Sturge-Weber ou de Klippel-Trenaunay).

L'angiome plan banal ne pose qu'un problème esthétique, surtout sur le visage : le laser à colorant pulsé en plusieurs séances en est le traitement de choix.

Hémangiomes infantiles

Parfois présents dès la naissance, ils apparaissent en règle dans les premières semaines de vie. Leur volume augmente au cours des premiers mois (tache rouge plus ou moins bourgeonnante), puis ils blanchissent et l'angiome régresse en 3 à 4 ans. Il faut à tout prix éviter de les traiter ou de les manipuler, surtout s'ils sont superficiels (tubéreux). C4 est la tumeur infantile la plus fréquente (4-5 % des nourrissons et plus chez les grands prématurés).

Cependant, certains angiomes très volumineux et/ou de topographie particulière nécessitent un traitement spécifique spécialisé (12 % des hémangiomes). Ils peuvent en effet :

- menacer le pronostic vital : hémangiome en barbe avec risque d'atteinte laryngée, hémangiomes infantiles multiples avec atteinte systémique ;
- entraîner un risque fonctionnel : région périorbitaire essentiellement avec risque d'occlusion oculaire ;
- être douloureux si ulcération ;
- ou provoquer des séquelles mutilantes avec retentissement esthétique majeur au long terme, notamment dans les localisations périorificielles.

Les bêtabloquants (Hemangiol® ; AMM 5 semaines d'âge corrigé - 5 mois) sont d'une efficacité remarquable sur ces angiomes tubéreux mais nécessitent une consultation spécialisée le plus tôt possible car le résultat dépend de la précocité et de la durée du traitement qui ne peut être commencé qu'en milieu hospitalier (surveillance cardiovasculaire et risque d'hypoglycémie).

Nævus

Les *nævi* pigmentaires habituels (grain de beauté) apparaissent en règle dans les premières années de la vie et peuvent se multiplier jusqu'à l'âge adulte. La crainte des parents devant ces *nævi* bénins, surtout s'ils sont saillants, est le risque de dégénérescence en mélanome malin, toutefois exceptionnel avant la puberté. Ce risque est cependant plus élevé si le *nævus* subit des traumatismes minimes répétés (frottement de ceinture, par exemple) ou s'il est situé sur les paumes ou les plantes. C'est pourquoi toute apparition d'un prurit, d'une inflammation de la base du *nævus*, toute augmentation rapide de sa taille doit conduire à un avis spécialisé. Les *nævi congénitaux* de grande taille doivent être dans la mesure du possible enlevés avant la première année par des techniques très spécialisées car, avant 1 an, les possibilités de cicatrisation sont exceptionnelles, grâce à l'élasticité de la peau et à la rareté des chéloïdes. La présence d'importants *nævi* doit systématiquement conduire à une protection lors de l'exposition au soleil afin d'éviter l'évolution vers la dégénérescence.

Soleil et peau du nourrisson et de l'enfant : photoprotection

Nos nourrissons voyagent de plus en plus dans des pays tropicaux ou passent des séjours de plus en plus prolongés au bord de la mer. Leur exposition au soleil est de plus en plus précoce et de plus en plus longue.

Les risques liés à l'exposition solaire précoce et prolongée sont démontrés et c'est la raison pour laquelle il faut insister auprès des parents sur une protection efficace de la peau de leur enfant. La photoprotection doit donc débuter dès l'enfance, surtout si l'enfant a une peau particulièrement vulnérable, mais aussi s'il a une peau normale, voire foncée.

L'enfant reçoit en effet annuellement trois fois plus de rayons ultraviolets (UV) qu'un adulte, et la plupart des cancers cutanés sont photo-induits.

Il existe six phototypes, du roux blond pâle (I) aux peaux noires (VI). Les coups de soleil sont d'autant plus fréquents que la peau est claire, le bronzage d'autant plus intense que la peau est foncée.

Chaque individu, chaque enfant est titulaire d'un « capital solaire » propre qui conditionne le nombre d'heures de soleil que sa peau peut supporter : il ne faut donc pas trop le réduire dès l'enfance.

La photoprotection repose sur des conseils simples :

- pas d'exposition au soleil, des nourrissons de moins de 6 mois ;
- pas d'exposition au soleil, pour tous les enfants, l'été entre 11 et 16 heures, quand les UVB sont au maximum de leur intensité ;
- attention à la réverbération sur le sol (neige, sable, eau), à l'altitude, mais aussi à la fausse impression de protection d'un ciel couvert ;
- l'exposition doit être d'autant plus progressive que le phénotype est clair ;
- la protection vestimentaire (chapeau, pantalon, manches longues) doit être adaptée selon l'âge si l'exposition au soleil est prolongée, sans oublier la protection des yeux par des verres de qualité protégeant des UV ;
- mais surtout, une large utilisation doit être faite des produits antisolaires : il existe sur le marché de plus en plus de produits parfaitement efficaces contre les UVA et les UVB, qu'il faut savoir appliquer avant l'exposition en couche homogène et suffisamment épaisse, et renouveler souvent en cas de besoin (toutes les 2 à 3 heures et après le bain). Il faut les choisir en

fonction du phototype et des conditions d'ensoleillement en privilégiant les coefficients les plus élevés pour les peaux les plus claires, les expositions prolongées sous un soleil intense.

Les parents doivent donner l'exemple.

Pour en savoir plus

Bourrillon A. Pédiatrie pour le praticien. Paris: Elsevier Masson; 2011.

Conférence de consensus : Prise en charge de la dermatite atopique de l'enfant www.allergienet.com/wp-content/uploads/2013/04/Consensus-da041.pdf

Guide de prescription d'antibiotique en pédiatrie : Antibiothérapie des affections cutanées. www.sfpediatrie.com/sites/default/files/arcped_gpip_15_juin_new_couvbs.pdf

16 Maladies contagieuses : problèmes pratiques

- Le meilleur traitement est préventif : c'est la vaccination, lorsqu'elle est possible.
- Attention à la prévention dans l'entourage pour certaines, dont les méningites à méningocoques.
- La coqueluche peut être grave chez le nourrisson.
- Le médecin est souvent confronté à des exigences de mesures d'éviction de crèche ou de collectivités scolaires, puis de certificats de non-contagion.

Le médecin est, de toute évidence, couramment confronté aux problèmes posés par les maladies contagieuses et aux conseils qui lui sont demandés à l'occasion de ses visites quotidiennes, mais aussi de ses consultations et des nombreux appels téléphoniques qu'il reçoit. Il n'est pas question d'envisager la sémiologie de ces maladies, mais il s'agit ici, à propos de chacune d'elles, de préciser les difficultés diagnostiques qui peuvent se poser, la thérapeutique (lorsqu'elle existe) et les mesures à prendre vis-à-vis de l'entourage.

Varicelle

La varicelle (virus VZV) est très fréquente (600 à 700 000 cas par an en France dont 89 % chez les enfants de moins de 8 ans. Elle est extrêmement contagieuse.

Diagnostic

La varicelle pose-t-elle des problèmes diagnostiques ? En principe, non. En fait si, de temps en temps.

D'une part, certains enfants ont une varicelle qui peut *passer inaperçue* : pas de signes généraux, quelques éléments seulement auxquels on n'a pas prêté attention ou localisés sur le cuir chevelu. Ainsi, ces enfants sont immunisés, alors même qu'on est convaincu qu'ils n'ont jamais présenté cette maladie.

D'autre part, la varicelle est parfois confondue avec un *prurigo*. Parmi les éléments de diagnostic différentiel, on peut retenir en faveur de la varicelle la présence d'éléments dans le cuir chevelu (mais ils peuvent manquer), la présence d'érosions à la face interne des joues traduisant l'énanthème (mais il est inconstant), enfin et surtout le caractère même des éléments : outre

Guide pratique de la consultation en pédiatrie

l'évolution traditionnelle de chacun des éléments (macule, vésicule en peau saine, dessiccation), ils n'ont jamais la dureté tactile de ceux du prurigo, qui ont une consistance de grains de riz.

Traitement

Mesures d'hygiène

Il faut recommander aux parents de :

- doucher l'enfant matin et soir (un bain court pour les plus petits) ;
- utiliser un savon neutre, essuyer en tamponnant ;
- couper les ongles courts ;
- appliquer de la chlorhexidine aqueuse sur les lésions cutanées ;
- proscrire l'usage du talc (qui est un facteur prédisposant à la varicelle gangreneuse) ;
- proscrire l'usage de l'éosine ;
- proscrire l'usage de pommade, gel ou crème qui favorisent la macération ;
- consulter en cas de fièvre forte apparaissant après le 4e jour ;
- n'utiliser que le paracétamol en cas de fièvre (pas d'aspirine ni AINS).

Pour prévenir les complications bactériennes, il faut :

- prescrire un antiprurigineux si besoin pour prévenir les grattages contaminateurs ;
- mais pas d'acyclovir dans la varicelle simple ;
- ne pas prescrire de traitement antibiotique préventif ;
- mais dépister et traiter précocement les surinfections cutanées avec une antibiothérapie active sur le streptocoque et le staphylocoque doré (amoxicilline - acide clavulanique 80 mg/kg/j en 2 à 3 prises 7 à 10 jours) ;
- être attentif aux surinfections graves en cas de recrudescence de la fièvre après le 4e jour d'éruption ou en cas d'altération de l'état général.

La varicelle survenant chez un enfant soumis à une ***corticothérapie au long cours***, en immunodépression, risque classiquement d'être sévère : varicelle très fébrile, varicelle hémorragique d'allure très inquiétante. Chez tout enfant sous corticothérapie atteint de varicelle, il ne faut pas modifier les doses de corticoïdes ; on peut à la rigueur les augmenter, mais sous aucun prétexte les diminuer.

Compte tenu de la sévérité de ces varicelles (comme chez tous les enfants immunodéprimés), une hospitalisation peut être justifiée.

L'efficacité certaine et la bonne tolérance de l'***aciclovir*** (Zovirax® 200 mg 5 fois par jour 5 à 7 jours ; ½ dose chez les moins de 2 ans) en font dans ce cas une excellente thérapeutique malgré son coût. On peut même en étendre l'indication aux varicelles graves (sur dermatite atopique, par exemple), mais il faudrait pouvoir démarrer le traitement le plus tôt possible, dès les premières lésions, voire pendant la phase d'invasion, ce qui est pratiquement impossible.

Mesures préventives

L'incubation de la varicelle est en moyenne de 14 jours. La période de contagiosité est de 5 à 7 jours ; elle commence 2 jours avant l'éruption et se maintient jusqu'à la fin des lésions actives.

Les mesures d'isolement sont illusoires tant la maladie est contagieuse : il n'est qu'à voir l'impossibilité que l'on a à enrayer une épidémie dans toute collectivité d'enfants, et ce, quelles que soient les précautions prises.

Un sujet exposé est défini comme ayant séjourné plus de 1 heure dans la même pièce qu'un cas de varicelle contagieux dans les 2 jours précédant l'éruption et pendant l'éruption. Si la durée de contact a été inférieure à 1 heure mais que le contact a été très étroit (examen clinique, proximité à moins de 1 m), le risque de transmission existe. Il faut alors évaluer ses facteurs de risque (âge, terrain, profession, statut immunitaire) et adapter la prévention.

Cas particuliers

- Que faire si un **enfant en état de dépression immunitaire** est en contact avec une varicelle ? Ce point est important, car il se pose assez souvent, notamment chez des enfants atteints de maladies malignes au long cours (leucémies, tumeurs, malades ayant une radiothérapie...), dont certaines ont des chances de guérison. Leur maladie, les traitements auxquels ils sont soumis les mettent dans un état de dépression immunitaire profonde, et chez eux la varicelle est redoutable, souvent mortelle. Il faut donc à tout prix les protéger.
- L'utilisation de *γ-globulines spécifiques* est réservée à ces malades, et à eux seuls, qui doivent bénéficier de ce type de traitement, qu'on peut se procurer auprès des centres de transfusion ou des centres de séroprophylaxie.
- **La femme enceinte**: 3 à 4 % des femmes en âge de procréer ne sont pas immunisées contre la varicelle. Il faudrait pouvoir les vacciner avant le démarrage de la grossesse. Car le risque d'infection est important (pneumopathies avec 10 % de décès) et surtout de contamination fœtale avec le risque de fœtopathie varicelleuse :
  - si la femme est immunisée : ne rien faire, bien sûr ;
  - si la femme a un statut vis-à-vis du virus varicelle-zona (VZV) inconnu : il faut demander la sérologie en urgence (réponse en 24-48 h). Des anticorps anti-VZV retrouvés moins de 10 jours après le contact témoignent d'une immunisation ancienne ;
  - si elle n'est pas immunisée, éviction du contage, prise en charge et suivi à gérer en concertation avec l'obstétricien (discussion d'une séroprophylaxie par immunoglobulines anti-VZV), puis contrôle sérologique à J15.
    - si ce test est négatif : éviter tout contage ultérieur et vacciner après la grossesse.
    - si ce test est positif : mettre en place une prise en charge spécifique.

- **Les nouveau-nés** dont la mère a déclaré la varicelle 5 jours avant la naissance et 2 jours après sont exposés à des formes gravissimes (la mère n'ayant pas eu le temps de fabriquer et de leur transmettre des anticorps protecteurs) : ils doivent bénéficier d'une hospitalisation pour traitement adapté.

Si une varicelle chez un enfant sain peut entraîner de graves mais *rares complications (3 % des cas) cutanées, bronchopulmonaires ou neurologiques* (en particulier la spectaculaire cérébellite qui survient dans les 3 semaines suivant le début de l'éruption avec ataxie, nystagmus, céphalées, nausées, vomissements), dans la très grande majorité des cas, l'évolution en est bénigne. Attention cependant à l'exposition solaire des cicatrices. L'incidence des complications serait plus grande chez les moins d'1 an, témoignant de la disparition rapide des anticorps maternels transmis parfois dès 3 mois.

À retenir

La **vaccination postexposition** (elle possède l'AMM dans cette indication) est recommandée dans les 3 jours qui suivent l'exposition à un patient avec éruption. Chez l'adulte (à partir de 18 ans) immunocompétent sans antécédent de varicelle (ou dont l'histoire est douteuse), le contrôle de la négativité de la sérologie est facultatif. La vaccination est efficace pour prévenir les varicelles postexposition chez les sujets non immuns à plus de 90 %.

La **vaccination généralisée** des enfants de plus d'1 an n'est pas recommandée en France, seulement après 12 ans sans faire obligatoirement une sérologie préalable

Ne pas oublier que le **zona** existe aussi chez l'enfant, mais en règle non douloureux et beaucoup moins contagieux.

Il n'y a aucune mesure d'évictions des collectivités mais leur fréquentation n'est pas recommandée.

Rougeole

La rougeole réapparaît en France comme en Europe (chapitre 5) à cause de l'insuffisance de couverture vaccinale (surtout de la deuxième dose).

Diagnostic

Il y a peu de problèmes diagnostiques, *à condition que l'on accepte la sémiologie classique* et souvent bruyante : le catarrhe, la fièvre élevée, la toux intense et prolongée, l'éruption maculeuse en une seule poussée descendante, le signe de Koplick. Si certaines éruptions virales ou médicamenteuses sont parfois qualifiées de morbilliformes, c'est en raison de l'aspect même de l'éruption, mais le contexte est différent.

Grâce à la progression de la vaccination, encore insuffisante cependant pour faire disparaître la maladie, on voit de moins en moins de rougeoles et on ne pense pas forcément à ce diagnostic ; on en a même oublié ses complications redoutables, l'encéphalite aiguë morbilleuse précoce (1/1 000) et la panencéphalite sclérosante subaiguë de Van Bogaert, très retardée (5 à 10 ans après la maladie), dont l'évolution est toujours fatale dans un tableau dramatique (1/100 000). Il faut savoir de plus que la généralisation incomplète de la vaccination a fait reculer l'âge d'apparition de la rougeole, que l'on observe de plus en plus chez des adolescents ou des adultes jeunes, chez qui les formes sont plus sévères et plus exposées aux complications bronchopulmonaires et neurologiques. Les formes compliquées sont en effet plus fréquentes chez les patients âgés de moins d'1 an et de plus de 20 ans. Les complications les plus sévères sont la pneumonie chez l'enfant (2 à 7 %) et l'encéphalite aiguë chez l'adulte (figure 16.1).

Cependant, compte tenu de la raréfaction de la maladie et de sa déclaration obligatoire depuis 2005, le diagnostic de rougeole doit être confirmé *biologiquement* :

- on s'appuie essentiellement sur le dosage des IgM sériques ou salivaires entre 3 et 28 jours après le début de l'éruption (s'il est négatif avant 3 jours, il faut refaire le prélèvement), à condition qu'il n'y ait pas eu de vaccination dans les 2 mois précédents : si les IgG apparaissent en même temps, un deuxième prélèvement 10 à 20 jours après le premier est nécessaire et doit montrer un taux quatre fois supérieur ;
- ou sur la détection du virus par PCR (*polymerase chain reaction*) à partir d'échantillons de sang, de salive (il existe des kits), rhinopharyngés ou d'urine, 5 jours avant le début de l'éruption et jusqu'à 12 jours après ;
- les résultats doivent être obtenus en moins de 3 jours.

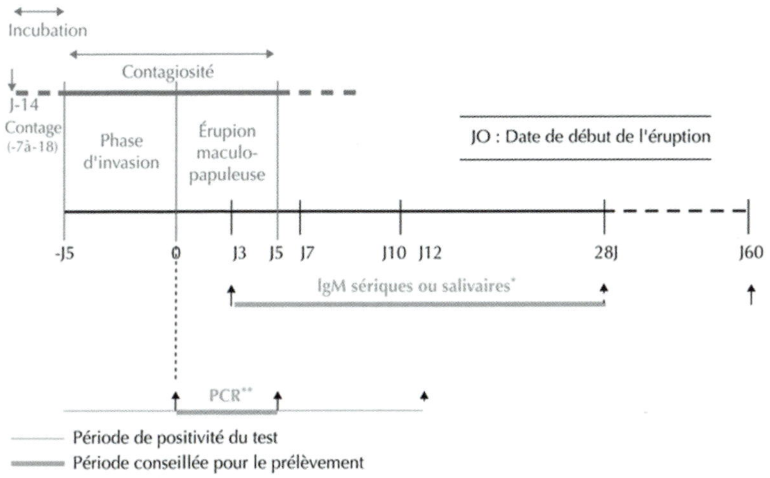

Figure 16.1. Évolution clinique/biologique de la rougeole.

Traitement

Il n'y a pas de traitement spécifique. Le repos, les antipyrétiques sont importants en période fébrile.

Les antibiotiques sont-ils utiles ? En principe, non, puisqu'il s'agit d'une infection virale. Qu'on se souvienne néanmoins de la fréquence et parfois de la gravité des rougeoles autrefois : les bronchopneumonies, les otites ont quasiment disparu. Ne serait-ce pas dû à l'utilisation large des antibiotiques ? Même s'il n'est pas nécessaire de traiter toutes les rougeoles par les antibiotiques, il ne peut pas être reproché au médecin de prescrire un antibiotique usuel *per os* bien toléré chez un enfant qui présente une rougeole, pour peu qu'on redoute une otite ou une complication pulmonaire.

La rougeole impose une *éviction des collectivités* de 5 jours après le début de l'éruption.

Mesures préventives dans l'entourage

La *période d'incubation* dure 10 à 12 jours. Après exposition, le délai d'apparition de l'éruption est de 14 jours en moyenne (de 7 à 18 jours). La *période de contagiosité* s'étend de 5 jours avant l'éruption jusqu'à 5 jours après. L'*éviction* du sujet malade doit être de 5 jours après le début de l'éruption. La rougeole est extrêmement contagieuse et les mesures d'isolement, comme dans la varicelle, restent illusoires.

Le *signalement* d'un cas de rougeole doit être fait sans délai par fax ou téléphone au médecin inspecteur de santé publique (MISP) de l'ARS.

Un *sujet contact* est une personne ayant côtoyé le malade pendant la période infectieuse, c'est-à-dire depuis la veille de l'apparition de la fièvre jusqu'à 5 jours après l'éruption. Cela concerne :

- toutes les personnes vivant sous le même toit ;
- les enfants gardés par la même assistante maternelle ;
- les enfants gardés en collectivité : en crèche, tous les enfants ou adultes partageant la même section et, à l'école, tous les enfants ou adultes ayant fréquenté de manière concomitante les mêmes locaux (classe, cantine, dortoir, bureau...).

C'est le médecin traitant qui s'occupe de l'entourage familial. Le MISP s'occupe des collectivités : il doit vérifier le statut vaccinal des sujets contacts et/ou à risque si possible dans les 72 heures qui suivent le contact avec un cas car la vaccination, si elle est réalisée dans ce délai, peut éviter la survenue de la maladie. Il est donc indispensable de mettre en œuvre les actions aussi rapidement que possible. Vaccination dans les 72 heures des :

- enfants de 6 à 11 mois : une dose de vaccin trivalent (hors AMM entre 6 et 8 mois révolus) puis les 2 doses de trivalent selon les recommandations à 12 mois et 16/18 mois ;

- enfants de plus d'1 an et nés après 1980 : une dose dans les 72 heures et/ou rattrapage pour atteindre deux doses de trivalent ;
- adultes nés avant 1980, si non vaccinés ou sans antécédent de rougeole : une dose pour les membres du personnel soignant ou chargé de la petite enfance (figures 16.2, 16.3).

En l'absence de possibilité de vaccination et en liaison avec un service hospitalier, il faut administrer des IgG polyvalentes en intraveineuse en postexposition à un cas confirmé pour les sujets à risque :

- femme enceinte non vaccinée et sans antécédent de rougeole ;
- sujet immunodéprimé quel que soit son statut vaccinal ;
- enfant de moins de 6 mois dont la mère présente une rougeole ;
- enfant de 6 à 11 mois non vacciné en postexposition dans les 72 heures après contact, quel que soit le statut vaccinal de la mère ou ses antécédents de rougeole.

Pour être efficaces, les IgG doivent être administrées dans les 6 jours qui suivent le contage. Leur administration se fait par voie intraveineuse et nécessite une courte hospitalisation. On considère que la protection conférée par les IgG est d'environ 1 mois. Après avoir reçu des IgG pour une exposition à la rougeole, une vaccination avec le vaccin trivalent est recommandée aux âges prévus par le calendrier vaccinal. Il faut un délai d'au moins 9 mois après l'administration des IgG.

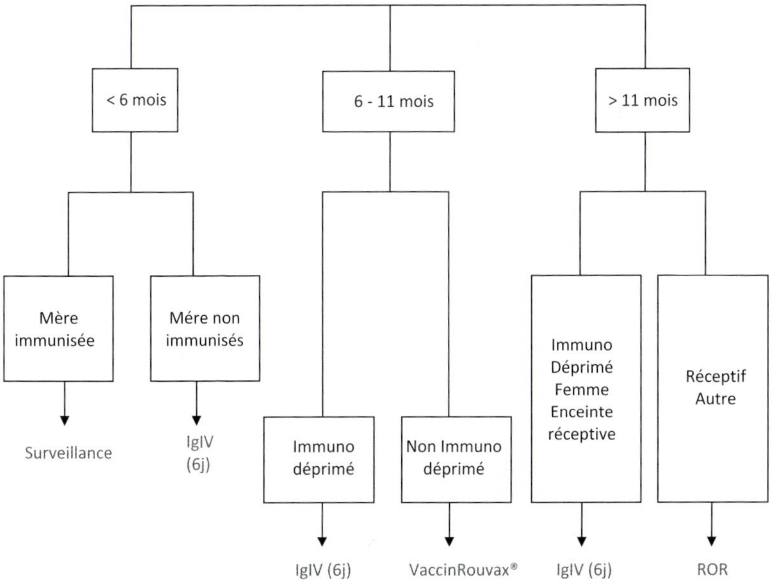

Figure 16.2. Prophylaxie post-exposition/contact ≤ 72 heures.
Immunisée : vaccinée à 2 doses ou antécédents documentés de rougeole.
Réceptive : pas d'antécédent documenté de vaccination ou de rougeole.

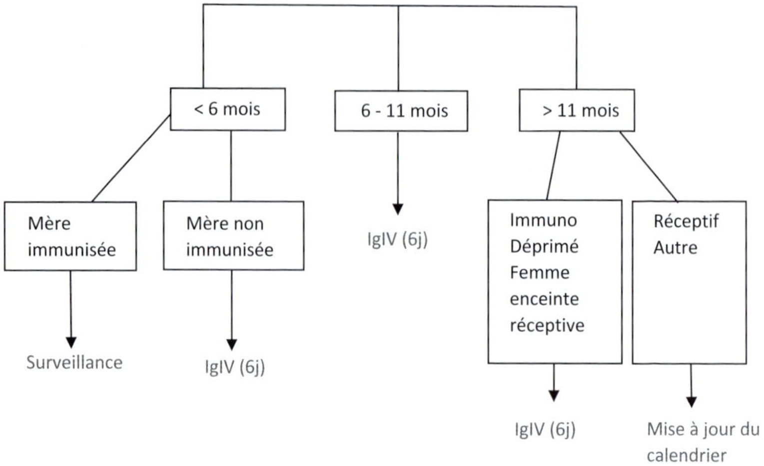

Figure 16.3. Prophylaxie post-exposition/contact > 72 heures.
Immunisée : vaccinée à 2 doses ou antécédents documentés de rougeole.
Réceptive : pas d'antécédent documenté de vaccination ou de rougeole.

Oreillons

Diagnostic

Le diagnostic de parotidite ourlienne n'est simple que si elle est *bilatérale*. Parfois très importante, parfois discrète, souvent asymétrique, une parotidite bilatérale est, chez l'enfant, pratiquement toujours due aux oreillons.

Mais bien des oreillons ont pour seule traduction une *parotidite unilatérale*, et le diagnostic différentiel avec une adénopathie est loin d'être facile. Certes, la topographie très rétromaxillaire, l'existence (mais c'est inconstant) d'une saillie et d'une rougeur du canal de Sténon, la découverte d'une parotidite même très discrète controlatérale, enfin la notion de contage et d'épidémie constituent une gamme d'arguments qui peuvent faire retenir ce diagnostic. Force est néanmoins de reconnaître qu'il est des cas véritablement très difficiles, et dans ces cas, on peut discuter les autres causes de parotidites plus rares que sont :

- la *parotidite infectieuse*, unilatérale, très fébrile, avec l'émergence de pus du canal de Sténon lors du massage douloureux de la parotide ;
- la *lithiase salivaire*, volontiers récidivante, non infectieuse mais douloureuse, visible sur l'imagerie de la parotide (voire une sialographie) ;
- une *tumeur de la parotide*, dure, indolore et persistante.

Le dosage de l'amylasémie est-il intéressant ? Sûrement pas, car c'est un examen peu fidèle : ce sont les IgM spécifiques élevées dans la première semaine d'évolution qui permettent d'affirmer le diagnostic.

Enfin, que l'on n'oublie pas que bon nombre de cas d'oreillons se présentent d'emblée sous forme d'une *méningite lymphocytaire*. Avant la généralisation de la vaccination, l'infection ourlienne était la cause la plus fréquente des méningites virales de l'enfant et du nourrisson.

Les *pancréatites ourliennes* sont exceptionnelles : se référer alors aux IgM et à l'amylasémie.

L'*orchite ourlienne*, rare, survient après la puberté, 4 à 10 jours suivant le début de la parotidite, et évolue en règle lentement en 10 jours vers la guérison. L'atrophie séquellaire est exceptionnelle.

Traitement

Le traitement n'est que symptomatique : antalgiques, antipyrétiques en cas de douleurs et de fièvre.

Il n'y a aucun moyen de prévenir les complications que sont l'*orchite* chez le grand garçon et, à tout âge, la *méningite lymphocytaire* et son risque de surdité, en règle unilatérale (les oreillons ont longtemps été la cause la plus fréquente de surdité unilatérale).

Les mesures vis-à-vis de l'entourage sont illusoires. Il n'y a pas de moyen actuel de prévenir les oreillons. Le vaccin devrait être généralisé.

À retenir

- Le traitement des oreillons est symptomatique :
  - antalgiques ;
  - antipyrétiques en cas de fièvre.
- Il n'existe aucun moyen de prévenir les oreillons :
  - l'orchite chez les grands garçons ;
  - la méningite lymphocytaire à tout âge.

Scarlatine

Elle est encore fréquente et souvent méconnue.

Diagnostic

Le diagnostic est clinique : éruption généralisée, en nappe, sans intervalle de peau saine, d'aspect sec et granité, telle est la description traditionnelle. Elle est souvent beaucoup plus discrète : éruption limitée au tronc, ayant parfois une topographie très évocatrice en caleçon. La fièvre, parfois très élevée, est ailleurs modeste, les vomissements n'ont aucune valeur sémiologique. En revanche, l'*angine rouge*, souvent très rouge et très diffuse, l'*aspect de la langue*, sont des arguments très importants du diagnostic.

Le prélèvement de gorge est-il utile ?

Le diagnostic clinique de scarlatine est certes facile : la scarlatine est une angine dont le diagnostic bactériologique (streptocoque du groupe A) est inscrit sur la peau. Mais il faut l'affirmer par un test de diagnostic rapide (TDR) à streptocoques.

Traitement

Le traitement est très univoque, il est antistreptococcique : l'amoxicilline est l'antibiotique recommandé pendant 6 jours, ou les céphalosporines de 2e ou 3e génération en cas d'allergie aux pénicillines sans contre-indications des céphalosporines. Les macrolides (si allergie aux β-lactamines) ne devraient être utilisés qu'après prélèvement de gorge et antibiogramme, car le streptocoque y est devenu de plus en plus résistant (20 %), avec des traitements courts de 5 jours environ. Grâce aux antibiotiques, la scarlatine est une maladie d'une très grande bénignité.

Les mesures d'isolement sont inutiles : dès que l'enfant est traité, sa gorge est stérilisée en moins de 48 heures et il n'est plus contagieux. Il peut donc, sans danger pour les autres, retourner rapidement en classe.

La *prophylaxie de l'entourage* n'est plus indiquée.

Étant donné le nombre de streptocoques (A, C, G) susceptibles de sécréter une toxine érythrogène, le même enfant peut faire plusieurs « scarlatines ».

À retenir

- Amoxicilline 6 jours ou macrolides 5 jours (si allergie) après prélèvement de gorge et antibiogramme.
- Mesures d'isolement inutiles : dès que l'enfant est traité, la gorge est stérilisée.
- Plus de prophylaxie de l'entourage.

Coqueluche

Diagnostic

Les difficultés diagnostiques sont fréquentes.

Diagnostic clinique

La *quinte typique*, évidente, de coqueluche est rarement entendue par le médecin auquel on présente un enfant qui tousse. La raréfaction de la coqueluche fait que les mères ne savent plus en faire le diagnostic, comme cela était fréquent autrefois. Les vaccinés qui font des coqueluches ont des quintes atypiques et peu nombreuses. *À l'heure actuelle, la coqueluche est souvent méconnue,* en particulier chez l'adolescent et surtout l'adulte.

Il faut y penser, interroger avec beaucoup de précision les mères et se souvenir qu'à priori, un enfant qui tousse en quinte est atteint de coqueluche.

En France, heureusement, la vaccination n'est pas tombée en désuétude comme dans certains pays. Cependant, si la coqueluche était une infection de l'enfant de 4 à 5 ans, la diminution du nombre d'infections a réduit la possibilité de réactivation immunitaire à l'occasion de contact infectant. Dès lors, l'immunité des sujets vaccinés s'est abaissée avec le temps et ce sont maintenant les jeunes adultes (parents) qui constituent le réservoir de la maladie et risquent de contaminer les nourrissons de moins de 3 mois non encore vaccinés. Ce phénomène explique l'existence de deux pics de prévalence de la coqueluche en France :

- chez les *petits* nourrissons de moins de 6 mois en premier lieu ;
- chez les jeunes adultes.

Diagnostic biologique

Le diagnostic biologique repose sur différentes techniques.

Diagnostic direct

Il se fait :

- par isolement de B*ordetella pertussis* ou *parapertussis* par aspiration nasopharyngée. La culture est difficile et longue, puisque le résultat ne peut être obtenu que dans un délai de 4 à 8 jours ; si sa sensibilité est de 60 % en phase, elle n'est plus que de 20 % après 15 jours d'évolution ;
- mais surtout par *la réaction de PCR* après une aspiration nasopharyngée. C'est une technique très sensible (95 %) et spécifique dont le résultat est très rapide, et qui est maintenant remboursée. C'est la technique de choix pour les sujets toussant depuis moins de 21 jours ; elle est négative après.

Diagnostic indirect

Les diagnostics sérologiques sont sensibles et spécifiques mais sont rétrospectifs, car ils nécessitent deux prélèvements réalisés de 3 à 4 semaines d'intervalle pour mettre en évidence soit l'apparition d'anticorps spécifiques, soit l'augmentation du taux des anticorps entre les deux prélèvements. La technique de référence est la technique ELISA (elle dose les anticorps dirigés contre la toxine pertussique [PT], seul antigène spécique de *Bordetella pertussis*), mais seuls les Centres de référence peuvent la réaliser à ce jour, ce qui limite indiscutablement son utilisation en routine. Ces techniques ne sont cependant interprétables qu'en l'absence de vaccination acellulaire dans les 3 années précédentes. Il faut les délaisser, car les kits commercialisés en ville ne sont pas validés. La sérologie n'est plus remboursée depuis 2010 dans la prévention pour l'entourage.

À retenir

Diagnostic biologique de la coqueluche

- Chez le nourrisson : sur la culture ou la PCR, car les prélèvements peuvent être pratiqués dès le début de la maladie.
- Pour les enfants, les adolescents et les adultes :
  - si le malade tousse depuis moins de 21 jours, le diagnostic direct par PCR doit être pratiqué ;
  - si le malade tousse depuis 21 jours ou plus, il n'est plus possible de faire un diagnostic direct par PCR. Dans ce cas, un diagnostic indirect du cas index peut être réalisé en pratiquant une PCR sur les cas secondaires qu'il aurait contaminés. En cas d'impossibilité et passé ce délai de 21 jours, la recherche d'anticorps anti-PT est réalisable chez le cas index si son dernier rappel vaccinal remonte à plus de 3 ans.

Au total, la PCR est la méthode de référence pour le diagnostic de coqueluche. La sérologie doit être délaissée, car sa fenêtre d'utilisation est trop restreinte.

Traitement

Il repose sur l'*antibiothérapie orale par les macrolides* : classiquement, l'érythromycine à la dose de 30 à 40 mg/kg/jour pendant 7 à 14 jours, mais il faut maintenant lui préférer l'*azithromycine* (20 mg/kg/jour en 1 prise) pendant 3 jours ou la *clarithromycine* (15 mg/kg/jour en 2 prises) pendant 7 jours, car elles réduisent l'intensité et la durée de la maladie à la phase catarrhale, ainsi que la contagiosité à la phase des quintes. Le traitement antibiotique permet de réduire rapidement la contagiosité et d'autoriser le retour en collectivité après 5 jours de traitement (ou 3 jours si le malade est traité avec l'azithromycine). En revanche, l'influence de l'antibiothérapie sur l'évolution de la maladie n'est pas démontrée.

Les antitussifs, les antihistaminiques, les sédatifs, les fluidifiants, les thérapeutiques inhalées sont dépourvus d'intérêt. Il faut en tout cas prévenir les parents que l'enfant, même une fois passée la période initiale, toussera pendant longtemps encore, et qu'une recrudescence des quintes à l'occasion d'une infection rhinopharyngée est fréquente.

Chez le tout-petit (moins de 3 mois), la coqueluche est une maladie d'une grande sévérité qui requiert de toute façon une hospitalisation, à proximité d'une unité de soins intensifs, tant sont redoutables les quintes asphyxiantes.

Mesures préventives

Vaccination

La vaccination a certainement son efficacité (elle est pour beaucoup dans la raréfaction de la coqueluche), mais il faut garder à l'esprit que, compte tenu de l'âge où elle s'effectue, les enfants ne sont pas protégés pendant les premiers mois de la vie. De plus, des coqueluches certaines bien qu'atténuées se voient chez les vaccinés. On ne doit pas réfuter ce diagnostic sous prétexte qu'un enfant est vacciné. La généralisation du vaccin acellulaire, dont les effets secondaires sont très faibles par rapport au vaccin classique, permettra de faire des rappels à 6 et 11/13 ans et d'atténuer l'incidence de la maladie. On propose maintenant de vacciner par un vaccin acellulaire couplé avec diphtérie, tétanos et polio :

- tous les adultes en contact professionnel avec des nourrissons trop jeunes pour avoir reçu leurs deux premières doses de vaccin coquelucheux à 2 et 4 mois ;
- les adultes susceptibles de devenir parents dans les mois ou les années à venir ;
- et, à l'occasion d'une grossesse, les membres du foyer (enfant qui n'est pas à jour pour cette vaccination ou adulte qui n'a pas reçu de vaccination contre la coqueluche au cours des 10 dernières années) : père et enfants durant la grossesse de la mère, mère le plus tôt possible après l'accouchement, mais aussi toutes personnes susceptibles d'être en contact avec le bébé (grands-parents, assistante maternelle, baby-sitter [stratégie du cocooning]).

Ces mesures sont prises afin de réduire le plus possible les porteurs de *Bordetella pertussis* adultes et ainsi la contamination des jeunes nourrissons.

La vaccination comme la maladie confèrent une immunité d'environ 8 ans (moins de 10 ans).

Conduite à tenir dans l'entourage d'un cas (enfant ou adulte) de coqueluche

Si l'incubation est de 5 jours à 3 semaines (en moyenne 7 jours), la contagiosité est maximale au cours de la première semaine. Il est recommandé au médecin de tenter d'identifier la population exposée au malade pendant sa phase contagieuse et, parmi elle, de :

- rechercher des tousseurs qui nécessiteront un examen médical, d'éventuels examens biologiques de confirmation et une prise en charge (isolement et traitement spécifique) ;
- prescrire une antibioprophylaxie aux contacts proches asymptomatiques non protégés par la vaccination :
  - antibioprophylaxie à tous les enfants non ou mal vaccinés (ayant reçu moins de 3 ou 4 doses selon l'âge) ou ceux dont la dernière vaccination date de plus de 5 ans et aux adolescents qui n'ont pas reçu 5 doses ;
  - antibioprophylaxie à tous les adultes non vaccinés ou dont la dernière vaccination contre la coqueluche remonte à plus de 5 ans.

  Sont considérés comme protégés :

- les enfants de 11 mois ayant reçu deux doses de vaccin ;
- les enfants de plus de 11 mois ayant reçu 3 doses dont une dose de rappel remontant à moins de 5 ans ;
- les adolescents âgés de plus de 16 ans et les adultes dont la dernière dose remonte à moins de 5 ans.

Sont considérés comme contact proche les personnes vivant sous le même toit (famille, chambrée d'internat…), les flirts, tous les enfants et personnes exposés au domicile des assistantes maternelles et des crèches familiales, les enfants de la classe ou de la section de crèche et les adultes non vaccinés.

Les contacts occasionnels ne recevront une antibioprophylaxie que s'ils sont en contact avec des sujets à risque dans les 21 jours : nourrissons non protégés, sujets souffrant de pathologie respiratoire, immunodéprimés, ou personne en contact avec des sujets fragiles (femmes enceintes, parents ou fratrie des nourrissons non vaccinés).

En effet, de nombreuses études prouvent l'efficacité des macrolides pour éviter la transmission du germe aux sujets contacts. Le traitement prophylactique doit être administré le plus tôt possible après le contage, 21 jours au maximum après le dernier contact avec un cas index en période de contagiosité. Le traitement prophylactique est le même que le traitement curatif.

À retenir

Coqueluche : diagnostic, traitement, prophylaxie

- Le diagnostic de la coqueluche est souvent difficile :
  - des sujets vaccinés peuvent être touchés ;
  - toute quinte de toux doit donc faire penser à la coqueluche.
- En cas de coqueluche chez le tout-petit : hospitalisation car risque de quintes asphyxiantes.
- Antibioprophylaxie de l'entourage par macrolides.

Rubéole

Diagnostic

Le diagnostic de rubéole est, chez l'enfant, presque impossible.

Rien dans le caractère de l'éruption, dans les signes d'accompagnement (adénopathies), dans la formule sanguine ne permet d'affirmer le diagnostic de rubéole (sauf dans un contexte certain, dûment authentifié, d'épidémie). Seule une sérologie basée sur le dosage des IgM le permet. Il est donc regrettable de prononcer à la légère le mot de rubéole devant des parents, tant cette maladie crée (à juste titre) d'inquiétudes pour les femmes enceintes éventuellement en contact.

À retenir

Prévention de la rubéole

- Le diagnostic de rubéole chez l'enfant est presque impossible.
- Il n'existe pas de traitement de la rubéole.
- La prévention est essentielle :
  - vaccination ;
  - sérologie de la rubéole chez les femmes jeunes avant le mariage, avant la grossesse. Si la sérologie est positive, la femme est protégée. Si la sérologie est négative, la vaccination est pratiquée dès la naissance ou plus tard sous couvert d'une contraception efficace.

Il n'y a pas de traitement de la rubéole

Il n'y a pas lieu d'en proposer un.

Prévention

Le problème de la prévention est l'élément essentiel et difficile à régler.

Compte tenu des incidences de la rubéole sur le fœtus, compte tenu de la demande des femmes enceintes d'interruption de grossesse, lorsqu'elles ont été en contact avec un rubéoleux, le diagnostic de rubéole ne peut qu'être formel, irréfutable et donc sérologique. On ne peut pas se contenter d'une approximation dans ce domaine.

Le rôle essentiel du praticien est de contribuer à promouvoir une politique raisonnée de prévention qui peut se résumer en quelques termes :

- généraliser la vaccination chez tous les enfants ;
- vacciner toutes les filles pubères non immunisées sous couvert d'une contraception efficace (pilule œstroprogestative) ;
- contrôler la sérologie de la rubéole avant la grossesse : 80 % des femmes françaises en âge de procréer ont une sérologie positive (qu'elles pensent ou non avoir eu la rubéole). Si cette sérologie est positive, elles sont protégées et doivent en être informées. Une femme enceinte séronégative doit être vaccinée après son accouchement avant la sortie de la maternité. Que d'angoisses immotivées seraient évitées si cette mesure simple et sage était réellement adoptée !

Conduite à tenir prophylactique devant une méningite à méningocoque

En 2016, on recensait 526 cas d'infections invasives à méningocoques ; 65 % étaient âgés de moins de 20 ans. Les principaux sérogroupes sont le B (49 %), suivi du C (25,3 %), du W135 (8,7 %) et du Y (61 %). Le redoutable

Purpura fulminans survient dans 22 % des cas, autant avec le B que le C, laissant des séquelles graves dans 6 % des cas et grévé de 8 % de létalité.

La transmission du méningocoque est associée à une exposition proche et répétée aux sécrétions oropharyngées contaminants. On admet que la transmission orale des sécrétions oropharyngées nécessite une distance de moins d'1 m entre une personne infectée et une personne réceptrice, mais en cas de bouche-à-bouche, le temps de contact importe peu. En cas de contact proche sans contact buccal, la probabilité de transmission des sécrétions oropharyngées augmente avec la fréquence et la durée du contact.

Sont considérés comme *entourage proche :*

- les personnes vivant avec le cas, les flirts, les amis intimes ;
- dans les collectivités d'enfants :
  - en crèche : tous les enfants et le personnel de la section,
  - à l'école maternelle : tous les enfants et le personnel de la classe du cas et les classes ayant eu une activité partagée,
  - à l'école élémentaire, au collège et au lycée : les voisins de classe ;
  - en internat : les sujets ayant dormi dans la même chambre.
- en boîte de nuit : les personnes à moins de 1 m les unes des autres et pendant plusieurs heures, et les personnes ayant dansé avec le malade.

L'incubation est de 2 à 10 jours et la contagiosité moins de 24 heures après le début du traitement.

La prévention repose sur :

- *La chimioprophylaxie* des sujets contacts *:* elle doit être réalisée dans les plus brefs délais (dans les 24 à 48 h ; après 10 jours ; elle n'a plus aucun intérêt) ; elle repose sur :
  1. La rifampicine par voie orale pendant 2 jours, à la posologie de :
     - 600 mg deux fois par jour chez l'adulte, même la femme enceinte ;
     - 10 mg/kg deux fois par jour de 1 mois à 15 ans (sans dépasser la dose adulte) ;
     - 5 mg/kg deux fois par jour chez le nouveau-né.
  2. En cas de contre-indication : ceftriaxone par voie injectable :
     - adulte : une injection de 250 mg même si femme enceinte,
     - nourrisson et nouveau-né : une injection de 125 mg.
- *La vaccination* des sujets contacts selon le sérotype en cause est recommandée le plus rapidement possible et dans un délai de 10 jours après le début de l'hospitalisation du malade, en fonction du statut vaccinal, parallèlement à la chimioprophylaxie, pour les sujets contacts qui se retrouvent de façon régulière et répétée dans l'entourage proche du malade. Le vaccin antiméningococcique C est réalisable dès 2 mois. Pour le sérotype B, la vaccination (Bexsero®) n'est réalisée que par décision ponctuelle. Le vaccin conjugué ACY W135 Nimenrix® a l'AMM à partir de 6 semaines, le Menveo® 2 ans.

La **meilleure prophylaxie** reste la vaccination préventive qui, pour le méningocoque C, est devenue obligatoire en 2 doses à 5 mois et 1 an. Les vaccinations contre le méningocoque B et les ACYW135 sont indiquées dans des cas particuliers mais restent aussi au libre choix des parents — dans ce cas non pris en charge (chapitre 5).

Autres maladies contagieuses

Il existe bien d'autres maladies contagieuses et éruptives survenant dans l'enfance, dont certaines n'ont aucune spécificité ; d'autres ont des caractéristiques qui permettent de les identifier. Cette liste est non exhaustive.

Exanthème subit, ou roséole, ou 6e maladie

Il se manifeste par une fièvre élevée, isolée, parfois avec des adénopathies occipitales suivies, lors de la chute de la température, d'une éruption rapidement disséminée. Il est dû à un virus herpès 6 ; la période d'incubation est de 5 à 15 jours. Il n'y a aucun traitement, ni préventif, ni curatif, pas d'éviction, uniquement un traitement symptomatique de la fièvre.

Mégalérythème épidémique ou 5e maladie

Il touche les enfants de 4 à 12 ans. Après une incubation silencieuse de 6 à 15 jours apparaît une éruption peu ou pas fébrile prédominant au niveau des joues (comme une paire de claques), qui touche ensuite les membres, réalisant un érythème marginé et qui peut durer de 1 à 3 semaines. Il est lié au parvovirus B19. Il n'y a aucun traitement préventif ni curatif, aucune éviction ; cette maladie peut en revanche avoir des conséquences, car il y a un risque d'érythroblastopénie, surtout dans la drépanocytose. Un risque d'anasarque fœtoplacentaire existe en cas d'infection au cours de la grossesse.

Syndrome pied-main-bouche

Il réalise une éruption papulovésiculeuse touchant préférentiellement la plante des pieds, la paume des mains et la bouche. On peut en trouver aussi autour de l'anus. Les lésions sont plutôt ovalaires. Il est lié au virus Coxsackie, essentiellement de type A16 mais de nombreux autres virus émergent, donnant parfois des tableaux moins typiques. Il n'y a ni traitement préventif, ni curatif, pas d'éviction. La phase prodromique s'accompagne volontiers de fièvre et de troubles digestifs.

Érythème polymorphe bulleux

Il est de cause inconnue, sans doute toxique dans certains cas et infectieuse dans d'autres (en particulier avec le mycoplasme). Généralement, il y a une altération de l'état général avec fièvre, et l'éruption est faite de macules en cocarde avec une périphérie érythémateuse surélevée et un centre dépressif un peu bleuté, à l'inverse de l'éruption d'un urticaire. Cette éruption est prurigineuse, certes, mais beaucoup moins que l'urticaire ; la forme la plus grave en est l'apparition de bulles diffuses, le *syndrome de Stevens-Johnson*, qui s'accompagne d'une très importante altération de l'état général et nécessite une hospitalisation. Un traitement par les macrolides peut être justifié en cas d'hypothèse bactériologique du mycoplasme.

Éviction, certificats de non-contagion

Le médecin est souvent confronté à des exigences de mesures d'éviction de crèche ou de collectivités scolaires, puis de certificats de non-contagion pour que les enfants puissent réintégrer leur groupe. Or, certaines demandes sont très abusives.

Un *Guide des conduites à tenir en cas de maladies transmissibles dans une collectivité d'enfants* a été édité par le Conseil supérieur d'hygiène publique de France en novembre 2003 et a fait l'objet d'une actualisation en septembre 2012. Ce guide de plus de 50 pages reprend en fiches chaque maladie, avec :

- l'agent pathogène responsable de l'infection ;
- le réservoir ;
- les modalités de transmission ;
- les populations à risque ;
- les mesures à prendre au sein de la collectivité.

Les 42 maladies transmissibles les plus courantes y sont répertoriées. Seules quelques-unes donnent lieu à un certificat de non-contagiosité pour le retour de l'enfant. Il s'agit des affections suivantes :

- la gastroentérite à *E. coli* entérohémorragique ;
- la gastroentérite à shigelles ;
- la teigne du cuir chevelu ;
- la tuberculose bacillifère ;
- la typhoïde et la paratyphoïde.

Ce guide est régulièrement actualisé et peut être consulté par internet (voir « Pour en savoir plus ») ; il permet de lever bien des doutes et ambiguïtés.

La grille de la figure 16.4, qui résume le guide, peut être utile en reprenant les affections pour lesquelles une éviction est prévue (E), un certificat

Affection	Eviction prévue (E)	Copie Ordonnance (CO) Certificat (C)	Simple arrêt de la fréquentation (F)
Angine non streptococcique			F
Bronchiolite			F
Bronchite			F
Chikungunya			
Conjonctivite			
Coqueluche	E 3 à 5 jrs	CO si doute	
Dengue			
Diphtérie	E		
Gale	E 3jrs		
Gastroentérite sans agent pathogène défini			F
Gastroentérite à Campylobacter spp			F
Gastroenterite à Escherichia coli entero hémorragique	E	C	
Gastroentérite à Salmonelles Mineures			F
Gastoentérite à Shigelles	E	C	
Gastroentérite à virus ou présumée virale			F
Giardiase			F
Grippe			F
Hépatite A	E 10jrs		
Hépatite B			
Hépatite C			
Hépatite E	E 10jrs		
Impétigo	E 3jrs (cas par cas)		
Infection à cytomégalovirus (CMV)			
Infection à herpes simplex			F
Infections à streptocoque A : angine, scarlatine	E	C*	
Infections invasives à méningocoque	E + hospitalisation		
Infection par le virus de l'immunodéficience humaine			
Légionellose			
Maladie pieds-mains-bouche			F
Mégalerythème épidémique (5ème maladie)			
Méningite à haemophilus B	E + hospitalisation		
Méningite à pneumocoque	E + hospitalisation		
Méningite virale			F
Molluscum contagiosum			
Mononucléose infectieuse			
Oreillons			F
Otite (moyenne aiguë)			F
Pédiculose du cuir chevelu			
Pneumonie			F
Punaise de Lit			
Rhinopharyngite			
Roséole (exanthème subit)			F
Rougeole	E 5jrs		
Rubéole			F

Figure 16.4. Résumé du guide des conduites à tenir en cas de maladies transmissibles dans une collectivité d'enfant.
D'après le Dr Christophe Guigne, médecin conseiller technique, Inspection académique de la Haute-Savoie.

Teigne du cuir chevelu	E	C	
Tuberculose	E	C	
Typhoïde et paratyphoïde	E	C*	
Varicelle			F
Verrues vulgaires			
Zona			

F = la fréquentation de la collectivité à la phase aiguë de la maladie, n'est pas souhaitable
C = l'arrêté du 03/05/1989 et l'avis du Conseil Supérieur d'Hygiène Publique de France diffèrent sur la nécessité du certificat .*

Figure 16.4. (suite)

est requis (C) ou le simple arrêt de la fréquentation à la phase aiguë est souhaité (F).

Quelques mots des éruptions dites « allergiques »

Les manifestations allergiques cutanées, les hypersensibilités non allergiques médicamenteuses existent chez l'enfant, mais sont exceptionnelles et ce diagnostic est trop souvent porté à tort (hormis le cas très particulier des éruptions qui surviennent au 8-10e jour d'un traitement à l'ampicilline).

La séquence maladie fébrile-traitement antibiotique-éruption est beaucoup plus évocatrice de virose éruptive (en particulier exanthème subit, ou « roséole ») que d'allergie, et il est tout à fait regrettable que de tels enfants soient étiquetés « allergiques à la pénicilline »...

Pour en savoir plus

Bourrillon A. Pédiatrie pour le praticien. Paris: Elsevier Masson; 2011.

Conduite à tenir devant un ou plusieurs cas de coqueluche ; HCSP juillet 2014 : www.hcsp.fr/explore.cgi/avisrapportsdomaine ?clefr=461

Guide pratique sur la conduite à tenir devant un ou plusieurs cas d'infection invasive à méningocoque. http://solidarites-sante.gouv.fr/IMG/pdf/Instruction_noDGS-RI1-2011-33_du_27_janvier_2011_relative_a_la_prophylaxie_des_infections_invasives_a_meningocoque.pdf

HCSP. Guide pour l'immunisation en post-exposition : Vaccination et immunoglobulines. Février 2016. www.hcsp.fr/explore.cgi/avisrapportsdomaine ?clefr=548

HCSP. Survenue de maladies infectieuses dans une collectivite : conduite à tenir. Septembre 2012. www.hcsp.fr/explore.cgi/avisrapportsdomaine ?clefr(306

17 Céphalées de l'enfant

› Le diagnostic est possible dans 80 à 90 % des cas sans examens complémentaires.
› La migraine de l'enfant existe, mais peut être cliniquement différente de celle de l'adulte.
› Il faut distinguer céphalées récentes, céphalées récidivantes et céphalées chroniques.

La céphalée est l'un des motifs de consultation les plus fréquents en pratique pédiatrique. On considère en effet que 40 % des enfants ont eu des céphalées à l'âge de 7 ans, 75 % à 15 ans. La part des céphalées récidivantes ou chroniques est plus faible (4 % des enfants à 7 ans, 25 % à 15 ans), mais elle motive quasi constamment une consultation devant l'angoisse qu'elle suscite chez les parents.

La difficulté que rencontre le médecin, bien que la très grande majorité de ces céphalées soient bénignes, est de *ne pas méconnaître une pathologie urgente ou tumorale*, ce que craignent presque systématiquement les parents. En réalité, un interrogatoire minutieux de la famille, de l'enfant quand cela est possible, une analyse précise de la sémiologie permettent d'obtenir un diagnostic exact dans 80 à 90 % des cas, sans examens complémentaires.

Il faut savoir cependant que l'enfant a souvent du mal à localiser la céphalée, qu'il y a beaucoup d'algies crâniennes qui naissent de structures extracrâniennes, et que, chez le nourrisson et le petit enfant, des signes inhabituels doivent attirer l'attention : des accès d'agitation, un roulement de la tête dans tous les sens sur le lit avec des cris stridents ou au contraire une adynamie, une hostilité, une opposition à la mobilisation de la tête doivent évoquer l'existence de céphalées.

Les causes de céphalées sont très diverses, mais ont souvent une symptomatologie spécifique.

Céphalées occasionnelles aiguës

Elles sont de loin les plus fréquentes et sont en règle très facilement rapportées à leur cause. Il faut très vite faire la part de l'urgence.

Céphalées occasionnelles aiguës secondaires

Dans un contexte fébrile

- *S'il existe des signes neurologiques*, en particulier méningés, une hospitalisation s'impose pour pratiquer une ponction lombaire.

- *Sans signes neurologiques*, une maladie virale, une pathologie infectieuse ORL, une infection saisonnière (grippe) seront vite reconnues par l'examen clinique.
- Il faut savoir que les sinusites maxillaires ne donnent jamais de céphalées chez l'enfant et que les sinusites frontales sont exceptionnelles avant 10 ans.

S'il n'y a aucune fièvre

Il faut rechercher :

- une *hypertension artérielle* : devant toute céphalée aiguë récente chez un enfant, il faut prendre (comme d'ailleurs au cours de tout examen clinique) la mesure de la pression artérielle, puis en rechercher la cause si elle est réelle et confirmée ;
- une *intoxication aiguë* (par l'oxyde de carbone, par exemple) ;
- une *hypertension intracrânienne bénigne* médicamenteuse (vitamine A, cyclines, acide nalidixique...).

Mais il peut aussi s'agir de céphalées violentes contemporaines d'un traumatisme crânien.

Volontiers en rapport avec un œdème cérébral, elles font toujours craindre aux parents l'existence d'une complication (*hématome extra- ou sous-dural*) qui doit être évoquée par le médecin si cette céphalée survient après un intervalle libre et s'accompagne d'autres signes neurologiques, somnolence, troubles du comportement, vomissements, anomalies oculaires ou motrices. Il faut alors faire un scanner.

Céphalées occasionnelles aiguës

Elles sont très rares chez l'enfant. Ce sont des céphalées parfois très violentes, durant quelques minutes ou quelques heures *pendant ou après un effort* aigu ou un accès de toux ou un effort de poussée. Elles peuvent être isolées, bénignes, mais si elles surviennent régulièrement après un effort sportif, il faut toujours craindre la possibilité d'une malformation vasculaire cérébrale non rompue ou une malformation de la charnière cervico-occipitale d'Arnold-Chiari, et donc demander une imagerie adaptée (scanner et/ou IRM).

Céphalées primaires récurrentes

Ce sont des épisodes de céphalées survenant par périodes plus ou moins longues et séparés par des intervalles où la symptomatologie a complètement disparu.

Elles sont dominées par deux grandes causes qui sont souvent associées chez le même enfant :

- la migraine de l'enfant ;
- les céphalées de tension.

Migraine de l'enfant

C'est la première cause de céphalées récurrentes primaire chez l'enfant et l'adolescent. On considère sa prévalence à 5 à 10 % chez l'enfant, contre 15 à 20 % chez l'adulte — chiffres retrouvés dans beaucoup d'autres pays. Le pronostic en est le plus souvent favorable : en effet, 62 % de ces enfants n'ont plus de migraines quand ils deviennent adultes (cohorte de l'hôpital Trousseau), mais 1/3 présente encore de fortes migraines après 50 ans. Cependant, seules 20 % de ces migraines de l'enfant sont réellement diagnostiquées car on n'y pense pas ou devant des formes frustres ou trompeuses on invoque souvent d'autres causes : ophtalmologiques, ORL (sinus) digestives ou psychologiques.

Diagnostic

Il est essentiellement clinique.

Il repose sur les critères diagnostiques de migraine sans aura de l'International Headache Society (ICHD).

- A. Au moins 5 crises répondant aux critères B-D.
- B. Crise d'une durée de 1 à 48 heures.
- C. La céphalée présente au moins deux des caractéristiques suivantes :
  - localisation bilatérale ;
  - pulsatile ;
  - intensité modérée ou sévère ;
  - aggravation par l'activité physique.
- D. Durant la céphalée, au moins une des caractéristiques suivantes :
  - nausée ou vomissement ;
  - photophobie ou phonophobie.
- E. Exclusion par l'anamnèse, l'examen clinique et neurologique, éventuellement par des examens complémentaires, d'une maladie organique pouvant être la cause de céphalées.

Trente à 40 % des crises sont accompagnées d'**aura** qui surviennent classiquement avant la céphalée, mais aussi et c'est plus fréquent, chez l'enfant pendant la crise. Il faut toujours les rechercher par l'interrogatoire car les enfants ne les signalent que rarement spontanément. Ces auras sont d'expression clinique très variable selon la zone cérébrale touchée, mais toujours réversibles. Elles peuvent être :

- visuelles (phosphènes, scotome scintillant, zone floue, taches colorées, images déformées) ; de sont les plus fréquentes ;
- sensitives (paresthésie : fourmillements le plus souvent sur les mains, les pieds, les membres) ;
- ou auditives : sifflement, bourdonnement, hallucinations auditives.

La migraine est donc une céphalée sévère et invalidante (absentéisme scolaire) avec souvent des signes digestifs (nausées, vomissements), pulsatile avec cernes oculaires et pâleur importante. Parfois, la douleur est telle que l'enfant cesse son activité, pleure. Heureusement, très souvent, le sommeil est salvateur.

Des **antécédents familiaux** sont retrouvés dans environ 70 % des cas, voire 90 % si on fouille l'histoire de céphalées familiales à la recherche de symptômes qui auraient pu être des migraines non diagnostiquées. **La migraine est une maladie génétique**.

Il existe de très nombreux **facteurs déclenchants** (qui ne sont pas des causes), à rechercher systématiquement pour apprendre à l'enfant et sa famille à les identifier et les éviter :

- la chaleur, la lumière intense, les flashs lumineux, le bruit intense, le froid, les odeurs fortes (parfum, peinture) ;
- le sport, l'effort bref ou intense et prolongé, l'endurance, l'agitation, la position tête en bas, les chocs sur la tête (judo, tête au foot) ;
- les facteurs émotionnels, le stress, les contrariétés, les émotions ; l'excitation associée à une fête, une colère, une dispute familiale ou entre amis, la crainte des contrôles scolaires, la pression familiale sur les résultats, la rentrée des classes ;
- les transports, la concentration scolaire, l'hypoglycémie (sensation de faim, jeûne, repas décalé), le manque de sommeil ou son excès (grasse matinée), les épisodes de fièvre ;
- les aliments sont exceptionnellement en cause : le chocolat souvent invoqué n'est quasiment jamais retrouvé chez l'enfant. La migraine cataméniale (chute des œstrogènes en fin de cycle) n'est quasiment jamais retrouvée chez la jeune fille.

Ainsi décrite selon les symptômes rapportés par l'enfant et/ou ses parents ou retrouvés à l'interrogatoire, le diagnostic ne fait guère de doute.

Mais les pièges sont fréquents en pédiatrie :

- Les céphalées sont volontiers bilatérales et/ou brèves chez l'enfant et peuvent être ignorées ou banalisées si elles surviennent le soir et calmées par le sommeil.
- Une douleur frontale ou dans le territoire du trijumeau (œil, racine du nez) peut être liée à une authentique migraine.
- Les facteurs déclenchants sont souvent pris pour cause de la céphalée et on pense alors à de la simulation, voire à une réaction psychologique. **La migraine n'est pas une maladie psychologique**.
- Les signes d'appel (les aura), qu'ils soient visuels ou digestifs ou de type vertigineux, s'ils sont au premier plan ou brutaux, sont autant de sources d'errance diagnostique.
- Certains syndromes récurrents dans la petite enfance sont considérés par l'International Headache Society comme des précurseurs de migraine, des « **équivalents migraineux**» ainsi :
  - *les vomissements cycliques* (autrefois vomissements acétonémiques) : nausées et vomissements survenant par épisodes stéréotypés (4 épisodes

de vomissements/heure pendant au moins 1 heure) de durée variable (1 à 5 jours) ;

– *la migraine abdominale :* douleur abdominale sourde de moyenne intensité, périombilicale ou de localisation imprécise, avec au moins deux de ces signes : pâleur, anorexie, nausées, vomissements. La crise dure de 1 à 72 heures ;

– *le vertige paroxystique bénin*: accès de vertige sévère ou de perte d'équilibre (l'enfant se colle au mur pour ne pas tomber) durant de quelques minutes à quelques heures avec parfois nystagmus et vomissements. L'examen neurologique et normal comme l'EEG s'il a été demandé ;

– *le torticolis paroxystique bénin* : crises d'inclinaison et de discrète rotation de la tête d'un côté (ou de l'autre) durant de quelques minutes à quelques jours avec l'un ou plusieurs des signes suivants : pâleur, irritabilité, malaise, vomissements et parfois ataxie (chez les plus âgés).

Ces syndromes récurrents surviennent par périodes entre lesquelles il n'y a aucun symptôme. On comprend que leur expression clinique puisse facilement focaliser la démarche diagnostique et favoriser les errances si on ne pense pas à cette réalité d'équivalent migraineux.

- Certaines **formes neurologiques** de crise migraineuse, certes rares, peuvent être spectaculaires (qu'elles soient hémiplégiques ou hémiparésiques, confusionnelles, apraxiques, ataxiques) et très trompeuses, d'autant quelles peuvent être inaugurales. Elles nécessitent alors des explorations approfondies pour éliminer une autre cause.
- La fièvre peut déclencher une authentique migraine, ce qui simuler une méningite ou une « virose ».
- Les antécédents familiaux de migraine peuvent être méconnus par certains parents qui n'en ont parfois plus depuis des années et à qui on parlait dans leur enfance de « petits maux de tête », de « crises de foie », de sinusites, de gastro-entérites, de problèmes oculaires, etc.

On comprend plus facilement ainsi pourquoi le diagnostic de migraine de l'enfant puisse être sous-évalué tant les formes trompeuses sont fréquentes.

Le diagnostic de la migraine est essentiellement clinique ; l'interrogatoire de l'enfant et de sa famille, l'anamnèse, l'examen clinique sont dans la très grande majorité des cas suffisants. Il n'est pas utile de le voir en crise.

Migraines et examens complémentaires

- **L'EEG** est toujours normal en dehors des crises.
- **L'imagerie cérébrale** (scanner avec injection ou IRM) a certaines indications dans des cas particuliers.

Il est cependant important de souligner que 95 % des céphalées récurrentes ou chroniques de l'enfant sont primaires et, que dans le cadre des céphalées secondaires, moins de 1 % des lésions cérébrales de l'enfant se présentent avec des céphalées isolées, 67 % des enfants porteurs de tumeurs cérébrales n'ont pas de céphalées. Or c'est souvent la principale inquiétude des parents. Les céphalées représentent la troisième indication de scanner chez l'enfant après les traumatismes crâniens et les douleurs abdominales, alors que le bénéfice en termes de diagnostic est quasi nul !

Il faut toujours garder à l'esprit de plus que les scanners sont sources d'irradiation.

AINSI, *l'imagerie n'est pas nécessaire pour faire le diagnostic de migraine ou la distinguer d'une céphalée de tension quand la description clinique par l'enfant et/ou ses parents est fiable,* que la migraine soit avec ou sans aura.

En revanche, il faut obtenir une imagerie rapidement, voire en urgence :

- Si la céphalée s'accompagne d'anomalies de l'examen neurologique :
  - troubles de l'équilibre ;
  - anomalies de la démarche ;
  - troubles de la coordination ;
  - troubles oculomoteurs ;
  - chute de l'acuité visuelle ;
  - signes d'hypertension intracrânienne.
- S'il s'agit d'une première crise complexe (ataxique, apraxique, confusionnelle, parésique, hémiplégique), qu'on appelait « basilaire » et maintenant « migraines avec aura du tronc cérébral ».
- S'il y a une grande inquiétude familiale (surtout en cas d'existence de tumeur cérébrale ou d'accident vasculaire cérébral chez un proche).
- Si les crises s'aggravent ou changent d'expression.
- S'il y a modification récente de l'humeur, cassure de la courbe de croissance staturale, baisse des performances scolaires.
- Systématiquement si l'enfant a moins de 4 ans et chez les moins de 6 ans, sauf si la clinique est caricaturale et qu'il existe d'authentiques antécédents familiaux.

Attention aux « égarements »

Malheureusement, de nombreux examens complémentaires sont demandés devant l'évocation d'autres pathologies pour expliquer ces céphalées, ce qui retarde souvent le diagnostic. Il en est ainsi entre autres :

- *De l'imagerie sinusienne.* Le diagnostic de sinusite est trop souvent évoqué devant des céphalées de l'enfant alors que les sinus ne sont pas encore développés : ils ne sont vraiment pneumatisés que vers 6/7 ans pour les sinus maxillaire, et les sinus frontaux ne commencent à se développer qu'après 6/7 ans : une *imagerie sinusienne* montrant l'absence d'aération des sinus liée à l'âge peut confirmer à tort un diagnostic de sinusite alors que les signes en sont cliniques. Dans une étude rapportée par D. Annequin, un diagnostic de sinusite avait été initialement porté chez 40 % d'enfants réellement porteurs de migraines et 60 % d'enfants avec des céphalées de tension.

▷

• *De l'examen ophtalmologique.* La plupart des parents et de nombreux médecins évoquent un problème « d'yeux » pour expliquer une céphalée de l'enfant. Ainsi de nombreux enfants ont déjà vu un ophtalmologiste ou un orthoptiste pour une céphalée et parfois une correction ou une rééducation ont été prescrit sans succès, ce qui retarde le diagnostic et la prise en charge. Des crises de migraine ne peuvent être liées à des anomalies ophtalmologiques, même s'il est compréhensible qu'une aura visuelle, une photophobie ou une céphalée périorbitaire au cours de l'accès puisse désorienter.

Migraine et traitement

Il comporte deux volets indissociables :

- Le traitement de la crise.
- Le traitement de fond de la maladie migraineuse et la prise en charge de l'enfant et de sa famille.

Traitement de la crise

- Chez l'enfant, **l'ibuprofène** est validé par de nombreuses méta-analyses comme le **traitement de première intention** de l'accès migraineux, à la fois pour son efficacité et sa sécurité. Cependant, il faut le prendre le plus tôt possible, dès le début de l'accès migraineux, à fortiori s'il existe une aura annonciatrice reconnue par l'enfant. La posologie en est de 10 mg/kg et par prise répétable 3 à 4 fois par 24 h (attention : les sirops disponibles en France et présentés en dose/poids ne délivrent ainsi que 7,5 mg/kg). Il faut privilégier les présentations en comprimés (plus pratique, surtout en milieu scolaire) dès que l'enfant est capable de les avaler. En cas de vomissements ou de nausées importantes empêchant la voie orale, on utilise par voie rectale le **Diclofenac**® suppositoire, à la dose de 1 mg/kg sans dépasser 3 prises par 24 h ou les formes d'ibuprofène sublingual.
- En cas d'inefficacité de l'un de ces deux médicaments (30 à 60 min plus tard), on propose :
  - si l'enfant pèse plus de 30 kg, le **Sumatriptan**® par voie nasale (10 mg dans une narine) ou le **Zolmitriptan**® 2,5 mg sublingual (utile en milieu scolaire) : attention, l'AMM est fixée en France à 12 ans et 35 kg ;
  - si l'enfant pèse moins de 30 kg, il ne reste que le paracétamol (15 à 30 mg/kg).
- En cas d'échec de cette méthode, il faut alors demander un avis spécialisé pour revoir les modalités de traitement et de prise en charge.
- Il ne faut jamais utiliser les dérivés opiacés (faibles ou forts) car ils sont souvent inefficaces et peuvent conduire à des abus.
- L'enfant doit être porteur d'un certificat l'autorisant à prendre son médicament à l'école.

Traitement de fond

Indispensable et fondamental, il repose sur une véritable prise en charge de l'enfant « victime » et de sa famille qui comporte plusieurs éléments :

L'information

- Il faut expliquer à l'enfant et à sa famille ce qu'est une migraine et les signes cliniques permettant de la différencier d'une céphalée de tension.
- Bien insister sur le fait que la migraine n'est pas une maladie « psychologique » que l'enfant utilise par exemple pour éviter l'école, mais que souvent les facteurs qui déclenchent les crises le sont.
- Mais que c'est une maladie familiale et héréditaire : c'est le « terrain migraineux ».
- Les rassurer sur le fait qu'avec l'âge les crises s'atténuent, voire disparaissent.
- Les informer sur les traitements utiles pour calmer la crise migraineuse et la façon de les prendre (le plus tôt possible), mais aussi qu'ils sont inefficaces sur les céphalées de tension.
- Les aider à retrouver les facteurs déclenchants sur lesquels on peut parfois intervenir.
- Qu'il existe un site internet (www.migraine-enfant.org) :
  - sur lequel l'enfant et sa famille peuvent découvrir un livret téléchargeable contenant toutes les informations nécessaires à une bonne compréhension de cette maladie et de sa prise en charge ;
  - sur lequel les professionnels peuvent consulter des aides à la consultation et à la prescription.

Traitements de fond non médicamenteux

Ils reposent sur les techniques de relaxation, d'hypnose, de biofeedback, de thérapies comportementales et cognitives qui seules on fait la preuve de leur efficacité sans que l'une prime sur l'autre (ANAES, 2003). En France, de plus en plus de professionnels sont formés ou se forment à ces techniques. Si des désordres psychologiques sont au premier plan, le recours au pédopsychiatre ou au psychologue est nécessaire : la difficulté le plus souvent est d'en convaincre les parents.

Traitements médicamenteux

Aucun n'a fait la preuve de son efficacité chez l'enfant. Ils ne devrait être prescrits qu'après une consultation spécialisée chez des enfants présentant plusieurs crises par mois non calmées par les traitements habituels et ou après échec des thérapeutiques non médicamenteuses bien conduites. On préconise surtout alors l'amitryptilline (Laroxyl®) à petites doses (10 à 15 gouttes le soir pendant quelques semaines (3/4).

À retenir

La migraine de l'enfant est ainsi la plus fréquente des céphalées récurrentes de l'enfant (5 à 10 %). Son expression clinique est certes différente de celle de l'adulte (souvent bilatérale et d'évolution plus courte), mais est très différente de la céphalée de tension (beaucoup moins violente et invalidante), bien que le même enfant puisse présenter les deux.

Dans les formes usuelles, il n'est pas nécessaire de demander des examens complémentaires, mais attention à ne pas se laisser abuser par des diagnostics erronés (troubles de la vue, sinusite, maladies digestives) ou des problèmes psychologiques qui peuvent par contre être des facteurs déclenchants (mais la migraine n'est pas une maladie psychologique).

Le traitement de la crise repose sur l'ibuprofène de première intention à donner le plus précocement possible et à bonne dose.

En traitement de fond, les méthodes non médicamenteuses sont les plus efficaces.

Céphalées de tension

Beaucoup moins fréquentes chez l'enfant que chez l'adulte, c'est une céphalée moins intense en règle bilatérale, faible et peu invalidante (l'enfant cesse rarement son activité), non majorée par l'effort, survenant surtout en fin de journée. C'est un « petit mal de tête » par rapport à la migraine. Elle est très souvent liée au stress, à la fatigue, à la tension « nerveuse » psychologique qu'elle qu'en soit la cause scolaire familiale beaucoup plus que musculaire ; chez l'enfant, elle est donc présente le soir à la sortie de l'école. Mais elle est rarement isolée car fréquemment associée à d'authentiques migraines, source de confusion. Il faut absolument aider l'enfant et sa famille à bien les différencier car la crise migraineuse (violente) nécessite un traitement médicamenteux rapide alors que la céphalée de tension (faible) est soulagée par le repos, la détente ou relaxation, voire une prise alimentaire. L'abstention thérapeutique est donc de mise, car les antalgiques sont peu efficaces. On distingue :

- les céphalées de tension peu fréquentes : moins d'1 jour par mois ;
- les céphalées de tension fréquentes : moins de 15 jours par mois pendant au moins 3 mois ; moins de 180 jours par an.

Critères ICHD de la céphalée de tension

- A. Au moins 10 épisodes correspondant aux critères Bet D.
- B. Céphalée variant entre 30 minutes et 7 jours de durée.

▷

▷

- C. La céphalée présente au moins deux des caractères suivants :
  - localisation bilatérale ;
  - sensation de pression (non pulsatile) ;
  - intensité légère ou modérée ;
  - pas d'aggravation par l'activité physique ;
  - pas de nausées ni vomissements ;
  - pas de photophobie ni phonophobie.

Autres céphalées « primaires » récurrentes

Céphalée chronique quotidienne (CCQ)

C'est en fait la forme sévère de céphalées de tension définie par des céphalées plus de 15 jours par mois pendant plus de 3 mois ($\geq$ 180 jours/an), durant des heures ou des jours en continu mais bilatérale, non pulsatile, faible ou modérée non aggravée par une activité physique modérée avec éventuellement phonophobie ou photophobie ou faibles nausées. Elle est résistante à tous les antalgiques habituels. Elle est souvent liée à des troubles relationnels familiaux, des troubles psychologiques, voire un véritable état dépressif. Mais elle est souvent associée à un état migraineux qui l'a parfois précédé. Elle relève surtout de la psychothérapie, de la relaxation ou de l'autohypnose mais peut répondre au traitement de fond migraineux.

Attention et surtout chez l'adolescent au fait que ces céphalées peuvent être entretenues, voire renforcées par un **abus médicamenteux** lié à des prises quotidiennes répétées d'antalgiques malgré leur inefficacité : un sevrage (difficile) est alors indispensable.

Algie vasculaire de la face ou *cluster headache*

C'est un syndrome rare chez l'enfant, plus fréquent chez le garçon que chez la fille. La crise se présente comme une douleur très vive, pénétrante, insupportable, qui, au contraire de la migraine, agite le patient qui cherche par tous les moyens une position antalgique. Cette douleur de siège unilatéral, intra- puis périorbitaire, gagne l'hémicrâne, l'hémiface et le cou du même côté.

La crise s'accompagne souvent de signes d'atteinte du système nerveux autonome du même côté : larmoiement, congestion nasale, érythème facial, syndrome de Claude Bernard-Horner. L'enfant peut rester plusieurs années sans avoir de nouvelle crise. Les traitements proposés sont peu efficaces. Le propranolol est considéré comme efficace à titre préventif.

Céphalées d'attention

Elles sont déclenchées par un effort de concentration intellectuelle, survenant en général un quart d'heure après le début de l'effort et disparaissant 10 à 30 minutes après que cet effort a cessé. Ces céphalées sont invalidantes, car elles peuvent entraver tout travail et avoir un retentissement scolaire important. Une psychothérapie et éventuellement un traitement antidépresseur sont parfois nécessaires.

Céphalées chroniques

Ce sont elles qui inquiètent le plus souvent les parents, mais aussi le médecin. Il faut les distinguer.

Céphalées chroniques progressives

Dites « céphalées de traction », elles sont liées au déplacement de structures intracrâniennes douloureuses par un processus expansif (tumeur, hématome) ou à une augmentation de la pression intracrânienne, qu'elle soit d'étiologie bénigne ou maligne.

Quelle qu'en soit la cause, elles ont en commun des signes qui doivent inquiéter et conduire à des examens complémentaires. Ces céphalées sont permanentes, avec des accès de plus en plus fréquents. Elles sont volontiers nocturnes ou déjà présentes au réveil, pouvant éventuellement diminuer au cours de la journée. Elles sont augmentées par certains efforts comme la toux, la défécation, certains changements de position. Elles sont volontiers accompagnées de nausées, de vomissements ou d'anorexie, de modifications du caractère, d'une baisse du rendement scolaire. L'existence d'anomalies à l'examen neurologique, même minimes, fugaces, variables, est autant de signes d'alarme et de causes d'inquiétude. L'existence de l'un ou plusieurs de ces signes doit conduire rapidement à une imagerie cérébrale complète.

Céphalées chroniques non progressives

Elles sont par définition bénignes. Elles peuvent parfois s'intégrer dans le cadre d'un syndrome « suggestif » au décours d'un traumatisme crânien, qui est plutôt le fait de l'adulte, avec insomnie, irritabilité, asthénie… Il peut s'agir aussi de céphalées dites projetées, en rapport avec des causes oculaires chez l'enfant d'âge scolaire. La céphalée apparaît les jours de classe ou après une lecture prolongée. L'ophtalmologiste retrouve alors un trouble de la réfraction, un trouble de la vision binoculaire ou de l'accommodation.

Céphalées de tension chroniques « psychogènes »

Elles s'observent surtout chez les enfants entre 7 et 15 ans et sont en fait beaucoup plus fréquentes que les migraines. Le médecin est souvent confronté en consultation à ce type de céphalées. L'enfant se plaint d'avoir mal toute la journée ; la douleur est peu intense et diffuse, prédominant dans les régions frontales ou occipitales, mais malgré cette douleur (permanente) qui survient tous les jours pendant des semaines et même des mois, il garde une activité normale ou même une hyperactivité pour oublier sa douleur, un appétit conservé, n'a aucun trouble digestif, aucun trouble visuel.

Les parents signalent souvent que leur enfant a mauvaise mine, les yeux cernés, qu'il est fatigué. Ces maux de tête n'existent pas la nuit et surviennent dans certaines circonstances (foule, chaleur, difficultés scolaires, stress). Ces enfants ont souvent un profil proche de celui des enfants migraineux. Ils sont en règle très anxieux, en proie à des difficultés scolaires qui ne sont pas toujours liées à un mauvais niveau intellectuel, mais à une mauvaise adaptation au rythme scolaire à laquelle s'associe souvent une pression familiale importante. Elles peuvent aussi être en rapport avec des conflits intrafamiliaux. Pour la plupart de ces enfants, il suffit, après un examen clinique soigneux, alors que les parents craignent le pire, de rassurer et de revoir régulièrement parents et enfant pour que les choses aillent mieux en limitant les facteurs de tension, en envisageant éventuellement un changement d'établissement scolaire. Il faut convaincre les parents de diminuer leurs exigences vis-à-vis de l'enfant, en rééquilibrant au mieux le travail, les jeux, les distractions, les vacances, en acceptant qu'il rêve s'il est un rêveur, plutôt que de recourir systématiquement à un traitement anxiolytique qu'il faudra réserver aux cas plus graves, ceux dont les céphalées psychogènes sont le révélateur d'un état dépressif et qui nécessitent une prise en charge psychiatrique.

La migraine chronique, à l'inverse, est beaucoup plus rare mais très invalidante, entraînant souvent un absentéisme scolaire, voire une déscolarisation. Souvent associée à d'autres douleurs, elle nécessite une prise en charge multidisciplinaire.

Ne pas oublier l'abus d'antalgiques qui peuvent paradoxalement entretenir les céphalées.

En pratique

Bien sûr, cette revue des différentes causes de céphalées n'est pas exhaustive, mais elle représente les situations les plus fréquentes en pratique pédiatrique.

Démarche diagnostique

Elle est relativement simple.

• *Devant une céphalée récente aiguë,* intense, souvent associée à d'autres symptômes, en particulier neurologiques, il faut rechercher une *pathologie organique.* Les examens complémentaires seront orientés au cas par cas.

• *Devant des céphalées anciennes, récurrentes,* il faut évoquer une *migraine,* d'autant que, souvent, les critères diagnostiques les plus habituels sont présents. Les examens complémentaires sont le plus souvent inutiles.

• *Devant des céphalées chroniques plus ou moins continues* et bien tolérées, évoquer, devant la personnalité de l'enfant et sa famille, une *céphalée de tension chronique* mais aussi *l'abus d'antalgiques.*

Ainsi, dans 80 % des cas, le médecin est à même, après un examen complet relié à l'historique de l'enfant, de faire le diagnostic de céphalée sans avoir recours à des examens complémentaires compliqués et coûteux.

Place des examens complémentaires

Elle est très limitée.

Certes, l'*examen ophtalmologique* et le *fond d'œil* sont très simples à réaliser ; il ne faut pas hésiter à les demander devant une céphalée difficile à étiqueter d'autant que, outre le fait qu'ils permettent de vérifier la présence ou non d'un œdème papillaire, ils mettent parfois en évidence des troubles de la vision de l'enfant sans rapport avec la céphalée, mais dont la correction lui sera bien utile.

La *tomodensitométrie* et l'*IRM* sont souvent les examens que les parents attendent devant des céphalées chroniques ou récidivantes de leur enfant, et ces examens sont souvent demandés de façon excessive, aussi bien pour les rassurer que, il faut le reconnaître, pour tranquilliser le médecin traitant. Il faut essayer de résister à la pression sociale, mais ne pas hésiter à les demander dans deux indications particulières : la douleur est chronique, et il existe une petite anomalie neurologique minime qui persiste entre les accès douloureux.

Même si, de temps en temps, ils étaient demandés de manière « abusive », peut-on en vouloir au médecin de s'être lui-même rassuré et de pouvoir ainsi être plus convaincant auprès des parents qui, ne l'oublions pas, craignent souvent le pire ?

Il paraît raisonnable d'envisager une imagerie du cerveau devant :

• des signes d'hypertension intracrânienne : céphalées nocturnes ou matinales, d'intensité croissante, majorées par la toux, associées à des nausées et vomissements, signes de confusion, somnolence, œdème papillaire au fond d'œil ; *l'imagerie est alors urgente* (++) ;

- des céphalées récentes et d'intensité croissante, répondant peu ou pas aux antalgiques ;
- des céphalées à l'effort : IRM rapide pour éliminer une malformation de la charnière cervico-occipitale ;
- des céphalées associées à un torticolis chronique ou récidivant : IRM pour éliminer une tumeur de la fosse postérieure ou médullaire ;
- des signes neurologiques, des troubles visuels (baisse de l'acuité visuelle, amputation du champ visuel), des convulsions récentes ;
- des signes généraux : cassure staturale, amaigrissement ou prise de poids excessive, polyuropolydipsie, asthénie, chute des performances scolaires, anomalies de comportement ;
- enfin, l'absence d'antécédents familiaux de migraine/céphalées de tension doit être un élément favorisant la réalisation d'une imagerie au moindre doute.

L'électroencéphalogramme n'apporte aucun élément, ni positif ni négatif, et est donc inutile en pratique ambulatoire devant ce type de pathologie.

Pour en savoir plus

Annequin D, Tourniaire B, Amouroux R, Migraine, céphalées de l'enfant et de l'adolescent : 1 vol. Paris: Springer; 2014.

Céphalées et migraines de l'enfant pas à pas pédiatrie. http://pap-pediatrie.fr/files/espil-tarris_0.pdf

Prise en charge de la migraine de l'enfant : du nouveau 4/2012. www.realites-pediatriques.com/wp-content/uploads/sites/3/2016/05/RP_169_RG_Mareau.pdf

www.migraine-enfant.org

18 Convulsions, épilepsie. Spasme du sanglot. Malaise vagal

- Une convulsion au cours d'une hyperthermie typique ne nécessite pas le traitement préventif d'une éventuelle récidive.
- Épilepsie : la surveillance du traitement est clinique et non électroencéphalographique.
- Spasme du sanglot, malaise vagal : pas de panique, pas d'examens complémentaires.

Convulsions, épilepsie

Il n'est pas question ici d'envisager tous les problèmes qui peuvent se poser à propos des convulsions de l'enfant, mais de se situer dans le cadre de la consultation d'un enfant qui a eu une ou plusieurs crises et qui est examiné en dehors de tout climat d'urgence. Il faut savoir que l'incidence de l'épilepsie dans la population générale est de 1 %, donc relativement fréquente.

Diagnostic

Le diagnostic est avant tout clinique, et c'est l'interrogatoire qui va ou non emporter la conviction.

C'est dire tout le soin qu'on doit y attacher pour obtenir un récit précis, clair, sobre du déroulement de la crise. Celle-ci a eu lieu, en général, dans un contexte d'affolement de l'entourage, et il faut que le médecin fasse montre de la plus extrême patience pour en obtenir une description interprétable. Faute de quoi, que de « malaises », de lipothymies, de crises de nerfs ou de spasmes du sanglot risquent, à tort, de recevoir l'étiquette d'« équivalent convulsif » ! De deux choses l'une : ou bien, au terme de cet interrogatoire, la crise convulsive ne fait pas de doute et le diagnostic doit être authentifié, ou bien le médecin a simplement l'impression qu'il s'est passé quelque chose de bizarre dont la signification, pour l'instant, lui échappe. Dans ce cas, mieux vaut, sans doute, sous couvert de quelques examens simples, réfuter temporairement ce diagnostic, quitte à se reposer la question si un élément nouveau survient, si les « crises » se répètent, si l'électroencéphalogramme (EEG) montre des altérations irréfutables.

Guide pratique de la consultation en pédiatrie

Examen clinique

Il est indispensable, même si, dans la majorité des cas, il est strictement normal. Il doit être général et neurologique. L'examen neurologique peut être difficile à interpréter, et si l'on a un doute sur sa normalité, mieux vaut faire appel à plus compétent que soi.

L'étude des circonstances de survenue (fièvre, maladie infectieuse), des antécédents personnels (conditions de naissance, maladies infectieuses, traumatisme, développement psychomoteur) et familiaux (des membres de la famille ont-ils présenté des accidents analogues ?) vient compléter les examens cliniques.

Examens complémentaires

La liste des examens, qui peuvent éventuellement être effectués chez un enfant ayant convulsé, est considérable. Mais à dire vrai, c'est en fonction du contexte clinique, des données de l'examen neurologique, de la répétition ou non des crises, que des explorations approfondies vont être entreprises. Devant une première crise, sans fièvre, chez un enfant sans antécédents neurologiques notables, et dont l'examen et le développement psychomoteur sont normaux, on peut se contenter d'un seul examen : l'EEG. Certes des anomalies du fond d'œil, des anomalies radiologiques (calcifications intracrâniennes), lorsqu'elles sont découvertes, sont une indication à pousser les explorations, mais dans le contexte d'un examen clinique et d'un développement psychomoteur normal, ces anomalies sont réellement exceptionnelles. Dans ce même contexte, la tomodensitométrie et/ou l'imagerie par résonance magnétique (IRM) n'ont aucune indication de première intention.

L'EEG est certes un examen mystérieux dont les parents attendent beaucoup, mais il est souvent bien décevant pour le médecin. En effet, s'il montre parfois des anomalies importantes, irréfutables et caractéristiques qui viennent éclairer un diagnostic clinique hésitant, dans bien des cas il est normal, ou les anomalies découvertes sont si minimes qu'elles ne peuvent et ne doivent pas être prises en considération. Qu'on soit très prudent, en tout cas, sur ce que l'on dit aux parents au vu de ce résultat tant attendu.

Un tracé normal chez un enfant qui a présenté une crise convulsive authentique et bien décrite ne permet en aucun cas de réfuter le diagnostic.

Un tracé discrètement perturbé chez un enfant dont la crise est cliniquement douteuse ne doit pas conduire à affirmer le diagnostic.

La convulsion est un phénomène clinique ; l'EEG peut aider dans certains cas à l'authentifier ; il ne permet jamais à lui seul de l'affirmer.

Parfois, le tracé électroencéphalographique a un aspect spécifique qui permet non seulement d'affirmer l'épilepsie, mais aussi de la classer. Mais ces cas correspondent à des crises dont la symptomatologie très évocatrice sort du cadre de ce chapitre de la crise convulsive généralisée classique.

À retenir

Le diagnostic des convulsions n'est que clinique, il repose sur l'interrogatoire.

Attitude pratique

Deux circonstances différentes se présentent selon que l'enfant était ou non fébrile au moment de la crise.

Crise fébrile

C'est la cause la plus fréquente de convulsions chez l'enfant de moins de 5 ans avec une incidence de 2 à 5 % et un pic vers 18 mois. Encore faut-il, pour parler de crise fébrile (CF) s'être assuré :

- de la réalité de la fièvre au moment de la crise qui peut parfois avoir régressé quand le médecin voit l'enfant ;
- de l'absence d'anomalies métaboliques ou hydroélectrolytiques, en particulier de l'absence de déshydratation de prises de toxiques ou médicaments ;
- de l'absence de pathologie neurologique aiguë (méningite, méningoencéphalite) ;
- de l'absence d'antécédents de crise néonatale, de crises non fébriles ou d'encéphalopathie convulsivante connue ;
- chez un nourrisson de plus de 6 mois.

Il faut cependant distinguer les crises dites « simples » des crises « complexes » :

- *une crise fébrile simple*, qui survient chez un nourrisson de plus d'1 an et dure moins de 15 minutes, est une crise généralisée qui ne se reproduit pas dans les 24 h. l'enfant a un examen neurologique normal, et aucun antécédent neurologique ;
- *une crise complexe*, qui survient chez un enfant de moins d'1 an, dure plus de 15 minutes et/ou se répète dans les 24 h, est une crise surtout focale. Avec un examen neurologique postcritique montrant des anomalies. Il y a des antécédents neurologiques.

Dans la très grande majorité des cas, la pyrexie est liée à une infection virale des voies aériennes supérieures, ou bronchique, ou bien à une fièvre éruptive (exanthème subit). La crise convulsive survient alors précocement, en général au cours des 24 premières heures de la maladie (elle est même souvent inaugurale et c'est elle qui permet de découvrir que l'enfant est fébrile : montée brutale de la température). Des antécédents familiaux de convulsions hyperpyrétiques sont souvent retrouvés ; une hérédité dominante polygénique est de plus en plus évoquée.

Quand le médecin voit l'enfant, le plus souvent dans un climat d'angoisse familiale majeure bien compréhensible, il doit :

- *décider ou non de la pratique d'une ponction lombaire*(PL) donc d'un transfert aux urgences :
  - la PL n'est pas nécessaire en cas de crise simple chez un nourrisson de plus d'1 an et, même peut être entre 6 et 12 mois, sous couvert d'une surveillance hospitalière de 4 h,
  - la PL est systématique en cas des signes d'infection neurologique aiguë, de signes de sepsis ou si le nourrisson a moins de 6 mois,
  - la PL est envisageable ou du moins une surveillance hospitalière si la crise est complexe, s'il y a eu des antibiotiques récents ou si l'enfant n'est pas vacciné contre l'*Haemophilus* (exceptionnel) ou le pneumocoque ;
- *éviter la récidive immédiate* de la crise, et c'est là que l'administration d'un anticonvulsivant à action rapide a toute sa valeur, que l'enfant convulse ou non. Le mieux est d'utiliser le diazepam (Valium®) par voie rectale à la dose de 0,5 mg/kg,mais pas trop tôt (après 5 à 10 minutes), ni trop tard afin d'éviter un état de mal convulsif ou une résistance à cette administration ;
- *rassurer les parents et surtout de répondre à leurs deux légitimes questions*: cela peut-il se reproduire et comment l'éviter ? Leur enfant sera-t-il épileptique ? Mais ces deux questions devraient être traitées, non pas dans l'urgence, mais lors d'une consultation dans une atmosphère plus sereine.

Récidives

Il faut que les parents sachent que la crise convulsive peut se reproduire à l'occasion d'une nouvelle hyperthermie. Obligatoirement ? Sûrement pas, mais rien (même les examens complémentaires les plus compliqués) ne permet de répondre à cette question. Ce risque de récidives dépend de l'âge, des antécédents familiaux, de l'importance de la fièvre lors de la crise fébrile et de sa durée avant la crise. On considère que **le risque de récidive** est :

- **important** (> 20 %) si le nourrisson a moins d'1 an, qu'il y a des antécédents familiaux de crise fébrile, que la fièvre avant la crise durait depuis moins d'1 h ;
- **faible** (< 5 %) si l'enfant a plus de 18 mois, pas d'antécédents familiaux et une fièvre qui durait depuis plus d'1 h avant la crise.

Ce risque est estimé à 1 % après une convulsion simple, 10 % après une convulsion fébrile complexe.

Que proposer alors ? Plusieurs attitudes ont été proposées. Aucune n'est parfaitement satisfaisante :

- Les *médicaments utilisés lors de la fièvre* n'ont jamais montré d'intérêt pour prévenir les récidives.

- La *prévention au long cours par levalproate de sodium* (Dépakine®, 30 mg/kg en 2 prises) a longtemps prévalu mais il n'y a aucun consensus car il faut toujours en apprécier les bénéfices et les risques. Elle n'est sûrement pas indiquée après une première crise simple.
- *L'attitude proposée aujourd'hui, plus nuancée, consiste à ne traiter que les enfants dits « à risque »* lors d'une récidive par le diazepam (Valium®), par voie rectale à la dose de 0,5 mg/kg, mais pas trop tôt (après 5 à 10 minutes), ni trop tard afin d'éviter l'apparition d'un état de mal convulsif ou une résistance à cette administration. Les parents doivent disposer du produit et avoir appris les conditions et les modalités d'utilisation. On dispose maintenant du midazolam buccal (Buccolam®) présenté sous forme de seringues adaptées à l'âge, très pratique à utiliser, mais plutôt réservé aux enfants épileptiques.

Où est la vérité ? Où est la solution ? Les schémas précédemment exposés ne sont qu'indicatifs. Il faut dans ces situations, *récuser tout dogmatisme :* la décision dépend tout autant de la famille, de la confiance qu'elle a dans le médecin, que de l'expérience de celui-ci ; il s'agit pour lui de prendre en charge une famille, ses angoisses et ses problèmes, beaucoup plus que de l'enfermer dans un schéma rigide. *La très grande majorité de ces crises fébriles, certes impressionnantes, sont bénignes et ne laissent aucune séquelle.*

Épilepsie

Il est évident qu'un très petit nombre de convulsions peuvent être suivie d'épilepsie, sans que l'on sache dans ce cas si cette crise fébrile en est la cause ou le révélateur. Ce risque serait de 1 % après une crise simple mais de 10 % après une crise complexe, prolongée, de début précoce (moins d'1 an) ou tardif (plus de 3 ans), une anomalie neurologique ou un retard du développement, s'il existe des antécédents familiaux d'épilepsie. Ce sont des données *a posteriori* et qui ne constituent en fait que des facteurs de risque qu'aucun examen complémentaire ne permet d'étayer. Tout est affaire de cas particuliers et, en dehors des situations énoncées ci-dessus, où un risque existe, on ne peut rien prévoir. Si un doute existe, mieux vaut demander l'avis d'un neuropédiatre.

Que l'on garde à l'esprit cependant que c'est une affection fréquente qui, dans sa forme habituelle, est très certainement bénigne, que des craintes abusives ne doivent pas conduire à perturber l'enfant et sa famille par une prise en charge médicamenteuse et/ou technique (EEG, par exemple) inconsidérée.

Crise sans fièvre

L'attitude à adopter n'est pas facile. En effet, à quoi est due cette crise ?

Est-elle occasionnelle, révélant un épanchement sous-dural, une anomalie métabolique — hypoglycémie (dont l'hypoglycémie du diabétique insulinodépendant surdosé en insuline), hypocalcémie, voire exceptionnellement maladie héréditaire du métabolisme —, une intoxication médicamenteuse, une poussée hypertensive quelle qu'en soit la cause ?

Est-elle la première manifestation d'une épilepsie ? C'est dans ce cas en fonction du type de crise, de l'âge de l'enfant, de ses antécédents, de son examen neurologique que des explorations approfondies peuvent être proposées, au premier rang desquelles figurent actuellement la tomodensitométrie et/ou l'IRM. Il faudrait un livre entier pour décrire toutes les situations possibles. Plus encore que pour la convulsion fébrile, la crise sans fièvre mérite réflexion, discussion, avis spécialisé. La crise convulsive n'est qu'un symptôme. De là à la qualifier d'« épilepsie », il y a un très grand pas à franchir.

Enfant épileptique

L'épilepsie, mot magique et terrifiant qui évoque tour à tour des images du Moyen Âge, Dostoïevski, des émissions spectaculaires de la télévision… Pour beaucoup encore, c'est une tare indélébile, un handicap pour la vie. Qu'en est-il exactement ?

Une définition ? Celle-ci serait longue, pleine de réserves, de parenthèses, d'incertitudes. En effet, l'épilepsie n'est pas une maladie, mais un grand cadre de la neurologie dans lequel on retrouve plusieurs syndromes, plusieurs maladies. Ainsi, il n'y a pas « une », mais « des » épilepsies.

Au moins peut-on dire ce qu'elle n'est pas :

- *L'épilepsie n'est pas synonyme de convulsions* : il est des épilepsies sans convulsions (par exemple le petit mal) ; il est surtout des convulsions qui ne doivent pas être qualifiées d'« épilepsie ». Les crises convulsives fébriles, les crises par hypoglycémie, les crises à la suite de la prise d'un toxique sont occasionnelles et ne méritent pas le terme d'épilepsie.
- *L'épilepsie n'est pas synonyme d'anomalie du tracé électrique.* Il n'y a pas d'épilepsie sans crise clinique, il n'y a pas d'épilepsie purement électrique. Le corollaire est évident : des anomalies constatées à l'EEG en dehors de manifestations cliniques n'appellent pas de traitement.

Il est des épilepsies complexes, difficiles à traiter ou même à étiqueter, et le but de ce chapitre n'est pas de donner une classification, ni même une méthode d'approche de la question. Le praticien, cependant, est souvent confronté au problème de l'enfant épileptique, et deux questions lui sont soumises : comment suivre son traitement ? Quelle vie a-t-il le droit de mener ?

Surveillance du traitement

Un enfant a été étiqueté « épileptique », un traitement a été entrepris. Le médecin de famille va devoir en assurer la surveillance régulière. Quels sont les éléments de cette surveillance ?

La surveillance est avant tout clinique. Un épileptique bien équilibré ne fait pas de crises. Cela est une évidence : encore faut-il qu'elle soit clairement exprimée et comprise. Si les crises persistent, même larvées, même espacées, deux possibilités doivent être envisagées : le traitement est inadéquat ou le traitement n'est pas suivi — cette deuxième éventualité est aussi fréquente que la première.

Surveillance biologique

Comment faire la distinction entre ces deux cas ? Le dosage plasmatique des antiépileptiques a introduit plus de rigueur et de simplicité dans la surveillance.

Si un enfant, apparemment correctement traité par un médicament antiépileptique, continue à avoir des crises, il faut, avant toute modification thérapeutique, doser le médicament dans le sang :

- si le taux est très bas, c'est tout simplement que le médicament n'est pas donné. Les parents doivent l'admettre ;
- si le taux est à la limite inférieure du taux thérapeutique, la dose est probablement insuffisante. Il faut augmenter la posologie ;
- si le taux est dans la zone dite « thérapeutique » (tableau 18.1), il faut changer de médicament.

Ainsi se sont développées des méthodes très fiables de surveillance des traitements antiépileptiques. Point n'est besoin de les utiliser chez des enfants qui vont bien et n'ont pas de crises. En revanche, ce type de dosage est utile :

- en cas d'échec thérapeutique ;
- en cas d'association médicamenteuse.

Les nouveaux antiépileptiques ont des indications particulières, de seconde intention dans des épilepsies rebelles ou des formes spécifiques.

Ces examens sont maintenant de pratique courante, mais ils ne doivent pas être des examens de routine puisque leur utilité se limite aux cas cités plus haut. Que le praticien sache qu'ils existent et qu'il peut et doit y avoir recours, s'il le juge nécessaire.

Surveillance électroencéphalographique

Elle est décevante, au point que la question pourrait presque être posée de savoir si elle est réellement utile. Sans aller jusque-là, on peut affirmer :

Tableau 18.1. **Zones thérapeutiques des antiépileptiques usuels.**

4 mg/l (15 µmol/l) < carbamazépine (Tégrétol®) < 12 mg/l (50 µmol/l)
15 mg/l (15 µmol/l) < phénobarbital (Gardénal®) < 30 mg/l (130 µmol/l)
40 mg/l (280 µmol/l) < valproate de sodium (Dépakine®) < 80 mg/l (560 µmol/l)

- qu'un épileptique traité qui ne fait pas de crises ne doit pas avoir de modifications thérapeutiques, même si les anomalies EEG persistent ou s'aggravent ;
- qu'un épileptique correctement traité qui fait des crises est justiciable d'un ajustement thérapeutique, même si son EEG est rigoureusement normal. Le traitement est celui des crises et non pas de l'EEG.

Alors, à quoi sert l'EEG dans la surveillance thérapeutique ?

Il est à coup sûr utile dans des épilepsies complexes, difficiles à équilibrer, où certains types de tracé appellent l'utilisation de thérapeutiques spécifiques.

Il reste, pour l'instant du moins, un examen que les parents attendent. Paradoxalement, ils sont plus rassurés par un tracé normal que par un enfant qui va bien (fascination de la technique).

Il est important que le médecin sache utiliser ces instruments à bon escient pour rassurer des parents trop inquiets ou au contraire « tenir en main » des parents trop insouciants. Chez un enfant qui ne fait pas de crises et suit correctement son traitement, il n'est pas indispensable de faire des EEG de contrôle, sauf si cet examen a réellement la vertu de rassurer la famille. En revanche, une surveillance clinique régulière avec un bon interrogatoire est légitime deux fois par an environ.

La vie de l'enfant épileptique

C'est dans ce domaine que le praticien aura le plus à lutter contre des préjugés aussi dommageables pour l'enfant que dénués de tout fondement : l'enfant épileptique qui ne fait pas de crises doit être considéré comme normal.

École

Cet enfant doit aller à l'école comme les autres, y avoir les mêmes activités que les autres. S'il existe des difficultés scolaires, elles seront appréhendées comme chez tout autre enfant. Doit-on informer l'école de l'épilepsie ? Théoriquement oui, avec établissement d'un projet d'accueil individualisé (PAI), mais cette maladie est encore si redoutée et frappée de mystérieux dangers que l'on peut se poser la question.

Sport

Doit-il être interdit ? Certainement pas. Dans les premiers mois du traitement, une contre-indication temporaire est raisonnable, non pas en raison des risques encourus, mais parce qu'une crise survenue à cette occasion aurait force de loi pour que l'enfant se voie définitivement interdire la pratique du sport. Une fois le traitement bien entrepris et contrôlé chez un enfant qui n'a pas fait de nouvelles crises, le sport peut être autorisé. Un point particulier est toujours soulevé, c'est celui de la piscine. Théoriquement, il n'y a pas à la contre-indiquer, à la condition que la surveillance y soit très bien exercée (mais est-on certain de la qualité de la surveillance ?). Bien sûr, cela dépend aussi de l'âge de l'enfant, de ses compétences en natation, du contrôle des crises sous traitement et de la date à laquelle ce contrôle a été débuté. Quoi qu'il en soit, les baignades en mer ou en lac en l'absence d'une personne qualifiée doivent être déconseillées. L'équitation ou la plongée libre peuvent être pratiquées sous surveillance. Sont formellement contre-indiqués : l'alpinisme (mais pas l'escalade sur un mur dévolu, car cette pratique est toujours sécurisée), la boxe, la voile en solitaire, le motocyclisme, le planeur, la plongée sous-marine. En pratique, il convient que le praticien soit d'une très grande prudence. Si par hasard un accident survenait (même totalement indépendant de l'épilepsie), celui-ci risquerait d'être imputé à l'imprudence du médecin qui en a donné l'autorisation. En réalité, une consultation en neurologie pédiatrique devrait clarifier les activités autorisées ou non en fonction de l'histoire personnelle de l'enfant.

Famille

Il faut convaincre inlassablement les parents que leur enfant doit mener la même vie que les autres, qu'il est et restera normal. Une seule mesure à leur conseiller : qu'on ne le laisse pas s'enfermer à clé seul (pour prendre son bain…). Mais n'oublions jamais que les perturbations psychologiques sont des facteurs aggravants de l'épilepsie et qu'elles ont d'autant plus de chances de se produire que l'enfant ne mène pas la vie des autres enfants de son âge. Le médecin qui, de plus en plus, a les moyens de contrôler et de maîtriser cette maladie a un rôle essentiel à jouer. Il lui faut à tout prix démythifier l'épilepsie. Mieux que quiconque, le médecin de famille est pour ce faire l'homme de la situation.

Télévision et jeux vidéo

Les crises photo-induites (induites par une stimulation visuelle) sont en réalité plutôt rares et d'affirmation difficile : un EEG avec stimulation lumineuse intermittente (SLI) normal n'exclut pas cette éventualité, et inversement, la présence d'une modification de l'EEG lors de la SLI n'est pas forcément la preuve d'une épilepsie avec crises photo-induites. En cas de doute sur la réalité de crises provoquées uniquement devant la télévision ou les jeux vidéo, mieux vaut demander avis à un neuropédiatre. Il faut savoir que les techniques utilisées dans les écrans actuels ne déclenchent pas de crise. Sinon, en l'absence de certitude de crises photo-induites, il ne faut pas modifier les habitudes de télévision, jeux vidéo ou ordinateur autorisées par les parents.

Épilepsie et vaccination

Aucune étude statistique correctement effectuée n'est venue apporter une preuve d'un lien de cause à effet entre vaccin et épilepsie. Il n'existe aucune preuve d'un quelconque rapport entre vaccination et épilepsie en dehors de la coïncidence entre l'âge de vaccination (avant 1 an) et l'âge de début, chez le nourrisson avant 1 an, des épilepsies les plus graves (comme le syndrome de Dravet).

En effet, les vaccins peuvent entraîner des réactions fébriles qui révèlent parfois les premières crises. Le risque de survenue d'une crise est majoré entre 2 et 4 jours après un vaccin DTCaP et entre 10 et 14 jours après un vaccin rougeole-oreillons-rubéole. Ces crises, avec fièvre ou non, doivent être considérées comme des crises fébriles. Ces dernières, en l'absence de vaccin, seraient sans doute survenues aux premières fièvres d'autre origine, virale par exemple. Une relation temporelle n'est jamais une preuve de relation de causalité entre deux phénomènes. Les vaccins ne doivent pas servir de bouc émissaire, et cela ne doit pas remettre en cause le bien-fondé de la vaccination.

Cette augmentation de risque explique cependant sûrement que les enfants épileptiques sont moins bien vaccinés, ou avec beaucoup de retard.

En principe, les recommandations vaccinales chez un enfant épileptique bien équilibré sous traitement sont donc les mêmes que pour les enfants non épileptiques : seuls de très rares cas particuliers nécessitent un avis spécialisé.

Surveillance de l'enfant épileptique

Un épileptique bien équilibré ne fait pas de crises.

Surveillance biologique :

- le taux de Dépakine® plasmatique efficace va de 40 à 80 mg/l (280 à 560 μmol/l) ;
- demander le dosage en cas :
  - d'échec thérapeutique,
  - d'associations médicamenteuses.

Surveillance électroencéphalographique :

- le traitement de l'épilepsie est celui des crises et non de l'EEG, qui peut être normal alors que le sujet continue à faire des crises et inversement ;
- rassurant les parents dans certains cas, les inquiétant dans d'autres, l'EEG est une arme à double tranchant.

Spasme du sanglot

Un enfant de 2 à 3 ans tombe, a peur ou est contrarié. Il pousse un cri, est en expiration forcée. Va-t-il reprendre sa respiration ? En général, oui ; parfois, non. Il devient bleu, ou très pâle, « se pâme », dit sa mère, c'est-à-dire perd connaissance, devient hypotonique. Parfois même, il a une révulsion oculaire, voire quelques mouvements cloniques. Il reprend très vite conscience spontanément ou alors même qu'on pratiquait des gestes aussi désordonnés qu'inopérants. Cette scène a-t-elle duré longtemps ? Très longtemps, aux dires de la mère ; très peu, en fait. Parfois, le cri initial a été absent, mais le déroulement du phénomène a été identique. Tel est le spasme du sanglot.

Le spasme du sanglot est un trouble non épileptique paroxystique bénin qui se produit chez les enfants en très bonne santé de 6 mois à 4 ans qui est déclenché par une émotion, quelle qu'elle soit.

Son diagnostic est clinique et uniquement clinique : c'est l'interrogatoire. L'incident est tellement clair, stéréotypé, qu'il ne souffre aucune discussion.

Le diagnostic doit être donné à la mère, tout de suite, sans hésitation, sans réserve.

Pas d'examens complémentaires, pas de dosages de calcémie, de magnésémie, pas d'EEG, et surtout, ne pas prononcer le terme de « convulsion » ou le réfuter, l'écarter tout de suite, si par hasard la mère le prononce.

Bien entendu, pas d'hospitalisation. On voit encore souvent de ces enfants amenés en urgence à l'hôpital et hospitalisés, disons-le très fort, à tort. Dans cette aventure, il faut rassurer très vite. L'avis péremptoire du médecin en qui l'on a confiance a plus de poids que tous les examens complémentaires parmi lesquels il s'en trouvera bien un qui, pour peu qu'on les multiplie, jettera le doute dans les esprits. Si le médecin (et cela peut lui être permis) a un doute, s'il n'ose pas affirmer, s'il a le sentiment de n'être pas cru, qu'il demande un avis, à condition que ce soit un avis clinique.

L'enfant qui a eu un spasme du sanglot en aura d'autres, à l'occasion d'une autre chute, d'une autre frayeur, d'une autre contrariété. Les parents doivent en être informés. Le problème devient (si ces incidents sont fréquents) plus d'ordre éducatif que d'ordre médical. Pour que cela ne se reproduise pas, on n'osera plus le contrarier. Et il est à l'âge de l'opposition, à l'âge où il est important de le contrarier à bon escient. C'est dire combien il faut pouvoir *convaincre ses parents de l'innocuité de l'incident*, même si celui-ci se répète facilement et ne pas lui céder. Dans tous les cas, ces phénomènes paroxystiques disparaissent avec l'âge. Mais l'âge des rudiments de l'éducation sera aussi passé.

Que peut-on conseiller, outre le calme et l'indifférence ? Des sédatifs ? Sont-ils efficaces ? Non, le spasme du sanglot est aussi impressionnant que bénin. Il serait grave, aux yeux de la mère, de l'ériger en « convulsions » par une prescription chargée d'ambiguïté. Il serait tout aussi grave que la mère se sente culpabilisée par quelques paroles maladroites.

À retenir

Le spasme du sanglot est aussi impressionnant que bénin, il faut donc être prudent dans la prescription d'examens ou de traitements inutiles afin de ne pas en faire auprès des parents une maladie grave. Mieux vaut convaincre de la bénignité que traiter.

Malaise vagal

S'il est un diagnostic souvent porté, c'est bien celui de « malaise vagal ». Il est commode à retenir en l'absence d'explications claires devant un malaise de l'enfant, et ce quel que soit son âge. Les circonstances rapportées sont variables.

Clinique

Chez le nourrisson avant 6 mois

Certes, devant un malaise fait de modification brusque et inattendue du tonus et de la collocation avec ou sans perte de connaissance ou apnée, on évoque (en milieu hospitalier) des apnées obstructives, un reflux gastro-œsophagien, une douleur aiguë (invagination intestinale aiguë), une hémorragie intra- ou péricérébrale, un équivalent convulsif, une infection respiratoire avec composante encéphalitique, une intoxication au monoxyde de carbone, un choc anaphylactique (allergie aux protéines du lait de vache). Cependant, l'hypertonie vagale peut être impliquée dans certaines de ces causes, authentifiée par des pauses sinusales supérieures à 1 200 ms lors du déclenchement du réflexe oculocardiaque (ROC) et des décélérations brutales au ROC-Holter, qui reste indiqué en cas de malaises récidivants ou de malaise d'étiologie incertaine, bien qu'il n'y ait plus de traitement préventif puisque le diphémanil méthylsulfate (Prantal®) n'est plus disponible.

Chez le nourrisson, après 6 mois

On décrit un tableau proche du spasme du sanglot, lorsque coexistent une pâleur intense, une perte de connaissance avec reprise rapide de la conscience, et que ces épisodes se répètent entre l'âge de 6 mois et l'âge de 4 ans.

Chez l'enfant plus grand

Le « malaise vagal » est une syncope réflexe déclenchée par des stimuli perturbant la régulation du système nerveux autonome au profit du nerf vague.

Il est le plus souvent décrit comme une sensation de faiblesse généralisée, annoncée par des céphalées, une sensation de tête vide ou qui tourne et des douleurs à type de crampes abdominales. La perte de connaissance (ou évanouissement) est le signe principal ; le réveil est rapide mais le jeune enfant ou l'adolescent reste souvent fatigué pendant les heures qui suivent.

Certains facteurs déclenchants sont souvent retrouvés : exposition à la chaleur, présence dans une foule, vomissement, position debout prolongée, peur, émotion vive, stress quelle qu'en soit la cause. Les symptômes rapportés sont remarquables par leur subjectivité mais peuvent tout aussi bien être les signes révélateurs d'une hypoglycémie, incitant ainsi à une extrême prudence dans la retenue du diagnostic de malaise vagal. En cas de doute, faire un dosage de la glycémie, mais cela est difficile car il faudrait le faire au cours ou au décours immédiat du malaise. Le recours à la bandelette (Dextrostix®) pourrait alors être très utile.

Faut-il explorer ces enfants ?

Dans la plupart des cas, un bon *interrogatoire*, un *examen clinique* rigoureux et parfois un *électrocardiogramme* éliminent les autres causes de malaises de l'enfant et de l'adolescent.

Certaines circonstances peuvent amener à proposer un *enregistrement Holter* de la fréquence cardiaque, une *échocardiographie* :

- la survenue de ces malaises lors d'épreuves sportives, ou à l'effort, qui évoquent une origine cardiaque et qui risquent de mettre en jeu la vie de l'enfant ;
- la répétition de ceux-ci et leur mauvaise tolérance physique ou psychologique ;
- l'existence d'un terrain familial d'hypertonie vagale symptomatique ;
- la persistance d'un doute quant au mécanisme de ces accidents aigus.

Chez le nourrisson, les indications du Holter sont, outre les malaises sévères des premiers mois de vie, les épisodes étiquetés « spasme du sanglot », lorsqu'ils sont sévères et répétés.

Pour en savoir plus

Roger, et al. Les syndromes épileptiques de l'enfant et de l'adolescent. Montrouge: John Libbey Eurotext; 2002.

Saivin S. et al. Évaluation d'un enfant après une crise fébrile : focus sur trois problèmes de pratique clinique. Archives de pédiatrie, août 2017.

Le spasme du sanglot : 12/2016. https://medicalforum.ch/fr/article/doi/fms.2016.02827
Syncopes chez les enfants et les adolescents. www.swiss-paediatrics.org/sites/default/files/06-07_2.pdf
Prise en charge des convulsions fébriles chez l'enfant de 6 mois à 5 ans à l'hôpital sainte Justine. 1/2012. www.urgencehsj.ca/wp-content/uploads/

19 Croissance et puberté normales : éléments de surveillance

› Tout enfant vu en consultation doit être pesé et mesuré.
› Ces mesures doivent figurer sur le carnet de santé.
› Cette règle simple de surveillance de l'enfant n'est pas encore suffisamment observée. Elle est pourtant essentielle car elle permet de construire une courbe, seule façon d'étudier la dynamique de la croissance et de déceler ses anomalies. C'est l'auxologie.

Croissance

Repères simples

Trois étapes peuvent être individualisées après la période de croissance intra-utérine, dont la rapidité de croissance ne sera ensuite jamais égalée.

De 0 à 4 ans

Il s'agit d'une période de croissance rapide. L'enfant double sa taille de naissance :

- naissance : 50 cm ;
- 3 mois : 60 cm ;
- 9 mois : 70 cm ;
- 18 mois : 80 cm ;
- 2 ans et demi : 90 cm ;
- 4 ans : 1 m.

Bien entendu, ces normes ne constituent que des moyennes, la croissance est surtout rapide au tout début. En effet, si l'enfant double sa taille de naissance entre 0 et 4 ans, la moitié, soit 25 cm, est prise pendant la première année et 10 de ces 25 cm sont pris les 3 premiers mois. Pendant cette période peut survenir un changement de couloir de croissance (courbes), mais rarement la première année.

De 4 ans au début de la puberté

La croissance est globalement linéaire : l'enfant prend de 5 à 6 cm par an, mais plus au début de cette période qu'à la fin.

Puberté

Un ralentissement de la croissance est souvent constaté en phase prépubertaire, pendant laquelle l'enfant peut ne prendre que 3 cm pendant une année. Il y a une accélération pendant les 2 premières années de la puberté, un ralentissement, puis la croissance s'arrête.

Le gain de taille pubertaire est la différence entre la taille adulte et la taille au début de la puberté. Il est en gros de 25 à 28 cm chez le garçon, de 20 à 23 cm chez la fille. Cette croissance s'étale sur 5 années environ. L'accélération la plus nette a lieu effectivement pendant les 2 premières années, où les garçons prennent 9,5 à 10,5 cm par an, les filles 7,5 à 9 cm par an. Cette croissance linéaire du tronc et des membres s'arrête lorsque l'âge osseux atteint 15,5 ans chez les filles, 17,5 ans chez les garçons. Ensuite, le tronc gagne encore 2 cm étalés sur 2 ou 3 ans.

Facteurs qui régissent la croissance

On peut les classer en quatre groupes :

- L'hérédité, les facteurs génétiques (multifactoriels certes), qui sont dominants et déterminent le potentiel de croissance de l'individu, son déroulement et la taille définitive mais il faut un capital génétique, des os et cartilages normaux.
- Les facteurs hormonaux (hormone de croissance qui agit sur le cartilage de croissance par l'intermédiaire de l'IGF1, les hormones thyroïdiennes, le cortisol et les hormones sexuelles lors de la poussée de croissance de la puberté et qui agissent sur le cartilage de croissance.
- Les facteurs nutritionnels, agissant aussi sur le cartilage de croissance, imposent certes des apports suffisants, mais aussi une intégrité de tous les grands appareils.
- L'environnement psychoaffectif et social.

Utilisation des courbes de croissance

Les courbes actualisées (figures 19.2 et 19.3) utilisées en France (carnet de santé) sont extrêmement pratiques (elles figurent sur la plupart des logiciels médicaux), puisqu'elles permettent :

- d'apprécier la régularité de la croissance ;
- de chiffrer en déviations standards (DS) ou en percentiles les anomalies de la croissance et donc de décider de l'opportunité d'une exploration ;
- de repérer rapidement toute pathologie.

Ces courbes méritent de figurer dans tout dossier médical d'enfant.

Sur le plan théorique, on admet que la croissance est normale si les deux conditions suivantes sont réunies :

- d'une part, si la taille est située entre -2 DS ou le 3e percentile et +2 DS ou le 97e percentile ;
- d'autre part, si la courbe générale suit le même couloir (on dit aussi le même canal).

Cette deuxième notion est fondamentale : tout ralentissement ou toute accélération durables de la croissance se traduisant par un changement de

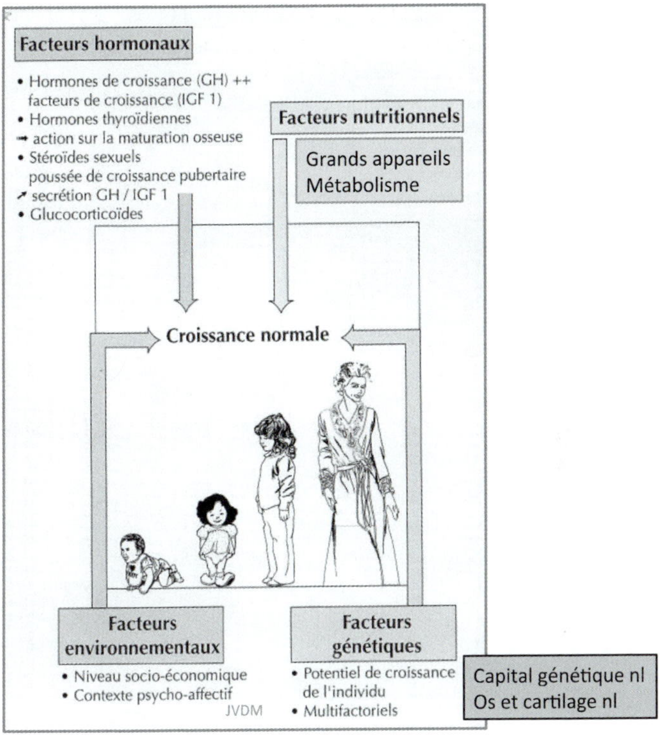

Figure 19.1. **Les facteurs qui régissent la croissance.**

couloir doit être prise en considération même si par ailleurs la taille est située entre -2 DS ou le 3e percentile et +2 DS ou le 97e percentile.

Étude de la maturation osseuse

Elle se fait simplement par l'estimation de l'âge osseux, que l'on peut très simplement évaluer par une radiographie du poignet et de la main gauche de face (Atlas de Greulich et Pyle).

Si cette étude est inutile devant une croissance normale telle qu'elle a été appréciée sur la courbe de croissance, en revanche, elle est indispensable chaque fois que l'on s'écarte des normes théoriques précédemment définies. L'estimation de la maturation osseuse est l'examen clé de la surveillance de la croissance et le prélude indispensable à toute discussion d'un trouble de croissance. Sa précision est discutable, surtout avant 6 ans.

La maturation osseuse (l'âge osseux) compatible avec le démarrage de la puberté appréciée par l'apparition du sésamoïde du pouce est de 10 ans ½-11 ans chez la fille, de 12 ans ½-13 ans chez le garçon.

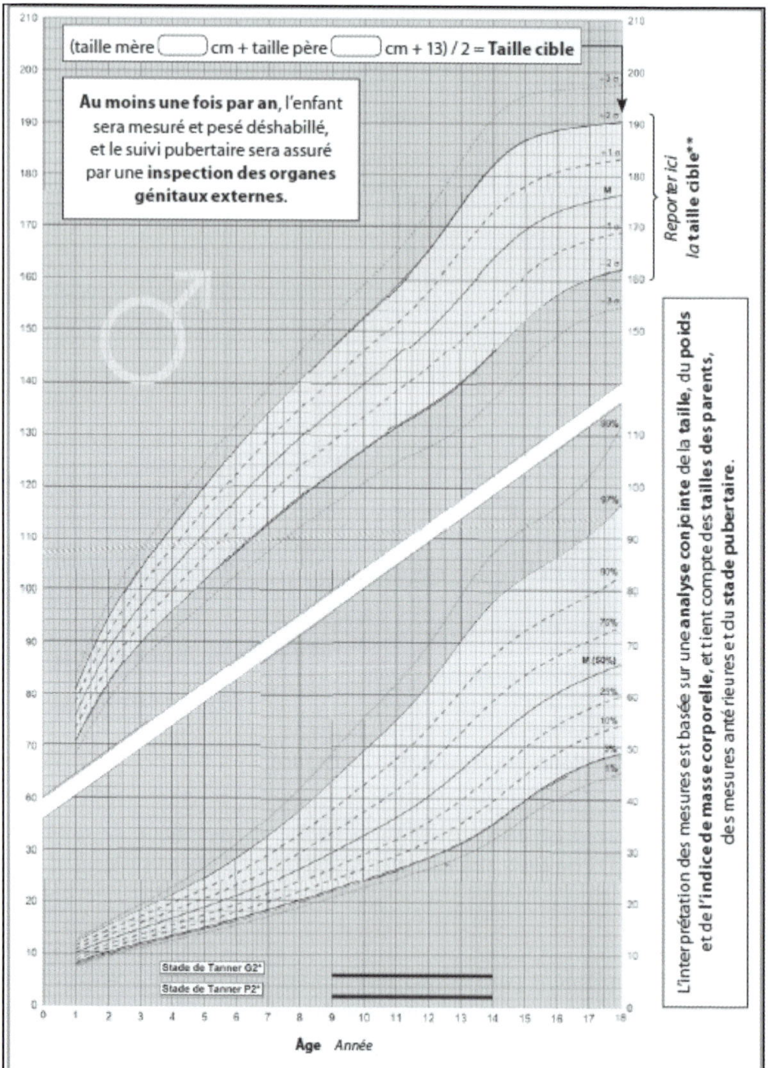

σ : écart-type ; M : médiane ; G2 : longueur testiculaire ≥ 25 mm ; P2 : apparition de la pilosité pubienne

* Les **stades G2** et **P2** apparaissent physiologiquement entre 9 et 14 ans.

** 80 % des enfants en bonne santé auront une taille finale comprise entre la taille cible – 6 cm et + 6 cm.

Figure 19.2. Courbes de taille et poids des filles de 1 à 18 ans.

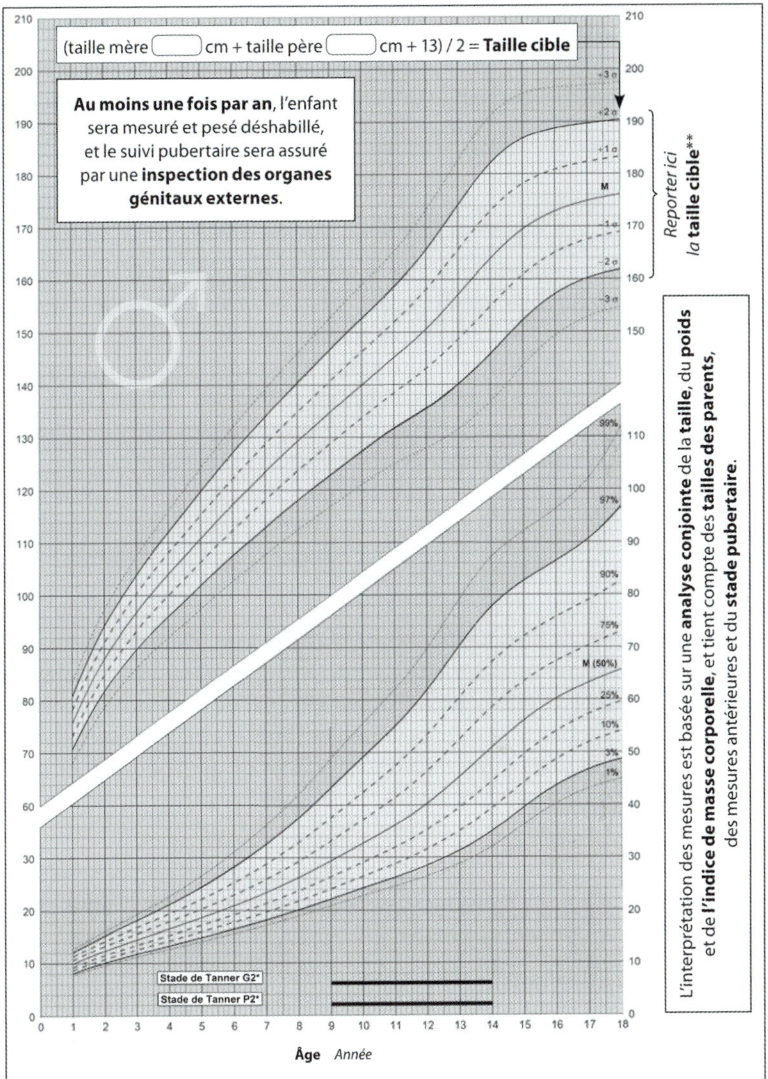

σ : écart-type ; M : médiane ; G2 : longueur testiculaire ≥ 25 mm ; P2 : apparition de la pilosité pubienne

* Les **stades G2** et **P2** apparaissent physiologiquement entre 9 et 14 ans.

** 80 % des enfants en bonne santé auront une taille finale comprise entre la taille cible – 6 cm et + 6 cm.

Figure 19.3. Courbes de taille et poids des garçons de 1 à 18 ans.

Prédiction de la taille définitive

La *taille des parents* rend compte de la composante génétique dans la croissance de l'enfant. Elle permet de calculer une *taille cible* selon la formule :

$$\frac{[\text{taille du père (cm)} + \text{taille de la mère (cm)} +/- 13]}{2}$$

(+ 13 chez le garçon ; - 13 chez la fille)

Si la taille cible en donne une idée, elle n'a qu'une valeur de référence et n'est valable que dans les deux tiers des cas — et encore, quand le différentiel de taille entre les parents n'est pas trop important.

Beaucoup plus fiable est la comparaison de la taille avec la maturation osseuse grâce aux tables établies par Bayley et Pinneau. Il faut cependant toujours se garder d'être trop affirmatif, car ces méthodes restent de l'ordre de la prédiction et comportent un certain degré d'imprécision.

Puberté

Définition

La puberté recouvre l'ensemble des processus physiologiques qui conduisent un être humain à la capacité de reproduction grâce à la maturation des organes sexuels. Cette période est marquée par de profondes modifications physiques, dont le développement des caractères sexuels secondaires et une accélération très importante de la croissance qui conduit à la taille définitive.

Facteurs régissant la puberté

Ils sont, comme pour la croissance, extrêmement complexes. Il suffit de les avoir simplement présents à l'esprit.

Facteurs nutritionnels

Ils sont importants. On sait que dans les pays où sévit la malnutrition chronique, la puberté est plus tardive. On dit parfois que pour que les règles apparaissent chez la fille, un poids critique doit être atteint (44 ± 0,5 kg). Enfin, on sait que tout ce qui altère une prise normale de poids (maladies chroniques, régimes inappropriés, anorexie mentale) retarde la puberté.

Maturation générale de l'individu

C'est une notion essentielle et trop souvent oubliée. On admet qu'un des meilleurs index de maturation globale de l'individu est l'âge osseux.

L'*âge osseux* au moment où démarre la puberté est en moyenne de 10 ans ½-11 ans chez la fille, de 12 ans ½-13 ans chez le garçon, et ce quel que soit l'âge réel (encore appelé « âge chronologique » ; en effet, l'âge osseux ne correspond pas obligatoirement à l'âge chronologique).

Les *facteurs qui régissent cette maturation* sont sans doute multiples et assez mal connus. La nutrition joue sûrement un rôle, la génétique également. Il est des familles où les pubertés sont précoces, d'autres où elles sont plus tardives, et il faut tenir compte de cette notion dans la surveillance de la puberté.

Facteurs endocriniens

Ils sont d'une très grande complexité et font intervenir une cascade hypothalamo-hypophyso-gonadique :

- la *sécrétion hypothalamique* (LH-RH) augmente progressivement chez le garçon comme chez la fille au fur et à mesure de la maturation sexuelle pubertaire ;
- la *sécrétion hypophysaire* est constituée de deux hormones : LH d'une part, FSH d'autre part qui assurent le développement des gonades.
- les *stéroïdes sexuels :*
  - dans les deux sexes, il existe une activité corticosurrénale androgénique qui débute très tôt (environ 4 ans avant le début de la puberté),
  - les hormones gonadiques sont essentiellement constituées de testostérone chez le garçon, d'œstradiol et de progestérone chez la fille ;
- l'*hormone décroissance* (GH) voit sa sécrétion accrue. Cette augmentation est contemporaine de celle des stéroïdes sexuels.

À retenir

La surveillance de la puberté est d'abord et avant tout clinique, éventuellement aidée d'une estimation de la maturation générale, c'est-à-dire de l'âge osseux.

Surveillance clinique de la puberté

La surveillance d'une puberté normale est essentiellement clinique. Elle repose sur l'observation du développement des caractères sexuels secondaires (figure 19.4).

On utilise pour cela la classification de Tanner, cotant de 1 à 5 le développement des seins (S), de la pilosité (P), le développement des testicules (G), le stade 1 étant l'absence de développement du caractère considéré et le stade 5 son achèvement adulte.

Puberté féminine

Chez la fille, le démarrage de la puberté survient en moyenne entre 10 ans ½ et 11 ans (extrêmes : de 8 à 13 ans).

Les phénomènes de *maturation prépubertaires* ne sont pas cliniquement apparents, car la gonade féminine n'est pas accessible à l'examen clinique.

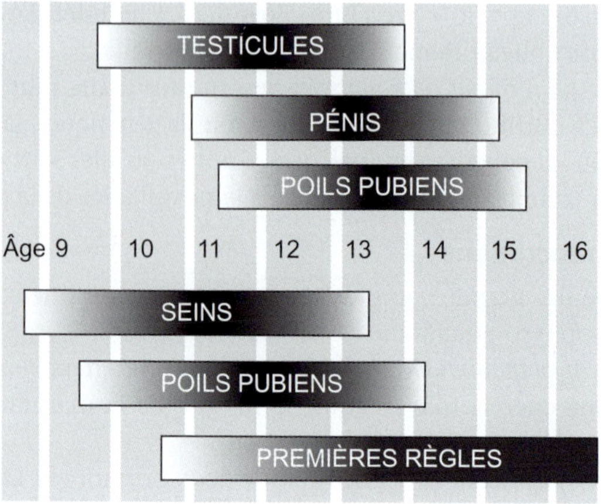

Figure 19.4. Calendrier d'apparition des caractères sexuels secondaires.

Elle le serait éventuellement à l'échographie pelvienne, mais les ovaires ne sont pas toujours visibles et leur taille est difficile à apprécier.

Le *développement mammaire* est le premier signe apparent, sous forme d'un petit noyau sensible et palpable, rétromamelonnaire, uni- ou bilatéral (S2). Le passage de S2 à S5 se fait en 3 à 4 années.

La *pilosité pubienne* (P2) apparaît en moyenne 6 mois plus tard, vers 11 ans ½ (extrêmes : de 9,5 ans à 14 ans). Le passage de P2 à P5 se fait en 3 ans.

La *pilosité axillaire* apparaît environ 12 à 18 mois après le début du développement mammaire.

La *vulve* subit des transformations non seulement de structure, mais aussi d'orientation, puisque de verticale au début de la puberté, elle devient horizontale en fin de puberté.

L'apparition des *règles* est un repère précieux dans l'évolution générale de la puberté. Les premières règles apparaissent vers 13 ans (extrêmes : de 11 à 15 ans), mais les véritables cycles n'apparaissent souvent que 18 mois à 2 ans après, voire plus. En réalité, les règles apparaissent en général 2 ans, 2 ans ½ après les premiers signes cliniques de puberté, et généralement au début de la phase de ralentissement de la croissance.

Mais il existe d'importantes variations individuelles qu'il faut savoir expliquer à l'adolescente et à ses parents.

Puberté masculine

Chez le garçon, le démarrage de la puberté a lieu entre 12 et 13 ans (extrêmes : de 10 à 15 ans).

L'augmentation de *volume testiculaire* est souvent précédée par un stade prépubère qui se traduit essentiellement par une modification de consistance des testicules. Sinon, le début réel de la puberté masculine est marqué par l'augmentation de volume des testicules (G2) : le volume dépasse 4 ml ou la longueur 25 mm. Le passage de G2 à G5 s'étale sur 5 ans environ.

Les modifications de la *verge* et du *scrotum* sont décalées d'environ 1 an par rapport au développement testiculaire (13 ans).

La *pilosité pubienne* apparaît environ 18 mois après l'augmentation de volume des testicules (13,5 ans), avec des extrêmes allant de 11,5 ans à 15,5 ans. Le passage de P2 à P5 se fait en 4,5 ans environ.

Quant aux *éjaculations fécondantes,* leur date d'apparition est difficile à apprécier (14 ans½ ± 2 ans) et ne constitue pas un repère utile dans l'évolution pubertaire.

Mais il existe comme chez la fille d'importantes variations individuelles qu'il faut savoir expliquer à l'adolescent et à ses parents

Une puberté « normale » ne nécessite aucun examen complémentaire.

Variantes de la normale

Ainsi des variations importantes peuvent exister dans l'âge de début de la puberté, puisque la notion d'âge maturatif (ou d'âge osseux) est plus importante que celle d'âge réel. Cette notion sera revue à propos de la pathologie.

Chez le garçon

La *gynécomastie pubertaire* est fréquente dans la première année de la puberté. Uni- ou bilatérale, parfois douloureuse, elle est en général très limitée et régresse spontanément. Psychologiquement mal tolérée, elle ne pose de réels problèmes que si elle est importante ou ne disparaît pas, ce qui peut imposer une ablation chirurgicale. Attention à ne pas passer à côté d'un syndrome de Klinfelter.

Chez la fille

Ce sont les pubertés dissociées. Il s'agit :

- du *développement prématuré des seins,* qui peut se voir très précocement, parfois avant 2 ans, avec un développement en volume égal ou supérieur à 3 cm, sans signification pathologique sous trois conditions :
  - absence de développement des autres caractères sexuels secondaires,
  - pas d'accélération concomitante de la croissance,
  - aucune accélération de l'âge osseux ;

  La puberté se déroule normalement à l'âge habituel, mais dans certains cas, une précocité pubertaire vraie apparaît. Une surveillance spécialisée s'impose.
- du *développement prématuré de la pilosité sexuelle,* beaucoup plus fréquent chez la fille que chez le garçon. La pilosité axillaire et/ou pubienne apparaît

avant 8 ans chez les filles ou avant 9 ans chez le garçon et s'accentue plus ou moins rapidement, mais là aussi il n'y a aucune modification associée des organes génitaux et des autres caractères sexuels secondaires, il n'y a pas d'accélération de la croissance staturale ni modification de la maturation osseuse ;

Un avis spécialisé est cependant nécessaire afin de pratiquer éventuellement des dosages hormonaux pour ne pas passer à côté d'un hyperandrogénisme pathologique.

- des *métrorragies isolées de la petite fille* : beaucoup plus rares, elles répondent aux mêmes critères ; il faut cependant éliminer une puberté précoce d'un syndrome de McCune-Albright (dysplasie fibreuse des os, taches cutanées), mais aussi un prolapsus urétral, un corps étranger ou une tumeur vaginale.

Croissance et puberté

On l'a vu, la croissance subit une accélération en début de puberté, et il est important de surveiller cette accélération, dont l'absence doit être a priori considérée comme un phénomène pathologique, notamment chez les enfants ayant un retard de croissance : certaines insuffisances hypophysaires partielles se démasquent parfois à cette époque.

À retenir

La surveillance de la croissance et de la puberté doit être l'objet d'une attention toute particulière du médecin. Cette surveillance est simple : une toise, une courbe de croissance dans le dossier, des examens cliniques réguliers, complétés le cas échéant par une estimation de l'âge osseux, en sont les éléments nécessaires et généralement suffisants.

Pour en savoir plus

Bourrillon A. Pédiatrie pour le praticien. Paris: Elsevier Masson; 2011.

INSERM. La croissance et ses troubles. www.inserm.fr/thematiques/biologie-cellulaire-developpement-et-evolution/dossiers-d-information/croissance-et-ses-troubles

Physiologie de la croissance. www.karger.com/Article/PDF/141031

20 Pathologie de la croissance et de la puberté

› Le médecin d'enfant doit s'intéresser et surveiller la croissance et le déroulement de la puberté.
› Afin d'en dépister les anomalies : accélération, ralentissement de la courbe de croissance ; retard ou avance pubertaire vrais.
› Certaines anomalies sont pathologiques et nécessitent une prise en charge appropriée.

Pathologie de la croissance

Il faut s'y intéresser :

- quand l'étude des courbes montre que :
  - la taille est supérieure ou inférieure aux normes en DS ou percentiles,
  - la vitesse de croissance est accélérée ou ralentie, ce qui se lit sur la courbe : celle-ci s'infléchit et change durablement[1] de couloir,
  - l'enfant a une vitesse de croissance dans les normes mais très éloignée de la courbe théorique de la taille cible parentale ;
- quand l'enfant ou ses parents s'inquiètent.

Petites tailles et retards de croissance

Orientations diagnostiques

La petite taille n'est qu'un élément d'un tableau plus complet

Ce tableau comprend :

- une dysmorphie : les maladies du cartilage ou chondrodystrophies : elles sont rares et souvent génétiques ; les anomalies chromosomiques ;
- toutes les maladies chroniques touchant un organe vital (insuffisance rénale, cardiopathie sévère) ;
- le retard de croissance intra-utérin, avec très petite taille pour le terme à la naissance.

La petite taille est isolée

C'est le cas habituel, pour lequel on peut opposer deux situations.

Vitesse de croissance ralentie

Cela évoque trois groupes de causes :

1. Il y a parfois des changements temporaires de couloir ou un changement pour suivre ensuite régulièrement un autre couloir. Savoir recontrôler.

Guide pratique de la consultation en pédiatrie

- les maladies endocriniennes, essentiellement le *déficit en hormone de croissance*, beaucoup plus rarement l'*hypothyroïdie* ou l'*hypercorticisme* ;
- voire une cause génétique, le *syndrome de Turner* chez la fille (le *syndrome de Noonan* en est l'équivalent chez le garçon), les anomalies du gène SHOX (*short stature-homeobox*) ;
- les causes nutritionnelles : non pas les carences d'apport qui ne se voient plus en France, mais les *malabsorptions digestives* (intolérance au gluten, maladies inflammatoires chroniques de l'intestin). Dans ce cas, la courbe pondérale a commencer à s'infléchir avant la taille.

Il ne faut jamais oublier qu'il existe de véritables *retards de croissance d'origine psychosociale* dont la compréhension reste compliquée car en règle tous les examens sont normaux.

Vitesse de croissance normale

La vitesse de croissance est normale, mais la courbe est décalée par rapport à la normale. Deux tableaux de pronostic de taille définitive différent sont à individualiser.

1. **Retard de l'âge osseux.** Celui ci est égal (voire inférieur) à l'âge statural, c'est-à-dire l'âge qu'ont la moyenne des enfants de la taille de l'enfant considéré. Par exemple : un garçon de 12 ans mesure 1,37 m, taille moyenne des garçons de 10 ans ; son âge statural est ainsi de 10 ans, donc très inférieur à son âge réel. Dans la mesure où l'âge osseux constitue un excellent index de maturation, on parle dans ce cas de « retard global de maturation ». En principe, ces enfants auront une puberté différée (puisque celle-ci débute pour un certain niveau de maturation générale). Le pronostic est donc en principe bon. Ce sont simplement des enfants qui grandissent plus tard que les autres.

Il est fréquent dans ce type de situation de retrouver des cas familiaux analogues. Une réserve d'importance est néanmoins à faire, justifiant une surveillance très vigilante. Certains de ces enfants vont déclencher leur puberté plus rapidement que prévu sans pour autant accélérer leur croissance (voire en la ralentissant) et démasquent ainsi certains déficits (souvent partiels) en GH (*growth hormone* : hormone de croissance).

2. **Pas de retard osseux.** L'enfant est de petite taille, mais son âge osseux est en rapport avec son âge réel. Dans ces conditions, la puberté n'a aucune raison d'être différée : il démarre sa puberté alors que sa taille est modeste ; la taille adulte est en règle réduite.

C'est dans ce cadre que l'on retrouve les *retards de croissance intra-utérins* qui, s'ils n'ont pas récupéré dans les 2 ans après la naissance, peuvent bénéficier d'un traitement par la GH.

Retards de croissance isolés

- Vitesse de croissance réduite :
  - syndrome de Turner, gène *SHOX* ;
  - endocrinopathies (+++), notamment déficit en GH ;
  - maladies nutritionnelles (+++), notamment intolérance au gluten ;
  - psychosocial.
- Vitesse de croissance normale :
  - âge osseux inférieur à l'âge réel : retard global de maturation, bon pronostic car puberté différée ;
  - âge osseux égal à l'âge réel : petite taille constitutionnelle, RCIU : mauvais pronostic statural car puberté non différée.

Tout retard statural est d'autant plus préoccupant que la puberté risque d'être plus précoce (figure 20.1).

Indications des explorations spécialisées devant un retard de croissance

Ce sont essentiellement des explorations hormonales qui nécessitent le recours à des laboratoires spécialisés après avis spécialisé. En effet, les examens diffèrent selon l'orientation clinique. Quoi qu'il en soit, il est utile que le patient consulte le spécialiste avec certaines données indispensables, comme la courbe de croissance, l'âge osseux, la taille des parents…

Elles s'imposent sûrement :

- si la vitesse de croissance est ralentie (ne jamais oublier chez la fille que cela peut être le premier signe d'un syndrome de Turner d'apparence asymptomatique par ailleurs, il faut alors envisager un caryotype) ;
- si la taille est inférieure à -2 DS ou très différente (-2 DS) de la courbe attendue selon la taille cible familiale ;

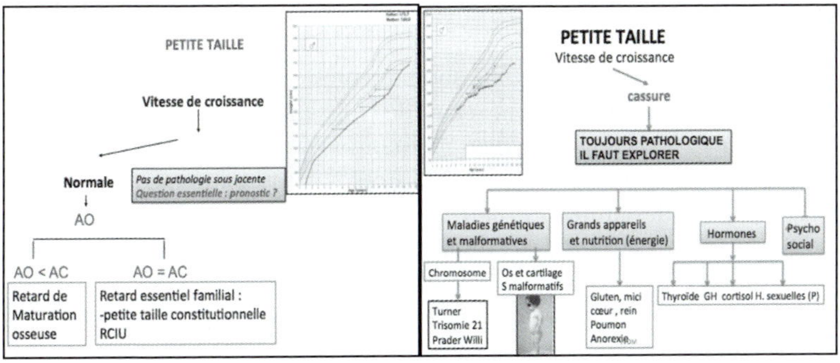

Figure 20.1. Conduite à tenir devant une petite taille.

- si la puberté apparaît plus précocement qu'on ne l'attendait ;
- s'il n'y a pas d'accélération de croissance alors que la puberté a démarré ;
- si le pronostic définitif de taille semble mauvais ;
- si l'inquiétude familiale est importante.

On peut proposer en dehors bien sûr de l'âge osseux :

- NFS CRP/VS ;
- ferritine ;
- ac antitransglutaminase de type IGA ;
- IGF 1 ;
- TSH (lt4) ;
- radio demi-squelette (1 membre supérieur et inférieur) + crâne face et profil rachis face et profil et bassin face ;
- bilan rénal et iono sanguin ;
- caryotype dans deuxième temps.

Elles ne s'imposent pas s'il s'agit d'un retard global de maturation. Dans ce cas, une surveillance clinique régulière (deux fois par an) suffit pour dépister éventuellement une cassure secondaire de la courbe de croissance, ou une puberté débutant plus précocement qu'on ne s'y attendait.

Approches thérapeutiques

Traitements spécifiques

C'est la correction d'un déficit endocrinien s'il existe (notamment d'un déficit en GH), l'exclusion de l'agent responsable d'une malabsorption digestive, le traitement d'une maladie chronique.

Abstention thérapeutique

Elle peut paraître évidente devant une maladie squelettique, une maladie chromosomique ou un retard de croissance consécutif à une maladie anténatale en dehors du RCIU mais mieux vaut demander un avis spécialisé.

Propositions pour les retards de maturation et les retards constitutionnels

Ce sont les plus importants, puisqu'ils représentent à eux deux environ deux tiers des enfants vus pour retard de croissance.

- *Devant un retard de maturation*, l'abstention est la règle puisque, on l'a vu, le pronostic définitif est bon. Mais ces enfants souffrent de leur état, et ce pendant des années. Il faut les voir régulièrement, les rassurer, leur expliquer inlassablement, et éventuellement les faire explorer sur le plan endocrinien si la pression familiale est trop grande.
- *Devant une petite taille constitutionnelle ou idiopathique*, on peut parfois être actif et efficace. En effet, certaines d'entre elles pourraient être en rapport avec des déficits partiels en GH, déficits qui peuvent bénéficier dans certains cas (vitesse de croissance inférieure à 3 cm/an + déficit partiel aux dosages

hormonaux) de thérapeutiques substitutives par l'hormone de croissance synthétique. Cette prescription ne se conçoit et ne se décide qu'en milieu spécialisé car il n'y a pas d'AMM dans cette indication pour la GH sans déficit prouvé.

De plus, des essais de freinage pubertaire par analogue LH-RH semblent dans certains cas donner des résultats appréciables : en différant la puberté, on retarde la soudure des cartilages de croissance, ce qui permet un gain de taille. Il faut savoir cependant qu'après freinage de la puberté, dans ces cas de petites tailles constitutionnelles, le résultat n'est pas garanti car la poussée de croissance peut être inférieure à celle que l'on aurait obtenue naturellement. Comme il s'agit d'un traitement coûteux, il est nécessaire de s'entourer d'avis spécialisés.

Ces perspectives thérapeutiques sont un argument pour s'attacher plus que par le passé au retard de croissance. Il est vrai que l'arrivée sur le marché de l'hormone de croissance de synthèse produite par génie génétique et éliminant tout risque de contamination rend cette question d'un très grand intérêt, mais tous les enfants de petite taille ne peuvent en bénéficier.

Actuellement, sont reconnues en France comme *indications de l'hormone de croissance* (avec des doses précises en fonction de chaque pathologie qu'il est indispensable de respecter) :

- les déficits complets et certains déficits partiels en GH ;
- le syndrome de Turner ; anomalie du gène *SHOX* ;
- les retards de croissance intra-utérins dont la taille reste inférieure à -2 DS à 3 ans ;
- l'insuffisance rénale chronique ;
- le syndrome de Prader-Willi.

Grandes tailles

Les motifs de consultation sont beaucoup moins fréquents que pour les petites tailles en dehors des problèmes posées aux filles très grandes après 7/8 ans. Elles sont définies par :

- une taille supérieure à +2 DS pour l'âge et le sexe ;
- une vitesse de croissance exagérée pour l'âge et le stade pubertaire ;
- une taille supérieure à +2 DS par rapport à la taille cible familiale.

La démarche diagnostique est la même que pour les petites tailles.

S'il y a un dysmorphisme

On s'orientera alors vers des syndromes rares très souvent génétiques et on citera :

- Le *gigantisme cérébral* (Sotos), qui associe une macrocéphalie, des difficultés d'apprentissage et un excès de croissance staturale, à début précoce, dans les premières années de vie. Les taux de GH sont normaux.
- Le *syndrome de Wiedemann-Beckwith* qui associe un gigantisme, une macroglossie, une omphalocèle et une hypertrophie des viscères. Son évolution est émaillée de crises d'hypoglycémie.

- Le *syndrome de Marfan*, génétiquement transmis, est plus fréquent. Il associe une grande taille et une gracilité des membres, particulièrement au niveau des pieds et des mains (arachnodactylie). Le développement mental n'est pas altéré, mais ces individus sont menacés de luxation du cristallin, de scoliose et surtout de complications vasculaires atteignant l'aorte ascendante et qui grévent le pronostic. Sa prise en charge est maintenant bien codifiée. On en rapproche *l'homocystinurie.*
- Mais aussi *l'X fragile.*

Les descriptions de ces maladies sont consultables sur *orphanet :* www.orpha.net.

Vitesse de croissance accélérée

- *Le gigantisme hypophysaire (acromégalie)* par hypersécrétion de GH est lié à un processus tumoral de l'antéhypophyse. Il est tout à fait exceptionnel. Sur le plan sémiologique, il associe une accélération de la croissance staturale, des transformations morphologiques identiques à celles rencontrées dans l'acromégalie et des signes intracrâniens (la selle turcique peut être élargie et il faut rechercher des signes de compression des nerfs oculomoteurs).
- *L'hyperthyroïdie* est rare chez l'enfant avant la puberté et touche surtout les filles, mais lorsqu'elle survient, elle s'accompagne toujours d'une augmentation de la vitesse de croissance. Dans le même temps, la maturation osseuse augmente elle-même rapidement (on sait en effet que les hormones thyroïdiennes agissent préférentiellement sur la maturation osseuse). Parallèlement, les autres signes d'hyperthyroïdie permettent le diagnostic.
- Il suffit de savoir que la sémiologie par rapport à l'adulte est enrichie d'une avance staturale et d'une avance de l'âge osseux. Le retour à la normale sur le plan de la croissance est obtenu par le traitement spécifique de l'hyperthyroïdie.
- *L'obésité commune* s'accompagne pratiquement toujours, lorsqu'elle est précoce, d'une avance temporaire de la taille. Il s'agit d'un trouble nutritionnel pur qui n'affecte nullement la taille définitive. Le véritable problème et le véritable traitement sont ceux de l'obésité.
- *Les pubertés et pseudo-pubertés précoces* sont étudiées dans ce chapitre (voir plus bas, « Pathologie de la puberté »). Dans le cadre de la croissance, il suffit de savoir que toute hyperœstrogénie chez la fille, ou toute hyperandrogénie chez le garçon, a pour première traduction une accélération spectaculaire de l'âge osseux et de la croissance. Mais la taille définitive risque fort d'être réduite en raison précisément de la maturation osseuse très rapide et de la soudure prématurée des cartilages de croissance.

Vitesse de croissance rapide mais régulière

Les grandes tailles constitutionnelles sont généralement familiales et bien qu'on les considère comme physiologiques, elles posent d'importants problèmes psychologiques, d'autant que le pronostic de taille définitive est élevé car il n'y a en général pas d'avance de l'âge osseux. Il est donc essentiel de proposer un traitement.

Heureusement, certains enfants ont certes une grande taille régulière, mais une avance de l'âge osseux et ainsi la probabilité d'une puberté avancée qui limitera la taille définitive.

- *Chez la fille,* ce traitement consistait à administrer précocement un traitement œstrogénique ou, mieux encore, à instituer des cycles artificiels, ce qui est de plus en plus discuté, voire à prescrire des analogues de la somatostatine (Somatuline®). C'est cependant du ressort du spécialiste.
- *Chez le garçon,* pour qui ce type de demande est beaucoup moins fréquent, l'utilisation précoce de testostérone, voire, dans le syndrome de Marfan, d'une thérapeutique inhibant la sécrétion de la GH, donne de très bons résultats.

Dans l'un et l'autre cas, toute la difficulté réside dans le choix du moment où le traitement doit être débuté. Une étude comparée de la taille, de l'âge osseux et des tailles familiales permet, dans une certaine mesure, de faire une prédiction de taille définitive, et donc de décider du moment opportun de cette « puberté précoce thérapeutique » ou de prescrire un freinateur de la GH. Dans la pratique, il est bon d'aborder très tôt ce problème avec les parents (en tout cas, bien avant 10 ans), pour les aider à réfléchir, en leur signalant simplement qu'il existe une possibilité thérapeutique : un traitement bien conduit permet en principe une réduction de taille dont l'importance reste difficile à chiffrer.

Pathologie de la puberté

Chez le garçon

- La puberté précoce est définie comme débutant avant 10 ans elle est pathologique trois fois sur quatre. La puberté avancée démarrant entre 10-12 ans est physiologique.
- La puberté *tardive* est une puberté qui n'a pas démarrée à 14/15 ans (testicules inférieurs à 4 ml) ; elle est très souvent bégnine.

Chez la fille

- *La puberté précoce* (S2) est définie comme débutant avant 8 ans chez les Caucasiens, 7 ans en cas d'origine africaine, voire asiatique. Elle est idiopathique neuf fois sur 10 mais attention si elle débute avant 7 ans chez une Caucasienne. La puberté avancée démarrant entre 8 et 9 ans ½ est physiologique.
- *La puberté tardive* est une puberté qui n'a pas démarré après 13 ans (pas de développement des seins). Elle est très souvent pathologique.

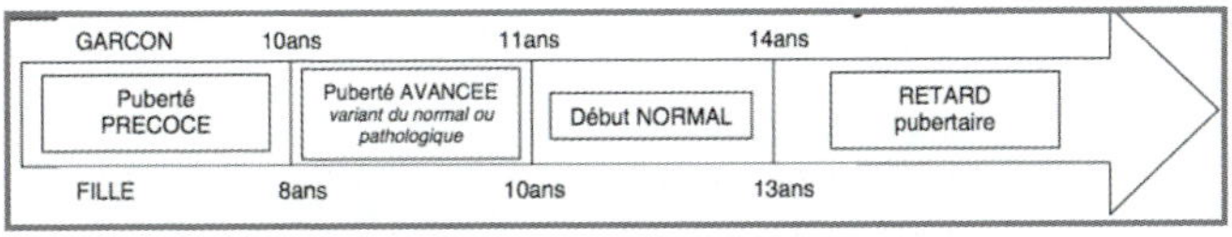

Figure 20.2. **Âge du développement pubertaire et limites.**

Retards pubertaires

Un retard pubertaire implique que les gonades ne secrètent pas encore d'hormones sexuelles. Si le retard pubertaire est bénin chez le garçon, il n'en est pas de même chez la fille. Il faudra alors les explorer pour comprendre pourquoi (tableau 20.1).

La démarche diagnostique repose sur :

- les antécédents familiaux (retard pubertaire, stérilité, anosmie chez les parents) et personnel (maladie chronique, sport intensif, anosmie) ;
- l'étude des courbes de croissance : un retard statural associé oriente vers un syndrome de Turner ou un déficit hypophysaire ;
- l'existence d'une dysmorphie ;
- un examen neurologique simple est indispensable à la recherche d'un syndrome hypophysaire ;
- l'examen des organes génitaux externes et du stade de Tanner ;
- et certains examens :
  - la détermination de *l'âge osseux* est indispensable,
  - le dosage des stéroïdes sexuels : l'œstradiol est < 10 pg/ml, la testostérone < 0,5 ng/ml, confirmant l'absence de sécrétions des gonades,
  - *gonadotrophine* (FSH-LH) pour l'origine (périphérique : elles sont augmentées ou centrale : elles sont effondrées) + *test LHRH* si besoin,
  - imagerie chez la fille : échographie pelvienne (existence et aspect de l'utérus, des ovaires),
  - IRM hypothalamo-hypophysaire dès qu'une origine centrale est suspectée,
  - caryotype : systématique chez la fille, presque systématique chez le garçon.

Ainsi on distingue :

L'hypogonadisme hypogonadotrope (donc de cause centrale, hypothalamo-hypophysaire) : *les FSH et LH sont effondrés*. Plus fréquent chez le garçon que la fille, il en est de deux types :

- *congénitaux*, génétiques comme le syndrome de Kallman de Morsier (dysplasie olfactogénitale), qui s'accompagne d'une anosmie, mais aussi

Tableau 20.1. Principales causes de retard pubertaire.

Hypogonadisme hypergonadotrope Turner, Klinfelter Post-thérapeutique ou traumatique	FSH, LH ↑↑↑
Hypogonadisme hypogonadotrope Génétiques (kallman De Morsier) Tumeurs hypophysaires Environnement et maladies chroniques	FSH, LH ↓↓↓
Retard simple	Âge osseux = âge statural

d'autres déficits isolés ou associés à d'autres déficits hypophysaires et/ou malformatifs (Prader-Willi, Bardet-Biedl : voir www.orphanet) ;

- *acquis :* tumoraux (craniopharyngiome, adénome à prolactine) ou liés à une irradiation, mais aussi (et plus fréquents) des déficits fonctionnels (donc réversibles) en rapport avec une pathologie chronique une intolérance au gluten, une anorexie mentale, une activité sportive très intense.

L'hypogonadisme hypergonadotrope (de cause périphérique, gonadique) : *les FSH/LH sont très élevés*. Certains sont :

- *congénitaux :* syndrome de Turner chez la fille (X0 : y penser devant un retard pubertaire précédé d'un retard isolé de croissance chez une fille), de Klinfelter (XXY) chez le garçon qui représentent les dysgénesies gonadiques et dont le diagnostic repose certes sur la clinique mais surtout le cariotype ;
- *acquis :* post-thérapeutiques (chirurgie, radiothérapie ou chimiothérapie) et prévisibles ou traumatiques (torsion). Le traitement est celui des insuffisances gonadiques. Bien entendu, le traitement ne peut être que substitutif par testostérone retard chez le garçon, cycles artificiels chez la fille.

Le retentissement psychologique de telles situations, lorsqu'elles sont connues de l'intéressé, est considérable. Les conduites suicidaires sont à redouter. Il faut bien expliquer que la croissance, le développement des caractères sexuels secondaires seront normaux (on pose des prothèses testiculaires chez le garçon) et que, grâce à la procréation médicalement assistée, le désir d'enfant peut être parfaitement assouvi.

À retenir

Le retard pubertaire simple ou constitutionnel ou familial

Il est en réalité beaucoup plus fréquent car il représente 50 % des retards pubertaires, surtout chez le garçon (neuf fois sur 10). On peut retenir en leur faveur les éléments suivants :

- il existe des antécédents familiaux analogues (la moitié des cas) ;
- le volume testiculaire est légerement augmenté ;
- il existe un retard statural parallèle au retard pubertaire ;
- l'âge osseux est en retard et en rapport avec la taille et inférieur à 13 ans chez le garçon, 11 ans chez la fille, décalé d'au moins 2 ans par rapport à l'âge chronologique. Attention à ne pas passer à côté d'un Turner.

Mais il arrive que la *distinction entre insuffisance gonadotrope et retard simple de puberté* ne soit pas aussi simple. Or, elle est essentielle, puisque :

- dans un cas (retard simple), le pronostic est excellent, et la puberté seulement décalée dans le temps, éventuellement stimulée si trop tardive et mal supportée par des injections de testostérone après éventuellement une IRM ;
- dans l'autre (insuffisance gonadotrope), le pronostic est moins bon, le traitement purement substitutif donnant des résultats médiocres. Il faut les confier à des services spécialisés.

Globalement, dans les 2 premières années de ce retard, une surveillance clinique étudiant la courbe de croissance et une surveillance régulière de l'âge osseux, éventuellement aidé par un dosage de testostérone le matin chez le garçon suffit.
Au-delà de 2 années, des explorations endocriniennes doivent être entreprises (dosage de FSH et LH, épreuves de stimulation hypophysaire, dosages de stéroïdes sexuels).
Tout traitement par les androgènes ou les œstrogènes doit être proscrit tant que des explorations n'ont pas été effectuées.

Pubertés précoces

On distingue les *pubertés précoces, vraies ou centrales*, dont l'origine est au niveau de l'hypothalamus et de l'hypophyse, des *pubertés périphériques* ou *pseudo-pubertés précoces*, dont l'origine est la sécrétion précoce et inappropriée d'hormone mâle ou femelle, sans mise en route de l'hypophyse et qui peuvent être *isosexuelles* (dans le sens de la féminisation chez la fille, de la masculinisation chez le garçon) ou, plus rarement, *hétérosexuelles* (sexe opposé au sexe chromosomique).

Puberté précoce vraie

Elle est marquée par :

- Le développement des organes génitaux externes et des caractères sexuels secondaires :
  - *chez la fille* : développement des seins, pilosité pubienne, horizontalisation de la vulve ;
  - *chez le garçon* : augmentation du volume testiculaire, de la dimension de la verge, pilosité pubienne.
- L'accélération de la croissance staturale : elle est constante et sous la dépendance de la sécrétion précoce d'œstradiol chez la fille, de testostérone chez le garçon.
- L'accélération de la maturation osseuse.

Ces deux derniers éléments sont essentiels pour porter le diagnostic. Ils ne manquent jamais et peuvent même précéder les signes cliniques pubertaires de plusieurs mois.

Examens

- L'âge osseux est accéléré.
- L'échographie pelvienne chez la fille montre des signes d'imprégnation hormonale utérine mais nécessite un opérateur habitué.
- L'œstradiol ou la testostérone sont augmentés, témoins du fonctionnement des gonades sous la stimulation de la **FSH et LH hypophysaires qui sont augmentées**, témoignant de l'origine hypophysaire centrale.

- L'IRM hypophysaire doit être systématique, chez le garçon surtout.

Le risque en étant (indépendamment de la cause) :

- une petite taille définitive ;
- une mauvaise tolérance psychologique.

Causes

Elles sont le plus souvent idiopathiques chez la fille, tumorales chez le garçon.

- tumeurs hypothalamus-hypophysaire : harmatome (bénin), dysgerminomes (malin) ;
- pathologies du SNC : malformations, séquelles traumatiques, infectieuses… ;
- phacomatoses (NF1+++).

Mais on observe aussi des pubertés précoces vraies de causes environnementales et ou nutritionnelles (adoption, obésité, retard de croissance intra-utérin).

Le pronostic de taille (risque de petite taille adulte) est surtout en cause comme le retentissement psychologique, Heureusement, les analogues de la LH-RH sont très efficaces (figure 20.3).

Pseudopubertés précoces (périphériques)

La sécrétion des stéroïdes sexuels ne dépend pas de l'axe hypothalamo-hypophysaire mais il y a toujours accélération de la croissance et de l'âge osseux ; elles sont beaucoup plus rares que les pubertés centrales.

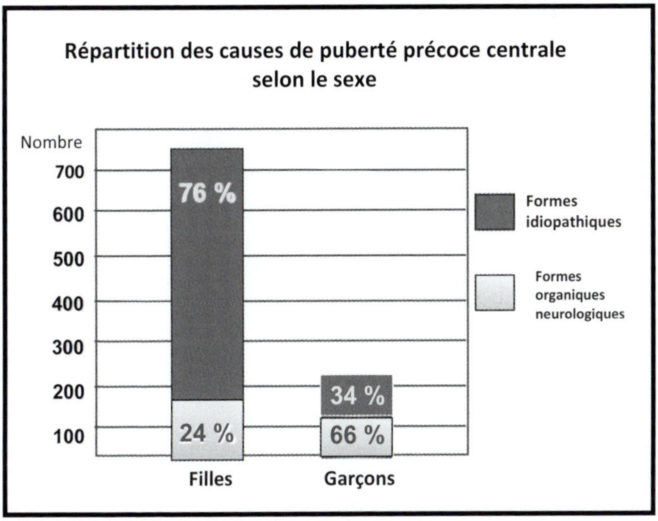

Figure 20.3. Répartition des causes de puberté précoce centrale selon le sexe.

- On parle de *pseudo-puberté précoce isosexuelle* si les hormones sexuelles sécrétées correspondent au phénotype ; androgènes chez le garçon, œstrogènes chez la fille :
  - chez le garçon, les caractères sexuels secondaires sont donc masculins, mais en l'absence de stimulation centrale, *les testicules sont infantiles*. Il s'agit généralement de tumeurs ovariennes plus souvent bénignes que malignes ;
  - chez la fille, on ne peut faire la différence avec une puberté précoce vraie.
- On parle de *pseudo-puberté précoce hétérosexuelle* dans le cas inverse : sécrétion d'androgènes chez la fille, d'œstrogènes chez le garçon, donc hyperandrogénie et virilisation chez la fille, développement des seins chez le garçon.

Les dosages hormonaux montrent alors une augmentation de l'œstradiol ou de la testostérone mais **les taux de FSH et LH sont bas**.

Principales causes

- *les androgènes* peuvent être d'origine surrénalienne : c'est l'hyperplasie congénitale des surrénales liée le plus souvent à un bloc en 21-hydroxylase (dosages de la 17OHP, du SDEHA), mais aussi à une tumeur soit à androgène pure ou mixte (avec corticoïdes) : le corticosurrénalome ;
- *la testostérone* peut être sécrétée par une tumeur testiculaire (Leydig) unilatérale, l'*œstradiol* venir d'une tumeur de la granulosa ;
- à part le syndrome de Mac Cune-Albriht qui associe des taches café au lait, une dysplasie osseuse, une pseudo-puberté précoce et kystes ovariens.

L'échographie pelvienne est indispensable.

Pubertés partielles ou dissociées

Elles sont rappelées ici pour mémoire et sont traitées dans le chapitre consacré à la physiologie.

Il s'agit des développements prématurés isolés, des seins chez la fille et/ou des pilosités pubiennes isolées.

Le diagnostic de puberté partielle dissociée, ayant pour corollaire l'abstention et la surveillance, ne doit être porté qu'à la double condition :

- que la croissance ne s'accélère pas ;
- que la maturation osseuse ne s'accélère pas.

Si ces deux conditions sont remplies, une simple surveillance clinique suffit.

Pour en savoir plus

Bouvatier C. La grande taille chez l'adolescent ; causes, examens et traitements. https://adomed.fr/files/2015/01/ADOmed8_P22A26_COR.pdf

Bramswig J H. Petite et grande taille. Ann Nestlé 2007 ; 65 : 119-129. www.karger.com/Article/Pdf/141033

Despert F. L'enfant de petite taille : conduite à tenir collection conduites. Doin, Paris, 2000.

Pienkowski C, Grandjean S, IPSEN La puberté avant l'âge : nouveaux aspects. www.medecine.ups-tlse.fr/desc/fichiers/Puberte%20precoce.pdf

Retard pubertaire chez la fille. Pas à Pas en Pédiatrie. pap-pediatrie.fr/endocrinologie/retard-pubertaire-chez-la-fille

Retard pubertaire chez le garçon. Pas à Pas en Pédiatrie. pap-pediatrie.fr/endocrinologie/retard-pubertaire-chez-le-garcon

21 Énurésie, pertes d'urine

› Ne parler d'énurésie primaire nocturne qu'après 6 ans, après avoir éliminé les autres causes de perte d'urine, où il existe des « fuites » d'urine diurnes.
› La prise en charge de l'enfant par lui-même est aussi importante que le traitement médicamenteux que l'on peut proposer.

L'énurésie est une situation fréquente en pédiatrie, mais il existe encore une certaine confusion dans ce domaine qu'il convient de clarifier tant du point de vue sémiologique que de l'attitude pratique.

Définitions

L'*acquisition de la propreté diurne* est obtenue chez la plupart des enfants à l'âge de 3 ans, avec encore « normalement » quelques rares accidents : 90 % des enfants sont parfaitement secs le jour à 5 ans.

La *propreté nocturne* n'est acquise à 18 mois que chez 2 % des garçons, 6 % des filles, sans rapport avec l'éducation de la propreté diurne. À 3 ans, seuls trois garçons sur quatre sont secs la nuit, mais quatre filles sur cinq le sont. À 6 ans, encore 10 % des enfants (en règle des garçons) ne sont pas propres la nuit.

L'*énurésie* est *stricto sensu* l'acte d'uriner sur soi, et cela sans préjuger du mécanisme physiopathologique.

L'*énurésie nocturne* se définit comme une « miction active » complète, involontaire et inconsciente chez un enfant de plus de 5 ans, survenant pendant le sommeil :

- elle est dite *primaire* lorsqu'elle est constatée chez un enfant qui, jusque-là, n'a jamais été propre la nuit ;
- elle est dite *secondaire* lorsqu'elle survient après une longue période (plus de 6 mois) de propreté. Elle est alors souvent liée à un trouble psychoaffectif ;
- elle est dite *primaire et isolée* quand il n'y a aucune perte d'urine dans la journée.

Énurésie primaire nocturne isolée

L'énurésie primaire nocturne isolée (ENPI) est fréquente, touchant pour certains auteurs jusqu'à 15 à 20 % des enfants de 5 ans ; elle diminue ensuite régulièrement de 10 à 15 % par année d'âge, mais touche encore 5 % des enfants à l'âge de 10 ans. Les garçons sont plus souvent concernés que les filles (deux à trois fois plus).

À quel âge peut-on parler d'énurésie ?

Certains enfants acquièrent très tôt la propreté nocturne (vers 2 ans). Pour d'autres, il faut attendre 5 ans. Il est donc inutile de parler d'énurésie avant au moins 5 ans, ni même de proposer un traitement avant au moins 6 ans. En revanche, il est très regrettable que certains enfants ne soient vus pour ce motif que très tard : 10, 12, 14 ans parfois. Or plus une énurésie est ancienne, ancrée dans les habitudes, plus son traitement est difficile.

Qu'est l'énurésie primaire nocturne isolée ?

Ce n'est pas une affection urologique

La perte d'urine n'est que nocturne alors que dans les causes urologiques, elle est associée à des troubles mictionnels diurnes. Un interrogatoire bien conduit et un examen clinique simple permettent d'affirmer l'énurésie vraie. Mais attention à s'assurer que les pertes diurnes ne soient pas masquées par une insuffisance d'apport liquidien dans la journée (souvent le cas à l'école). L'EnPNI ne mérite aucune exploration urologique, à part peut-être une bandelette urinaire. L'association d'une énurésie nocturne à des symptômes diurnes ne permet pas de parler d'énurésie nocturne primaire et conduit à rechercher les autres causes de pertes d'urine traitées dans ce chapitre.

Facteurs héréditaires

Le fait qu'il y ait des familles d'énurétiques a pu conduire à considérer l'énurésie comme « héréditaire ». Il paraît plus raisonnable de voir dans ce phénomène une très grande tolérance de la famille devant un symptôme auquel elle est habituée. Cela explique, sans doute, le grand nombre d'énurétiques qui ne sont vus pour la première fois que très tard. Cependant, si le risque pour un enfant de 5 ans d'être énurétique est de 15 % dans la population générale, il est de 44 % si l'un des parents était atteint et de 77 % si les deux parents étaient énurétiques.

Facteurs psychologiques

Tout a été dit sur ce sujet, de l'absence totale de facteur psychologique aux « satisfactions érotiques » et au complexe de castration. S'il est possible que certains enfants énurétiques, conduits chez le psychiatre devant une énurésie particulièrement rebelle, expriment ainsi des troubles psychologiques importants, il est certain que la très grande majorité des énurétiques vus par les généralistes et pédiatres n'ont pas de trouble psychologique.

Organiquement, l'enfant énurétique n'a aucune caractéristique particulière. Il en est de même intellectuellement. Il n'y a donc aucun « profil » psychologique type de l'enfant énurétique.

La personnalité de ces enfants est, en fait, sous-tendue par la tolérance du symptôme :

- tolérance personnelle de ce trouble : certains sont humiliés, timides et de ce fait dissimulateurs, parfois opposants et agressifs, avec souvent une baisse de l'estime de soi ; d'autres, au contraire, s'en moquent complètement, restant totalement indifférents ;
- tolérance sociofamiliale : il est des familles qui prennent bien les choses, minimisant le trouble. D'autres qui, au contraire, ne le supportent pas, rejetant cet enfant qui ne peut se rendre aux multiples invitations, ne peut partir en colonie, et reste « collé » à un milieu familial qui pourtant le juge et « l'exclut ».

C'est ainsi que l'énurétique peut être opposant, agressif ou timide, immature avec souvent une baisse de l'estime de soi. En conclure qu'il fait pipi au lit pour manifester son agressivité ou qu'il témoigne ainsi son désir de rester « bébé », c'est aller bien vite. Il vaut mieux voir dans ces comportements une conséquence de l'énurésie plutôt qu'une cause. La très grande majorité des énurétiques ont, plus tard, une adolescence et une vie d'adulte parfaitement normales.

Le pourquoi de l'énurésie

La physiopathologie de la diurèse et des fonctions vésicales permet de distinguer deux formes principales d'EnPNI chez l'enfant recevant un apport hydrique approprié et harmonieusement réparti :

- **La forme polyurique pure :** il existe chez certains enfants énurétiques une relative polyurie nocturne en rapport avec un défaut de sécrétion nocturne d'hormones antidiurétiques (ADH). Chez l'enfant non énurétique, la diurèse diminue pendant le sommeil car il existe une augmentation de production nocturne d'ADH. Il semblerait que chez l'enfant énurétique, ce pic d'ADH ne se produise pas ou soit très diminué, aboutissant à une polyurie nocturne ;
- **La forme avec faible capacité vésicale :** d'autres enfants ont une réduction (70 %) de la capacité fonctionnelle vésicale qui s'accompagne dans 30 % des cas d'une hyperactivité nocturne du détrusor.
- **Le sommeil de l'énurétique :** quasiment tous les parents d'enfants énurétiques font la même constatation. Ils n'arrivent pas à réveiller complètement leur enfant la nuit pour le faire uriner : il se lève, se laisse conduire aux toilettes, mais ne se réveille pas. Certains de ces enfants ont un sommeil calme, d'autres, au contraire, sont agités, mais les uns et les autres ont un sommeil très profond, ce qui rend leur réveil très difficile. Les études électroencéphalographiques effectuées chez des enfants énurétiques montrent que le trouble apparaît pendant le sommeil à ondes lentes. Chez le sujet « normal », des contractions vésicales accompagnant la réplétion complète apparaissent au cours du sommeil paradoxal, amenant souvent

le réveil pour uriner. Chez l'énurétique, des contractions du détrusor apparaissent lors du sommeil à ondes lentes, au cours du stade IV, et la miction apparaît alors que le tracé se modifie, prenant un aspect de stade II ou I, voire d'éveil cortical. Il y a donc « allégement » du sommeil au cours du stade où il devrait être le plus profond. Mais l'organisation globale du sommeil n'est pas pour autant perturbée. Le « rêve d'uriner » n'est pas la cause de l'énurésie mais la conséquence de la perception, au cours du sommeil paradoxal qui suit la miction, de l'urine dans laquelle baigne l'enfant. Ainsi *l'énurésie peut être favorisée* par une modification du sommeil, apparaissant à une phase de sommeil profond perturbée par un rythme d'éveil cortical insuffisant pour maintenir le contrôle sphinctérien... ou réveiller complètement l'enfant ! Comme pour le somnambulisme et les terreurs nocturnes, il n'a jamais été observé de tracé paroxystique et l'énurésie primaire nocturne n'est pas un équivalent épileptique. Cela facilite l'énurésie mais n'en est pas la cause.

En réalité, la *physiopathologie de l'EnPNI* s'articule surtout autour des deux éléments principaux que sont la diurèse nocturne, la capacité vésicale implique aussi la capacité d'éveil.

Il faut savoir par ailleurs :

- que 20 % des enfants présentant un TDAH (trouble de déficit d'attention avec hyperactivité) ont une énurésie et que 10 % des enfants énurétiques ont un TDAH ;
- que l'énurésie est fréquente aussi chez les enfants avec SAOS (syndrome d'apnées obstructives au cours du sommeil) qui pourrait être associé à une polyurie nocturne.

Très exceptionnellement, l'énurésie nocturne peut révéler une pathologie organique comme des valves postérieures de l'urètre, une vessie neurologique, voire une tubulopathie primitive ou une uropathie par diminution de pouvoir de concentration urinaire. Ne pas l'oublier. Enfin, la constipation et l'encoprésie ne sont pas rares chez les enfants énurétiques. Le rectum anormalement plein comprime la vessie et génère alors des contractions du détrusor.

Pronostic

Le symptôme énurésie guérit toujours avec le temps, le taux de « guérison » spontanée est d'environ 15 % par an ; en revanche, les difficultés psychiques qu'elle a pu entraîner sont parfois plus difficiles à vaincre : c'est dire l'intérêt d'une prise en charge précoce. Ce n'est qu'exceptionnellement que l'énurésie révèle une névrose plus profonde.

Prise en charge

Elle comporte plusieurs « volets » qui ont tous leur importance.

Attention au symptôme et étude de son retentissement sur l'enfant et la famille

La première consultation a pour but d'éliminer toute anomalie mictionnelle diurne (en vérifiant que les apports hydiques sont corrects et bien répartis dans la journée), et d'étudier les composantes sociales, familiales et personnelles de l'enfant : c'est une consultation longue, mais fondamentale.

L'interrogatoire est un temps essentiel du diagnostic. Il constitue aussi le début obligatoire de la prise en charge. Il faut s'enquérir des habitudes de vie, de l'heure du coucher, du type de sommeil observé par les parents.

L'enfant tolère-t-il bien son symptôme ? Certains se présentent comme très ennuyés, d'autres affectent désinvolture ou désintérêt : ce n'est souvent qu'une façade et l'enfant souffre d'une situation où il n'est pas comme les autres, où il ne peut participer comme les autres à certaines activités (aller dormir chez un ami, aller en colonie de vacances...).

La famille est parfois très tolérante (on pourrait même dire trop), ailleurs très exigeante. C'est l'occasion de rappeler que, pour l'enfant, c'est une situation préoccupante, mais aussi qu'il n'en est pas responsable.

L'examen clinique recherche l'absence de globe vésical, d'anomalie sacrococcygienne et neurologique. Il démontre la normalité des organes génitaux externes : c'est essentiel pour rassurer l'enfant. Il faut faire une *bandelette urinaire* et pourquoi pas *demander la tenue d'un calendrier mictionnel sur 48 heures* (pour apprécier la capacité vésicale).

Cet interrogatoire et cet examen participent au traitement : l'enfant perçoit qu'il est entendu, compris, qu'il va être pris en charge, que ce problème est simple, bénin, qu'il va enfin en sortir. Cet interrogatoire permet aussi d'apprécier la motivation de l'enfant.

Médicaments

L'énurésie guérit toujours : toute thérapeutique quelle qu'elle soit a donc des succès apparents, parfois temporaires, dont il est difficile d'apprécier l'effet placebo.

L'efficacité des imipraminiques (Tofranil® ou Anafranil®) en avait fait un médicament largement utilisé dans le traitement de l'énurésie nocturne isolée. Actuellement, ils doivent être abandonnés de première intention (Afssaps, 2006) à cause de leur toxicité (marge de thérapeutique étroite, risque létal) ; de plus, les effets secondaires comme l'anxiété, la dépression, la somnolence, l'irritabilité, voire la léthargie et les perturbations du sommeil sont fréquents dans 40 % des cas.

La desmopressine (Minirinmelt®), analogue de synthèse de l'arginine vasopressine (ADH), serait surtout efficace en cas de polyurie nocturne à capacité vésicale fonctionnelle normale, en augmentant la réabsorption d'eau au niveau du tube collecteur du néphron. Elle se présente maintenant sous la forme de lyophilisats oraux dosés à 60 µg, 120 µg et 240 µg. Le Minirinmelt®

est indiqué chez l'enfant de plus de 6 ans. La dose d'attaque est de 120 µg à prendre le soir, 30 à 60 minutes avant le coucher, en respectant l'arrêt des boissons 1 heure avant la prise et durant toute la nuit. Cette posologie pourra être augmentée par paliers de 60 µg toutes les semaines en cas de succès partiel jusqu'à une dose optimale de 240 µg par jour (exceptionnellement 360 µg). Si le traitement est efficace, il faut le poursuivre 3 mois : il y a 50 % de répondeurs complets, 15 % de répondeurs partiels mais 35 % de sujets non répondeurs. Le taux de rechutes à l'arrêt du traitement varie de 20 à 40 % ; il peut alors être repris une fois selon les mêmes règles de prescription. En cas d'inefficacité, il est inutile de poursuivre le traitement. Les parents doivent cependant être informés des quelques effets secondaires : céphalées, nausées, douleurs abdominales et du risque exceptionnel d'intoxication par l'eau.

L'oxybutynine (Driptane®, Ditropan®) est indiquée si on pense à une capacité vésicale réduite vésicale. On peut la proposer s'il existe des symptômes diurnes, même très discrets, évocateurs d'une immaturité (ou instabilité) vésicale. On peut l'associer à la desmopressine en cas d'échec.

Moyens physiques

Basés sur les réflexes de conditionnement, de type alarme sonore, Pipistop®, leur principe est fondé sur l'anticipation et la prise de conscience du besoin d'uriner ; c'est un traitement simple, sans danger, efficace, mais très peu prescrit en France. Ce traitement ne peut être indiqué que chez des enfants motivés et après 8 ans. Une évaluation par l'Anaes (devenue depuis Haute Autorité de santé [HAS]) en 2003 montre que leur efficacité est comparable à celle de la desmopressine après 3 mois de traitement et que les rechutes sont moins fréquentes à l'arrêt. Si le moniteur est efficace, il doit être utilisé tous les jours pendant 2 à 4 mois. Cependant, le prix de ces alarmes est élevé, elles ne sont pas remboursées, et pas toujours bien tolérées par les enfants et les familles. On peut les associer à la desmopressine en cas d'échec, sans réelle supériorité des résultats.

Dans tous les cas, le choix du traitement doit tenir compte de la motivation, du mode de vie, des désirs de l'enfant, et doit donc être le plus acceptable possible pour lui et pour sa famille.

Il faut revoir régulièrement l'enfant et sa famille pour apprécier les résultats du traitement précis et l'encourager.

Prise en charge de l'enfant par lui-même

Certaines mesures générales indispensables permettent parfois de mettre fin à l'énurésie : boire régulièrement dans la journée (entre 7 et 18 h), limiter les boissons le soir (surtout gazeuses et sucrées) après 18 h, éviter les dîners copieux et salés, les aliments riches en eau (soupe, yaourts) ou diurétiques, comme asperges, poireaux, aubergines, ananas, concombre. Il doit bien vider sa vessie avant de se coucher, avoir un transit intestinal régulier et des mictions réparties régulièrement dans la journée avec une vidange complète de la vessie.

L'enfant doit réaliser qu'il n'est pas malade et participer à sa propre guérison. Il faut qu'elle le valorise, car même si l'énurésie est bien tolérée par la famille, l'enfant est dépendant de sa mère (couches, literie...). S'il participe aux changes des draps, cela ne doit pas être vécu comme une punition ; s'il porte des couches, cela ne doit pas être vécu comme une humiliation et il doit lui-même les jeter le matin. Il faut l'aider à conquérir son indépendance, son autonomie pour l'aider à « grandir ».

La *tenue d'un carnet* sur lequel l'enfant note lui-même chaque jour le résultat obtenu est un moyen simple et facilement accepté de la participation active au traitement. *L'enfant est responsable de son carnet,* il doit l'apporter lui-même au médecin à l'occasion des consultations ultérieures. Ce faisant, il devient l'interlocuteur direct du médecin.

Car il est tout aussi important de mettre la mère (et toute la famille) hors du jeu. Il est essentiel que la mère accepte de ne plus faire de remarques. Il faut essayer d'obtenir de la famille une indifférence totale vis-à-vis de ce problème ; bref, il faut que l'enfant vive en paix.

Ce faisant, le médecin, dans cette prise en charge, se comporte-t-il en psychothérapeute, apportant par là même des arguments à ceux qui considèrent l'énurésie comme relevant de cette thérapie ? Il ne s'agit pas de discuter de façon théorique, mais bien de résoudre le problème qui est posé. L'important, en fait, est de supprimer un symptôme bénin puisqu'il guérit spontanément mais qui risque, par sa prolongation, d'entraîner effectivement des perturbations psychologiques.

Les causes d'échec identifiées sont surtout liées à l'intolérance des parents et/ou à l'absence de motivation de l'enfant.

Psychothérapie

Elle n'a pas sa place dans les formes courantes, non associées à d'autres troubles du comportement, si ce n'est dans certains cas pour soutenir l'enfant, sa famille et les rassurer sur sa normalité, surtout s'il existe une encoprésie, des difficultés scolaires, une mésestime de soi invalidante ou un environnement familial problématique.

Autres causes de pertes d'urine

Elles sont essentiellement au nombre de quatre : l'abouchement ectopique de l'uretère, les obstacles cervico-urétraux, le dysfonctionnement vésicosphinctérien, les troubles fonctionnels de la vessie. Elles sortent du cadre de l'énurésie, mais il faut savoir les éliminer par une étude sémiologique précise. Dans toutes ces affections, il y a certes une symptomatologie nocturne, mais aussi des troubles mictionnels diurnes, une prédominance féminine, et souvent des infections urinaires récidivantes.

Abouchement ectopique de l'uretère

Dans la moitié des cas, il est découvert après l'âge de 5 ans :

- chez la fille, la traduction clinique est une *incontinence permanente diurne et nocturne qui coexiste avec des mictions normales*. Parfois elle ne s'exprime que par une culotte mouillée ou des pertes d'urine à l'orthostatisme ou à l'effort ;
- chez le garçon, il n'y a pas d'incontinence mais des poussées de fièvre à répétition traduisant des infections urinaires ;
- dans les deux sexes, échographie et urographie intraveineuse (UIV) sont les examens à privilégier.

Obstacles cervico-urétraux

Ils entraînent une incontinence ou plus précisément des mictions par regorgement, mictions qui ne sont jamais complètes. Le maître symptôme est le globe vésical perceptible après la miction. L'étude clinique de la miction permet de noter les troubles du jet. Deux examens sont indispensables : l'UIV et la cystographie mictionnelle. Il peut s'agir de valves urétrales, d'ureterocele, voire de lithiase.

Dysfonctionnements vésicosphinctériens

Ils comportent des fuites urinaires avec écoulement permanent, sans véritable miction, plus ou moins associées à une dysurie et à une encoprésie. Il y a perte de la coordination entre la coordination vésicale et le relâchement sphinctérien. La dysurie est au premier plan avec un jet urinaire saccadé, des infections urinaires à répétition, un reflux vésico-uréteral acquis. Ils sont chez l'enfant habituellement secondaires à une lésion congénitale (*spina bifida* notamment), beaucoup plus rarement à une lésion acquise (traumatisme ou tumeur médullaire). C'est pourquoi il faut toujours examiner le dos de ces enfants, réaliser une imagerie par résonance magnétique (IRM) à leur recherche. En cas d'anomalie, on parle de « neurovessie congénitale ». Si l'IRM est normale, on parle de « neurovessie non neurogène », de traitement difficile, d'autant que les facteurs psychologiques sont ici au premier plan. Un bilan urodynamique et radiologique complet est nécessaire chez ces enfants.

Troubles fonctionnels de la vessie

C'est l'*immaturité vésicale*, souvent confondue avec l'énurésie nocturne, mais qui s'en distingue classiquement par sa prédominance féminine (8 % contre 1,5 % chez les garçons).

Immaturité ou instabilité vésicale

Les *manifestations cliniques* sont essentiellement diurnes. Les troubles mictionnels sont caractérisés par des impériosités ; l'enfant tente de contrôler son sphincter strié par une contraction volontaire mais souvent retardée. Il peut y avoir de véritables urgences mictionnelles, un jet explosif et brutal, mais il y a aussi une pollakiurie, des petites fuites urinaires peu abondantes responsables de « culotte mouillée ». Certes, l'enfant peut réagir à ces besoins impérieux en courant vers des toilettes proches, d'autres vont se retenir le plus possible en cherchant par des manœuvres à augmenter leur pression urétrale (croisement de jambes, pression directe sur le méat urétral) et c'est dans ces formes que l'on peut voir des infections urinaires, voire des reflux vésico-urétéraux.

L'énurésie nocturne est parfois associée à ces troubles diurnes.

Il n'y a pas de dysurie (en dehors d'infection urinaire récidivante).

L'examen neurologique est normal.

Le *diagnostic* est essentiellement clinique (interrogatoire) et les examens complémentaires n'ont aucun intérêt dans les formes simples. Un bilan échographique ou radiologique à la recherche d'un reflux vésicorénal n'est nécessaire qu'en cas d'infection urinaire fébrile associée. Le traitement médical est très efficace, mais ne doit être prescrit qu'après l'âge de 5 ans. Il repose sur l'oxybutinine (Ditropan®, Driptane®), qui a surtout une action antispasmodique et une moindre action anticholinergique. En agissant sur le détrusor, elle diminue l'amplitude des contractions non inhibées de la vessie et augmente la capacité vésicale fonctionnelle, mais expose aux effets secondaires anticholinergiques (sécheresse de la bouche, troubles visuels, majoration d'une constipation…). La dose habituelle est en règle de 2 comprimés par jour en 2 prises à partir de l'âge de 5 ans. L'effet se fait parfois attendre 2 à 3 semaines. Il est plus rapide sur les troubles diurnes que nocturnes.

Le grand *diagnostic différentiel* de l'immaturité vésicale est **la constipation** et, devant un tableau d'instabilité vésicale avec impériosité mictionnelle et fuite urinaire, il faut rechercher systématiquement une constipation sévère qui peut être à l'origine du même tableau clinique. La persistance de selles dures et la dilatation de l'ampoule rectale peuvent être à l'origine de contraction non inhibée du détrusor, mimant le tableau d'immaturité vésicale. S'il existe une rétention stercorale, il faut la traiter avant d'envisager le traitement classique de l'immaturité vésicale par l'oxybutinine.

Autres troubles mictionnels

Pour être complet, il faut citer aussi les troubles mictionnels en rapport avec des *facteurs locaux irritatifs* (vulvite, inflammation du méat, adhérences préputiales, constipation, cystite ou urétrite) qui répondent au traitement de la cause, mais aussi certaines *énurésies psychogènes*, liées à des troubles affectifs majeurs et souvent associées à une encoprésie.

La vessie rétentionniste se voit chez les enfants qui préfèrent jouer et donc retarder leur miction : les mictions sont incomplètes et peu fréquentes mais il peut y avoir des urgences avec des fuites de grande quantité. Ces enfants peuvent perdre la notion de réplétion et de l'envie d'uriner.

N'oublions pas le *diabète sucré* et le *diabète insipide*.

Ainsi, l'énurésie primaire nocturne est facile à distinguer des maladies organiques vésicosphinctériennes susceptibles de donner des pertes d'urine. Elle est facile aussi à distinguer de l'immaturité vésicale : un interrogatoire simple et un examen clinique suffisent.

À retenir

L'énurésie est une situation fréquente où la perturbation du sommeil est prédominante et les troubles psychologiques beaucoup plus souvent réactionnels au symptôme que préexistants.

La prise en charge, simple, repose sur une responsabilisation de l'enfant et l'administration d'imipramines.

Pour en savoir plus

Aubert D, et al. Énurésie nocturne primaire isolée : diagnostic et prise en charge. Recommandations par consensus formalisé d'experts. Prog Urol 2010;343-9.

Collectif. Troubles urinaires chez l'enfant. Pédiatrie pratique 2011;232:1-7.

Corbillon B., Xerri A.I., Poullié C. Rumeau-Pichon. Évaluation des systèmes d'alarme dans le traitement de l'énurésie nocturne primaire monosymptomatique. 2003. www.pipi-stop.ch/wp-content/uploads/2015/04/ANAES_rapport-complet_enuresie.pdf

Fuites urinaires de l'enfant. Pas à Pas pédiatrie. pap-pediatrie.fr/nephro-uro/fuites-urinaires-de-lenfant

Lottmann H, Alova I. Énurésie de l'enfant. Encycl Méd Chir, Urologie, 18-207-E-10, 2011.

Site parents et professionnels : pipi-au-lit.net

Troubles mictionnels de l'enfantGroupes suisses de travail de néphrologie pédiatrique. www.swiss-paediatrics.org/sites/default/files/paediatrica/vol21/n5/pdf/25-30.pdf

22 Troubles courants du comportement. Conseils éducatifs

› Agitation, anxiété, dépression, tics, manifestations « hystériques », mensonge, vol, fugue, addictions, etc. sont de fréquents motifs de consultation qui perturbent la vie sociale et familiale de l'enfant, mais ne nécessitent que rarement un avis « spécialisé ».
› Le médecin est souvent sollicité pour des conseils éducatifs, surtout pour l'utilisation des « écrans ».

Le médecin est sans cesse confronté à des difficultés comportementales de l'enfant : certaines sont mises en avant par les parents, d'autres lui sont présentées sous le masque d'une maladie organique. Il est important qu'il les prenne en charge tant les troubles du comportement de l'enfant sont sources de tension dans l'équilibre familial.

Sans qu'il soit possible, dans un temps qui se veut bref, d'envisager toutes les situations rencontrées, il est utile de donner quelques idées simples sur celles qui semblent les plus quotidiennes.

Agitation

Avant 3 ans

Âge physiologique de l'agitation

Dès que l'enfant se déplace, marche, il utilise cette motricité toute neuve à des activités apparemment anarchiques, incohérentes, sans but. Il s'agit d'un phénomène tout à fait physiologique que nombre de parents ne comprennent pas parce qu'ils n'y ont jamais réfléchi.

Pendant 1 an, souvent un peu plus, l'enfant a été tout entier dépendant. Il s'est éveillé sans doute mais l'élément moteur de l'indépendance, la marche, lui manquait. Et tout à coup, il échappe, il s'échappe…

Il est essentiel de faire comprendre aux parents que cette première expérience de la motricité est obligatoirement difficile pour eux : *l'enfant découvre, apprend le monde qui l'environne*. Il touche à tout, mange n'importe quoi, met ses doigts partout, court mille dangers… Quoi de plus normal ?

Décalage entre l'activité motrice et le langage

À 18 mois, il veut tout découvrir. Mais son langage est d'une extrême pauvreté : 8, 10 mots, 20 tout au plus. Or, cet extraordinaire décalage entre la motricité et le langage est source de tensions.

Guide pratique de la consultation en pédiatrie

Il veut quelque chose, quelque chose de coloré, de brillant, de beau, de sonore, or son langage ne lui permet pas d'exprimer ce besoin, ce désir. Que fait-il alors ? Il agit sans s'expliquer et les parents qui ne connaissent pas l'explication ne comprennent pas l'action. Il faut donc leur enseigner la patience en leur faisant percevoir ce difficile mais réel décalage.

Réaction d'opposition

En 1957, lors d'une réunion du Groupe français d'études de neuropsychopathologie infantile, une journée entière a été consacrée à ce qu'il est convenu d'appeler la « réaction d'opposition » : «*les réactions d'opposition représentent un comportement banal chez l'enfant normal. Il n'y a guère d'enfant qui, au cours de son existence, n'ait présenté une opposition à l'une des activités qui lui sont proposées ou imposées*». Cette affirmation devrait s'inscrire dans tout système éducatif : l'opposition à l'autorité parentale est normale. C'est une constante qui va se retrouver à chacune des grandes étapes de l'œuvre éducative.

Incompréhension des parents

Trop souvent, les parents ne comprennent pas ce qui se passe, mais il ne faut pas pour autant les condamner. S'ils ne comprennent pas, c'est simplement par ignorance de cette « physiologie ». Or, toute ignorance engendre l'angoisse et toute angoisse entraîne des réactions inopportunes, voire violentes.

Au médecin donc d'apprendre aux parents ce triple phénomène : *motricité toute neuve, pauvreté du langage, opposition, frustration, provocation* parfois, qui sont des constantes de la maturation physiologique entre 18 mois et 3 ou 4 ans. Il est clair que ce type d'explication évite bien des angoisses et donc bien des conflits.

Persistance de l'agitation après 3 ans

Si la majorité des enfants vont progressivement se calmer, se discipliner au fur et à mesure que se réalise leur maturation intellectuelle et psychologique, d'autres vont rester des agités bien au-delà de 3 ans, âge souvent considéré comme charnière. Pourquoi cette situation ?

On peut lui reconnaître plusieurs causes.

Retard mental

C'est une cause essentielle d'agitation, au point que, devant tout enfant agité, il faut évoquer cette possibilité étiologique. Cela est facile à comprendre : cet enfant n'a pas la maturité de compréhension, de langage de l'enfant « normal » du même âge. Il est de même incapable de contrôler ses réactions d'opposition.

Déficit sensoriel

L'*amblyope* mais surtout le *malentendant* sont volontiers agités, ne s'intègrent pas aisément à l'école maternelle. Ils se rendent bien compte qu'ils « ne sont pas comme les autres » et leur réaction est souvent l'instabilité et l'agressivité vis-à-vis d'autrui. Cela peut se rencontrer chez tout enfant présentant un handicap physique.

Troubles du sommeil

Une perturbation de la qualité du sommeil, qu'elle soit liée à un mode de vie inadapté ou à un syndrome d'apnées obstructives au cours du sommeil (SAOS) [chapitre 23, peut bien sûr se traduire par une agitation excessive.

Attitudes éducatives inopportunes

Elles peuvent être de diverses natures :

- l'enfant a besoin d'une vie calme, détendue. Les familles elles-mêmes tendues et agitées engendrent l'agitation chez l'enfant ;
- inversement, l'enfant a besoin que soient satisfaits ses besoins élémentaires de jeu et de dépense physique. Une éducation trop stricte, trop bien « réglementée » est génératrice de tension ;
- enfin, certaines circonstances de la vie ne sont pas favorables à cette détente de l'enfant : parents séparés ou divorcés, conflits familiaux, habitat exigu et bruyant, travail parental fatigant, voire maltraitance.

Agitation constitutionnelle

De même qu'il est des adultes en perpétuelle activité physique et/ou intellectuelle, il est des enfants plus agités, plus fatigants que d'autres. D'ailleurs, on trouve souvent une notion familiale, sans très bien savoir si l'enfant est victime de son environnement ou si cette hyperactivité est inscrite dans son capital génétique.

Hyperactivité associée à un trouble déficitaire de l'attention

Toutes les situations précédemment citées doivent être distinguées de trouble de l'attention avec hyperactivité (TDAH) : c'est une entité très particulière qui n'est souvent diagnostiquée que chez l'enfant d'âge scolaire (> 6 ans), devant l'association d'une *hyperactivité* motrice inappropriée, désordonnée, inefficace plus qu'excessive, d'une *impulsivité* provoquant des troubles du comportement, perturbant gravement l'intégration sociale, familiale, scolaire de l'enfant, d'un *déficit de l'attention :* impossibilité de se concentrer d'une manière durable et soutenue sur aucune activité, en particulier scolaire — l'enfant se laisse distraire par le moindre stimulus.

Tout enfant suspect de ce syndrome doit être confié à un pédopsychiatre qui confirmera ce diagnostic difficile (tant les erreurs d'interprétation sont grandes) en s'aidant des informations recueillies auprès des parents et des enseignants. Il décidera de le traiter ou non par un psychostimulant amphétaminique (dont l'efficacité est en règle très spectaculaire, du moins au début, la psychothérapie venant en deuxième intention ou en association).

Troubles spécifiques des apprentissages

Toutes les altérations des fonctions cognitives comme le retard de langage isolé, les dysphasies, dyslexie, dyscalculie, dyspraxie, etc., qui perturbent la communication ou les apprentissages scolaires peuvent générer de l'agitation : l'enfant veut y arriver, mais ne peut pas.

Autres pathologies

Comme les troubles anxieux, les troubles obsessionnels compulsifs (TOC), l'anxiété de l'enfant à haut potentiel, les troubles envahissants du développement, la dépression de l'enfant peuvent se traduire, s'accompagner, entretenir ou induire une agitation « réactionnelle ». Bref, toutes les situations dans lesquelles l'enfant a une mésestime de soi, un manque de confiance, est « mal dans sa peau ».

Attitudes thérapeutiques

Il n'y a pas un traitement miracle mais une prise en charge globale d'un enfant et de sa famille tenant compte de ce qui vient d'être exposé sur « le pourquoi de l'agitation ».

Attention cependant : l'agitation n'est pas l'excitation ponctuelle liée à un événement heureux ou malheureux.

Il faut toujours expliquer le caractère le plus souvent normal, physiologique de cette situation avant 3 ans. Sans doute, plus l'enfant est grand, plus cette agitation devient pathologique... surtout si elle dure (plus de 6 mois ?).

Les parents doivent avoir conscience que l'opposition n'est signe ni de bravade ni de perversité, mais qu'elle est une constante de l'enfance... et une constante indispensable. Il n'est pas de structuration de la personnalité sans opposition à la personnalité des autres.

Il faut parfois essayer de rectifier les erreurs éducatives : demander aux parents de consacrer un certain temps (même bref) quotidien au jeu, s'assurer que l'enfant se dépense physiquement, éviter les couchers trop tardifs sont autant de mesures simples à ne jamais négliger.

Il faut parfois prescrire un « sédatif » à l'enfant. Sans doute s'agit-il d'une mesure quelque peu artificielle, mais un calme relatif est généralement le préalable à un dialogue fructueux avec les parents. Celui-ci ne devient possible que si les parents sont suffisamment détendus pour entendre.

Il faut enfin revoir l'enfant et ses parents. On est ainsi parfois étonné de constater combien la situation se détend alors que l'enfant reste un hyperactif. Le praticien, en agissant ainsi, est aussi psychothérapeute... mais c'est le propre de tout acte médical bien mené.

Bien sûr, chez l'enfant plus vieux, si la consultation a pu révéler une cause spécifique, son traitement s'impose, mais l'aide d'un pédopsychiatre ou d'un psychologue est souvent nécessaire.

Anxiété

La prévalence de l'anxiété chez l'enfant et l'adolescent serait de 10 à 20 %, ce qui rend compte de la difficulté de cerner ce qu'est le phénomène anxieux chez l'enfant et de discerner si cette manifestation d'angoisse est « *normale* », participant au développement psychoaffectif de l'enfant, ou si elle est « *pathologique* », et dans ce cadre on parlera plus volontiers de « troubles anxieux de l'enfant et de l'adolescent ».

La peur et l'angoisse sont indissociables du développement psychique normal. Plus l'enfant grandit, plus il est exposé à des problématiques, des découvertes auxquelles son psychisme n'est pas encore adapté. En effet, pour surmonter sa peur, l'enfant doit mobiliser toutes ses ressources, y compris psychiques : cela l'aide à se construire, à s'adapter. Il en est ainsi de la peur de l'étranger chez le bébé, qui témoigne de sa capacité à différencier son entourage familier de l'inconnu, de la peur du noir vers 18-24 mois, de la peur des gros animaux vers 3-4 ans, de la crainte de la mort ou de la perte d'un être cher, vers 8 ans, etc., peur de l'échec scolaire ou sportif, peurs de son adaptation sociale ou de la sexualité chez l'adolescent, peurs des changements sociétaux, de la séparation, de la violence, du harcèlement, etc. Les causes de peurs sont multiples dans la vie quotidienne certes, fonction de l'âge, mais nombre de ces situations émaillent la vie et le développement de l'enfant et adolescent.

Mais quand l'angoisse perturbe durablement la vie de l'enfant qui ne peut plus réaliser ses activités habituelles, retentissant sur l'environnement familial, scolaire, social, bloquant le développement de l'enfant, interférant avec son bien-être, l'empêchant d'accéder à l'autonomie, elle devient pathologique. On parle alors de *troubles anxieux de l'enfant et de l'adolescent* (DSM5, *Manuel diagnostic et statistique des troubles mentaux*, 2013) qui peuvent s'exprimer dans de nombreux champs :

- *psychique* : anxiété de séparation et phobies spécifiques ou sociales, anxiété chronique généralisée ;
- *comportemental* : agitation, colère, certaines formes de déficit de l'attention ou d'instabilité psychomotrice ; dépression, idées suicidaires, addictions ;
- *somatique* : plaintes diverses, troubles fonctionnels évoqués dans différents chapitres de cet ouvrage (douleurs abdominales, céphalées, entre autres), conversion « hystérique », troubles du sommeil ;
- *relationnel* : inhibition, retrait, évitement ;
- *cognitif* : troubles de l'attention et de la mémoire, donc difficultés scolaires.

Les manifestations d'anxiété les plus fréquentes ou les plus marquantes sont :

- *L'anxiété de séparation* a une prévalence de 3 à 5 % avec un pic vers 7/9 ans) : anxiété excessive quand l'enfant est séparé des personnes auxquelles il est principalement attaché. La peur de se retrouver seul, qu'un malheur touche l'enfant ou ses parents peut apparaître lors d'une séparation effective mais aussi anticipée : vacances, classe de nature, voire simplement une invitation.
- *La phobie spécifique* (3 à 4 % des consultations en pédopsychiatrie) : l'enfant éprouve une peur irrationnelle, excessive et durable devant une situation précise et souvent même anticipe cette situation, ce qui conduit à des problèmes invalidants dans la vie courante. On les classe en quatre types : animaux, environnements naturels, médicales (sang et injection) et situationnelles. Bien sûr, le thème (et l'expression) en varie selon l'âge, le sexe, le contexte socioculturel et familial. Cela se traduit par des pleurs, colères, agrippement à l'adulte, et se voit surtout entre 2 et 5 ans, puis entre 10 et 11 ans. Les manifestations seront alors plutôt neurovégétatives : tachycardie, polypnée, tremblements, sueur, agitation, etc. souvent intenses.
- *L'anxiété sociale*: crainte marquée et persistante d'une ou plusieurs situations dans lesquelles l'enfant ou l'adolescent est confronté au regard d'autrui et craint de ne pas être à la hauteur, de « mal » se conduire. Il craint d'être ridicule, de rougir, de bafouiller. Toutes les situations d'interaction, même avec ses camarades, l'effraient ; cela peut être la peur de parler, de se produire en public, ou devant des personnes d'autorité, voire de manger ou écrire devant autrui. Il les évite, ce qui réduit toutes relations, même avec ses proches. Il est conscient de son attitude et ne la critique pas. Ce trouble se distingue de la timidité par son intensité, sa répercussion sur sa vie sociale et familiale et la détresse ressentie de la vie quotidienne. Cela apparaît surtout au début de l'adolescence, mais un mutisme extrafamilial dans l'enfance peut révéler une forme précoce de ce trouble.
- *Le mutisme sélectif* est rare et souvent associé à l'anxiété sociale. C'est l'incapacité de parler, durable (au moins 1 mois) dans certaines situations de la vie sociale, alors que ce symptôme n'existe pas dans un contexte familier.
- *L'anxiété généralisée :* l'enfant et l'adolescent ont des préoccupations excessives concernant des activités ou événements divers de la vie quotidienne sans focalisation sur des situations précises. Tout les inquiète, entre autres leurs performances scolaires et sportives. Ils ont des obsessions de ponctualité, de conformisme et de perfection pour obtenir l'approbation qui les rassure. Ils n'arrivent pas en règle à contrôler ces problèmes. Cela se voit surtout à la fin de l'enfance.
- *L'attaque de panique avec (3 à 4 %) ou sans (2 à 3 %) agoraphobie :* survenue brutale, imprévisible, mais récurrente d'un malaise intense en dehors de tout danger réel bref (moins de 20 minutes), avec crainte d'une éventuelle

rechute devant une situation précise (comme la foule). Les symptômes sont variés : palpitations, transpiration, tremblements, sensation de souffle coupé ou d'impossibilité de respirer, douleur ou gêne thoracique ou abdominale, sensation ébrieuse, frissons, bouffées de chaleur, picotements, engourdissements, peur de devenir fou ou de mourir. Le DSM5 demande au moins 4 de ces symptômes avec au moins 4 attaques en par mois. Cela entrave très fortement la vie quotidienne, et se voit plutôt en fin d'adolescence (15-19 ans) avec parfois des tendances suicidaires.

- *L'état de stress post-traumatique (ESPT) :* ce trouble apparaît avec une latence variable après un événement traumatisant auquel il a été exposé (menace sur sa vie ou celle d'un proche) qui a suscité chez l'enfant peur, impuissance, horreur. Il peut aussi s'agir d'un accident ou d'une maladie grave.

Quoi qu'il en soit, les troubles anxieux conduisent souvent à l'isolement, au repli social, à la réduction des activités et des expériences : cela nuit donc à l'acquisition de l'autonomie de l'enfant.

Parfois, plusieurs troubles anxieux coexistent, et la séméiologie anxieuse peut s'enrichir avec l'âge. Il faut savoir que la *dépression* et l'*anxiété* coexistent dans environ 15 % des cas, ce qui interfère sur la clinique et l'évolution de chacune de ces deux pathologies.

La comorbidité de l'anxiété et du trouble de déficit d'attention avec hyperactivité (TDAH) ou de l'enfant à haut potentiel est relativement fréquente chez l'enfant, alors que chez l'adolescent, cette comorbidité s'exprime surtout dans les conduites addictives dont elle est un des facteurs de risque.

Le refus scolaire anxieux mieux connu sous le terme de phobie scolaire : l'enfant, pour des raisons totalement irrationnelles, refuse d'aller à l'école et résiste avec une anxiété très vive quand on le force. Cela s'exprime lors du départ pour l'école, pour entrer dans la classe ou même avant par anticipation, voire la veille, par des plaintes somatiques variées. L'angoisse du matin s'exprime par une détresse émotionnelle intense simulant parfois une attaque de panique avec des réactions motrices violentes contre les adultes qui cherchent à contraindre l'enfant. Les jours fériés et les vacances sont sereins, l'enfant promettant même de retourner à l'école, de travailler, de rattraper son retard.

Le problème vient du fait que le plus souvent, soit spontanément, soit après de multiples essais de réassurance, de persuasion, de punition, les parents deviennent tolérants, voire complices, faisant cautionner l'absentéisme scolaire par nombre de certificats médicaux et organisant la vie de l'enfant à la maison. La déscolarisation ainsi entretenue peut durer des semaines, voire des mois, pendant lesquels l'enfant se désocialise (ce qui entraîne retard dans les apprentissages et le parcours scolaire) et peut même entrer dans l'isolement, la dépression si elle n'existait pas précédemment. Les parents de ces enfants ont souvent eux-mêmes des profils anxieux particuliers.

Le refus scolaire est la complication la plus redoutable des troubles anxieux de l'enfant, sous-tendant tous les autres troubles anxieux plus ou moins intriqués : surtout l'angoisse de séparation chez l'enfant, anxiété généralisée du plus grand (examen, performance), phobie sociale, phobie simple, peur de développer une attaque de panique. Son pronostic dépend de l'âge de survenue (plus grave chez l'adolescent), mais aussi de l'attitude familiale et de l'importance de la démotivation scolaire. Si l'enfant est vu tôt et sa famille compliante, une psychothérapie ambulatoire peut en venir à bout avec un aménagement scolaire. Sinon, l'hospitalisation en service de pédopsychiatrie est indispensable.

Traitement

Le traitement de l'anxiété est compliqué tant les expressions comme l'âge d'apparition en sont différentes. Le médecin qui prend en charge l'enfant doit déjà savoir :

- la repérer devant des symptômes qui ne sont pas toujours évocateurs ;
- intégrer la répercussion de ce trouble dans la vie de l'enfant et de sa famille ;
- apprécier l'anxiété familiale (les enfants anxieux ont souvent des parents anxieux) et en tenir compte, d'autant que les parents minimisent parfois volontairement l'anxiété de leur enfant ;
- parfois, une simple écoute de l'enfant et de sa famille pendant quelques consultations au cours desquelles ils pourront exprimer leurs peurs pourra suffire ;
- les psychothérapies cognitives et comportementales sont très utiles, souvent associées à des thérapies familiales et à la prise en charge des comorbidités complétées si besoin par l'association avec les inhibiteurs de recapture de la sérotonine. Très efficaces chez l'adulte, ils n'ont pas encore l'AMM en France dans les troubles anxieux de l'enfant (se renseigner), voire un antidépresseur tricyclique.

Évolution

L'évolution à long terme est mal connue. Certains troubles régressent spontanément et totalement en quelques années. Certains enfants, adolescents puis adultes vivront avec des symptômes atténués et peu gênants dans la vie quotidienne, ou d'autres troubles anxieux apparaîtront. Mais 80 % des adultes avec des troubles anxieux en avaient avant 18 ans.

Dépression

À plusieurs reprises, nous avons abordé dans la cause de différents symptômes la dépression de l'enfant. Il est vrai que l'expression clinique de l'état dépressif de l'enfant est extrêmement variée et qu'il faut savoir l'évoquer devant un enfant décrit par ses parents ou ses professeurs comme paresseux, rêveur, caractériel.

Symptômes cliniques

En fait, c'est un enfant qui a changé de comportement. Il y a eu une rupture dans son histoire ; comme l'enfant ne sait pas l'exprimer, à l'inverse de l'adulte, il faut le repérer à travers ses mimiques : expression faciale triste, mimiques pauvres, sourire absent sinon rare, regard terne.

- Il ne s'intéresse plus à rien, n'a ni goût ni intérêt pour rien, n'a plus aucun plaisir dans ses activités habituelles : école, jeux, sport, loisirs. Il refuse d'y participer, cherche la solitude, le silence, fuit son entourage, s'enferme dans sa chambre. Il paraît en permanence fatigué, surtout au réveil. Il se traîne d'un endroit à l'autre, parle peu ou pas ou d'une voix monocorde, sans soutenir le regard. Il fuit, il s'échappe.
- Parfois, au contraire, il est agité, tripote des objets, ses cheveux, a des accès de colère ; on dit de lui qu'il est devenu « caractériel ».
- Mais, toujours, l'enfant déprimé ne peut maintenir son attention, ce qui conduit inéluctablement à une baisse des performances scolaires. Il se déprécie et se sent dévalorisé : « tout est nul, lui, le monde et l'avenir ».
- Il a souvent des troubles du comportement alimentaire, anorexie surtout, entraînant une perte de poids.
- Le sommeil est altéré : troubles de l'endormissement, insomnies, réveils précoces.
- Des plaintes somatiques fonctionnelles (maux de tête, douleurs abdominales) peuvent faire méconnaître le diagnostic comme l'existence de troubles anxieux.

Attention ! Les filles ont tendance à « internaliser » leur état dépressif, les garçons l'« externalisent », l'expriment de façon plus explicite quel qu'en soit le mode.

On peut s'aider des tests projectifs ou de personnalité pour identifier ce trouble de l'humeur, mais aussi d'échelles d'évaluation comme l'échelle HAD (Hospital Anxiety and Depression Scale), également utile dans l'anxiété.

Causes

On retrouve parfois un facteur déclenchant : divorce, deuil, séparation dans la famille, perte d'un camarade, maladie aiguë ou chronique de l'enfant lui-même ou chez une personne affectivement proche. Mais la dépression peut survenir sans événement perturbant, sans stress psychoaffectif.

Traitement

La psychothérapie familiale et individuelle est nécessaire pour que l'enfant retrouve l'estime de soi et puisse exprimer ses sentiments. Plus l'enfant est jeune, plus le changement d'environnement est efficace.

Les antidépresseurs inhibiteurs de la recapture de la sérotonine (fluoxétine) à la dose de 10 à 20 mg par jour peuvent être utiles dans des situations sévères et durables, rebelles à la psychothérapie.

Quel que soit le traitement commencé, il faut un long délai (plusieurs mois) pour en apprécier l'efficacité.

Penser au diagnostic de dépression chez l'enfant devant une modification de son mode de vie, de son comportement, même en dehors de toute plainte exprimée.

Troubles de conversion ou manifestations hystériques de l'enfance

Les manifestations hystériques ou troubles de conversion sont fréquentes chez l'enfant. Encore faut-il savoir les reconnaître sous leurs multiples aspects.

Considérations théoriques

Les définitions de l'hystérie sont multiples, mais il convient d'en fixer les limites. Selon A. Porot, l'hystérie est «*une disposition mentale particulière, tantôt constitutionnelle et permanente, tantôt accidentelle et passagère, qui porte certains sujets à présenter des apparences d'infirmités physiques, de maladies somatiques ou d'états psychopathologiques*».

Si, chez l'adolescent et l'adulte, on rencontre assez volontiers cette « disposition mentale constitutionnelle et permanente » qui définit la névrose hystérique, état permanent, parfois latent, parfois à expressions somatiques explosives, chez l'enfant, en revanche, on observe plus fréquemment des phénomènes accidentels et passagers que l'on peut regrouper sous le vocable « troubles de conversion ». Ils ne sous-tendent pas dans tous les cas, loin de là, cet état permanent qui définit la névrose hystérique.

Une autre définition lapidaire (et sans doute incomplète) mérite d'être retenue. C'est celle de Babinski, qui qualifie l'hystérique de « simulateur de bonne foi ». Cette formule a l'énorme avantage de souligner le caractère inconscient des manifestations hystériques. Même si le médecin, qui a le sentiment d'être « manipulé » par son malade, tend parfois à le considérer comme un simulateur, il ne doit jamais oublier cette *« bonne foi »* soulignée par Babinski. La conversion n'est donc pas une simulation comme peut l'être la thermopathomimie (voir plus bas).

En fait, ce trouble se définit par la perte ou l'altération des fonctions physiques évoquant un trouble somatique mais qui ne peut être expliqué, après les investigations appropriées, par un syndrome organique.

Il représenterait 20 % des consultations en pédopsychiatrie. Très rare avant 6 ans, il touche plus souvent les garçons jusqu'à 10 ans, et trois fois plus les filles à l'adolescence.

Traits communs à toutes ces manifestations

Ce sont des manifestations « *théâtrales* ». Ce côté théâtral se reconnaît à deux traits fondamentaux :

- le *spectaculaire* : dans la plupart des cas, les symptômes constatés ont un côté excessif, dramatique, caricatural ;
- la *nécessité d'un public* : il n'y a pas d'hystérie sans public complaisant et, comme le faisait remarquer L. Michaux, « *n'est pas hystérique la représentation qui se prolonge après l'abaissement du rideau* ». Chez l'enfant, cette notion de public est fondamentale. Le public est constitué par les parents qui, impressionnés par le symptôme, sont terriblement angoissés et imaginent toujours que leur enfant est atteint d'une maladie grave. Pour peu que le médecin s'angoisse lui aussi, multiplie investigations et traitements, le public devient important et les manifestations vont en s'aggravant.

La *suggestibilité* est importante. L'hystérique se donne en spectacle tout en subissant l'influence de l'entourage. Celui-ci peut lui dicter (à son insu) une aggravation ou au contraire une diminution de la symptomatologie. Cela explique en partie la très grande labilité des symptômes et l'importance que la fermeté peut avoir dans l'attitude thérapeutique.

L'enfant en tire des « *bénéfices secondaires* ». Tout enfant malade est l'objet d'une attention particulière de la part de son entourage. Il est « chouchouté » et il aime cette situation. L'enfant qui présente des manifestations hystériques l'est plus que tout autre. Or c'est tout à fait ce qu'il souhaite : « être le centre du monde ».

Dernière caractéristique propre à l'enfance, non constante mais très évocatrice lorsqu'elle existe : *l'enfant reproduit un symptôme qu'il a observé dans son entourage* ; les boiteries ou pseudoparalysies d'imitation sont ainsi fréquentes.

Diversité des manifestations

Manifestations paroxystiques

Ce sont les plus spectaculaires. Elles ne sont pas les plus fréquentes chez l'enfant.

- Les *chutes* ne prêtent pas à confusion lorsqu'on y assiste : si impressionnantes soient-elles, elles sont freinées, non mutilantes. En revanche, la description qui en est faite par l'entourage peut prêter à confusion avec une épilepsie, d'autant que les mouvements désordonnés qui les accompagnent peuvent faire penser à des secousses cloniques. Mais il n'y a pas de morsure de langue, pas de perte d'urine, et la perte de conscience n'est jamais totale.

- Les *grandes crises d'agitation* sont volontiers prises également par l'entourage pour des manifestations épileptiques. Mais elles ont un caractère beaucoup moins stéréotypé avec cris, pleurs, agitation désordonnée.
- Les *formes dégradées, communément appelées « crises de nerfs »*, souvent déclenchées par une contrariété, une émotion, sont plus fréquentes.

Manifestations permanentes (ou du moins à durée prolongée)

Chez l'enfant, il s'agit essentiellement de manifestations *à dominante motrice* : fausses paralysies et surtout troubles de la marche les plus divers (boiteries, marche en plongeant, marche genoux demi-fléchis ou au contraire avec membres inférieurs en extension, associées ou non à des troubles de l'équilibre).

Les manifestations *hypertoniques* pures sont plus rares, de même que les manifestations *sensitives ou sensorielles*.

Enfin, il arrive parfois d'observer des manifestations viscérales, notamment des *dyspnées*.

Il ne s'agit là que des manifestations les plus fréquemment rencontrées.

Données de l'examen clinique

On ne saurait trop insister sur l'importance de l'examen clinique. Sans doute, devant la symptomatologie décrite précédemment, le médecin averti va-t-il penser à des manifestations de nature hystérique. Qu'il ne s'en tienne pas à cette première impression.

L'examen clinique complet, attentif, au besoin répété, est essentiel, et ce pour deux raisons :

- d'une part, il est indispensable pour l'enfant et sa famille. Ils l'attendent et en attendent un verdict. La crédibilité du médecin est en jeu ;
- d'autre part, on ne saurait trop mettre en garde le praticien sur le risque de méconnaître une affection organique. Il ne faut pas oublier en effet que des manifestations hystériques peuvent majorer une authentique maladie organique.

En fait, il existe toujours une totale discordance entre les symptômes observés et les signes objectifs constatés : les troubles de conversion sont une copie, mais une copie qui n'est jamais parfaite.

Signification du trouble de conversion de l'enfance

Si l'on exclut de ce propos la « névrose hystérique » permanente, *les manifestations hystériques de l'enfance constituent un appel.* « L'hystérie est un langage », a-t-on dit. Des facteurs psychologiques sont impliqués dans la genèse de ce trouble, car une relation dans le temps est presque toujours retrouvée entre un stress psychoaffectif (conflit ou besoin psychique) et l'apparition, l'aggravation ou l'entretien de ce symptôme. L'enfant, en voulant être le centre du monde, cherche à attirer l'attention sur lui. La maladie est le refuge dans lequel il se complaît pour compenser un manque, un échec, une frustration… Ce trouble peut survenir chez tout enfant sans réel trouble de la personnalité. Seule l'analyse de la vie de l'enfant, du comportement de l'entourage, de sa scolarité, peut permettre de trouver la cause profonde et d'essayer d'y porter remède.

Grands principes du traitement

Il est, du moins au début, pédiatrique. Mais d'emblée, quand le diagnostic est porté, le médecin doit refuser la multiplication des examens complémentaires, souvent malgré l'insistance des parents. Il doit agir à la fois sur l'enfant et sur l'entourage.

L'enfant

Une attitude ferme, sans agressivité, est fondamentale, et il faut profiter de la suggestibilité de l'enfant pour lui annoncer les différentes étapes de sa « guérison ». L'enfant qui boite doit marcher : « Tu as mal, je le sais, mais tu dois marcher de telle façon, de plus en plus loin chaque jour, de plus en plus vite. » Le médecin ne doit accepter aucune complaisance. Il doit exiger.

Mais il ne faut pas oublier que l'enfant est privé de ce bénéfice secondaire que lui procurait son état de malade. Il faut donc le laisser participer à sa propre guérison, il doit s'en sentir en partie l'instrument : le mérite de la guérison doit lui apporter le prestige dont il a besoin.

Enfin, il peut parfois être utile d'instituer un traitement médicamenteux sédatif ou tranquillisant, en évitant les benzodiazépines pour privilégier les neuroleptiques sédatifs.

La famille

Il est illusoire de vouloir faire disparaître les manifestations tant que persiste le public complaisant. Dans ces conditions :

- soit, très vite, les parents rassurés après une information objective (en insistant sur le fait que leur enfant n'est pas un simulateur mais exprime ainsi une souffrance ou un besoin) adoptent vis-à-vis de leur enfant cette fermeté sans laquelle il n'y a pas d'issue possible ;
- soit (ce qui est généralement nécessaire) une séparation complète du milieu familial par une hospitalisation (où les visites sont interdites) est indispensable pour supprimer les bénéfices secondaires et instituer une psychothérapie. Les parents ne peuvent être rassurés que si le symptôme cède.

Et l'avenir ?

Chez de nombreux enfants, dont le trouble de conversion a été déclenché par un mal-être passager, le pronostic est bon. Sans doute des rechutes peuvent-elles se voir sur le même mode ou un mode différent, mais la confiance qui s'est établie entre la famille et le praticien permet de retrouver l'équilibre compromis. Aussi, nombre de manifestations hystériques de l'enfance, même si leur expression clinique est impressionnante, entrent encore dans le cadre des troubles courants du comportement.

Thermopathomimie

La thermopathomimie est fréquente. Il s'agit d'enfants qui font monter volontairement leur thermomètre et se font ainsi passer pour malades.

S'il semble y avoir quelque analogie avec l'hystérie, il ne faut pas s'y tromper : il s'agit ici d'un acte conscient, volontaire, calculé. Sans doute l'enfant cherche-t-il dans cette affaire un certain bénéfice (attirer l'attention sur lui, se faire dorloter), mais l'analogie ne va pas plus loin.

Circonstances déclenchantes

Généralement, il s'agit d'un enfant d'âge scolaire, volontiers bon élève, qui présente au début une authentique maladie fébrile. On prête attention à lui, on le soigne, mais la guérison attendue ne survient pas dans les délais prévus ou si elle survient, la « rechute » apparaît à la reprise scolaire. Et très vite, les parents anxieux et le médecin entrent à leur insu dans le cycle de la maladie. L'enfant, qui au début a peut-être agi par jeu sans véritable perversité, ne sait plus comment en sortir… et la thermopathomimie s'installe, revêtant alors le masque d'une fièvre de long cours.

Quand y penser ?

D'abord, il faut savoir que la thermopathomimie est l'une des causes les plus fréquentes de fièvre prolongée chez l'enfant.

Ensuite, les données de l'examen clinique sont toujours rassurantes. Même si l'enfant se dit fatigué, son état général est bon et l'examen clinique est rigoureusement normal. Même en cas de fièvre annoncée comme élevée, la température cutanée reste fraîche.

Enfin, les examens complémentaires de routine sont tous normaux : numération globulaire formule sanguine, vitesse de sédimentation, examen cytobactériologique des urines, radio de thorax. Et il faut savoir les limiter, sinon l'anxiété des parents s'accroît et l'enfant trouve argument dans cette anxiété qu'il ressent à se complaire dans sa situation de malade.

Que faire ?

Il y a là pour le médecin une partie difficile à jouer, d'autant qu'il a lui-même l'angoisse de « passer à côté » d'un problème somatique.

Vis-à-vis de l'enfant

Il faut démontrer à l'enfant que l'on n'est pas dupe. Pour ce faire, une seule façon : le médecin doit contrôler lui-même la température à un moment où elle est soi-disant élevée. Il possède alors la preuve tangible qui lui permet d'affirmer : « Je sais que tu n'es pas malade et que tu fais monter ton thermomètre. » L'aveu est souvent difficile, mais un peu de fermeté tranquille lui permet d'y parvenir.

Il faut alors exiger de lui que cesse ce qui n'est au fond qu'un jeu. C'est facile à partir du moment où l'enfant a admis la vérité. Il est soulagé qu'on lui propose de sortir du système où il est enfermé.

Vis-à-vis des parents

Faut-il dire aux parents la vérité, toute la vérité ? Peu de parents sont capables de l'accepter avec sérénité et indulgence : ils n'aiment pas avoir été trompés.

Mieux vaut souvent s'en tirer par un pieux mensonge : « Il a été malade, a eu une maladie infectieuse prolongée… il est en train d'en guérir… peut-être est-il déjà guéri. ».

Sans doute pourra-t-on arguer qu'en agissant de la sorte, le médecin s'en fait le complice. Mais la faute était-elle si grave ? Ne vaut-il pas mieux privilégier l'équilibre familial, dont l'enfant a tant besoin ?

Conforter la guérison

Il est toujours utile de revoir l'enfant et sa famille assez rapidement afin de s'assurer que tout est réellement rentré dans l'ordre, que l'anxiété a disparu… et que l'épisode est progressivement oublié.

Tics…

Sémiologie

Principaux caractères des tics

Douze à 24 % de la population d'âge scolaire présenterait des tics transitoires.

Ce sont des mouvements brusques, inopportuns, stériles, involontaires mais conscients. Chacun de ces qualificatifs a son importance.

La *brusquerie*, la *rapidité* sont des caractères fondamentaux : il n'y a pas de tics lents, ce qui permet aisément de les distinguer d'autres mouvements anormaux.

Le qualificatif « *inopportun* » signifie qu'ils se produisent au moment où il ne faudrait pas, gênant l'enfant.

Leur caractère *stérile* est simple : le tic ne sert à rien, c'est un mouvement sans finalité. Il survient en dehors de tout acte volontaire mais il est tout à fait *conscient* : l'enfant sait qu'il a « son tic », il peut même le contrôler partiellement et pour un certain temps, mais ce contrôle « volontaire » va lui échapper.

À ces principaux caractères qui ont été très bien définis par S. Lebovici, il faut en ajouter un qui est de constatation fréquente : la possibilité que l'enfant a d'exercer un certain contrôle sur ses tics a pour conséquence que ceux-ci peuvent disparaître lorsque l'enfant est montré au médecin. Comme le dit M. Eck, « le tic abondant en salle d'attente se raréfie parfois jusqu'à disparaître dans le cabinet de consultation ».

Différents types de tics

Les *tics moteurs simples* sont des mouvements brefs qui n'impliquent typiquement qu'un seul groupe musculaire, par exemple clignement d'œil, secousse de la tête, haussement d'épaules.

- Les *tics moteurs complexes* sont des mouvements soudains qui impliquent soit un groupe de mouvements simples, soit une séquence de mouvements davantage coordonnés. Ils n'ont aucun but et peuvent avoir l'apparence de mouvements volontaires (toucher, frapper, humer, sauter).
- Les *tics vocaux simples* incluent des sons et des bruits tels que grognements, aboiements, jappements, reniflements et éclaircissements de gorge.
- Les *tics vocaux complexes* sont des vocalisations de syllabes, phrases. Ils comprennent notamment l'écholalie (répétition des mots entendus), la palilalie (répétition de ses propres mots).
- Le *tic transitoire* est défini par la présence de tics durant 4 semaines à 12 mois. Le *tic moteur ou vocal chronique* est défini par des tics durant plus de 12 mois, et qui sont soit uniquement moteurs, soit (plus rarement) uniquement vocaux.
- Certains paraissent déclenchés par une affection bénigne : reniflement après une rhinite, aboiement après une laryngite, clignement des yeux après une conjonctivite... Plus souvent, ils surviennent sans raison ; la cause déclenchante n'a, en elle-même, pas grand intérêt. D'ailleurs, le mouvement lui-même ne mérite pas qu'on s'y attarde. Le tic peut changer de forme, disparaître pour réapparaître ailleurs. Il s'agit d'une véritable « maladie des tics ».
- Le *syndrome de Gilles de la Tourette* (SGT) est défini par le TSSG (Tourette Syndrome Classification Study Group) et par le DSM5 par les critères suivants :
  - début avant l'âge de 21 ans (TSSG) ou, avant l'âge de 18 ans, présence de tics moteurs multiples avec au moins un tic vocal (pas forcément obscène) à un moment quelconque de l'évolution et persistant au moins une année ;

– les tics surviennent à de nombreuses reprises au cours de la journée, presque tous les jours ou de façon intermittente pendant plus d'une année, durant laquelle il n'y a jamais eu d'intervalle sans tics de plus de 3 mois consécutifs ;
– ces symptômes entraînent une souffrance marquée et/ou une perturbation de la vie quotidienne ;
– les tics ne sont pas dus aux effets normaux d'une substance (par exemple des stimulants) ou à une autre maladie.

De nombreux troubles peuvent être associés à ce syndrome : des comportements obsessionnels compulsifs (les véritables TOC sont plus rares) apparaissant surtout au début de l'adolescence, le TDAH qui le précède de 2 à 3 ans dans la moitié des cas, l'anxiété, la dépression, des troubles du sommeil...

Bien que l'évolution du SGT à long terme soit très variable, le plus souvent, les tics s'améliorent en fin d'adolescence ou au début de l'âge adulte. La période la plus intense se situe souvent entre 8 et 12 ans, avant une baisse progressive des symptômes.

Signification des tics

Dans l'immense majorité des cas, les tics constituent un symptôme isolé chez un enfant ne présentant pas apparemment de troubles spécifiques. Cependant, ils sont typiquement exacerbés durant les périodes d'attente, de contrariété émotionnelle (anxiété, excitation, colère) ou de fatigue. Ils tendent à s'estomper lorsque la personne est absorbée dans une activité, concentrée, ou endormie.

Ce qui est dangereux dans le tic, ce n'est pas son origine (qui, sans doute, traduit une forte tension intérieure), mais les réactions qu'il suscite dans l'entourage familial ou scolaire. Et l'enfant souffre parfois profondément de ces réactions et des injonctions qu'il reçoit : « Cesse ton tic, ne fais pas ton tic... ». Même des tics légers peuvent être difficiles à gérer et s'avérer socialement gênants, et les enfants présentant les symptômes les plus sévères peuvent se désocialiser. Les tics les plus sévères peuvent être douloureux, gênants et engendrer de l'irritabilité, de l'agressivité, voire des crises de rage, ou un risque de dépression ou de comportements antisociaux. Il faut cependant rappeler que beaucoup de personnes atteintes de tics mènent une vie normale.

Ce n'est que très exceptionnellement que le tic s'intègre dans un contexte psychopathologique beaucoup plus vaste qui ne peut échapper au praticien.

Traitement des tics

Comme dans tous les troubles mineurs du comportement, le médecin doit combattre le symptôme, les réactions inopportunes de l'entourage, et intégrer cette petite aventure dans la vie familiale et scolaire de l'enfant. Il est bien sûr judicieux de rechercher des difficultés familiales, scolaires, etc. : troubles du sommeil, de l'alimentation, fléchissement des résultats scolaires, divorce…

Il faut dédramatiser la situation :

- ne pas reprocher à l'enfant d'avoir des tics ;
- ne pas lui répéter sans cesse de se retenir ;
- ne pas les lui faire remarquer ;
- bien sûr, ne pas le punir, ne pas l'humilier.

Les moqueries, les sarcasmes ne font qu'augmenter les tics de l'enfant dont la sensibilité est à fleur de peau.

Les techniques de relaxation, l'hypnose, les thérapies cognitives et comportementales peuvent donner de bons résultats dans les formes invalidantes, comme :

- Le *traitement médicamenteux* qui est parfois indispensable, surtout dans les formes chroniques et dans le SGT.
- Les tranquillisants (phénothiazines) sont de bons palliatifs ; le clonazépam (Rivotril®) est parfois utilisé en association avec un neuroleptique ou la clonidine (Catapressan®).
- Les benzodiazépines sont peu, voire pas du tout efficaces sur les tics, mais peuvent calmer l'anxiété.
- *Les neuroleptiques* sont certes efficaces, mais leurs effets indésirables peuvent limiter leur utilisation.
- Parmi tous les médicaments proposés, le plus efficace est l'halopéridol, qu'il faut utiliser en dosage faible (0,05-0,075 mg/kg/24 h en 2 ou 3 prises), pendant 2 à 3 mois, en réévaluant régulièrement l'efficacité du traitement. Les résultats sont constants et durables, à condition de savoir le poursuivre longtemps. Mais ses effets indésirables lui font souvent préférer le pimozide (Orap®, Opiran®) ou le penfluridol (Sémap®).

Il ne faut pas chercher à obtenir obligatoirement une disparition totale des tics ; une franche diminution en fréquence et en intensité suffit à obtenir la détente indispensable de l'entourage.

Le silence de l'entourage est en effet fondamental. Il faut à tout prix obtenir qu'on ne parle plus jamais du tic. Il est clair en effet que plus on parle à l'enfant de son tic, plus celui-ci a tendance à s'exagérer. Que les parents soient excédés, c'est facile à comprendre, mais il faut leur faire admettre que ce mouvement est involontaire même s'il est conscient, et que leur enfant est malheureux tout autant de leurs réactions que de ses tics. Or, ce silence ne peut réellement être obtenu que si le symptôme régresse (d'où l'intérêt du médicament).

La vie de l'enfant peut et doit alors être attentivement explorée à la faveur de ce calme retrouvé. Comment sont organisés sa journée, sa semaine, ses congés ? N'y a-t-il pas une difficulté scolaire méritant qu'on s'y intéresse ? On l'a vu, même si le tic n'a pas signification de trouble psychologique profond, il est le reflet d'une tension intérieure probablement intense. Le médecin, en écoutant, conseillant, peut atténuer cette tension et donc ses effets.

Ainsi, les tics constituent un symptôme bénin, transitoire, qui ne devient sévère que par les réactions qu'ils engendrent. Le SGT nécessite cependant une attention et une prise en charge particulière intégrant une psychothérapie de soutien.

... et TOC

Le TOC chez l'enfant est peu connu et mal repéré, alors qu'un dépistage et un traitement précoce éviteraient bien des souffrances et des conséquences parfois définitives dans l'épanouissement et l'adaptation psychosociale de l'enfant atteint. Le délai moyen est de 2,5 ans entre le début du trouble et la demande de soins.

La prévalence du TOC en pédiatrie varie de 2 à 4 %. En général, plus d'un tiers des TOC observés chez l'adulte jeune débutent avant l'âge de 15 ans, le pic (21 %) étant situé entre 10 et 15 ans.

Les cas très précoces (début avant l'âge de 8 ans) frappent surtout les garçons. La précocité du TOC est souvent associée à une comorbidité plus élevée avec des mouvements anormaux (tics complexes ou mouvements choréiformes...) ou des troubles des conduites avec ou sans déficit de l'attention. À l'âge postpubertaire, les sentiments de honte et de culpabilité contribuent à une dissimulation des symptômes. La banalisation par l'entourage familial et sa tolérance vis-à-vis des TOC rend le diagnostic plus tardif, et ce d'autant que les parents de premier degré ont souvent eux-mêmes souffert de ce trouble.

Devant un enfant consultant pour anxiété, échec scolaire, des troubles inexpliqués du comportement, un changement sans raison des habitudes ou des loisirs, il faut entre autres envisager et rechercher un TOC.

Aspect clinique

Les TOC de l'enfant sont très proches dans leur expression clinique, de ceux de l'adulte, qui répondent aux critères suivants :

- la présence d'obsessions et/ou de compulsions (symptômes spécifiques), presque tous les jours sur une période d'au moins 2 semaines ;
- les symptômes sont reconnus par le sujet comme le produit de ses propres pensées. Ils sont répétitifs, désagréables et reconnus, à un moment donné, comme exagérés ou absurdes. Ils sont souvent contrés par des efforts de résistance du sujet ;
- les symptômes sont à l'origine de sentiments de détresse ou de perte excessive de temps (exemple : au moins 1 h/jour) ou interfèrent de façon significative avec le fonctionnement mental.

La majorité des enfants atteins ont des obsessions et des compulsions multiples. Les obsessions touchent la propreté, les catastrophes, le besoin de symétrie (ou d'exactitude), le doute, l'apparence, les thèmes scrupuleux, religieux ou sexuels.

Les compulsions concernent les rituels de lavage, de vérification, de calcul mental, de répétition (va-et-vient, réécrire, relire…), de rangement, de toucher… Les formes « obsessionnelles pures » sont rares.

Les cas « compulsifs purs » sont nettement plus fréquents chez les enfants que chez les adolescents et les adultes jeunes.

Il est important de ne pas confondre le TOC avec des comportements ritualisés de l'enfant (exemple : des choses qui doivent être faites « comme ça », des rituels du coucher, le bureau rangé ainsi et pas autrement, chaque chose toujours à la même place…), qui surviennent dans l'enfance et sont plus tard remplacés par des loisirs, des collections et des intérêts focalisés… alors que le TOC s'en distingue par la perte de temps excessive qu'il entraîne, le contenu des symptômes et surtout la sévérité du handicap personnel et social qu'il génère.

Comorbidité

Le TOC de l'enfant est rarement isolé et est très souvent associé à d'autres troubles : tics complexes (SGT), troubles anxieux, troubles à type de conduites perturbatrices, troubles de l'apprentissage et troubles de l'humeur ; des mouvements anormaux de type choréiforme existent chez un tiers des TOC de l'enfant.

Traitement

Le traitement du TOC de l'enfant est affaire de spécialiste, d'autant qu'il faut rechercher son retentissement et personnel et familial, toutes les comorbidités dont il faut intégrer la prise en charge. Les TOC répondent bien à un inhibiteur de la recapture de la sérotonine comme la sertraline, mais une thérapie cognitivocomportementale peut être proposée de première intention si le TOC est modéré.

Évolution

L'évolution du TOC chez l'enfant et l'adolescent est comparable à l'évolution décrite chez l'adulte. Il semblerait que seuls 4 % des enfants n'avaient plus de trouble psychiatrique dans une étude prospective ayant suivi des enfants sur une période allant jusqu'à 7 ans. D'autres études montrent une évolution sociale de mauvais augure, les facteurs prédictifs d'un mauvais pronostic étant une faible réponse au traitement initial, une histoire familiale psychiatrique et une comorbidité avec les tics chroniques.

Mensonge, vol, fugue

Le mensonge, le vol, la fugue ou certaines conduites addictives ne doivent pas être intégrés à priori dans une organisation pathologique particulière, mais comme étant le témoin de la maturation progressive de l'enfant, en particulier la discrimination progressive entre fantasmes et réalités, dépendance et indépendance, soi et non-soi. Tout se voit, depuis une quasi-normalité (processus de développement normal) jusqu'à des conduites pathologiques diverses, voire graves.

Quoi qu'il en soit, si ces conduites ne semblent pas avoir de signification pathologique particulière lorsqu'elles surviennent de façon intermittente ou isolée, leur répétition ou leur reproduction dans le temps, leur association peuvent constituer les premiers signes de ce qui deviendra à l'adolescence une organisation pathologique manifeste (D. Marcelli).

Mensonge

Deux composantes sont caractéristiques du mensonge : sa fréquence, et sa fonction quasi vitale (« il ment comme il respire »).

Tous les enfants mentent ; mentir permet à l'enfant d'acquérir peu à peu la certitude que son monde imaginaire interne lui reste personnel. Initialement, l'enfant fait mal la distinction entre la réalité et son monde. Cependant, il perçoit assez vite dans le monde matériel qui l'entoure le vrai du faux. Toutefois, cette distinction n'est vraiment établie que vers 6-7 ans. À cet âge, l'enfant intègre mieux les diverses valeurs sociales ou morales. Si mentir lui permet de se protéger, dire la vérité s'intégrera peu à peu dans une conduite sociale où l'estime de soi et la reconnaissance viendront au premier plan. Il faut savoir cependant que, chez l'enfant, la distinction entre le vrai, le faux, la vérité et le mensonge est progressive. Ce n'est souvent qu'après 8 ans que le mensonge acquiert sa dimension intentionnelle. Avant 6 ans (Piaget), il y a peu de distinction entre mensonge, activité ludique et fabulation.

Sur le plan clinique, on distingue classiquement trois types de mensonge qui sont détaillés ci-après.

Mensonge utilitaire

Il correspond très directement au mensonge de l'adulte : l'enfant ment et veut en tirer un avantage ou s'éviter un désagrément, une punition (dissimulation ou falsification de la note scolaire). Devant ce type de mensonge, le comportement de l'entourage, des parents déterminera l'évolution. Être trop laxiste, inattentif ou crédule risque d'en encourager le développement ; au contraire, une attitude rigoureuse et moralisatrice à l'excès peut provoquer le recours de l'enfant à cette conduite de plus en plus mensongère.

Il faut donc le relever mais ne pas trop insister, pour permettre à l'enfant de ne pas perdre la face, mais aussi pour lui en faire comprendre l'inutilité. Les parents doivent donner l'exemple, ils ne doivent pas eux-mêmes mentir à l'enfant pour ne pas dévaloriser leur propre parole. Si le mensonge devient un mode de communication privilégié entre parents et enfant, on peut alors voir apparaître d'autres comportements déviants (fugue, vol...).

Mensonge compensatoire

C'est en fait la recherche d'une image que le sujet croit inaccessible ou perdue. S'attribuer des exploits scolaires, sportifs, amoureux, s'inventer une famille plus riche, plus savante, etc., relève d'une rêverie banale, normale du moins dans la petite enfance, et lorsqu'elle occupe une place dans l'imaginaire de l'enfant, il faut la considérer comme banale jusqu'à 6 ans. Sa persistance témoigne souvent d'un trouble psychopathologique plus marqué.

Affabulation

L'affabulation constitue une des conduites caractéristiques de l'enfant psychotique. Un avis spécialisé sera alors utile. La mythomanie est le degré extrême de cette rêverie affabulatoire. L'enfant gravement mythomane est souvent confronté à des carences extrêmement graves, qu'il s'agisse de carences affectives ou de carence dans la lignée parentale, d'incertitudes d'identification. La prise en charge de tels enfants nécessite là aussi l'aide du pédopsychiatre.

Vol

Le vol est la conduite délinquante la plus fréquente de l'enfant (70 % des délits de mineurs). Sa fréquence augmente avec l'âge et on l'observe beaucoup plus chez le garçon que chez la fille. On ne peut parler de vol avant que l'enfant n'ait acquis la notion de propriété. Comme pour le mensonge, la notion de vol réclame un développement suffisant du concept de propriété, de bien, de mal, de limite entre soi et l'autre. Ainsi, ce n'est qu'à l'âge où la socialisation commence à prendre un sens pour l'enfant (6-7 ans) que le vol peut être ainsi qualifié, non seulement par les parents ou le médecin mais par l'enfant lui-même. Bien sûr, toutes sortes de vols existent, depuis la friandise dérobée à la maison par le petit enfant jusqu'au vol organisé en bande chez l'adolescent. Les parents doivent néanmoins savoir qu'il n'existe pas d'enchaînement inéluctable et l'adage « qui vole un œuf vole un bœuf » n'a pas de véritable fondement. Un enfant qui vole de façon accidentelle ne deviendra pas forcément un voleur.

Il y a une progression dans le lieu du vol, qui est d'abord domestique, à la maison (friandises, monnaie), en s'attaquant d'abord à la famille, à la fratrie ; ensuite, le cercle s'élargit aux voisins et amis, à l'école, au club sportif, enfin à la rue et aux magasins.

Les objets volés sont souvent anodins au début, et correspondent aux besoins classiques de l'enfant (bonbons, nourriture, petits jouets). Ils peuvent vite devenir plus utilitaires (argent, objets convoités : disques, livres, CD, voire vélo, mobylette, etc.). Certains objets sont utilisés, d'autres sont soigneusement cachés, avec un sentiment d'angoisse et de crainte d'être découvert. Il existe une situation paradoxale : l'enfant peut abandonner l'objet de manière visible, comme s'il cherchait une manière d'être découvert ou dénoncé. Il existe même des vols généreux, où l'objet dérobé est distribué aux autres.

Le comportement de l'enfant est fonction de l'âge. Au début, le malaise et le sentiment de faute sont limités et l'enfant s'approprie l'objet sans sentiment de culpabilité. Puis le comportement évolue, et l'on peut observer, soit une grande anxiété devant le geste qui une fois réalisé soulage l'enfant, soit au contraire une absence de tension et de culpabilité, l'enfant dérobant l'objet comme s'il s'agissait d'une revendication juste ou du comblement d'un manque. Parfois l'enfant ou l'adolescent ne parle pas de vol mais d'« emprunt ». Dans certains cas, il s'agit même de provocation, voire d'un rite d'initiation à l'entrée dans une bande, si ce n'est une véritable compétition entre adolescents (vol sportif). Si le vol s'inscrit dans un groupe, il faut lui donner une dimension antisociale.

La signification du vol est parfois difficile à appréhender. Une carence affective, un abandon intrafamilial, une séparation parentale, une extrême rigueur ou une démission éducative totale peuvent générer chez l'enfant cette conduite de vol.

Quel conseil donner ?

C'est, comme dans tout, une question d'équilibre :

- essayer de ne pas donner à une conduite plutôt banale une signification pathologique, avec une rigueur excessive qui fait de l'enfant voleur un suspect permanent : cela risque de conduire l'enfant dans une conduite répétitive ;
- à l'inverse, une trop grande complaisance, voire une tolérance donne à l'enfant l'impression qu'il est autorisé ou parfois excusé ; on peut alors entrer dans de véritables situations antisociales.

Si l'on considère que l'enfant voleur souffre d'une carence initiale réelle ou fantasmatique, la réaction parentale au premier vol peut déterminer son organisation psychologique ; l'enfant peut ainsi chercher des limites, la revendication d'une affection ou d'une autorité. Il faut alors savoir lui répondre en gardant à l'esprit que, dans d'autres situations, le vol est une conduite fréquente vers la délinquance et un comportement antisocial. Dans ce cas, la culpabilité est complètement déniée : c'est la faute de la société. Le médecin confronté à ce type de problème doit donc tenir compte de toute la logique familiale, sociale et culturelle pour faire la part des choses entre une banale recherche affective et une conduite pathologique qui nécessitera une prise en charge spécialisée.

Fugue

Comme pour le vol, il est difficile de parler de fugue avant que l'enfant n'ait une claire conscience de son domicile. Un enfant qui s'égare au marché, dans un magasin ou sur la plage n'est pas un fugueur. On ne parle de fugue qu'après 6-7 ans.

Un enfant qui fugue n'a souvent aucun but : il erre autour du domicile, se cache dans des lieux environnants, va dans des endroits de prédilection, un centre commercial, un cinéma où il traîne, indécis et désœuvré. Souvent, il cherche à se faire prendre ou récupérer par les parents ou les voisins. Dans d'autres cas, la fugue a un but précis : quitter un endroit détesté ou redouté pour en rejoindre un autre (rejoindre une nourrice, des grands-parents) ; cela se voit surtout chez l'enfant de 11-12 ans. Plus l'enfant est grand (surtout à l'adolescence), plus la fugue a une signification sociale (fugue pour aller faire une virée avec des copains) ; c'est dans ce cas qu'on peut constater des comportements antisociaux (vols, violence).

L'enfant fugueur a souvent subi des ruptures dans sa vie : divorce, séparation des parents, abandon, carences affectives, placements multiples, déménagements, facteurs d'autant plus importants que l'enfant est jeune. Ce sont souvent des enfants impulsifs qui réagissent à une tension insurmontable pour eux par la fugue. Dans d'autres cas, la fugue est longuement préparée ou imaginée pour exprimer une souffrance ou une demande que les adultes ne comprennent pas ou se refusent à entendre.

La *fugue de l'école* est très fréquente et différente, car il s'agit souvent d'enfants qui ont des difficultés scolaires, qui sont en situation d'échec et qui manifestent ainsi leur refus de ce statut. Les fugues scolaires répétées s'accompagnent fréquemment d'un contexte anxieux qui peut marquer l'entrée dans une véritable phobie scolaire.

Il n'y a pas de traitement spécifique de la fugue ; il faut cependant expliquer aux parents les attitudes qui peuvent induire ce phénomène, en particulier l'interdit chez l'adolescent.

La répression devant une première fugue par interdiction de sortie, surveillance ou enfermement dans la chambre risque de révéler chez l'enfant une conduite de répétition « pathologique » où il trouve un bénéfice à mobiliser sa famille, la police ou la gendarmerie, cherchant ainsi à se voir confirmer l'attachement de ses parents chaque fois qu'il en doute.

Conduites addictives

Il faut savoir que la population entre l'enfance et la préadolescence (de 9-10 ans à 13-14 ans) est la plus concernée dans la consommation de certaines drogues, de certains produits déviés de leur usage naturel (solvants), de tabac et d'alcool.

La consommation d'**alcool** devient un véritable phénomène social car elle est évidente dans de très nombreux pays différents. En France, l'alcool est la première substance psychoactive en termes de niveau d'expérimentation, d'usage occasionnel et de précocité d'expérimentation. En 2011 (ESPAD, 2011), si à la fin de l'adolescence, l'expérimentation concerne 91 % des garçons et des filles, 58 % des élèves âgés de 11 ans ont déclaré en 2010 avoir déjà expérimenté une boisson alcoolisée. En 2014 (ESCAPAD, 2014), près de 9 adolescents de 17 ans sur 10 ont déjà bu de l'alcool (89,3 %).

L'âge de consommation est de plus en plus précoce : certains enfants de 6 à 10 ans boivent régulièrement de la bière à table, des manifestations d'ivresse apparaissent dès l'âge de 10 ans avec de fréquentes récidives (3 % des lycéens affirment avoir été ivres au moins trois fois avant 16 ans). Ce phénomène touche surtout les garçons et se retrouve très souvent dans des milieux difficiles (mère seule, père alcoolique, inadaptation à l'école ou à la maison). Mais la part des filles augmente régulièrement.

En 2011, en France, plus de deux jeunes sur trois âgés de 17 ans (68 %) ont expérimenté le tabac (70 % des filles et 67 % des garçons) 7 sur 10 en 2014 ; le tabac est le premier produit psychoactif consommé quotidiennement à l'adolescence.

Les mêmes difficultés conditionnent la consommation des autres drogues (**cannabis**) en se méfiant de la banalisation qui est faite actuellement du « joint » que l'on considère comme peu dangereux en comparaison des autres « drogues » (alcool, solvants...). Alors que l'usage de cannabis chez les adolescents a progressé de façon constante au cours des années 1990 et jusqu'en 2002-2003, on constate une baisse significative à la fois de l'expérimentation et de l'usage régulier à l'âge de 17 ans sur la période 2002-2011 (ESPAD, 2011), les niveaux demeurant toutefois élevés ; le cannabis est le premier produit psychoactif illicite consommé à l'adolescence. En 2011, 42 % des adolescents de 17 ans ont déjà fumé du cannabis au moins une fois (39 % des filles et 44 % des garçons) ; 50 % en 2014 (ESCAPAD, 2014).

Un espoir ? les chiffres publiés par l'Observatoire français des Drogues et Toxicomanies (OFDT) tout début 2018 révèle que « Globalement, les consommations en 2017 à la fin de l'adolescence sont parmi les plus basses enregistrées depuis le début des années 2000 ». La consommation régulière de tabac à 17 ans est passée de 32,4 % en 2014 à 25,1 %. Il en est de même pour le cannabis : 39,1 % *versus* 42 % en 2014. L'alcool reste la substance la plus expérimentée (85,7 %) à 17 ans, surtout le week end, mais 30 % en consomment... avec les parents.

S'il s'agit d'un phénomène ponctuel, en groupe, ou pour faire comme les autres, une attitude non tolérante mais compréhensive et explicative peut être observée devant l'enfant. Mais si ce préadolescent ou adolescent ne peut se passer de sa drogue quelle qu'elle soit, il faut rechercher, là aussi, carences affectives ou conduites antisociales, anxiété auto-soignées ainsi qui nécessitent alors une prise en charge adaptée — en sachant les difficultés que cela pose, en particulier dans les milieux défavorisés, où l'engrenage consommation-défonce-achats de produits relativement coûteux conduit à une délinquance évidente.

Mais cette addiction concerne aussi (voir ci dessous) l'usage abusif, voire frénétique des écrans (smartphone, tablettes, internet et réseaux sociaux).

Le praticien face aux conseils éducatifs

Le médecin est très souvent amené à donner des conseils éducatifs, soit parce qu'ils lui sont demandés, soit parce qu'il s'aperçoit, à l'occasion d'une visite ou d'une consultation, que certaines attitudes des parents sont inadéquates.

Il n'est pas question ici d'envisager les multiples questions qui peuvent être posées, mais simplement de sélectionner quelques-unes d'entre elles parmi les plus fréquentes concernant les enfants en bas âge.

Quelques grands principes

Les parents sont souvent très partagés et déroutés devant des avis contradictoires et des modes divergentes. Devant ce désarroi, le médecin peut essayer de donner quelques conseils de bon sens.

Fermeté

C'est le premier exercice de l'autorité. Elle est indispensable et les parents doivent l'apprendre même si ce n'est pas toujours naturel.

L'enfant, par sa nature, veut obtenir tout, tout de suite, et c'est normal : quand il est petit, tout ce qui lui paraît beau, tout ce qui lui paraît nouveau, tout ce qui brille est source de convoitise. Plus tard, il en sera de même si son éducation ne lui a pas apporté cette notion essentielle : il faut savoir attendre. La frustration entre dans le processus de développement.

Il est bon de conseiller aux parents de savoir refuser, c'est-à-dire :

- de faire souvent attendre l'objet convoité ;
- de refuser franchement si c'est nécessaire ;
- mais de donner parfois tout de suite si cela est justifié ;
- et de toujours garder son calme : la fermeté n'exclut jamais la douceur et l'affection. Cela demande beaucoup de sérénité et de retenue.

Une des plus grandes preuves d'amour que l'on puisse donner à un enfant est de savoir lui dire « non ».

Punition

Il faut que les parents apprennent à punir, à gronder. C'est parfois nécessaire, ne serait-ce que pour écarter certains dangers. L'important est que ce ne soit pas permanent : les punitions n'ont de chances d'être efficaces que si elles sont suffisamment rares pour être exemplaires.

Récompense

La récompense est, elle aussi, indispensable dans l'éducation.

La récompense conditionnelle est à éviter. « Tu auras un jouet si... » n'est pas une bonne formule.

La récompense doit être vécue par l'enfant comme un acte spontané de la part de quelqu'un qui lui témoigne ainsi et de façon tangible son affection. Cela peut être la récompense à distance de la bonne action. Cela peut aussi être un acte pour faire plaisir, sans raison autre que « on a envie de lui faire plaisir ».

Que faire devant les colères ?

Les colères sont fréquentes à partir de 2 ans, et la période des grandes colères peut durer jusqu'à 4 ans. Les parents sont souvent désarmés. Que peut-on leur dire ?

C'est l'occasion de *rappeler que cet âge est celui de l'opposition et que celle-ci fait partie de la maturation normale*. Sans doute y a-t-il des enfants plus capricieux et coléreux que d'autres, et c'est l'occasion aussi de rappeler que *chaque enfant a sa propre personnalité*.

Il faut également *insister sur le caractère inéluctable des conflits*. Mais à cet âge, l'expression verbale est encore très pauvre et l'enfant ne peut résoudre ses premiers conflits qu'en se mettant en colère ; celle-ci doit être comprise comme un moyen d'expression et non un mode d'agressivité. Il n'est pas anormal que l'enfant en bas âge conteste, qu'il exprime son mécontentement (il le fera tout au long de l'enfance), mais, tant qu'il est petit, la colère est souvent le seul moyen dont il dispose. Quelle attitude conseiller devant une colère ?

- Préconiser les petits moyens : gant de toilette humide, bains...
- Conseiller aussi la mise à l'écart pour que l'enfant « reprenne son souffle ». Beaucoup d'enfants ne font des colères que s'ils ont un public. Or le public, c'est l'entourage, ce sont les parents. D'où l'intérêt de cette mise à l'écart ou de manifester une totale indifférence. Ce n'est pas facile mais... *il n'y a pas de comédien sans public et pas de meilleur public que les parents.*
- Rappeler aux parents qu'il est fondamental qu'ils sachent garder leur sang-froid et comprennent que la colère opposée à la colère n'est jamais une bonne solution. Ce que l'enfant cherche avant tout dans cette épreuve de force, c'est à être compris. Le calme, le sourire sont de bons moyens de lui faire percevoir qu'il l'a été.

• En tout état de cause, céder au caprice, à la colère n'est jamais une bonne solution. Les parents ont besoin d'avoir le dernier mot. Il faut les y aider et les inciter à laisser passer la colère et à négocier dans un second temps la réconciliation, réconciliation dont l'enfant a un intense besoin.
• Et si la vie est momentanément insupportable, on peut être amené à prescrire un sédatif qui permettra peut-être plus facilement la désescalade et le passage du cap difficile. Cela ne doit toutefois en aucun cas être une attitude systématique de première intention.

Jeu et rôle des parents dans l'activité de jeu

Jouer est une activité indispensable à l'enfant. Très vite, dès les premiers mois, il commence à manipuler les objets : il aime ce qui brille, ce qui est coloré, ce qui fait du bruit. Plus le temps passe (tableau 22.1), plus le jeu va tenir de place dans sa vie. Que peuvent donc faire les parents pour choisir ou proposer des jouets ?

Tableau 22.1. Choix des jouets.

À 6 mois	C'est l'âge des formes et des couleurs
À 1 an	Les jouets à pousser, à rouler vont exercer l'aptitude globale de l'enfant aux mouvements ; les jouets en peluche vont prendre une grande importance affective
À 18 mois	Ce sont les premiers jeux d'adresse : les cubes, les jeux à emboîter, à assembler, bref les premiers jeux dits éducatifs
À partir de 2 ans	Trois types de jeux peuvent être envisagés : - ceux qui imitent les activités des parents : le téléphone, la voiture, la dînette, la poupée... - les jeux de mouvements : le ballon, par exemple - surtout les jeux d'imagination, ceux qui ne nécessitent souvent pas de réel jouet comme support
Et à tout âge...	Le jeu préféré, le confident, celui qui fait partie de la famille, qui a un nom et une présence... Il est peut-être le plus vieux et le plus laid, mais il est aimé : il faut que les parents le respectent

Les jeux beaucoup plus que les jouets

Trop souvent, l'enfant évolue dans un univers de jouets sans que les parents se rendent réellement compte qu'il a surtout besoin de « jouer avec quelqu'un ». Or c'est un très bon moyen dont le médecin dispose pour faire percevoir aux parents que leur enfant a besoin de leur temps :
• quand les parents, l'un ou l'autre, abandonnent toute activité pour jouer, la joie de l'enfant est immense et les parents y trouveront eux-mêmes une intense source de joie ;

- c'est, les parents doivent le comprendre, le meilleur moyen dont ils disposent pour se mettre à la portée de l'enfant, pour pénétrer dans ce domaine merveilleux de l'enfance et, partant, de mieux saisir la personnalité de leur enfant ;
- enfin, c'est le prélude à ce que devra être plus tard le besoin de dialogue et d'échange entre parents et enfants : en participant aux activités et aux préoccupations du petit enfant, les parents préparent l'avenir et probablement même l'adolescence.

Il est important que le médecin s'implique dans ce domaine. Qu'il sache conseiller aux parents de se constituer une règle de conduite, de se fixer eux-mêmes les temps de contact personnel qu'ils vont consacrer à leur enfant chaque jour, chaque semaine, chaque mois… Le temps dont ils peuvent disposer varie beaucoup selon leurs activités, leur rythme de vie, le nombre d'enfants.

Que les parents sachent, surtout, que ce n'est pas la quantité, mais surtout la qualité du temps offert qui compte.

Enfant et usage des écrans

Télévision et tablette

L'opinion des parents est souvent très partagée devant ce problème, allant du laxisme à l'anarchie les plus complets, aux interdits les plus systématiques. Que peut-on leur dire ?

La télévision et la tablette font partie de l'univers de l'enfant

Puisque la télévision fait partie de l'univers des parents, pourquoi ne ferait-elle pas également partie de celui de l'enfant ? Tout petit, il est déjà fasciné par tout ce qui bouge, par ces images colorées. Il n'est donc ni possible ni même raisonnable de la lui interdire « pour le principe ». Tout au plus peut-on essayer d'en limiter la fascination.

La télévision ou la tablette « garderie »

Beaucoup de parents ont tendance à laisser regarder un écran « pour avoir la paix ». Ont-ils réellement tort ?

Sans doute oui, si c'est une attitude systématique.

Certainement pas si elle est utilisée à bon escient. On sait très bien qu'à certaines heures, lorsque la mère est très occupée à des tâches ménagères (la préparation des repas, par exemple), il est difficile de surveiller les enfants pleinement. Mieux vaut les laisser regarder un écran que les laisser faire des bêtises, car qui dit bêtises dit risques d'accident.

La télévision, attitude éducative ?

Chez l'enfant en bas âge, assurément pas, c'est se donner une fausse bonne conscience que de l'affirmer. Sans doute existe-t-il quelques émissions enfantines. Mais on sait très bien que l'enfant est surtout fasciné par la publicité… Où est l'enrichissement culturel ?

La télévision, activité familiale

Le très gros danger de la télévision, c'est qu'elle est trop souvent un moyen d'exclusion du cercle familial, et l'enfant a un besoin intense de ce cercle.

Si les parents souhaitent que l'enfant ne soit pas trop envahi par la télévision et ses images, il serait bon d'abord qu'eux aussi s'imposent une discipline, qu'ils sachent eux-mêmes ne pas se laisser envahir.

Il faut aussi qu'ils trouvent de temps en temps l'émission qu'ils vont regarder avec lui : l'émission pour enfants, le dessin animé… Ils éprouveront beaucoup de plaisir dans cette joie partagée. La télévision est un moyen qui peut être utilisé pour donner à l'enfant ce dont il a le plus besoin : le temps.

Jeux vidéo

L'engouement pour les jeux vidéo est tel que le médecin est souvent confronté aux questions que se posent les parents. Ces jeux sont en effet plus attractifs que les classiques jeux de société que les plus âgés des parents ont pu connaître et apprécier, bien servis en cela par une publicité particulièrement bien ciblée. Bref, ils font partie du quotidien de tous les enfants, qui en parlent beaucoup entre eux et sont à l'affût de toutes les nouveautés. Il est donc difficile de les ignorer.

Ce sont des jeux et comme tous les jeux, ils ont des effets positifs dans la construction de l'enfant, de sa personnalité, de sa socialisation, de son sens de la compétition. Ils peuvent l'aider à développer ses compétences dans de nombreux domaines : gestion de l'inattendu, traitement rapide d'informations variées et nombreuses, maîtrise du risque, acceptation de l'échec, persévérance. Certains thérapeutes les utilisent même pour traiter certaines difficultés scolaires ou sociales.

Mais ce tableau pourrait paraître idyllique si l'on n'évoquait certains effets pervers :

- non pas tant la violence : certes, la violence faite vendre et facilite l'interactivité, mais s'il existe un lien entre l'agressivité et la surconsommation de jeux violents, il faut plutôt accuser la démission des parents et la carence affective qui conduit les enfants à passer des heures devant les écrans ;
- ni l'obésité : s'il est bien connu qu'il y a un rapport entre le surpoids et le temps passé devant les écrans, c'est en réalité le manque d'activités sportives chez des enfants prédisposés qui en est responsable ;
- ni la perturbation de la scolarité : en réalité, ce sont surtout les enfants en difficulté scolaire pour des troubles d'attention qui consomment les jeux vidéo ;
- le problème est le dosage, car la pratique des jeux vidéo est très chronophage et peut perturber toute autre activité *et ainsi la pratique des jeux vidéo peut devenir une addiction.*

L'enfant pris dans son jeu n'a plus conscience du temps qui s'écoule : si la consommation de jeux vidéo, par sa durée, conduit à des colères violentes en cas de limite ou de refus des parents, s'il se cache pour jouer, s'il renonce pour cela à une sortie ou un autre loisir, si, au pire, il manque la classe pour jouer, c'est que l'on entre dans l'addiction avec son risque d'isolement social.

Interdire : non ; contrôler : oui.

Le rôle des parents est là aussi déterminant. Il ne leur est pas interdit non plus de participer à ces jeux en sollicitant éventuellement une critique constructive.

Ordinateur, tablettes, smartphone et Internet

Tout ce que nous venons d'évoquer peut s'appliquer aussi à l'ordinateur et aux jeux vidéo quels que soient les supports utilisés.

Bien entendu, l'ordinateur et les tablettes peut être considéré comme un remarquable instrument de culture et d'éducation tant il existe de supports dans ce domaine, ou de sites accessibles par Internet. Cependant, et malheureusement le plus souvent, les enfants les utilisent pour des jeux vidéo dont l'agressivité et le peu d'intérêt dans le développement de l'imaginaire sont très discutables, sans compter l'énervement qu'ils peuvent provoquer. Et malheureusement, tout ce temps passé devant la console ou l'écran s'est écoulé au détriment de la lecture ou d'activités ludiques familiales.

Internet et protection des enfants et adolescents

Les parents se sentent souvent dépassés et démunis devant l'usage que leurs enfants et adolescents font d'Internet. Le pédiatre se doit d'être parfaitement informé des avantages et inconvénients de cet outil qui envahit de plus en plus l'univers familial afin de leur fournir des informations raisonnées.

Avantages

Ils sont attractifs :

- source d'information pratiquement illimitée ;
- disponibilité et facilité de consultation ;
- aide indéniable pour faire des recherches ou des devoirs ;
- mode de communication rapide et peu coûteux (par courriel et lien vidéo) ;
- accès très facile pour les handicapés à beaucoup de ressources qui ne pourraient être mises à leur disposition autrement ; ils peuvent de plus communiquer avec des camarades sans divulguer leur invalidité ;
- fantastique source de divertissement pour les enfants.

Risques et dangers

Ils sont réels.

Les risques :

• utilisation pendant de trop longues périodes. L'accoutumance peut réaliser une véritable addiction, qui peut conduire les enfants et adolescents à en faire un usage illimité ;

• perturbation, voire occultation du travail scolaire (chat sur messageries, blogs, courriels) ;

• temps excessif passé à naviguer sur la Toile pouvant nuire (comme la télévision ou les jeux vidéo) à la socialisation normale entre pairs et avec la famille, et aussi entraîner des troubles du sommeil ;

• addiction aux réseaux sociaux ;

• emploi excessif favorisant l'inactivité et, peut-être, l'obésité.

Les dangers (non exhaustif) :

• le (copier/coller) favorise le plagiat, surtout dans les travaux scolaires ;

• insuffisance, voire une absence totale de contrôle de la qualité de l'information fournie et donc des risques, entre autres, pour la santé liés à l'application de renseignements erronés ;

• Internet peut véhiculer des idées ne convenant ni aux enfants ni aux adolescents, comme :

  – la promotion d'une perte de poids et de régimes inadaptés,

  – la propagation de messages négatifs et pervers (contre la société, l'école, voire des camarades [harcèlement]),

  – la publicité mensongère et/ou l'escroquerie, le développement d'un sentiment de besoin et d'envie d'acquérir des biens matériels, et donc la tentation d'acquérir (ou de voler) des cartes de crédit pour payer des services en direct.

Internet et pornographie

Les mineurs peuvent accéder accidentellement ou délibérément à des sites pornographiques. De plus, les prédateurs peuvent directement et à leur insu s'adresser à des mineurs par l'intermédiaire des sites de « chat » et les courriels non supervisés. Les inhibitions normalement ressenties en situation réelle sont facilement levées dans l'inconscience de ce monde virtuel, ce qui peut inciter aux échanges sexuels.

Internet et violence

Internet peut inciter à la haine ou à la violence par l'intermédiaire de sites visant un groupe précis, comme les femmes, les homosexuels, des groupes religieux ou ethniques. Cette violence peut être exacerbée par les jeux vidéo, les paroles de chansons et l'intimidation en direct, mais aussi mise en situation par l'accès facile à du matériel dangereux ou à des informations sur la fabrication d'armes.

Internet peut également être utilisé par des intimidateurs de l'école afin de ridiculiser une victime, de propager de la haine à son égard ou d'exercer un chantage sur elle.

Tout cela peut avoir des effets particulièrement néfastes sur les valeurs familiales, culturelles ou morales que les parents ou la société veulent transmettre aux enfants et adolescents qui sont des proies faciles.

Rôle du médecin

Les médecins doivent s'informer de l'impact de tous les médias (dont Internet) sur le développement psychosocial des enfants.

Les médecins doivent s'informer, lors de chaque consultation, de l'usage que font leurs jeunes patients des différents médias qui sont à leur disposition, du temps qu'ils y consacrent, de la perception qu'en ont leurs parents et des limites (ou non) qu'ils leur ont fixées, surtout chez les familles ou enfants à risque (agressifs ou vulnérables).

Les médecins doivent conseiller aux familles d'adopter certaines règles :

- découvrir et explorer Internet en famille et insister sur sa valeur éducative ;
- inciter les enfants à critiquer et à analyser ce qu'ils voient et font sur Internet pour leur apprendre à distinguer l'imaginaire de la réalité, surtout en ce qui concerne les relations sexuelles, la violence et la publicité, et ainsi les mettre en garde sans systématiquement interdire ;
- ne pas installer d'ordinateur (comme un téléviseur ou une console de jeux vidéo) dans la chambre ;
- l'unité centrale, avec accès et mots de passe communs, code parental et limites de temps programmées, devrait être située dans une pièce commune ;
- temps limité à moins de 1 heure par jour : les familles devraient envisager des moyens plus actifs et plus créatifs de passer du temps ensemble !
- éviter l'utilisation de l'ordinateur comme dérivatif, substitut d'enseignement ou « gardien » électronique ;
- ne pas donner des smartphones ou tablettes chez les tout petits (pour la tranquillité des parents ou nounous) : cet « effet tétine » peut conduire a de véritables « autismes virtuels ».

Les mêmes règles sont applicables par les personnes en charge des enfants en l'absence des parents, et au domicile des parents séparés.

Un document réalisé par l'AFPA (Association française de pédiatrie ambulatoire) en collaboration avec le Pr Serge Tisseron est téléchargeable sur le site www.afpa.org et peut être remis aux parents.

Du bon usage des écrans chez les enfants : la règle du « 3-6-9-12 » (AFPA et S. Tisseron, 2011)

Conseil nº 1 : pas de télévision avant 3 ans, avec discernement après 3 ans

Les jeunes enfants grandissent aujourd'hui dans des familles où la télévision est souvent allumée, sans que les parents se rendent compte que cela perturbe leur développement. Le temps passé par les bébés devant la télé, y compris les programmes des chaînes qui leur sont spécialement dédiées, les éloigne en effet de la seule activité vraiment utile à leur âge : interagir spontanément avec leur environnement grâce à leurs cinq sens. Jouer, toucher, manipuler les objets, se familiariser avec l'espace en trois dimensions est fondamental pour leur développement.

À cet âge, l'enfant a besoin de se percevoir comme acteur. Devant un écran de télévision, il est seul face à une communication sans échange, appauvrissant ses interactions, incité à devenir simple spectateur du monde. Une importante consommation précoce de télévision favorise ultérieurement la passivité.

Si certains parents assurent calmer leur bébé en le plaçant devant la télévision, ce dernier est en fait captivé par le rythme (volontairement) rapide des images, couleurs et sons d'une intensité largement supérieure aux stimulations sensorielles habituelles de la vie quotidienne. Rien n'y fait sens pour lui. Il est intérieurement bouleversé. À l'apparente tranquillité de l'enfant correspond en fait une forte agitation interne, qui peut d'ailleurs se manifester dès que l'écran s'éteint.

Plus tard, les jeunes enfants habitués trop tôt à la télévision peuvent avoir tendance à reproduire les comportements stéréotypés de leurs héros sans pour autant prendre du recul sur la situation et apprendre de leurs erreurs comme ils l'auraient fait grâce au jeu autonome.

Il est aussi à craindre que les enfants ne développent une relation d'attachement aux modèles de la télévision semblable à celle qu'ils ont avec les adultes qui les entourent. Ils ne se sentiront sécurisés que si un écran est allumé près d'eux, ou s'ils possèdent l'objet reproduisant le personnage que leurs programmes habituels mettent en avant : ils se transforment en tyrans prescripteurs des achats familiaux.

Aussi les pédiatres recommandent-ils d'éviter au maximum l'exposition à la télévision avant 3 ans, même s'il s'agit d'une chaîne qui leur est spécialement dédiée. Après 3 ans, ils encouragent les parents à impliquer davantage leurs enfants dans le choix du programme, pour une durée préalablement définie par l'adulte, et à les inciter à une analyse critique face au comportement du personnage télévisé. Ils rappellent également que la télévision ne doit pas investir tous les lieux de vie, en particulier la chambre des enfants.

Conseil n° 2 : pas de console de jeu personnelle avant 6 ans pour favoriser la créativité

Lors de sa croissance, l'enfant développe son imagination en créant de ses propres mains, notamment par le dessin, le modelage et le jeu avec d'autres. Il en est tout autrement lorsque l'enfant s'initie trop tôt aux automatismes de la console de jeu, aux dépens du développement de sa motricité fine et de sa créativité.

Les écrans peuvent être un support occasionnel de jeu en famille, voire d'apprentissages accompagnés, mais à cet âge, jouer seul sur une console personnelle devient rapidement compulsif.

Conseil nº 3 : Internet accompagné à partir de 9 ans pour préserver son enfant

Les pédiatres préconisent aux parents d'attendre l'âge de 8-9 ans avant d'initier leur enfant à Internet. Avant de pouvoir naviguer sur la Toile, l'enfant doit assimiler certaines notions qui lui seront nécessaires pour éviter les pièges du Web. Il existe une vraie fragilité psychologique pour cette tranche d'âge. Seuls les parents sont en mesure de sortir l'enfant du brouillage des repères qu'il risque à cet âge (flou sur les notions de sphère privée — intimité — et publique, entre la réalité et la fiction, de temps, etc.).

L'accompagnement sur le Net est essentiel pour que l'enfant intègre trois notions fondamentales :

- tout ce que l'on y met peut tomber dans le domaine public ;
- tout ce que l'on y met y restera éternellement ;
- tout ce que l'on y trouve est sujet à caution : certaines données sont vraies et d'autres fausses.

Conseil nº 4 : Internet seul à partir de 12 ans avec prudence

Le jeune adolescent peut commencer à « surfer » seul sur la Toile, à condition d'avoir compris et assimilé les règles précédentes. Néanmoins, il est nécessaire d'adopter certaines règles d'usage, de convenir d'horaires prédéfinis de navigation, de mettre en place un contrôle parental, et de ne pas laisser l'enfant avoir une connexion nocturne illimitée à Internet depuis sa chambre.

L'utilisation excessive de l'écran pour le jeu disparaît généralement dès la fin de l'adolescence. Une diminution des relations sociales et des résultats scolaires doit cependant alerter les parents. La mise en place d'une communication familiale sur le contenu des jeux vidéo (et la nature des programmes télé) afin de comprendre au mieux les attitudes de son enfant est indispensable.

Conclusion

Deux points doivent être mis en exergue, que les parents oublient souvent : le premier est la personnalité propre de l'enfant, le second est l'époque, l'environnement, le milieu dans lequel il vit.

Personnalité propre de l'enfant

Les parents ont d'abord rêvé un « enfant imaginaire », souvent même avant de l'avoir conçu. De plus, chacun des parents, plus ou moins confusément, voudrait le voir à sa propre image. Or l'enfant, leur enfant est un autre, il a son aspect physique, il a aussi son caractère, sa personnalité, ses goûts qui ne sont pas ceux dont les parents avaient rêvé.

Toute consultation d'enfant doit être une occasion discrète ou affirmée de faire voir l'enfant comme autre.

Le monde dans lequel il vit

Les parents sont, et c'est normal, marqués par l'éducation qu'ils ont reçue. Ils s'y réfèrent en permanence soit pour faire un peu de la même façon, soit, plus souvent, pour faire différemment. Cette attitude n'est nullement condamnable, à condition qu'une dimension ne soit pas oubliée : le monde, même en une génération, a beaucoup changé, et l'enfant vit dans un monde que ses parents n'ont pas connu lorsqu'ils avaient son âge.

Il faut que le médecin sache en termes simples, avec des exemples tirés de la vie courante, leur faire méditer cette maxime éternelle de Confucius : « *Rappelle-toi que ton fils n'est pas ton fils, mais le fils de son temps.* ».

Pour en savoir plus

Collectif. Société hypermoderne, société bouleversée : quels effets sur les enfants ? Médecine et enfance 2008;28:1.

Denis H. Les troubles anxieux de l'enfant et l'adolescent. 2017. www.sciencedirect.com/science/article/pii/S0929693X16304961

Eck M. Neuropsychiatrie infantile. Paris: Baillère; 1973.

Enssib. L'enfant et les écrans. www.enssib.fr/bibliotheque-numerique/documents/60271-l-enfant-et-les-ecrans.pdf

Inserm, Expertise collective. Conduites addictives chez les adolescents, 2014. https://www.inserm.fr/content/download/80879/.../2/.../Conduites-addictives_der.pdf

Les drogues à 17 ans : analyse de l'enquête. ESCAPAD 2014.

www.ofdt.fr/BDD/publications/docs/eftxssv5.pdf

Journées du GPG de la SFP « l'enfant et les écrans ». http://gpg.sfpediatrie.com/sites/default/files/u10165/gpg_reco_ecrans_jc_gp_marseille_2017.pdf

Le Heuzey MF, éd. Psychopathologie. In : Bourrillon A. Pédiatrie pour le praticien. 6e éd. Paris : Elsevier Masson ; 2011.

Marcelli D. Enfance et psychopathologie. 8e éd. Paris : Masson, coll. « Les âges de la vie », 2009.

23 Troubles du sommeil

- D'abord, bien classer les troubles du sommeil : tous ne perturbent pas le sommeil.
- Les causes organiques, médicales sont rares.
- Le traitement se discute au cas par cas et la prescription d'un somnifère n'est pas nécessairement la bonne réponse.
- Le sommeil de l'adolescent a ses spécificités.
- Ne pas oublier le syndrome d'apnées obstructives du sommeil.

Sommeil normal

Toute prise en charge par le médecin d'un trouble du sommeil nécessite de connaître préalablement la physiologie normale du sommeil.

Les *enregistrements polygraphiques*, qui permettent d'étudier simultanément plusieurs paramètres (électroencéphalogramme [EEG], respiration, tonus musculaire, mouvements oculaires…), ont montré que chez l'adulte, le sommeil était fait de cycles (quatre à cinq) comportant chacun une phase de sommeil dit à ondes lentes de profondeur croissante, puis une phase de sommeil paradoxal où l'activité électrique corticale, très importante, contraste avec la profondeur de l'endormissement et l'atonie musculaire : c'est la phase du rêve. Chez l'enfant, ces mêmes cycles existent mais ils ne sont pas, du moins dans les premiers mois, organisés de la même façon dans le temps. Pendant les 3 premiers mois, ces cycles surviennent par périodes répétées au long de la journée, entrecoupées de phases d'éveil essentiellement rythmées par la sensation de faim ou de satiété.

La durée du sommeil est de 23 h en moyenne à la naissance, de 16 à 18 h à 3 mois. Progressivement, les cycles de sommeil vont se fondre en un bloc que les contraintes sociales doivent amener à concilier avec la nuit.

Le nouveau-né passe progressivement d'un rythme ultradien (alternance de veille et sommeil toutes les 3-4 heures) à un rythme circadien de 24 h. Les cycles de sommeil ne sont vraiment en place que vers 4-5 mois. Ainsi, le rythme jour-nuit s'installe normalement et naturellement avant l'âge de 6 mois, avec une grande variabilité d'un enfant à l'autre, puisque certains nourrissons peuvent l'acquérir dès la 3e ou la 4e semaine.

De 3 mois à 3 ans, la durée totale du sommeil diminue lentement. Elle est de *14-16 h à 1 an, de 12-14 h à 3 ans (dont 2 h de sieste)*. Le sommeil n'est plus modulé par des causes purement instinctives (faim, satiété), mais par la découverte progressive du monde extérieur et en particulier de la mère, qui à 9 mois est perçue comme une personne à part entière dont l'enfant est dépendant et dont la séparation est source d'insécurité et d'angoisse.

Guide pratique de la consultation en pédiatrie

À partir de cette date, tous les facteurs d'environnement prennent de plus en plus d'importance. Cette période est marquée par des difficultés d'endormissement entraînant les rites du coucher.

À partir de 3 ans, le sommeil se rapproche de plus en plus de celui de l'adulte et à l'adolescence, la durée totale du sommeil est de 8 à 10 h, avec des variations individuelles parfois de 6 h (petit dormeur) à 11 h (gros dormeur), la réduction de ce temps de sommeil se faisant aux dépens du sommeil lent profond tandis que le sommeil paradoxal reste stable. L'angoisse peut engendrer des troubles de l'endormissement jusque vers 6 ans, âge où disparaissent en règle les rites du coucher. Le sommeil commence à prendre pour l'enfant la même valeur que chez l'adulte, il est influencé par les mêmes facteurs. Dès lors, les troubles du sommeil peuvent apparaître chez des sujets émotifs ou anxieux à l'occasion de conflits familiaux ou de difficultés scolaires.

Genèse des troubles du sommeil chez l'enfant

Chez l'enfant comme chez l'adulte, le sommeil est régi par des systèmes étroitement liés au système d'éveil : le couple éveil-sommeil doit avoir un équilibre parfait. La rupture de cet équilibre crée un phénomène de privation. Une diminution quantitative ou qualitative du sommeil entraîne une « dette de sommeil ». Si la cause n'est pas supprimée, cette dette s'accroît et entraîne une hyperstimulation du système d'éveil : l'enfant qui dort mal devient instable, cette instabilité psychomotrice favorise le système d'éveil aux dépens du système de sommeil ; celui-ci se réduit encore dans sa qualité et sa quantité ; on est en présence d'un état d'autostimulation (soit par stimulation du système d'éveil, soit par perturbation du système de sommeil) : c'est l'insomnie.

Ce phénomène rend compte de la plus grande partie des troubles du sommeil de l'enfant que sont les dyssomnies (troubles de l'endormissement, insomnies vraies, voire hypersomnies). Les parasomnies répondent à un autre mécanisme.

Évaluer le trouble du sommeil

Pour apprécier l'éventualité d'un trouble du sommeil, il faut surtout s'attacher aux signes évoquant une privation, un *manque de sommeil,* qui affectent plus ou moins vite le comportement diurne de l'enfant :

- un enfant fatigable, irritable, capricieux, anormalement hyperactif, impatient, « énervé », grognon, avec des rythmes de sieste perturbés, des difficultés d'endormissement, manque probablement de sommeil ;
- un enfant dont le comportement diurne est strictement normal tandis que ses parents s'inquiètent d'un temps de sommeil trop court, de siestes trop brèves, n'est pas en manque de sommeil, et n'a donc probablement pas de troubles du sommeil.

Il faut bien entendu évaluer la « plainte » des parents et donc apprécier le retentissement de ce trouble sur leur comportement qui, du fait de leur privation de sommeil, leur fatigue et leur énervement, ne peut qu'accroître ce trouble.

Analyser et classer les troubles du sommeil

Ceci est très important pour comprendre le trouble et proposer la meilleure attitude thérapeutique.

Dyssomnies

Troubles de l'endormissement

C'est un phénomène banal, habituel, sans signification pathologique si ce n'est la façon dont il est ressenti par l'entourage. Deux notions essentielles doivent toujours être présentes à l'esprit : il est impossible d'imposer l'endormissement à un enfant dont le cerveau n'est pas prêt au sommeil (forcer à dormir un enfant en activité d'éveil normal ou stimulé est tout à fait illusoire). À l'inverse, il ne faut pas méconnaître les signes du besoin de sommeil et ainsi manquer la phase d'endormissement au moment de sa survenue naturelle. C'est ainsi que les troubles de l'endormissement, si naturels soient-ils, sont souvent induits, maintenus ou majorés par une attitude parentale inadaptée. Un bon endormissement se prépare, se négocie : il y faut des concessions.

Causes propres à l'enfant

- Certaines sont organiques. Elles sont citées ici pour mémoire : toux chronique, obstruction nasale, etc.
- En général, à partir de 9 mois, c'est l'appréhension de quitter la présence affective de la mère et le monde rassurant du jour qui crée une opposition au coucher, un état de tension stimulant l'activité d'éveil. C'est en fait un trouble de séparation qui peut être induit ou majoré par un événement traumatisant dans la vie familiale ou de l'enfant lui-même. Il peut s'agir aussi d'une relation fusionnelle mère-enfant (qui traduit parfois une dépression maternelle), voire (et déjà tôt) de l'absence de règles établies sur le plan éducatif (enfant roi) : il existe alors souvent des réveils nocturnes.
- Les peurs lors du coucher débutent vers 3 ans et peuvent durer jusqu'à 6 ans : peur de l'obscurité, peur des animaux, des fantômes... L'objet de cette peur est souvent dépendant d'un événement récent, d'un livre, d'un film, d'une histoire peut-être mal expliquée. Il est d'ailleurs difficile de faire la part du réel et de la comédie, car cette « peur » est parfois utilisée pour tenter de « veiller » avec des parents.
- C'est en tout cas pour lutter contre ces angoisses que s'installent au même âge les rites du coucher, qu'il faut connaître et savoir respecter : recherche

d'une position du corps, succion du pouce, nécessité pour s'endormir de tenir ou sucer un objet précis… Ces rites sont normaux, utiles : il ne faut pas chercher à les faire disparaître par la contrainte.

Causes extérieures à l'enfant

Elles sont nombreuses et méritent d'être connues :

- L'excitation des jeux collectifs stimule l'éveil, et ce d'autant plus qu'ils se prolongent dans la soirée. Il faut savoir calmer l'enfant par des activités plus paisibles pour le préparer au sommeil.
- Les moqueries suscitées par les mimiques que présente un enfant luttant contre le sommeil en public peuvent induire une opposition au coucher.
- La télévision est actuellement un adversaire redoutable à l'endormissement des enfants fascinés par ces images mouvantes colorées et sonores. Pourquoi aller se coucher alors que les parents, eux, installés devant le petit écran, sont peu enclins à s'en détacher ? Les parents cèdent-ils ?… Le moment propice à l'endormissement est alors passé.
- Enfin, s'il peut paraître évident qu'un logement trop petit, la promiscuité, le bruit (des voisins, de la radio, de la télévision…) peuvent jouer un rôle fondamental, les conditions de travail ne sont pas toujours prises en compte. En effet, il n'est pas rare, pour ne pas dire fréquent, qu'une maman retarde le coucher de son nourrisson ou de son enfant car le père rentre tard et souhaite ou exige de voir son enfant à son retour, ou inversement, mais l'heure de l'endormissement est passée et il devient alors difficile de coucher l'enfant. Le même problème peut se poser lors de dîners à la maison (auquel l'enfant excité participe à tort) ou à l'extérieur (où l'on amène l'enfant qui n'est plus dans son environnement habituel).

Que faut-il faire ?

Il faut sûrement expliquer le caractère normal, banal de ces difficultés. Il faut aussi souligner sans culpabiliser les erreurs éducatives souvent méconnues qui ont pu les majorer. Il faut surtout insister sur les conditions d'un bon endormissement : respect des rites du coucher, création d'un climat propice fait d'amour, de tendresse : il faut que les parents apprennent à leur enfant à aimer ce moment si agréable. Si le trouble paraît sévère ou lié à des problèmes familiaux, il est utile d'envisager une consultation spécialisée.

Insomnie

C'est un trouble qui concerne de 20 à 40 % des enfants de moins de 3 ans. Elle est de loin la perturbation la plus fréquente et touche les enfants jusqu'à 3 ou 4 ans. Comme les troubles de l'endormissement qui en sont un élément, ce n'est pas une maladie primitive du sommeil, mais beaucoup plus un problème lié à l'environnement.

Les causes varient avec l'âge

Avant 6 mois, il n'y a pas de véritables troubles du sommeil. Il s'agit plutôt d'un trouble du rythme veille-sommeil souvent lié à des problèmes digestifs bénins : pleurs inexpliqués du nourrisson (coliques ?), reflux gastro-œsophagien, allergie aux protéines du lait de vache, qui cèdent plus ou moins vite, spontanément ou sous l'effet d'un traitement adapté. Mais si les troubles persistent (et donc la plainte parentale), il faut évoquer une perturbation de la relation mère-enfant dans le cadre d'une dépression du post-partum.

Jusqu'à 2 à 3 mois, en effet, les réveils nocturnes sont normaux, instinctifs et rythmés par la sensation de faim. À cet âge, les pleurs nocturnes sont le plus souvent la traduction d'un besoin alimentaire, le réendormissement rapidement obtenu après une prise de lait. Mais dès cet âge, il existe des insomnies induites par la rigidité maternelle. Le non-respect des rythmes propres à l'enfant vis-à-vis de l'alimentation en est l'exemple le plus frappant. *La rigueur horaire excessive est néfaste :* réveiller l'enfant qui dort pour le faire boire, le laisser pleurer quand il a faim, lui donner la nuit lorsqu'il se réveille un repas inconsistant (eau sucrée) sont des faits d'observation courante qu'il est facile de corriger par une bonne information.

Entre 3 et 9 mois, l'insomnie est plus rare et les *causes organiques* sont à rechercher en priorité (troubles digestifs, obstruction nasale...).

Mais c'est à partir de 9 mois que l'*insomnie vraie comportementale* s'installe, témoignant de la dette de sommeil : après une journée agitée, l'endormissement est long, les réveils nocturnes fréquents, le réveil très matinal. Ces journées difficiles, ces nuits écourtées ne font qu'accroître la tension familiale et le trouble du sommeil est entretenu, sinon majoré.

Habituellement, ce sont les facteurs qui stimulent le système d'éveil qui en sont responsables. Certains enfants sont de petits dormeurs, de petits anxieux, de petits instables. N'en est-il pas de même des adultes ? Certains *troubles « relationnels »* sont parfois en cause, qui viennent créer l'anxiété : la séparation ou la mésentente parentale, l'éloignement de la mère, une naissance dans la famille sont autant de facteurs souvent retrouvés.

Les *erreurs éducatives* ont leur place dans la genèse de ces insomnies (changements fréquents de lit, de chambre, de domicile, vie familiale désordonnée et peu propice à un paisible épanouissement de l'enfant). Il faut en particulier insister sur la mauvaise habitude de donner au nourrisson ou à l'enfant du lait ou de l'eau la nuit, souvent pour qu'il s'endorme, ou de le prendre dans le lit parental — solutions bien faciles (à cause des voisins, de la fratrie), mais néfastes à long terme. Chacun dans son lit !

Enfin, l'*environnement* joue parfois un rôle de premier plan : logement inadapté, bruyant, insalubre, promiscuité...

Mais il arrive que le système de sommeil soit lui aussi perturbé. Et à cet âge, ces perturbations sont essentiellement d'ordre médicamenteux : on connaît bien le rôle néfaste de certains antiépileptiques (phénobarbital, hydantoïne), mais on connaît moins les *perturbations du sommeil* que peuvent induire certains médicaments prescrits « pour calmer et faire dormir » : tranquillisants (méprobamate, Équanil® ; benzodiazépines ; phénothiazines ; neuroleptiques [alimémazine, Théralène®]...). Paradoxe ? Sans doute, mais paradoxe apparent quand on connaît la physiologie du sommeil et que l'on prend en compte les modifications que ces thérapeutiques induisent dans les diverses phases du sommeil. Il faut néanmoins nuancer ces considérations, car il y a des susceptibilités individuelles : tel traitement très efficace sur le sommeil d'un enfant peut avoir l'effet inverse chez un autre.

Que faut-il faire ?

Il faut bien sûr avant tout *analyser la situation* afin de préciser la ou les causes. En effet, il peut s'agir de causes médicales (obstruction nasale, douleurs abdominales, poussées dentaires, allergie alimentaire, intolérance au lait, reflux gastro-œsophagien...). Elles sont facilement retrouvées. Il faut sinon bien étudier le mode de vie, la personnalité des parents, mais surtout apprécier la tolérance parentale du trouble. La tension familiale créée par ces insomnies entretient souvent l'insomnie, voire la stimule.

Prise en charge des dysomnies

Il faut essayer de corriger les erreurs des parents, restaurer une ***bonne hygiène du sommeil***: c'est la première étape de prise en charge de tous ces troubles du sommeil. Une routine harmonieuse inclut une heure de coucher et d'éveil régulière et stable, un nombre d'heures passées au lit adapté à l'âge, et aux besoins de l'enfant, un lieu de sommeil sombre et calme, le fait d'éviter d'avoir faim (et de manger) avant l'heure du coucher, des techniques de relaxation, un rituel détendant non stimulant avant le coucher. Pour favoriser la relaxation, il faut éviter rigoureusement la télévision, les ordinateurs et les jeux vidéo et encourager la lecture chez les plus grands avant le coucher, donc fixer des règles et des limites. Cela peut suffire dans les insomnies comportementales et les difficultés d'endormissement. Cela demande du temps et de la coopération de leur part : excédés, fatigués, sont-ils accessibles aux conseils ? Pas toujours.

Alors, ***le recours au médicament*** est parfois utile, souvent à contrecœur de la part du médecin comme des parents. Il ne guérira pas ce qui n'est pas une maladie, mais permettra aux parents dont l'enfant dormira enfin de récupérer, de se détendre, de se rassurer. Ils comprendront et accepteront alors mieux de corriger telle ou telle attitude inadéquate. Il est difficile de conseiller un médicament, tant la tolérance individuelle est grande. Telle molécule efficace chez un enfant ne l'est pas dans le même contexte chez un autre, ou est moins bien supportée. Il est parfois nécessaire d'effectuer plusieurs essais, d'autant que certains de ces produits (voir plus haut) peuvent perturber le sommeil. Mais quel soulagement quand on trouve le bon…

La *prescription d'un somnifère* n'est donc pas forcément la bonne réponse : il ne faut pas masquer la cause du trouble du sommeil par la prise banalisée d'un « sirop pour dormir », mais cela peut ainsi devenir nécessaire dans certaines circonstances. Certains n'ont qu'un effet transitoire. Il ne faut jamais les prescrire avant l'âge d'1 an. Il faut alors les prescrire en cures courtes, 15 jours à 3 semaines, en prévenant les parents de leurs potentiels effets secondaires, voire paradoxaux et en effectuant un sevrage progressif.

La mélatonine est de plus en plus évoquée car considérée comme efficace et sécuritaire chez l'enfant de plus de 2 ans (pas de données probantes avant cet âge). Il faut utiliser des formes pures en démarrant à 2 mg. Il existe des formes à action brève utilisées pour les problèmes d'endormissement et des formes à action prolongée réservé plutôt aux insomnies (pour maintenir le sommeil) à donner 30 à 60 minutes avant l'heure prévue d'endormissement.

Parfois une *psychothérapie* peut être indiquée, pour l'enfant, et même aussi pour les parents. Tout dépend de leur personnalité et de leur acceptation du trouble.

Enfin, si la tension familiale est insupportable, une *brève séparation* de l'enfant peut être indiquée. Il en est qui n'ont d'insomnies que chez leurs parents !

Les troubles du sommeil peuvent cependant exister dans des *pathologies neurologiques développementales et/ou psychiatriques* plus graves, à ne pas méconnaître : troubles du spectre autistique, épilepsie, voire certaines maladies génétiques, mais aussi le TDAH. *La mélatonine* à action prolongée peut être utisisée et même prise en charge dans certaines situations car bénéficie d'une recommandation temporaire d'utilisation (RTU) chez les enfants âgés de 6 à 18 ans traités pour un trouble du rythme veille-sommeil associé à des troubles développementaux et des maladies neurogénétiques comme le syndrome de Rett, le syndrome de Smith-Magenis, le syndrome d'Angelman, la sclérose tubéreuse ou des troubles du spectre autistique.

Parasomnies

Ce sont des troubles du sommeil qui n'entraînent aucune plainte de la part du sujet atteint. Le trouble est en fait signalé par l'entourage. Les parasomnies regroupent un certain nombre de troubles du sommeil de l'enfant qui ont des points communs :

- un caractère familial fréquent ;
- une survenue paroxystique, automatique ;
- l'impossibilité presque totale de réveiller l'enfant pendant la crise ;
- l'amnésie rétrograde totale ;
- un caractère transitoire ;

- un excellent pronostic à long terme ;
- la possibilité d'associations chez le même enfant.

Le somnambulisme, la somniloquie, les terreurs nocturnes, l'énurésie primaire nocturne sont les troubles les plus fréquents. Bien que transitoires et d'excellent pronostic, ce sont de véritables maladies du sommeil.

L'*énurésie* ayant déjà été étudiée précédemment (chapitre 21), il faut insister sur les terreurs nocturnes et le somnambulisme.

Terreurs nocturnes

Elles sont très fréquentes, mais en règle passagères. On les voit surtout chez les enfants, garçons ou filles (60 %), d'âge préscolaire (entre 3 et 6 ans). Par la suite, elles sont beaucoup plus rares. La description d'une crise de terreur nocturne est assez stéréotypée : début brutal dans la première moitié de la nuit, 1 à 3 heures après le coucher. L'enfant s'assied brusquement dans son lit, crie, hurle. Il a les yeux grand ouverts, il est polypnéique, tachycarde, couvert de sueur, et a parfois des gestes de défense. Il est impossible de le rassurer car il ne répond à aucune sollicitation.

L'épisode dure quelques minutes (1 à 20 minutes), puis l'enfant se rendort aussi brutalement, profondément épuisé. Il n'y a qu'un épisode par nuit et aucun souvenir le lendemain.

Ces terreurs nocturnes, très rares après 6 ans, disparaissent totalement à la puberté. Elles sont sans gravité, n'ont aucune composante névrotique ni psychotique. Il ne s'agit pas d'équivalents comitiaux et l'EEG est inutile. Seules leur survenue tardive et leur association avec d'autres troubles neuropsychiques peuvent faire craindre une affection neuropsychiatrique.

Il faut les différencier des cauchemars, rêves certes terrifiants, mais réveillant l'enfant qui, reconnaissant alors son entourage, est rassuré — ce qu'il n'empêche qu'il puisse avoir quelques difficultés à se rendormir. Il se souvient de son rêve.

On en rapproche les *états confusionnels* fréquents chez les enfants de moins de 5 ans, survenant aussi en début de nuit, qui peuvent se répéter au cours de la même nuit et survenir même au cours d'une sieste. Le début est plus progressif, l'enfant grogne, pleure, s'agite et veut sortir de son lit. Il peut paraître éveillé : en fait, il dort et repousse la personne qui cherche à le consoler. Ces accès peuvent durer de quelques minutes à plus de 1 heure.

Somnambulisme

C'est une activité motrice de déambulation inconsciente durant le sommeil, souvent accompagnée d'autres activités spontanées et coordonnées, avec amnésie au réveil, qui n'a aucun caractère pathologique mais peut être dangereuse par ses conséquences. La *somniloquie*, qui lui est très souvent associée, en est l'équivalent verbal ; 15 % environ des enfants d'âge scolaire (de 5 à 12 ans) ont un accès de somnambulisme, mais en réalité seuls 4 à 5 % de cette population présentent plusieurs accès mensuels. Les garçons sont plus touchés que les filles. On retrouve souvent des antécédents familiaux. L'énurésie y est fréquemment associée. Comme les terreurs nocturnes, l'accès de somnambulisme apparaît brutalement de 1 à 3 heures après l'endormissement. L'enfant se lève et marche, le regard fixe, se cognant souvent, sans pour autant se réveiller. Il peut faire des gestes incohérents mais surtout, et c'est là *le danger du somnambulisme, manipuler des objets coupants ou contondants, des appareils dangereux, voire se défenestrer,* ce qui traduit bien l'automatisme de cette activité motrice. Il reste tout à fait indifférent à toutes sollicitations pendant l'accès. Spontanément ou docilement reconduit par ses parents, il se recouche, s'endort profondément, incapable par la suite de raconter ce qui s'est passé, même s'il se réveille en dehors de son lit.

Les accès de somnambulisme se répètent souvent selon le même mode chez le même enfant, ce qui permet parfois à priori d'en évaluer le danger.
Comme les terreurs nocturnes, le somnambulisme disparaît à la puberté, n'a aucun caractère pathologique, n'a rien de comitial ni de neuropsychiatrique en dehors de son association à d'autres troubles du comportement.

Certes, le somnambulisme cède spontanément mais, si les accès sont fréquents et surtout à risque, il est préférable de traiter ; dans ce cas, le clobazam (Urbanyl®) ou le clonazépam (Rivotril®) sont efficaces et anodins, tous les soirs, régulièrement pendant au moins 2 mois, à diminuer progressivement ensuite.

Fait important : terreurs nocturnes et somnambulisme n'altèrent pas la qualité du sommeil.

Ces parasomnies ont parfois des facteurs favorisants : stress, anxiété, fièvre, privation de sommeil, rythme veille-sommeil irrégulier.

D'autres parasomnies sont fréquentes, apparaissant lors de la transition veille-sommeil. Elles persistent rarement au-delà de 4 ans, apparaissent en règle lors de la première et de la deuxième année, lors de l'endormissement.

Ce sont essentiellement ce qu'on appelle des rythmies du sommeil (*jactatio capitis, head-bonging, head-rocking, body-rocking* des Anglo-Saxons), constituées de mouvements répétitifs et stéréotypés intéressant surtout les muscles de la tête et du cou, très fréquents et bénins. L'abstention thérapeutique est la règle.

On y rattache le bruxisme (grincement des dents pendant le sommeil), qui apparaît en règle après la poussée des incisives.

Le sommeil de l'adolescent

L'adolescent a des spécificités qu'il faut connaître. Naturellement, l'adolescent a peu de difficultés à rester éveillé le soir, mais il a du mal à se lever le matin (besoin du réveil ou des parents) et montre des variations spontanées de l'heure du réveil selon les jours de la semaine (école ou week-end).

Faute de temps cependant — car il est « très » occupé : scolarité, sorties, activités diverses (ordinateur, jeux vidéo, téléphone portable, lecture, sport) —, l'adolescent néglige souvent son sommeil : dormir n'est pas une priorité et il a tendance à faire ce qui lui plaît plutôt qu'à écouter les besoins que lui dicte son organisme, et encore moins les conseils que l'on peut lui prodiguer. Il est donc souvent en privation, en manque de sommeil. De nombreuses interactions liées à une mauvaise hygiène de vie compliquent encore le tableau : abus d'alcool, de cigarettes, voire de drogues.

Il faut toujours rechercher l'existence de troubles du sommeil chez l'adolescent, car ils peuvent révéler un désordre psychologique temporaire compréhensible dans cette période de mutation, ou le début d'une pathologie durable, en particulier la dépression, qui est la plus fréquente, voire un abus de substances illicites. Le retard diagnostique peut être à l'origine de difficultés scolaires et sociales d'un adolescent considéré comme paresseux et non motivé parce qu'il est somnolent…

Insomnie

Il est décrit que 13 % des garçons et 17 % des filles se plaignent de mal dormir. Certes, cela peut être dû à une mauvaise hygiène de vie mais dans cette période difficile, attention, car l'anxiété et la dépression sont souvent sous-jacentes. Il peut y avoir de véritables phobies du coucher conduisant à des abus de consommation de somnifères. Si l'insomnie qui précède systématiquement les examens est fréquente et en général peu problématique, en revanche l'insomnie chronique est le plus souvent liée à une anxiété pathologique qui s'exacerbe avec le temps qui passe. Si une prise en charge comportementale peut aider, une psychothérapie associée est souhaitable, car on peut s'inquiéter de la structure sous-jacente et des risques de décompensation sur un mode névrotique ou psychotique. L'insomnie qui réveille systématiquement le jeune en seconde partie de la nuit est, comme chez l'adulte, très évocatrice d'une dépression.

Syndrome de retard de phase

En fait, l'une des grandes difficultés de l'adolescent est la réduction du temps de sommeil qui touche 20 à 25 % d'entre eux, voire plus car certaines études révèlent que 70 % des adolescents sont en dette de sommeil en semaine insuffisamment récupéré le week-end. Entre 12 et 18 ans, l'heure d'endormissement est décalée de 22 h 30 à 00 h 30.

Le principal mécanisme de cette **réduction du temps de sommeil** est la conjonction d'un recul physiologique de l'heure d'endormissement à cet âge, aggravé pour certains par l'utilisation tardive des écrans multimédias[1], la réalisation tardive des devoirs à la maison, voire la consommation de psychostimulants, de caféine, de boissons énergétiques mais aussi à la diminution de l'influence parentale puis d'un lever précoce mais difficile pour se conformer au rythme scolaire. C'est ainsi que l'on parle de syndrome de retard de phase.

Ce trouble du sommeil est le plus fréquent de l'adolescent : de plus, simplement, il a envie de vivre le soir. Alors que toute la famille dort, il se sent libre et tranquille seul dans sa chambre, un peu « hors du temps ». Parfois, cependant, cela s'inscrit dans une véritable conduite d'opposition aux parents. Crise d'adolescence exacerbée, conflits familiaux, rupture scolaire, le risque de dérapage est grand. D'autant que, dans ce contexte, l'anxiété pathologique et la dépression ne sont pas loin : elles se surajoutent dans les deux tiers des cas. Les somnifères sont sans intérêt et peuvent conduire à de véritables intoxications.

Les conséquences en sont multiples, endocriniennes (surpoids éventuel et obésité chez le garçon surtout), psychologiques avec diminution de l'estime de soi, augmentation de l'anxiété généralisée, troubles de l'humeur, hyperactivité, agressivité, risque de dépression ; mais surtout scolaire : le sommeil joue un rôle majeur dans la préparation du cerveau à l'apprentissage, à la mémorisation. La réduction du temps de sommeil a donc des effets négatifs sur les performances scolaires du fait aussi de la somnolence diurne. Cela peut alors pousser l'adolescent à consommer des excitants, de l'alcool, du tabac, voire des psychostimulants et un cercle vicieux s'installe.

La prise en charge nécessite une adhésion forte des deux parties (l'adolescent et ses parents). En effet, ces troubles reposent surtout sur des erreurs d'hygiène du sommeil. Il faut donc bien en évaluer toutes les causes sans stigmatisation d'aucun des deux camps et adapter, expliquer et tenter d'obtenir la compliance aux mesures comportementales et éducationnelles nécessaires (ne serait-ce que l'arrêt d'utilisation des écrans 2 heures avant l'échéance de l'endormissement). On peut aussi proposer une avancée très progressive de l'heure du coucher de 10 minutes tous les 3 jours. Toutefois, ce traitement n'est pas facile puisqu'il existe fréquemment une mauvaise observance des conseils, et ce d'autant plus que les adolescents souffrent parallèlement de dépression, de problèmes comportementaux et d'insertion sociale, ou vivent dans un milieu familial défaillant ou perturbé, que des addictions sont installées. Dans ces cas, une prise en charge spécialisée

---

1. Les écrans ont pour source d'illumination principale des diodes électroluminescentes (LED) qui ont la propriété, grâce à la spécificité de leur longueur d'ondes, de couper la sécrétion de la mélatonine, principale hormone du sommeil.

doit être proposée au premier rang desquelles la thérapie cognitivocomportementale possible sur internet (www.dormium.fr). La mélatonine (30 minutes avant le coucher) est un appoint non négligeable.

Hypersomnie

Certains adolescents présentent de véritables hypersomnies, certes rares mais souvent et longtemps méconnues.

La *narcolepsie* débute à l'adolescence, parfois dans l'enfance. Elle atteint aussi bien la fille que le garçon. Sa prévalence est rare (0,05 %). Le retard diagnostique est fréquent. Elle se traduit par des accès de sommeil incoercibles dans la journée, une cataplexie (perte de tonus d'un bras, des jambes ou du cou au cours d'une émotion ou du rire), des hallucinations incoercibles, des comportements automatiques sans souvenir, des paralysies angoissantes du réveil. Les siestes sont très récupératrices.

L'*hypersomnie idiopathique* est une autre cause d'hypersomnie qui est proche de la narcolepsie, mais qui se caractérise par l'absence de cataplexie et la notion fréquente de pathologie familiale.

Syndrome de Kleine-Levin

Cette pathologie rare et de cause inconnue touche quasiment toujours le garçon :

- accès de sommeil, ou plutôt de torpeur, au cours desquels il reste allongé, somnolent, pendant quelques heures à quelques jours, et qui se répètent plusieurs fois par an ;
- avec des troubles du comportement alimentaire (hyperphagie) et comportementaux (agressivité) parfois sévères ;
- aucun examen ne permet de l'affirmer, ce qui est toujours difficile pour le jeune et sa famille ;
- ce syndrome évolue habituellement vers la guérison à la fin de l'adolescence.

Syndrome d'apnées obstructives du sommeil

Le syndrome d'apnées obstructives du sommeil (SAOS) est caractérisé par une obstruction prolongée des voies aériennes supérieures, complète ou intermittente, mais qui interrompt la ventilation au cours du sommeil et perturbe le déroulement normal et sa qualité.

Fréquence

Elle est estimée entre 1 et 3 % des enfants de moins de 6 ans (pour 9 à 12 % de ronflements) ; le SAOS est particulièrement fréquent entre 3 et 6 ans sans prédominance de sexe.

Diagnostic

Essentiellement clinique, il repose sur la recherche de symptômes diurnes et de symptômes nocturnes.

Symptômes diurnes

La somnolence diurne (hypersomnie) est beaucoup moins fréquente que chez l'adulte. Elle n'est pas toujours reconnue de première intention chez des enfants qui manifestent essentiellement des troubles du comportement (agressivité, timidité ou retrait, ou hyperactivité associée à des siestes brutales et sans raison, fléchissement des performances scolaires, modification de l'appétit, tristesse, apathie, etc.).

Symptômes nocturnes

Ils sont essentiellement caractérisés par :

- l'existence d'un ronflement plus ou moins important, plus ou moins permanent, associé à une respiration paradoxale et buccale ;
- des apnées avec une reprise respiratoire bruyante ;
- une position de sommeil anormale : assise, à genoux, ou tête en hyperextension ;
- une hypersudation et un sommeil agité.
- des signes tardifs de rétraction, comme des malformations thoraciques avec thorax en entonnoir ou en crinoline.

En pratique

Devant ces symptômes, il faut rechercher une infection des voies aériennes supérieures, des vomissements faciles, une dysphagie, des otites à répétition, une voix nasonnée.

Chez les enfants plus âgés ou adolescents, les signes cliniques sont plus proches de ceux de l'adulte : céphalées matinales, somnolence anormale, mais parfois énurésie secondaire ou difficultés scolaires.

Examen clinique

Il recherche :

- une hypertrophie adénoïdoamygdalienne qui existe et explique les symptômes chez près de trois enfants sur quatre ;
- une anomalie nasale ou oropharyngée, maxillofaciale, entraînant une obstruction des voies aériennes supérieures ;
- des anomalies du développement staturopondéral : retard staturopondéral, cassure pondérale, plus rarement obésité.

En pratique

Les investigations paracliniques comme l'enregistrement polysomnographique nocturne et les investigations radiologiques, ORL, maxillofaciales, éventuellement un examen cardiovasculaire sont à discuter cas par cas.

Traitement

Il repose sur :
- l'adénoïdo-amygdalectomie s'il existe une hypertrophie amygdalienne ;
- la chirurgie réparatrice des anomalies maxillofaciales, qui nécessite un avis spécialisé et n'est à envisager que lorsque la croissance est terminée ;
- les dispositifs d'avancement mandibulaire, qui ne sont pas non plus envisagés chez l'enfant avant la fin de la croissance.

À retenir

Conduite à tenir devant des troubles du sommeil chez l'enfant :
- bien évaluer les difficultés de sommeil de l'enfant en appréciant son retentissement sur l'enfant lui-même et sur sa famille ;
- analyser et classer les troubles du sommeil ;
- savoir que dans la très grande majorité des cas, la prescription d'un somnifère n'est pas une réponse.

Pour en savoir plus

Bourrillon A. Pédiatrie pour le praticien. Paris: Elsevier Masson; 2011.
Le sommeil de l'enfant. Troubles du sommeil et investigations : www.swiss-paediatrics.org/sites/default/files/paediatrica/vol20/n5/pdf/30-40.pdf
Marcelli D, Cohen D. Enfance et psychopathologie. Paris: Masson; 2009.
Troubles du sommeil chez le nourrisson. Pas à Pas en Pédiatrie. pap-pediatrie.fr/maladie-chronique/troubles-du-sommeil-chez-le-nourrisson
Troubles du sommeil chez l'adolescent. Pas à Pas en Pédiatrie. pap-pediatrie.fr/maladie-chronique/troubles-du-sommeil-chez-ladolescent

24 Difficultés scolaires

- S'intéresser à la scolarité à chaque consultation de l'enfant, quel que soit le motif de la consultation.
- Ne pas hésiter à demander des tests psychométriques et un bilan orthophonique.
- Les causes des difficultés scolaires sont variées, souvent intriquées.

Le développement d'une scolarité harmonieuse doit être une des préoccupations permanentes du médecin qui prend en charge un enfant, et ce, quelles que soient les raisons pour lesquelles l'enfant lui est amené.

Motifs de la consultation

Il est possible que l'enfant soit amené chez le médecin parce qu'il ne travaille pas à l'école, la demande pouvant venir des parents ou même des enseignants. En vérité, cette situation est assez rare, ou du moins assez rarement exprimée de façon aussi nette. En effet, même dans le cas où l'inquiétude de la famille est liée à l'échec scolaire, l'enfant est présenté au médecin sous une autre étiquette : il est « fatigué », il est « nerveux », il est « paresseux ». Dans la plupart de ces cas, même si les parents pressentent le problème, ils se le masquent et le masquent au médecin, espérant plus ou moins confusément que le verdict de celui-ci sera : « C'est le foie, le côlon ou les glandes », et que tout sera résolu par un médicament approprié.

Bien souvent, l'enfant est de bonne foi, amené au médecin pour un symptôme dont l'organicité n'est pas mise en doute par la famille : douleurs abdominales, céphalées, pâleur, maladie qui traîne. Même si les parents ont parfaitement conscience de l'existence d'une situation d'échec scolaire, ils y voient la conséquence et non la cause du symptôme allégué, et ne pensent pas spontanément à signaler le fait au médecin.

C'est dire que *toute consultation d'enfant d'âge scolaire doit comporter — quel que soit le motif de la consultation — une enquête même rapide sur la scolarité* : en quelle classe est-il ? La réussite scolaire est-elle satisfaisante ? Quel est son comportement à l'école ? A-t-il plaisir à y aller ?

Il ne faut en effet jamais oublier que les conséquences des difficultés scolaires peuvent largement dépasser le stade de l'école : les troubles de l'apprentissage peuvent être responsables d'une baisse de l'estime de soi, d'anxiété, de stress, voire de phobies, de tensions intrafamiliales ou de comportements inadaptés à l'école ou à la maison.

Principales causes de difficultés

Elles sont très nombreuses. Il est néanmoins possible de les classer, même si l'on sait qu'elles sont souvent multifactorielles. La réussite scolaire nécessite

Guide pratique de la consultation en pédiatrie

en effet deux facteurs fondamentaux : la *motivation* et les *compétences* innées ou acquises par l'éducation. L'échec scolaire peut donc être lié soit à un défaut de compétences (de causes instrumentales) provoquant un manque de moyens, soit à un défaut de motivation (de causes en règle psychologiques) empêchant d'utiliser correctement ces moyens.

L'enjeu, devant un enfant présentant des « difficultés scolaires », consiste à déterminer le plus objectivement possible la cause de ce dysfonctionnement.

L'enfant a-t-il :

- un déficit instrumental, une déficience des outils indispensables aux apprentissages ?
- un problème « psychoaffectif » qui l'empêche d'utiliser à bon escient des capacités pourtant satisfaisantes ?

Il faut également tenir compte des facteurs somatiques et des « erreurs » pédagogiques, en sachant que plusieurs facteurs sont souvent intriqués.

Facteurs somatiques

Ils sont, on l'a vu, fréquemment invoqués à tort par la famille. Il ne faudrait pas, cependant, les méconnaître.

Maladie

La maladie chronique est heureusement rare chez l'enfant. En revanche, la répétition de maladies, même bénignes, est une cause fréquente d'absentéisme scolaire, donc d'échec. Plus que la maladie elle-même et que l'asthénie post-infectieuse qu'elle engendre, c'est l'absence à l'école qui est l'élément déterminant.

Il est très fréquent de voir des enfants, chez lesquels jusque-là tout se passait bien à l'école, « décrocher » à la suite d'une maladie infectieuse banale. Que s'est-il donc passé ? Il a été malade, a manqué 8 ou 10 jours ; dès qu'il est retourné en classe, il s'est dit fatigué, s'est plaint de douleurs des jambes, du ventre, de la tête ; les parents inquiets ont interrompu à nouveau la fréquentation scolaire. Le médecin, perplexe, est inconsciemment entré dans leur jeu... et le temps a passé. Les parents, l'enfant, le médecin se sont « installés dans la maladie ». On avait simplement négligé un point fondamental : *un enfant, surtout s'il travaillait bien, redoute, s'il manque quelque temps, la réintégration scolaire.*

Le rôle du médecin dans ce type de situation est important et ce rôle est surtout d'ordre prophylactique. Il faut à tout prix éviter que ne s'organise une maladie indûment prolongée, il faut être avare d'arrêts scolaires, il faut enfin penser à l'angoisse du retour à l'école, plutôt qu'à l'asthénie après la maladie.

Hygiène de vie

L'enfant qui se couche tard, dort mal, de même que celui dont l'organisation matérielle de la journée est compliquée ou celui qui ne peut pas satisfaire ses besoins élémentaires de dépense physique ou celui qui passe son temps sur les écrans, a souvent des difficultés à l'école. Il y est inattentif ou agité, et le travail est assez médiocre.

Il n'est pas toujours facile d'améliorer ce type de situation, surtout lorsque cette mauvaise hygiène de vie est liée à des conditions de logement défectueuses, aux horaires de travail des parents, à l'éloignement de l'école. *Mais, plus souvent qu'on ne le pense, c'est à une carence d'information des parents sur la vie normale d'un enfant qu'on a affaire.* Et là, le médecin de famille est d'une aide précieuse, lui qui connaît les gens, les voit vivre chez eux et commettre des erreurs, parfois faciles à corriger.

Déficits « instrumentaux »

Déficits sensoriels

Les malentendants, les amblyopes ont de toute évidence quelques raisons d'échouer à l'école. À l'heure actuelle, ces déficits sont généralement dépistés à l'âge préscolaire. Néanmoins, il faut y penser : un sourd partiel peut être étiqueté indiscipliné, paresseux. Si le médecin a un doute, un examen audiométrique s'impose.

Il faut néanmoins savoir qu'une hypoacousie de moins de 30 dB n'explique pas un échec scolaire, et qu'une difficulté isolée à la lecture ne relève pas d'un trouble visuel. Le malentendant, l'amblyope ont toujours des troubles du comportement associés, réactionnels à leur déficit sensoriel.

Déficit intellectuel

C'est une cause à laquelle le médecin pense toujours, c'est celle qui préoccupe tout parent dont l'enfant ne réussit pas : « Est-il intelligent ? » En consultation, le médecin peut bien entendu se faire une idée de l'existence d'un tel déficit : un retard de langage, un raisonnement peu logique peuvent l'orienter. Mais qu'il se méfie : il est de faux débiles, des enfants inhibés, immatures, des enfants dont le seul déficit est celui du langage ; seul un bon examen psychométrique effectué par un psychologue compétent doit être pris en compte. Il permet, non seulement de chiffrer le QI (quotient intellectuel), mais aussi d'apprécier le contexte affectif, la maturité, la façon dont est vécue l'aventure scolaire par l'enfant et sa famille. C'est un examen difficile, mais dont on ne peut se passer devant une difficulté scolaire qui ne trouve pas ailleurs d'explication évidente. Cela reste cependant un examen complémentaire et, à ce titre, il doit être interprété, discuté, confronté à ce que le médecin lui-même sait de l'enfant et de sa famille.

Le déficit intellectuel repéré, le travail du médecin est loin d'être fini. Il lui faut trouver une solution qui est fonction de l'importance du déficit, du milieu familial, du lieu d'habitation (classe de perfectionnement, classe d'adaptation, externat médicopédagogique). Mais, quelles que soient les difficultés rencontrées, l'enfant débile léger ou moyen dit « éducable » ou « semi-éducable » doit être pris en charge dès que possible, faute de quoi des troubles de comportement graves vont très vite se surajouter au déficit intellectuel.

Langage

Il peut être gêné par un trouble de l'articulation (zézaiement, chuintement), par un retard isolé de la parole (prolongation du parler « bébé »), par un retard propre du langage (pauvreté du vocabulaire, difficulté de construction des phrases), voire par une dysphasie.

Ces *anomalies*, parfois constitutionnelles, parfois secondaires à l'environnement culturel, *doivent être dépistées et traitées au plus tôt*, avant l'entrée au cours préparatoire. Un *bilan orthophonique*, permettant éventuellement de poser l'indication d'une rééducation, doit être demandé dans ces cas. Faute de quoi l'échec de lecture, et par conséquent l'échec scolaire, est inéluctable.

Organisation psychomotrice

Les difficultés de l'organisation du schéma corporel, les perturbations gestuelles ou de l'acquisition du graphisme, l'existence de troubles de l'orientation temporospatiale, du tonus et de l'équilibre sont également à dépister précocement. Elles sont très souvent remarquées par les instituteurs d'école maternelle et sont à analyser par un bon bilan psychomoteur. L'éducation telle qu'elle est faite en maternelle peut parfois suffire. Dans certains cas, des rééducations spécifiques sont à entreprendre.

La question de l'attitude à adopter vis-à-vis de l'*enfant gaucher* est souvent posée au médecin. Il est certain qu'en France, non seulement l'écriture, mais de très nombreux gestes de la vie courante ne sont conçus que pour les sujets droitiers. Il est donc tentant de « contrarier » les gauchers, d'autant que nombre d'enfants qualifiés de gauchers sont en réalité des ambidextres. Un essai loyal de graphisme de la main droite est à faire à l'école maternelle, avec la collaboration des enseignants. En cas d'échec évident, mieux vaut ne pas insister, laisser l'enfant écrire de la main gauche et l'aider dans les difficultés qu'il rencontre immanquablement lors de son apprentissage.

Troubles spécifiques des apprentissages : les « dys... »

Il existe des altérations neurodéveloppementales spécifiques de certaines fonctions cognitives isolées responsables de troubles sévères des apprentissages (langage, motricité, apprentissage de la lecture, des mathématiques ou de l'écriture) : si 80 % des enfants ont toutes les capacités pour faire leur apprentissage à l'école, 20 % ont des difficultés pour dire, lire, écrire ou compter. Elles sont dites isolées car il n'y a ni carence affective, ni carence éducative, pas de retard mental, de pathologie neurologique avérée, d'anomalies sensorielles ni de trouble envahissant du développement.

Dyslexie

La dyslexie, la plus connue des troubles spécifiques des apprentissages, est une difficulté durable d'apprentissage du langage écrit, donc de la lecture et de l'acquisition de son automatisme chez des enfants normalement intelligents, normalement scolarisés, indemnes de troubles sensoriels. Elle touche 6 à 8 % des enfants d'âge scolaire.

Les troubles se manifestent précocement par des fautes particulières et rebelles dans la reconnaissance des symboles graphiques, d'où omissions, confusion, inversion, substitution de lettres, de syllabes ou de mots.

Des difficultés de cet ordre, surtout celles qui concernent la confusion des lettres, étant normalement observées chez la plupart des enfants apprenant à lire, le diagnostic de dyslexie, s'il est parfois soupçonné par l'enseignant devant certaines fautes évocatrices, ne peut cependant être licitement affirmé qu'après un temps suffisant de scolarisation dans de bonnes conditions, en général l'année du cours préparatoire. Au terme de ce délai, la dyslexie devient, en effet, patente chez un enfant de 7-8 ans devant la persistance et, souvent, la majoration des fautes précitées ; la lecture reste maladroite, chaotique, cependant que les mêmes défauts, tout naturellement transposés, viennent handicaper l'écriture, la dyslexie se doublant constamment d'une *dysorthographie*.

Il convient de soumettre l'enfant à des tests de lecture par un orthophoniste et de s'assurer par un examen médical complet de la normalité de l'intelligence et de l'absence de troubles sensoriels.

L'origine n'est pas d'ordre scolaire (erreur pédagogique) ni d'ordre psychoaffectif. La dyslexie est liée à des anomalies minimes des régions cérébrales dévolues au langage. Une origine génétique pourrait être impliquée. Si des problèmes psychoaffectifs peuvent se rencontrer, ils sont secondaires à l'échec scolaire et au sentiment de dévalorisation.

Ces enfants bénéficient d'une rééducation spécifique dite orthophonique qui doit être précoce, patiente, prolongée. Les dyslexies légères ainsi prises en charge sont corrigées. Dans le cas d'une dyslexie majeure, le recours à des classes spécialisées serait souhaitable. Ce type de structure existe dans plusieurs pays de l'Union européenne. En France, elles sont, pour l'instant, exceptionnelles.

Dysphasie

La dysphasie (1 %) est un trouble spécifique, sévère et durable du développement du langage (TSLO) :

- spécifique : le trouble touche uniquement le langage oral. L'enfant ne présente pas, à l'origine, de trouble intellectuel, sensoriel (surdité, cécité...), moteur, psychologique ou psychiatrique, ni de lésion cérébrale ;
- sévère : le langage ne se développe pas de façon normale, les troubles dépassent le retard simple de langage (c'est-à-dire le fait que le langage se mette en place, mais de manière décalée dans le temps) ;
- durable : la dysphasie est un trouble structurel (qui touche à la structure innée du langage, en lien avec un dysfonctionnement des structures cérébrales mises en jeu lors du traitement de l'information langagière). L'installation du langage est très lente, le langage de l'enfant garde à des degrés variables la marque du trouble initial.

Dyscalculie

La dyscalculie (1 %) est un trouble sévère et durable des compétences numériques et des habiletés arithmétiques. Elle concerne la construction du nombre, des opérations, et plus largement la structuration du raisonnement et l'utilisation des outils logiques et mathématiques.

Dyspraxie

La dyspraxie (5 à 7 % des enfants de 6 à 11 ans) est un trouble de l'acquisition de la coordination motrice avec anomalie de la planification et de l'automatisation des gestes volontaires. Une dyspraxie est donc un trouble spécifique du développement moteur, il y a altération de la coordination motrice qui s'exprime par des difficultés graphiques (géométrie et mathématiques en primaire), une maladresse. Les anomalies peuvent toucher tout ou une partie des gestes.

Il existe deux types d'approche quant à la description des troubles :

- une approche générale, centrée sur la notion de coordination avec les troubles de l'acquisition de la coordination (TAC). Il s'agit d'une maladresse à la réalisation des gestes (retard psychomoteur, maladresse à la manipulation d'objet, difficultés en sport, en écriture, pour l'habillage...) ;
- une approche cognitive, qui prend en compte, non seulement l'exécution du mouvement, mais aussi la maîtrise de son objectif. Le trouble de la réalisation gestuelle est secondaire à des difficultés dans la programmation, l'agencement, l'assemblage, et l'organisation spatiotemporelle des gestes volontaires. On parlerait alors davantage de dyspraxie.

Il peut aussi exister des difficultés visuospatiales et une décoordination oculomotrice.

Quoi qu'il en soit, ces troubles entraînent des difficultés importantes dans la scolarité et dans les activités de la vie quotidienne — habillage, repas, sport, dessin, écriture... (tableaux 24.1 et 24.2).

Tableau 24.1. Dénomination des classes primaires.

6 ans	11e	CP
7 ans	10e	CE1
8 ans	9e	CE2
9 ans	8e	CM1
10 ans	7e	CM2

Tableau 24.2. Principales causes de difficultés scolaires.

Facteurs somatiques	Répétition des maladies, cause d'absentéisme Déficits sensoriels : vue, audition Mauvaise hygiène de vie : l'enfant a besoin de mouvements, d'air, de jeux
Déficits « instrumentaux »	Déficits sensoriels Déficit intellectuel Troubles du langage à rééduquer Troubles psychomoteurs Dyslexie, dysorthographie, dyscalculie, dyspraxie, dysphasie Enfant intellectuellement précoce Instabilité
Difficultés « affectives »	« Désinvestissement scolaire » : l'enfant ne s'intéresse à l'école que si parents et enseignants s'intéressent à sa scolarité Excès de pression Instabilité Anxiété Dépression
Erreurs pédagogiques	Les plus fréquentes sont : - les changements répétés et sans raison d'établissement scolaire - le *forcing* scolaire - certains défauts du système éducatif

Deux situations particulières

Enfant intellectuellement précoce

L'enfant intellectuellement précoce (EIP) ou à haut potentiel (que l'on préfère aux mots « précoce » ou « surdoué ») est un enfant dont le QI est supérieur à 130. Cela concerne 3 à 5 % des enfants, soit un à deux par classe. Ce sont souvent des enfants uniques ou aînés. Les filles ayant plus de facilités à se fondre dans le moule, la majorité sont des garçons (2 pour 1 fille). Si beaucoup d'enfants ayant des dispositions intellectuelles remarquables sont bien intégrés dans le système scolaire, constituant le cortège des enfants brillants qui tirent les classes, il apparaît nettement que nombre d'entre eux ont des difficultés, et sont donc confrontés à l'échec scolaire.

On considère qu'un enfant à haut potentiel sur deux est en grande difficulté scolaire en fin de 3e. Il est donc fondamental de dépister ces enfants le plus tôt possible afin de prévenir ces difficultés en accompagnant ces enfants et leur famille.

En effet, si être EIP, c'est avoir de remarquables capacités de rapidité et de traitement de l'information, ce qui permet à l'enfant d'analyser et de comprendre beaucoup plus rapidement que les autres enfants du même âge ; si être EIP c'est avoir de grandes capacités de mémorisation ; si être EIP c'est être exceptionnellement curieux, poser des questions de plus en plus difficiles pour l'entourage, pouvoir pratiquer des activités pendant un laps de temps très long, être insatiable, toujours en demande, et être très exigeant, il existe un *grand revers de la médaille.*

En effet, être EIP ne présente pas que des avantages. La moitié des enfants à haut potentiel présentent des troubles de l'apprentissage, car ils ont une compréhension trop intuitive, un décalage important entre les compétences verbales et les attitudes pratiques, des difficultés face à l'effort, un manque de méthode dans le travail : c'est ainsi que ces enfants ont paradoxalement des difficultés scolaires.

Et il existe chez ces enfants un *syndrome dit dyssynchronique* entre le développement intellectuel et la maturation affective, ce qui entraîne souvent des difficultés relationnelles avec les adultes qui ont tendance à les considérer comme des petits adultes, à exiger plus d'eux, et à ne pas accepter qu'ils se comportent comme les autres enfants de leur âge. Cette dyssynchronie peut aussi entraîner de grandes difficultés avec les pairs, ce qui est un point essentiel, tant sont importants les apprentissages effectués entre enfants d'une même classe.

Le syndrome dyssynchronique est souvent associé à la dépression et à l'anxiété qui s'expriment par un sentiment de solitude, de dévalorisation, par un retrait social, une perte d'intérêt, un manque général de motivation ; c'est ainsi que peut très vite aggraver un échec scolaire.

Un accompagnement spécialisé est donc indispensable à la prise en charge de ces enfants intellectuellement précoces, avant qu'ils ne soient en difficulté scolaire, afin qu'ils puissent suivre un cursus normal et devenir des élèves « comme les autres ».

L'enfant « agité » et trouble de l'attention

L'instabilité, l'agitation de l'enfant peuvent engendrer d'importantes difficultés scolaires ainsi que des difficultés d'intégration sociale et familiale. Nous en avons évoqué les principales causes dans le chapitre « Troubles du comportement » (chapitre 22). Il ne faut jamais oublier que toute difficulté scolaire, toute perte d'estime de soi peut entraîner une « instabilité ».

Insistons de nouveau sur le **TDA/H** (trouble déficitaire de l'attention avec ou sans hyperactivité) de l'enfant dès 5-6 ans : 3 à 5 % de la population prépubère serait concernée par ce syndrome qui associe à un déficit de l'attention une hyperactivité plus ou moins présente (moins chez les filles) et une grande impulsivité cause d'échec scolaire. Il faut confier ces enfants à un pédopsychiatre concerné qui évalue l'enfant, parfois à l'aide de grilles comme le test de Conners, car il peut bénéficier entre autres d'un traitement médical, le méthylphénidate dont l'efficacité est remarquable.

Les symptômes en ont été décrits chapitre 3.

En plus du traitement médicamenteux, un soutien psychologique peut être proposé à l'enfant pour améliorer son estime de lui, des conseils peuvent être prodigués aux parents (guidance parentale) et aux enseignants (aménagements pédagogiques) pour faciliter la réintégration sociale de ces enfants et les aider à surmonter ce handicap.

Il faut tenir compte des associations possibles avec d'autres déficits instrumentaux.

À retenir

La scolarité harmonieuse de l'enfant doit être un souci permanent du médecin.

Toute consultation d'un enfant d'âge scolaire doit comporter quelques questions à ce sujet.

Tout enfant « malade » doit retourner à l'école très vite : le médecin doit faire la chasse à l'absentéisme scolaire.

Difficultés dites « affectives »

Le terme « affectif » est sans doute impropre, car il sous-entend un trouble de la relation parents-enfant, qui n'est pas toujours en cause, loin de là. Il est en tout cas inutile de prononcer ce verdict devant les parents, sous peine de les culpabiliser et de se voir retirer leur confiance. Or le praticien attentif et patient peut beaucoup dans ce domaine.

Absence de motivation, « désinvestissement scolaire »

Sous ce terme, on entend l'enfant qui se désintéresse progressivement de l'école, y devient agité ou opposant, se décourage de ses échecs successifs par une sorte de dynamique de l'échec. Il faut toujours se demander à ce propos : « Pourquoi, habituellement, un enfant travaille-t-il à l'école ? » Désir d'apprendre, émulation ? Sans doute ; mais aussi, surtout dans les débuts de la scolarité, désir de faire plaisir aux parents, à l'enseignant.

Les parents qui se désintéressent de la chose scolaire (il en est) ou qui mettent au contraire trop de pression, un enseignant rigide qui « prend l'enfant en grippe » (il en est) sont parfois les responsables inconscients d'une absence de motivation et donc d'échecs répétés. Le médecin doit savoir repérer ce type d'enfant, car les solutions existent : expliquer aux parents leurs erreurs insoupçonnées, conseiller un changement de classe, indiquer une aide pédagogique (des leçons particulières, tant décriées !), obtenir parfois un redoublement de classe.

Anxiété

Elle a très souvent des manifestations d'allure somatique : douleurs abdominales, nausées, vomissements, céphalées, pollakiurie.

Elle peut aboutir à un véritable refus d'aller à l'école de la part d'un enfant en proie à une panique irrépressible : c'est la phobie scolaire ou refus de l'école.

Plus souvent, elle se manifeste par une timidité excessive, une inhibition totale devant l'enseignant. Là aussi, le dialogue des parents et des enseignants, les entretiens du médecin avec l'enfant sont utiles. On aura parfois la surprise, à la faveur d'un encouragement, d'une bonne note, de voir se dénouer une situation apparemment bloquée.

Dans tous ces cas, le rôle du médecin est de préciser si ces troubles du comportement sont ou non l'expression de variations normales du développement affectif de l'enfant ou de réactions à un conflit familial ou scolaire qu'il peut aider à résoudre. Bien entendu, il est des perturbations psychologiques profondes avec des troubles de la personnalité qui vont nécessiter un abord psychiatrique des problèmes : elles sont rares.

Dépression de l'enfant

Concept mal connu mais fréquent (4 %) des enfants), la dépression est une « perturbation durable de l'humeur », mais sa symptomatologie est variable et spécifique à chaque tranche de vie.

Une baisse du rendement scolaire est retrouvée chez plus de 70 % des enfants dépressifs, liée au ralentissement moteur, à la perturbation de l'attention et de la mémoire, à l'insomnie, à l'anxiété qui les caractérisent.

Harcèlement scolaire

C'est une cause à laquelle il faut toujours penser (d'autant que ce phénomène devient de plus en plus fréquent) devant un enfant chez qui la scolarité s'effectuait très bien et qui brutalement a une chute des performances, des plaintes somatiques, des troubles du sommeil, un désinvestissement scolaire, des signes de dépression, de repli, un refus de l'école. Le ministère de l'Éducation nationale a prévu toute une série d'actions pour éviter ou régler cette dramatique situation.

Erreurs pédagogiques

Le procès de telle ou telle méthode d'apprentissage de la lecture, de telle forme d'enseignement des mathématiques dites « modernes » est très souvent, trop souvent, fait par les parents dont les enfants échouent. Il est certes de bonnes et de moins bonnes méthodes, de bons et de moins bons enseignants, mais les erreurs pédagogiques les plus fréquentes viennent des parents eux-mêmes.

Changements d'établissement

Ils sont parfois inévitables et liés à la mobilité de la profession des parents. Ils sont parfois effectués de façon délibérée par ceux-ci. Certains sont souhaitables (et le médecin peut être amené à les conseiller). Beaucoup sont inopportuns.

Le changement de camarades (les petits amis, c'est fondamental dans la vie d'un enfant), d'enseignants, de méthodes est sources d'angoisse. Qui n'a pas redouté, lorsqu'il était enfant, cette impression affreuse de la première journée dans une école inconnue, du premier exercice dont on n'a pas compris le sens (parce qu'il était la suite logique de l'année précédente que l'on n'a pas vécue ici) ?

Il faut mettre en garde les parents contre ces changements, les déconseiller (sauf exception, quand ils sont inévitables), être attentif à toute insertion dans une école inconnue. Certains échecs n'ont pas d'autre cause.

« *Forcing* » scolaire

On a vu combien pouvait être néfaste le désintérêt des parents pour la scolarité de l'enfant. Les exigences excessives, la volonté de vouloir à tout prix gagner une année, faire sauter une classe, fabriquer un fort en thème sont également sources d'échec : l'enfant s'essouffle, a peur d'échouer, échoue, panique, échoue encore. Le cercle vicieux de la dynamique de l'échec est créé.

Échecs inhérents au système éducatif lui-même

On ne peut les nier, ne serait-ce que par l'attention trop minime que l'on a prêtée jusqu'à présent aux rythmes scolaires (dans la journée, la semaine ou l'année) auxquels l'enfant pourrait être soumis. Ce système est en pleine réforme. Trop de procès d'intention lui ont été faits pour que l'on puisse juger de sa valeur. Il est important, en tout cas, que le médecin suive ce problème de près, qu'il s'informe, qu'il soit vigilant. Toute réforme, quelle qu'elle soit, porte en elle-même des germes insoupçonnés d'échecs, mais aussi de succès.

La spirale négative

Bien entendu, toutes les causes invoquées sont souvent intriquées, se répercutant l'une sur l'autre : des troubles du comportement (dépression, instabilité) peuvent être une cause d'échec scolaire, mais aussi de démotivation et donc d'autres troubles du comportement. Un échec scolaire lié à des troubles des apprentissages peut aussi conduire à démotiver l'enfant ou à provoquer des troubles du comportement, etc. Il faut donc tenir compte de toutes ces interactions négatives dans la prise en charge d'un enfant en échec scolaire.

Quels conseils donner au praticien pour faire face aux difficultés scolaires ?

Les conseils à donner sont les suivants :

- y penser, y penser toujours est déjà un élément important ;
- essayer, en fonction de quelques données exposées plus haut, d'analyser les situations qui lui sont connues. Le médecin de famille, qui a toute la confiance, est le mieux placé pour juger ;
- ne pas hésiter à demander les examens complémentaires, très précieux, que sont les tests psychométriques et le bilan orthophonique.

Il faut se convaincre de la gravité pour l'enfant de l'échec scolaire. C'est celui-ci qui fabrique les inadaptés, les asociaux, les délinquants. Certains échecs sont difficiles à traiter, beaucoup sont inévitables, tous constituent un domaine important de la médecine préventive.

Pour en savoir plus

Difficultés et troubles des apprentissages chez l'enfant à partir de 5 ans : http://solidaritessante.gouv.fr/IMG/pdf/Difficultes_et_troubles_des_apprentissages_chez_l_enfant_a_partir_de_5_ans.pdf

Inserm. Troubles des apprentissages : les troubles « dys ». https://www.inserm.fr/thematiques/.../troubles-des-apprentissages-les-troubles-dys

Les troubles de l'évolution du langage chez l'enfant : http://solidarites-sante.gouv.fr/IMG/pdf/plaquette_troubles-2.pdf

Revol O. Même pas grave. L'échec scolaire ça se soigne ! Paris: J.-C. Lattès; 2006.

25 L'enfant voyageur

Préparer le voyage :
- vérifier les vaccinations usuelles ; prévoir les vaccinations selon la destination ;
- s'inquiéter des maladies locales (paludisme, par exemple) et prescrire le traitement prophylactique et les moyens de protection utiles s'ils existent ;
- donner les conseils d'hygiène et de prévention des diarrhées et prévoir une trousse médicale d'urgence ;
- attention au soleil.

L'enfant, comme l'adulte, voyage de plus en plus à l'occasion de vacances ou de migrations temporaires de la famille. Il change de pays, souvent de continent. Les parents ont besoin de conseils, leur attitude oscille fréquemment entre une totale inconséquence et une angoisse parfaitement immotivée. Une information claire, objective doit leur être donnée, appuyée sur une bonne connaissance de la pathologie géographique et des mesures à prendre avant le départ, ainsi que sur la conduite à tenir pendant le séjour et sur la surveillance à exercer au retour.

Avant le départ

Renseignements indispensables

Avant le départ, il est indispensable que les parents soient parfaitement informés sur :
- la situation sanitaire du ou des pays visités ;
- la saison, la durée et le lieu précis du séjour ;
- les conditions exactes d'hébergement ;
- le type de voyage envisagé (circuit, villégiature) ;
- enfin, la médicalisation de l'environnement (proximité d'une grande ville).

En fonction de ces renseignements, il faut s'informer auprès de centres d'information aux voyageurs spécialisés :

- Les services de maladies infectieuses et tropicales, ainsi que les laboratoires de parasitologie des CHU et CHR.
- Les sites Internet :
  - ministère chargé de la Santé et des Sports : www.sante.gouv.fr/htm/pointsur/voyageurs/index.htm ;
  - ministère des Affaires étrangères, site « conseil aux voyageurs » : www.diplomatie.gouv.fr/fr/conseils-aux-voyageurs_909/index.html ;
  - Cimed (Comité d'informations médicales) : www.cimed.org ;

– Institut Pasteur (Centre médical) : cmip.pasteur.fr ;
– Institut de veille sanitaire (InVS) : www.invs.sante.fr/le_point_sur/recommandations_voyageurs/index.html et www.invs.sante.fr/international/edito.htm ;
– Organisation mondiale de la Santé : www.who.int ;
– Centers for Disease Control and Prevention : http://emergency.cdc.gov.

Ces centres (dont la liste n'est pas exhaustive) donnent tous les renseignements utiles sur les risques inhérents aux pays visités, à la saison, au type de séjour.

Mesures préventives, vaccinations

Pour tous les enfants, quelle que soit la destination

Il est nécessaire de vérifier d'abord la qualité des vaccinations obligatoires ou conseillées en France.

Il est indispensable de « mettre à jour » ces vaccinations (et celles des parents…), puisque le prochain départ en est l'occasion, en se référant aux recommandations officielles (tableau 25.1). Ces vaccins n'ont pas perdu leur intérêt car certaines des infections visées peuvent être endémiques dans certains pays de déstination. Cela concerne surtout la diphtérie, le tétanos, la poliomyélite, la coqueluche et la rougeole.

Les méningites à *Haemophilus influenzae*, avant 4 ans, sont plus fréquentes en Afrique de l'Ouest qu'en Europe.

La vaccination contre le *virus de l'hépatite B* constitue un problème à part, car la couverture vaccinale en France est loin d'être optimale. Les pays tropicaux (en Afrique et en Asie essentiellement) sont des zones d'endémie élevée, très supérieure à ce qui est observé en France. Certes, la contamination s'effectue essentiellement par voie sanguine ou sexuelle ; toutefois, les contaminations intrafamiliales des enfants sont rapportées avec des fréquences variables mais parfois fortes en pays de grande endémie. Le départ en pays méditerranéen ou tropical est l'occasion de réaliser ou de compléter cette vaccination.

Le vaccin contre la *rougeole* est recommandé en 2 doses à 12 mois puis 16/18 mois. Cependant pour les nourrissons qui doivent voyager, vu les poussées épidémiques actuelles, cette vaccination peut être pratiquée dès l'âge de 6 mois, avec une dose de vaccin rougeoleux monovalent entre les âges de 6 et 11 mois révolus. Les enfants ayant reçu le vaccin rougeoleux monovalent devront recevoir ultérieurement les deux doses de vaccin trivalent (rougeole-rubéole-oreillons), conformément au calendrier vaccinal. Attention, si la vaccination contre la fièvre jaune est nécessaire, un délai minimum de 28 jours est nécessaire si on ne peut la faire simultanément.

Tableau 25.1. **Recommandations sanitaires pour les voyageurs.**

Vaccins	Recommandation s générales	Âge minimum d'utilisation	Schéma vaccinal	Présentation du dosage pédiatrique	Particularités liées au viyage	Recommandations selon le type de séjour
Encéphalite japonaise		2 mois	<= ≤ 3 ans : 2 injections de 0,25 ml à J0 et J28 (Ixlaro®) > 3 ans : 2 injections de 0,50 ml à J0 et J28 ((Ixlaro®) Rappel (1 seul) entre M12 et M24. Les enfants à risque continu d'infection par le virus de l'encépahlite japonaise doivent recevoir 1 injection de rappel 12 mois après la primovaccination	Non		Séjour avec exposition en milieu extérieur en zone de transmission
Encéphalite à tiques		- 1 an (Ticovac Enfant®) - 12 ans (Encepur®)	3 injections à : M0, M1à M3, M5 à M12 (Ticovac Enfant®) ou M9 à M12 (Encepur®) 1er rappel : 3 ans après la primovaccination	Oui		Séjour en zone rurale ou boisée en région d'endémie de mars à novembre
Fièvre jaune	Exigible dans le cadre du RSI à partir de l'âge d'1 an Mais recommandé dès l'âge de 9 mois	6 mois	1 injection au minimum 10 j avant le départ	Non	Possible dès l'âge de 6 mois en cas d'épidémie ou de séjour dans une zone rurale ou forestière d'endémie	Tout séjour en zone d'endémie

▷

Vaccins	Recommandation s générales	Âge minimum d'utilisation	Schéma vaccinal	Présentation du dosage pédiatrique	Particularités liées au viyage	Recommandations selon le type de séjour
Fièvre typhoïde		2 ans	1 injection 15 j avant le départ Durée de protection : 3 ans	Non	La protection conférée par la vaccination n'est que de 50 % à 80 %, elle ne se substitue pas aux mesures d'hygiène universelles	Séjour dans des conditions d'hygiène précaires. Ne dispense pas des mesures de précaution vis-à-vis de l'eau, des aliments ni du lavage des mains
Grippe saisonnière	Recommandations du calendrier vaccinal : groupes à risques	6 mois (vaccins injectables)	**Vaccins injectables :** *De 6 à 36 mois :* - 2 injections de 0,25 ml à M0-M1 en primovaccination - 1 injection de 0,25 ml en rappel annuel *De 3 à 6 ans :* - 2 injections de 0,5 ml à M0-M1 en primovaccination - 1 injection de 0,5 ml en rappel annuel > = ≥ 9 ans : - 1 injection annuelle de 0,5 ml		Débuter la vaccination au début de la saison grippale. Le vaccin adapté à l'hémisphère Sud n'est disponible que sur ATU nominative	Tout séjour

Vaccins	Recommandation s générales	Âge minimum d'utilisation	Schéma vaccinal	Présentation du dosage pédiatrique	Particularités liées au viyage	Recommandations selon le type de séjour
Rougeole, rubéole, oreillons (ROR)	Recommandations du calendrier vaccinal en vigueur : - 1re dose à l'âge de 12 mois - 2e dose entre 16 et 18 mois	6 mois (rougeole)	**De 6 à 11 mois :** - 1 injection de vaccin rougeoleux monovalent - 2 injections de RRO à partir de l'âge de 12 mois (espacées d'au moins 1 mois et avant 24 mois) **De 12 à 24 mois :** - 1 injection de RRO à l'âge de 12 mois - 1 injection entre 13 et 2' mois		Il est recommandé de vacciner contre la rougeole dès l'âge de 6 mois tous les enfants qui doivent voyager dans les pays à circulation virale intense. Pour les adolescents n'ayant reçu qu'une dose de vaccin RRO, une 2e dose de RRO est recommandée	
Tuberculose	Recommandations du calendrier vaccinal : groupes à risque	Naissance	Vaccin Biomed-Lublin - 0,1 ml de BCGID (arrêt injection dès que paule chez le nourrisson < 12 mois) - de 6 à 15 ans : 0,1 ml de BCGID après IDR négative, 1 injection 6-8 semaines avant le départ			Séjour de plus d'1 mois dans un pays de forte incidence tuberculeuse.

Vaccins	Recommandation s générales	Âge minimum d'utilisation	Schéma vaccinal	Présentation du dosage pédiatrique	Particularités liées au viyage	Recommandations selon le type de séjour
Vaccins combinés du voyage						
Typhoïde-hépatite A	En situation de tension d'approvisionnement, s'en tenir aux recommandations du HCSP ou de la HAS	16 ans	1 injection 15 jours avant le départ. Durée deprotextion : 3 ans pour la typhoïde. Le rappel de l'hépatite A peut se faire seul s'il est nécessaire	Non		Séjour dans des conditions d'hygiène précaire en zone d'endémie. Ne dispense pas des mesures de précaution vis-à-vis de l'eau, des aliments ni du lavage des mains
Hépatites A et B	En situation de tension d'approvisionnement, s'en tenir aux recommandations du HCSP ou de la HAS	1 an	2 injections à M0-M1 Rappel à M6	Oui	Ne convient pas en cas de départ imminent	Séjour dans un pays où l'hygiène est précaire, si l'enfant n'a pas été encore vacciné contre l'hépatite B

BEH, juin 2017.

En fonction de la situation épidémiologique de la zone visitée

- La vaccination contre la *fièvre jaune* est la principale. Elle est indispensable pour tout séjour en zone endémique, même en l'absence d'obligation administrative. Cette zone correspond aux zones intertropicales d'Afrique et d'Amérique du Sud, de Panama à la Bolivie. Chez les enfants, la vaccination est recommandée dès l'âge de 9 mois. Si le nourrisson doit séjourner en milieu rural ou en forêt ou si une épidémie sévit dans la région visitée, il pourra être vacciné dès l'âge de 6 mois. C'est un vaccin à *virus vivant atténué* (on doit donc respecter les contre-indications de ce type de vaccins) réservé aux centres agréés par les agences régionales de santé de vaccination internationale (Stamaril®). La primovaccination doit être effectuée 10 jours avant le départ ; valable à vie, il (OMS 2016), il est cependant recommandé de refaire une dose après 6 ans si l'enfant a été vacciné avant 2 ans et doit retourner en zone d'endémie ; elle peut être associée aux vaccinations DTPolio, rougeole, BCG, typhoïde.
- La vaccination contre l'*encéphalite japonaise* n'est pas recommandée systématiquement aux voyageurs devant se rendre dans les zones où circule le virus ; seules sont concernées les enfants de plus de 2 mois devant y séjourner en milieu extérieur surtout dans les régions rurales inondées (rizières), à proximité d'élevage de porcs, quelle que soit la durée du séjour. En France, nous disposons de l'Ixiaro® qui ne peut ensuite être substitué par un autre vaccin.
- La vaccination contre l'*encéphalite à tiques* est recommandée pour tous les voyageurs devant séjournant en zone rurale ou forestière d'endémie en Europe centrale, orientale et septentrionale, du printemps à l'automne. C'est un vaccin à virus inactivé qui nécessite trois injections à M0, entre M1 et M3, puis entre M5 et M12, (M9 et M12 chez l'enfant), avec un premier rappel dans les 5 ans suivant la troisième dose. Il existe une présentation pédiatrique, administrable dès l'âge de 1 à 15 ans (Encepur®).
- La vaccination contre les *infections invasives à méningocoque* est recommandée aux personnes se rendant dans une zone d'endémie (notamment la ceinture de la méningite en Afrique subsaharienne) au moment de la saison sèche, favorable à la transmission du méningocoque (habituellement hiver et printemps) ou dans toute autre zone où sévit une épidémie, dans des conditions de contact étroit et prolongé avec la population locale :
  - pour les enfants âgés de 2 mois et plus en cas d'épidémie due au méningocoque de sérogroupe C, avec le vaccin méningococcique C conjugué ;
  - pour les enfants âgées de 6 semaines et plus en cas d'épidémie due au méningocoque de sérogroupe W135 ou Y, avec le vaccin méningococcique polyosidique conjugué A, C, Y, W135 (Nimenrix®, AMM12/2016).

  Dans tous ces cas, la vaccination se fait avec une dose au moins 10 jours avant le départ.

- La vaccination contre le virus de l'*hépatite A* est recommandée pour les enfants devant séjourner dans un pays où l'hygiène est précaire, particulièrement ceux qui souffrent d'une maladie chronique du foie. Le vaccin peut être administré à partir de l'âge d'1 an. Il existe deux présentations pédiatriques actuellement (avec certaines difficultés d'approvisionnement, à vérifier auprès du HCSP ou de l'HAS) : Havrix 720®, Avaxim 80® en une injection 15 jours avant le départ et un rappel prévu 3 à 5 ans après selon la spécialité. La protection est de 10 ans mais peut être plus longue, voire définitive. Si l'on veut en profiter pour rattraper l'absence de vaccination contre l'hépatite B, il existe un vaccin combiné contre l'hépatite A et l'hépatite B dans une présentation pédiatrique (Twinrix® enfant) avec un schéma M0, M1, M6-12 et une durée de protection d'au moins 10 ans.
- La vaccination contre la *fièvre typhoïde* est recommandée pour les enfants dont le séjour est prolongé ou dans de mauvaises conditions, dans des pays où l'hygiène est précaire et la maladie endémique (Asie du Sud-Est). Le vaccin (Typhim®, Typherix®) peut être administré à partir de l'âge de 2 ans avec une injection 15 jours avant le départ. La durée de protection est de 3 ans. Mais la protection faible (50/65 %).
- La vaccination contre la *rage* est recommandée pour les enfants dont le séjour est prolongé ou aventureux et en situation d'isolement dans un pays à haut risque (pays en développement, à l'exception de quelques îles). Elle est recommandée en particulier chez les jeunes enfants dès l'âge de la marche. C'est un vaccin à virus inactivé, qui se fait en 3 injections à J0, J7, J21 ou J28, avec un rappel 1 an plus tard. La durée de protection est de 5 ans. La vaccination préventive ne dispense pas d'un traitement curatif (2 injections J0 et J3), qui doit être mis en œuvre le plus tôt possible.

La pharmacie indispensable

Avant de partir, il faut se constituer une pharmacie qui doit contenir :

- l'*antipaludéen* indiqué dans la zone de voyage concernée, un répulsif contre les moustiques ;
- des *antipyrétiques et antalgiques* adaptés (de préférence paracétamol) en évitant les suppositoires ;
- une *solution de réhydratation* orale en faisant attention à l'eau utilisée sur place, un *antiémétique*, un *antidiarrhéique* antisécrétoire (Racécadotril®) ;
- un antiseptique cutané type *chlorhexidine*, un gel ou une solution hydroalcoolique pour l'hygiène des mains, un collyre antiseptique ;
- crème solaire, crème pour brûlures, lait hydratant, crème cicatrisante ;
- de quoi désinfecter les biberons, l'eau de boisson ;
- un thermomètre incassable ;

▷

- des épingles de sûreté, une pince à épiler, des pansements stériles ; des sutures adhésives (Stéristrip®) ;
- bien sûr, le traitement de fond (et des poussées) d'une *maladie chronique* si l'enfant en est porteur ;
- voire, selon l'avis du médecin, un antihistaminique, un AINS, un antibiotique à large spectre, une crème antibiotique (Mupiderm®) en cas de surinfection cutanée, et de l'azithromycine en cas de diarrhée invasive (glairosanglante) pendant le séjour.

Des ordonnances types peuvent être consultées sur le site de la Société française de pédiatrie.

Pendant le séjour

Sur place, la prophylaxie, surtout du paludisme, l'hygiène alimentaire et corporelle, la surveillance des loisirs doivent permettre d'éviter les dangers majeurs.

Prophylaxie du paludisme à *Plasmodium falciparum*

Le paludisme à *Plasmodium falciparum*, le seul potentiellement mortel, est un risque commun à la plupart des pays de la zone intertropicale que seule la prise régulière d'antipaludéens permet de prévenir. Les enfants de moins de 5 ans sont particulièrement exposés au risque de paludisme.

Le choix d'une *chimioprophylaxie* doit tenir compte des zones visitées (classées en groupe 1, 2 et 3 selon la fréquence de la résistance à la chloroquine et au proguanil), de l'intensité de la transmission, des conditions et de la durée du séjour, de l'âge et du poids de l'enfant voyageur, de ses antécédents pathologiques, d'une possible interaction avec d'autres médicaments, d'une précédente intolérance aux antipaludiques. Les différentes zones peuvent changer de classement. Un tableau très complet figure dans le BEH consacré aux recommandations sanitaires pour le voyageur, mis à jour tous les ans.

Chloroquine

Les comprimés de chloroquine (Nivaquine®) à 100 mg, malgré leur amertume, ont une action plus fiable que le sirop, et il faut en donner :

- avant 1 an : 1,5 mg/kg/jour, soit 25 mg un jour sur deux ;
- de 1 à 3 ans : 25 mg/jour ;
- de 3 à 6 ans : 50 mg/jour ;
- de 6 à 12 ans : 75 mg/jour ; après 12 ans, comme pour l'adulte, 100 mg/jour, soit 1 comprimé, 5 jours sur 7.

La prise est à débuter le jour de l'arrivée dans la zone à risque, et à poursuivre 4 semaines après avoir quitté la zone impaludée.

Association atovaquone/proguanil (Malarone®)

La Malarone®, à débuter la veille du départ et à poursuivre jusqu'à 1 semaine après le retour :
- forme adulte (250 mg atoquavone/100 mg proguanil) : adulte et enfant de plus de 40 kg ;
- forme enfant (62,5 mg atoquavone/25 mg proguanil) :
  - de 11 à 20 kg : 1 comprimé par jour,
  - de 21 à 30 kg : 2 comprimés par jour,
  - de 31 à 40 kg : 3 comprimés par jour.

  On peut, pour les enfants de 5 à 11 kg, couper 1 comprimé hors AMM.

Méfloquine

La méfloquine (Lariam® 250 mg) est efficace contre toutes les espèces de *Plasmodium*, en particulier *P. falciparum* chloroquino- et multi-résistant. Il ne faut l'utiliser que dans les zones de forte chloroquinorésistance et pour des séjours de courte durée. Il n'y a pas de forme pédiatrique mais le comprimé est quadri-sécable ; on le prescrit à la dose de 5 mg/kg 1 fois par semaine et aux enfants de plus de 15 kg. Le traitement doit être débuté 10 jours avant le départ pour la zone à risque pour en apprécier la tolérance sur 2 prises et poursuivi 3 semaines après le retour : attention à l'apparition au cours du traitement de troubles neuropsychiques qui doivent conduire à l'arrêt immédiat du traitement.

Doxycycline

La doxycycline (monohydrate de doxycycline : Doxypalu®, comprimés à 50 ou 100 mg ; Granudoxy® Gé, comprimés sécables à 100 mg), 100 mg par jour chez les sujets de plus de 40 kg, 50 mg/kg en dessous, est contre-indiquée avant l'âge de 8 ans. La prise est à débuter le jour de l'arrivée dans la zone à risque et à poursuivre 4 semaines après avoir quitté la zone impaludée. L'observance journalière est impérative, compte tenu de la courte demi-vie de la molécule dans le sang.

La Savarine® (association de chloroquine et proguanil) a des indications plus restrictives.

Traitement présomptif

Tout accès fébrile inexpliqué survenant 7 jours ou plus après l'arrivée en zone d'endémie nécessite de consulter immédiatement un médecin. S'il n'est pas rapidement joignable, il faut d'emblée instituer un traitement de l'accès palustre dont le plus classique, en l'absence d'antécédents personnels et familiaux de troubles du rythme cardiaque, est l'halofantrine (Halfan®), 24 mg/kg par 24 h en 3 prises (H1, H6, H12), soit trois fois 8 mg/kg séparés de 6 h, et une ordonnance doit être fournie aux parents avant le départ, précisant la dose à administrer. Sinon, on peut utiliser le Lariam®, 25 mg/kg un seul jour réparti en 3 prises (12,5 mg/kg, 7,5 mg/kg, 5 mg/kg, séparées de 6 h) si l'enfant pèse plus de 15 kg.

Tout symptôme fébrile au retour des tropiques doit être considéré à priori comme pouvant être d'origine palustre, et nécessite une consultation en urgence. Environ 3 % des paludismes à *P. falciparum* sont observés au-delà de 2 mois suivant le retour.

Protection contre les piqûres de moustiques

Aucun moyen préventif n'assure à lui seul une protection totale.

- Les moustiques qui transmettent le paludisme (mais aussi certaines arboviroses comme l'encéphalite japonaise et filarioses) appartiennent au genre Anophèles ou Culex et piquent habituellement entre le coucher et le lever du soleil.
- Les moustiques du genre Aedes piquent surtout le jour et peuvent transmettre des arboviroses comme la dengue, le chikungunya, le Zika et certaines filarioses. Il faut donc insister sur les moyens de protection contre les piqûres de moustiques ; on recommande donc de :
  - se protéger contre les piqûres d'insectes avec des répulsifs (toutefois déconseillés chez les enfants de moins de 30 mois) (tableau 25.2) pour les activités diurnes ;
  - porter des vêtements imprégnés de perméthrine et couvrants (vêtements légers et amples, manches longues, pantalons et chaussures fermées) le soir ;
  - dormir sous une moustiquaire imprégnée d'insecticide de type pyréthrinoïde (deltaméthrine ou perméthrine) ;
  - dans les habitations, les insecticides en bombe ou en diffuseur pourront être utilisés et, à l'extérieur ou dans une pièce aérée, des serpentins fumigènes.

Prophylaxie du paludisme : recommandations du Groupe de pédiatrie tropicale de la Société française de pédiatrie pour les enfants de moins de 10 ans

- Protection sous une moustiquaire imprégnée d'insecticide pyréthrinoïde, pour les enfants avant l'âge de la marche ou lors du sommeil.
- Pour les enfants non protégés par une moustiquaire :
  - port de vêtements amples, légers et couvrant le maximum de peau, éventuellement imprégnés d'un répulsif quel que soit l'âge de l'enfant ;
  - sur la peau, application d'un répulsif adapté à l'âge.

Tableau 25.2. Produits antimoustiques.

Âge	Substance active	Concentration efficace/anophèle	Durée, efficacité	Produit (liste indicative)
≥ 6 mois	Citriodiol (P-menthane-3-8-diol)	20-30 %	3-5 h	Mosi-guard® spray Spray Anti mosquitoes® Biovectrol® naturel
≥ 12 mois	IR 3535 (N-butyl-N-acétyl-3-étylaminopropionate)	20 %	2-4h	Prébutix ZT® lotion, gel5/5 Tropic® lotion (≥ 3 ans) Duopic lotion® Akipic®
≥ 6 mois	Deet *(diéthyltoluamide)	10 %	1 h	Mouskito Tropic® Repel Insect® adulte Biovectol® tropiques Pikpa®
≥ 24 mois	20-35 %	2-4 h		
≥ 12 ans	20-50 %	2-6 h		
≥ 24 mois	Icaridine (KBR 3023)	20-30 %	4-6 h	Insect Écran® enfant ou tropic spray

Il n'existe pas de chimioprophylaxie de la trypanosomiase humaine africaine. La prudence commande d'écarter l'enfant des galeries forestières, gîtes des mouches tsé-tsé, plutôt que de se fier à l'action préventive de la pentamidine (Lomidine®) dont l'efficacité est relative et les complications graves.

Autres risques liés aux insectes piqueurs et arthropodes

Il est difficile d'en faire une liste exhaustive tant les risques sont nombreux et variés. Il est préférable de se référer au bulletin épidémiologique sur les recommandations sanitaires aux voyageurs déjà cité.

Affections intestinales

Les diarrhées sont très fréquentes pendant les séjours à l'étranger, surtout dans les pays chauds. Il n'y a pas de chimioprophylaxie à la fois efficace et dénuée de risques. Une ordonnance doit donc être fournie aux parents de toutes les thérapeutiques usuelles (voir le chapitre diarrhée), à administrer, en cas de problème, pour éviter la déshydratation. L'avenir viendra peut-être de vaccinations spécifiques.

Hygiène

Alimentation

Elle doit être normale et équilibrée. Chez le nourrisson, l'allaitement maternel est particulièrement recommandé. Il constitue une source irremplaçable de nutriments stériles et adaptés, quel que soit l'environnement.

La confection des biberons réclame un soin particulier. Les laits maternisés ou, après 4 mois, les « laits de suite » sont à préférer aux formules plus anciennes. Ils sont disponibles dans la plupart des pays, au moins dans les grandes villes. Dans une même catégorie, les différentes marques sont interchangeables. La *stérilisation des biberons* est alors préférable. La principale difficulté vient de l'utilisation de l'*eau* de dilution. Le conditionnement de bouteilles encapsulées est très difficile à assurer de façon parfaite et expose à des contaminations bactériennes fréquentes. L'eau de ville, si elle est très javellisée, peut être mal tolérée. L'usage d'une eau ordinaire sûre, après filtrage, est souvent préférable. En cas d'incertitude, il faut faire bouillir l'eau (il convient de prolonger l'ébullition 15 minutes et de fouetter l'eau ensuite avec une fourchette pour l'aérer, à l'abri de la poussière et des mouches).

La ration hydrique en climat chaud doit être augmentée et à régler sur la soif de l'enfant. Chez l'enfant plus grand, il est absurde de se limiter aux produits importés dont le prix et la qualité peuvent prêter à discussion. Les ressources locales sont suffisantes.

Attention à l'eau ! Ne boire que de l'eau décapsulée devant soi et se méfier des glaçons (risque de typhoïde, d'hépatite). L'eau locale peut être désinfectée par 1-3 gouttes/l d'eau de Javel ou 10 gouttes/l de permanganate de potassium.

Il faut éviter les laitages crus non pasteurisés, les crudités dont on ne connaît pas le mode de préparation et les produits congelés, car une anomalie de conservation est toujours possible. Il faut mettre en garde le grand enfant contre les crèmes glacées et sorbets du commerce local, sources de certaines épidémies de salmonellose ou de giardase, et contre la consommation excessive de sodas et de boissons sucrées.

Hygiène générale

Le climat chaud et humide, à l'origine d'hypersudation, peut provoquer des sudamina ou « bourbouille » qui se surinfectent facilement. Mieux que le talc, c'est la douche, éventuellement plusieurs fois par jour, qui permet de les éviter.

Chez le nourrisson, les fortes chaleurs, au début du séjour, sont parfois mal tolérées. Le *« coup de chaleur »* est toujours à redouter ; en cas de crainte ou devant des symptômes évocateurs (malaises, apathie), il faut lui proposer de l'eau à boire régulièrement, au mieux avec des solutions de réhydratation orale.

L'hyperthermie maligne est exceptionnelle. Les sorties aux heures chaudes sont exclues (recommandations de l'Organisation mondiale de la Santé). Il faut protéger l'enfant du soleil (chapeau, vêtements, crème écran si nécessaire).

La climatisation est utile pour le petit enfant, surtout en climat chaud et humide, à l'heure de la sieste ou au début de la nuit. Cependant, une adaptation progressive au climat où il devra vivre plusieurs mois est souhaitable et on a accusé la climatisation d'être responsable de nombreuses infections des voies respiratoires.

Les vêtements légers et amples, en coton (pas de synthétiques), sont souhaitables.

Les œufs de mouches, responsables de myiases cutanées, sont éliminés par le repassage du linge sur les deux faces.

Il est déconseillé de marcher pieds nus par crainte de tétanos, de plaies vite infectées et, en zone boueuse, d'ankylostomiase.

Dans bien des régions, les *moustiques*, à la tombée de la nuit, représentent un phénomène désagréable. C'est aussi la source du paludisme et d'autres maladies transmissibles. Il est indiqué de protéger plus particulièrement les nourrissons, qui sont piqués plus que les autres. La climatisation chasse les insectes. Les grillages aux fenêtres, s'ils sont étanches et bien utilisés, sont efficaces. La moustiquaire autour du berceau ou du lit est indispensable. Il existe de très efficaces lotions révulsives.

Bien sûr, les mesures de photoprotection sont indispensables (voir chapitre 15).

Loisirs

On rappellera aux parents que le danger principal des voyages est constitué par les accidents, en particulier les accidents de la circulation.

La chaleur et l'habitude favorisent l'envie de *se baigner*. Mais les bains en eau douce (lac, rivière) exposent à la bilharziose et doivent être interdits. Les bains de mer ne présentent pas le même risque, mais la « barre » est d'autant plus à craindre qu'elle est moins spectaculaire… Si le danger des requins, méduses ou physalies, des poissons pierre et coraux ne doit pas être exagéré, il faut se renseigner et en tenir compte. Par ailleurs, les dispositifs de sécurité destinés à prévenir les risques de noyade chez les jeunes enfants autour des piscines publiques ou privées sont quasiment inexistants et imposent une très grande vigilance.

Les excursions en brousse ne sont pas à priori compatibles avec la présence de nourrissons. Lors de tout voyage en voiture, il faut se méfier de l'effet étuve et ne jamais laisser l'enfant, fenêtres fermées, dans le véhicule à l'arrêt. C'est dans ces circonstances que l'on peut voir des ascensions thermiques brutales et incontrôlables avec convulsions et troubles de la conscience. Durant tout voyage, une réserve d'eau est obligatoire.

Un voyage avec de très jeunes nourrissons dans les pays tropicaux et dans des conditions précaires doit être évité.

Au retour

L'enfant ramène souvent le souvenir très présent d'une vie aux rythmes et aux espaces différents. Mais il peut encore être soumis à une pathologie acquise sous les tropiques et qui s'extériorisera plus tard.

De principe, la prophylaxie antipalustre doit être poursuivie régulièrement selon le médicament utilisé. Si le séjour a été prolongé, un « bilan de santé » est souvent demandé par les parents. Il peut, en général, se limiter à une numération avec formule leucocytaire pour déceler une anémie latente ou une hyperéosinophilie, et à un examen des selles en laboratoire de parasitologie spécialisé.

Dans le cas où une contamination est redoutée, ou si l'on rapporte durant le séjour des symptômes évocateurs, même avec un examen normal, une recherche orientée est justifiée (bilharzioses, filarioses).

Plus tard, et parfois longtemps après le retour, un symptôme qui ne trouve pas rapidement d'explication simple peut révéler une « maladie exotique » ou être rapporté au séjour tropical. Avant de demander des examens complémentaires très spécialisés, il est nécessaire de définir les modalités du séjour, de vérifier la répartition géographique actuelle des affections évoquées et de préciser leurs caractéristiques épidémiologiques.

Le séjour bref ou prolongé, rural ou urbain, n'expose pas aux mêmes risques. La saison humide favorise la pullulation des moustiques et leur rôle de vecteurs. Les conditions de vie, le contact avec les mares, la forêt, les rivières dont l'infestation par les mollusques hôtes de bilharzies, les mouches vecteurs de la trypanosomiase, de la filariose ou de l'onchocercose est connue ou probable, sont importants à relever. La pathologie, les diagnostics portés et les traitements prescrits ou faits entrent dans la discussion diagnostique.

La répartition géographique des maladies est maintenant, pour les principales, bien définie. Les rapports réguliers de l'OMS permettent de préciser ou de corriger les limites classiques et d'éviter de discuter un diagnostic là où il est impossible.

La connaissance de l'épidémiologie permet surtout celle de l'incubation des maladies évoquées. On ne discutera guère un paludisme à *P. falciparum* si le retour a eu lieu depuis plus de 8 semaines. Mais des mois, sinon des années après le séjour, une fièvre paludéenne à *Plasmodium vivax, ovale* ou *malariae* est possible.

Il est cependant absurde de qualifier de palustre une hyperthermie, même avec des frissons, sans en faire la preuve parasitologique. Une infection urinaire haute peut ressembler étrangement à un paludisme. À l'inverse, l'incubation ou la phase de latence clinique d'une bilharziose ou d'une filariose peut être très longue.

Une *anguillulose* peut persister des années. L'incubation d'affections plus redoutables comme le *kala-azar* ou la *trypanosomiase* est classiquement de quelques semaines, mais elle peut dépasser 1 an.

À retenir

L'enfant, comme ses parents, voyage de plus en plus, et ce quel que soit son âge. Avant de se rendre en pays tropical, les parents s'informent habituellement sur les précautions à prendre, les risques encourus.

▷

▷

Le praticien doit pouvoir répondre à cette demande, qui comporte trois volets :
- avant le départ, des renseignements doivent être pris auprès d'organismes spécialisés sur les risques inhérents aux pays visités. Des mesures vaccinales doivent être prises ;
- sur place, des mesures obligatoires doivent être prises concernant la chimioprophylaxie du paludisme, l'hygiène corporelle, l'alimentation, le traitement de la fièvre et des diarrhées aiguës ;
- au retour, la prophylaxie antipaludéenne doit être poursuivie tandis qu'un contrôle de l'état de santé de l'enfant est souhaitable.

Autres voyages et modes de transport

L'enfant qui voyage ne va pas que dans des pays « tropicaux ». Voici donc quelques conseils à prodiguer aux parents.

- *Il peut aller aux sports d'hiver.* L'altitude choisie doit cependant être adaptée à l'enfant : de 4 mois à 2 ans, il peut supporter 1 800 m ; s'il a moins de 4 mois, il vaut mieux éviter de dépasser 1 000 m. Il faut monter progressivement pour ne pas provoquer d'otalgie barotraumatique, faire d'autant plus attention au froid que le nourrisson est petit, et bien sûr prendre toutes les mesures de photoprotection adaptées même en l'absence de soleil. La haute altitude (> 2 500 m) est chez les enfants de moins de 7 ans contre-indiquée. Il faut toujours se mefier de l'hypoxie et du mal des montagnes en cas d'ascension rapide.
- Les *voyages en voiture* nécessitent des dispositifs de retenue homologués en fonction du poids. Ils doivent être effectués dans le calme, sans tabac, de préférence la nuit pour de longs trajets, en s'arrêtant régulièrement pour que les enfants (et parents) se dégourdissent ou grignotent. L'idéal est d'avoir un véhicule climatisé pour maintenir une température constante. Sinon, et s'il fait très chaud, prévoir des boissons fraîches.
- Le *mal des transports* est fréquent entre 3 et 8 ans et peut transformer le voyage de l'enfant et de sa famille en véritable calvaire. Aucun médicament n'est efficace quand les symptômes apparaissent. Pour le prévenir, et à fortiori bien sûr si l'un des enfants y est sensible, il faut rouler à vitesse constante, sans à-coups ni virages fréquents, et donc privilégier les heures de circulation fluide ainsi que l'autoroute. Le manque de sommeil comme les odeurs nauséabondes (tabac) sont à éviter, de même que le bruit, l'énervement, les disputes ou l'agitation. Le véhicule doit être aéré, au mieux climatisé. L'enfant doit porter des vêtements amples et faire des repas légers mais riches en sucre. Chez l'enfant de plus de 2 ans, on peut prescrire de la Nautamine®, de la Dramamine® ou du Nausicalm® (une demi-heure avant

le départ, répétable 6 heures après si besoin), ou encore des médicaments homéopathiques sans limite d'âge, comme la très connue cocculine. Parfois, le mal des transports est lié à une grande angoisse qui peut nécessiter un « anxiolytique ». Ces médicaments sont aussi valables pour le mal de mer ou de l'air.

• Les *voyages en avion*, de plus en plus fréquents et longs, posent aussi quelques problèmes avec des enfants. Si la pressurisation est adaptée à tout âge, au décollage et surtout à l'atterrissage peuvent apparaître des otalgies barotraumatiques que l'on peut tenter de prévenir par la succion de la tétine ou du biberon chez le nourrisson, par une gomme à mâcher chez le plus grand. L'air est très sec, il faut donc boire souvent. Les rhinopharyngites et les otites ne sont pas une contre-indication à condition qu'elles soient traitées et que toute douleur ait disparu.

Pour en savoir plus

Recommandations sanitaires pour les voyageurs., BEH 6 juin 2017 : http://invs.santepubliquefrance.fr/Publications-et-outils/BEH-Bulletin-epidemiologique-hebdomadaire/2017/BEH-hors-serie-Recommandations-sanitaires-pour-les-voyageurs-2017-6-juin-2017. Ce bulletin est réactualisé tous les ans.

26 Douleur chez l'enfant

› Il n'y a aucune justification à laisser souffrir un enfant.
› Il faut savoir évaluer et reconnaître la douleur et la prévenir ou la traiter avec les moyens appropriés, médicamenteux ou non, en lui accordant la même importance qu'au traitement de la cause.
› L'ibuprofène devrait être mieux reconnu dans cette indication.

Pendant des années, la réalité de la douleur chez l'enfant, et donc sa prise en compte, ont été victimes de l'ignorance, de l'incompréhension, de l'indifférence, voire d'un certain refus ou rejet du personnel soignant. On ne concevait même pas qu'un nouveau-né puisse souffrir.

On a heureusement pris conscience que la douleur n'avait aucune vertu, ni initiative, ni rédemptrice, ni maturative, ni formatrice, ni éducative, et qu'il fallait donc la prendre en compte comme toute autre pathologie, et ce d'autant que nous disposons maintenant de suffisamment de moyens pour soulager les enfants, surtout dans les pathologies courantes que l'on peut être amené à voir en consultation.

Il est vrai que si la douleur est maintenant reconnue dans la plupart des services spécialisés, traitant de pathologies lourdes et graves où tout est mis en œuvre pour limiter le plus possible cette souffrance, que l'on sait inutile mais encore dommageable sur le plan physique et psychique, il n'en est pas toujours de même en pathologie dite « ambulatoire ». Les douleurs engendrées par les « petites » affections ne sont pas encore suffisamment prises en charge, et cela pour de multiples raisons :

- douleurs considérées comme un accompagnement inévitable de la maladie et non comme un symptôme à part entière ;
- douleurs jugées comme un signe indispensable au diagnostic et donc « à respecter » ;
- ignorance des possibilités thérapeutiques ;
- peurs des antalgiques de paliers III.

Toutes les situations douloureuses doivent donc être prises en compte. Mais avant de traiter la douleur, il faut la reconnaître et l'évaluer.

Reconnaissance et évaluation de la douleur

Reconnaître la douleur

Ce n'est pas toujours facile, car son expression est différente selon l'âge de l'enfant, selon qu'il s'agit d'une douleur aiguë, récente ou d'une douleur chronique, selon la mémoire que l'enfant peut avoir de cette douleur antérieurement ressentie, selon son émotivité personnelle et celle de l'environnement familial.

Une *douleur aiguë récente, brutale* se manifeste surtout par des symptômes d'ordre émotionnel : cris, pleurs, agitation, grimaces, retraits, modifications de la fréquence cardiaque ou respiratoire, sudation, changements de coloration et de comportement. Cette symptomatologie n'est pas spécifique (tenir compte de l'anxiété personnelle et familiale), ni proportionnelle à l'intensité de la douleur. Toutefois, un enfant douloureux a souvent un faciès évocateur : front plissé, sourcils froncés, paupières serrées, avec accentuation des sillons nasolabiaux. L'ensemble du visage est comme resserré, contracté.

La *douleur qui dure, prolongée récurrente ou chronique* (que l'on voit peut-être moins souvent en pratique quotidienne), entraîne en quelques heures l'apparition de symptômes dits de douleur « prolongée ». Disparaissent alors les expressions voyantes pour laisser la place à des postures antalgiques et à un certain degré d'atonie psychomotrice :

- les attitudes antalgiques sont des réactions de défense corporelles à la douleur, visibles donc au repos (position antalgique) et dans le mouvement, l'enfant essayant de protéger la zone douloureuse ;
- l'atonie psychomotrice s'installe en quelques heures ou quelques jours chez les petits, l'enfant cesse de pleurer, se replie sur lui-même, et semble renoncer à exprimer sa douleur. Les mouvements sont lents et rares, comme s'il s'économisait. L'enfant manifeste peu d'émotions, l'impression est celle d'un désintérêt général, le faciès est figé, peu mobile, peu attirant, inexpressif, et lors de tentatives de communication, la réponse est faible. L'enfant se replie sur lui-même. Ces symptômes qui peuvent évoquer un état plutôt dépressif ont la particularité de disparaître rapidement lorsque le traitement analgésique est efficace.

Il existe bien entendu des tableaux trompeurs. Un état stuporeux proche du coma vigil peut s'installer chez un bébé (moins de 6 mois) en cas de douleurs profondes et importantes (invagination intestinale aiguë). Une douleur très violente, « syncopante », peut entraîner un malaise : « malaise du nourrisson » ou malaise « vagal » du grand enfant. Un grand enfant peut masquer sa douleur par une grande maîtrise de lui-même.

La perception de la douleur et son *expression* évoluent bien sur avec le développement cognitif et affectif et donc l'âge de l'enfant.

C'est la raison pour laquelle le médecin doit écouter et croire ce que disent les parents ; leur témoignage a à ce moment une valeur sémiologique irremplaçable, ils connaissent leur enfant et ont souvent une juste intuition de sa souffrance. Il faut cependant se méfier des parents qui cherchent à diminuer les plaintes de leur enfant dans un système éducatif et culturel incitant leur enfant à faire preuve de courage, de même, au contraire, que des parents tellement anxieux devant la douleur de leur enfant et leur incapacité à le rassurer qu'ils en majorent les symptômes, voire les aggravent.

Évaluer la douleur

L'« évaluation » de la douleur — terme qui dit bien la difficulté d'évaluer la douleur chez l'enfant — est *fondamentale* pour ajuster la prise en charge.

Chez l'enfant de plus de 6 ans, de très nombreuses techniques d'évaluation existent comme l'échelle visuelle analogique (EVA), une réglette avec un curseur que l'enfant déplace entre deux extrêmes selon l'intensité vécue de sa douleur, ou la localisation de sa douleur sur un dessin en essayant d'établir un degré d'intensité ou l'échelle des visages (FPS-R). On peut aussi apprécier le retentissement sur la vie quotidienne, en particulier lorsque la douleur se prolonge, car cette douleur perturbe alors les activités journalières (manger, dormir, s'amuser, marcher, courir, télévision, travail scolaire, etc.).

Chez les enfants de 0 à 6 ans, l'évaluation de la douleur est essentiellement basée sur l'observation et les renseignements fournis par la famille, en interprétant la qualité du sommeil, la sociabilité, le jeu, les pleurs, la consolabilité, l'observation des pleurs et des cris, de l'expression du visage...

- Existe-t-il une position antalgique ?
- Comment est le tonus postural ?
- Existe-t-il une motricité spontanée ou non ?
- Comment le nourrisson réagit-il à l'examen clinique ? Est-il agité ou non ?
- Le contact peut-il s'établir ?
- A-t-il besoin de réconfort, etc. ?

On peut bien entendu se référer à l'échelle DEGR (Douleur Enfants Gustave Roussy), support solide et reconnu pour les douleurs prolongées, mais aussi à l'échelle EVENDOL (Évaluation Enfant Douleur) la plus utilisée de 0 à 7 ans ou l'échelle EDIN pour les moins de 3 mois — ce qui n'est pas la situation la plus fréquente en pédiatrie libérale. À partir de 8 ans, on peut demander à l'enfant d'évaluer sa douleur de 0 à 10.

Toutes ces mesures de reconnaissance et d'évaluation de la douleur ne sont pas toujours très objectives. Elles permettent au moins de reconnaître l'existence de la douleur, de l'interpréter et de choisir le plus rapidement possible l'antalgique adapté afin que l'enfant retrouve au plus vite ses activités journalières.

Ces *différentes échelles* d'évaluation de la douleur sont disponibles sur le site **www.pediadol.org**. Cependant, en réalité, elles sont peu utilisées en médecine ambulatoire.

Les différents types de douleur

L'anamnèse et l'examen clinique permettent de distinguer :

- les *douleurs nociceptives*, liées à une hyperstimulation des voies de transmission de l'influx douloureux, en rapport le plus souvent avec une lésion tissulaire, mécanique (traumatisme) ou inflammatoire (otite), postopératoire, ou métastases osseuses, sans topographie neurologique précise mais localisée (sauf viscérale plus diffuse et sans anomalie à l'examen clinique). Ce sont les plus fréquentes en pratique courante ;

- les *douleurs neuropathiques*, qui intéressent un territoire systématisé lié à une atteinte d'une racine ou d'un tronc nerveux et qui ont des accès paroxystiques à type de brûlures ou de décharges électriques sur un fond permanent, souvent associées à un déficit sensitif, des paresthésies. L'enfant a fréquemment du mal à les décrire ;
- les *douleurs médiées par le sympathique*, qui s'accompagnent de manifestations vasomotrices : vasodilatation (œdème, rougeur, chaleur) alternant parfois avec des phases de vasoconstriction (marbrures, sensation de froid). Ce sont des douleurs profondes (brûlure, striction), avec des troubles de la sensibilité que l'enfant a du mal à décrire. Le type en est l'algodystrophie.
- les *douleurs psychogènes ou idiopathiques*, diagnostic d'exclusion chez un patient à contexte psychopathologique particulier. La description de la douleur est en règle riche, imprécise, variable dans le temps mais inexpliquée.

Médicaments de la douleur

Ils sont « classiquement » classés en différents paliers : I, II, III de l'OMS.

Antalgiques de palier I

Ils permettent de traiter une grande majorité des douleurs nociceptives rencontrées en pratique quotidienne.

Paracétamol

Le paracétamol est l'antalgique de référence et de première intention avec une AMM dès la naissance. C'est la molécule adaptée à la plupart des *douleurs faibles à modérées* en pédiatrie ambulatoire, à condition :

- de le prescrire à la bonne posologie : 60 mg/kg par 24 h, ce qui représente 15 mg/kg toutes les 6 heures, en privilégiant la voie orale à la voie rectale dont la réponse est plus aléatoire, efficace en environ 1 heure, parfois moins ; il existe une présentation IV ;
- de le prescrire en continu pendant les 24-48 premières heures (sans attendre le rebond de la douleur) ;
- de le prescrire au début en monothérapie.

Sa *tolérance* est excellente. Les allergies au paracétamol sont plus qu'exceptionnelles. On voit de très rares réactions cutanées ou des thrombopénies. Il n'y a aucun risque de gastrite, de modification de l'hémostase qui limitent dans certains cas la prescription des autres antalgiques de palier I.

Sa *toxicité* est très faible, l'hépatotoxicité n'apparaît que pour des doses dix fois supérieures aux doses thérapeutiques (150 mg/kg en 1 prise) et il faudrait plusieurs jours de doses répétées supérieures à 80 mg/kg par 24 h pour qu'elle se manifeste. Attention cependant aux associations médicamenteuses de plus en plus rares contenant du paracétamol.

AINS : l'ibuprofène est recommandable

Depuis la recommandation de l'ANSM en avril 2013 de ne plus utiliser la codéine chez les moins de 12 ans (voir ci dessous), **l'ibuprofène** est devenu (en palier 1) l'AINS à recommander de première intention chez l'enfant en cas de douleurs aiguës *modérées ou intenses*. Le rapport de l'OMS de 2012 précise qu'« aucun autre AINS n'a été suffisamment étudié en pédiatrie, en termes d'efficacité et de sécurité, pour être recommandé comme une alternative à l'ibuprofène » et que « l'ibuprofène a montré une efficacité supérieure à celle du paracétamol dans la douleur aiguë ». Dans certaines situations comme la traumatologie et certaines douleurs postopératoires, les AINS se sont révélés plus efficaces que les antalgiques de palier 2, voire 3, contrairement à l'idée implicite induite par la classification de l'OMS en paliers (HAS janvier 2016) dans le respect bien sûr de ces contre-indications communes à tous les AINS (voir fièvre, page 206).

L'ibuprofène à la dose de 20 ou 30 mg/kg par 24 h (sans dépasser 40 mg/kg ni 400 mg par prise), en comprimés sublinguaux ou à avaler, mais surtout pour l'enfant en sirop avec pipette poids[1] a l'AMM à partir de 3 mois. Son délai d'action est de 30 à 60 minutes. Pour une durée courte (< 72 h), ses effets indésirables, comme ceux de tous les AINS, sont très rares ; son profil de sécurité sur de très grandes cohortes est comparable à celui du paracétamol. En France, son utilisation est limitée par des peurs importantes et totalement infondées. On recommande cependant de ne pas l'utiliser en cas de varicelle (mais pas de lien de causalité prouvé) et la prudence en cas d'infection pulmonaire ou ORL sévère, d'infection bactérienne sévère, d'infections cutanées ou des tissus mous (principe de précaution car aucune étude clinique ne montre un lien de causalité). Il faut éviter temporairement de prescrire de l'ibuprofène devant une déshydratation (gastroentérite) qui peut entraîner une insuffisance rénale fonctionnelle tant qu'elle n'est pas corrigée. Il existe une molécule apparentée utilisable par voie veineuse : le kétoprofène.

Il existe bien d'autres AINS, comme l'acide niflunique (Nifluril®), en suppositoire enfant qui a l'AMM à partir de 6 mois, à la dose de 40 mg par kg et par 24 h, l'acide tiapofrenique (Surgam®) en comprimés à 100 mg, à la dose de 10 mg/kg/24 h qui a l'AMM chez les enfants de plus de 4 ans et 15 kg, mais aussi le naproxène (Apranax®) en sachets à 250 mg : 10 mg/kg/24 h, 2 prises par 24 h, AMM chez les enfants de plus de 5 ans et de plus de 26 kg.

1. Deux présentations graduations poids correspondant à 10 mg/kg /8 h ou 7,5 mg/kg/6 h.

Antalgiques de palier II

La codéine n'est plus d'actualité

La codéine est transformée dans le foie en morphine par une enzyme, le cytochrome P450 CYP2D6, dont l'activité est différente selon les sujets et les ethnies : certains sont des métaboliseurs lents (10 à 45 %), d'autres rapides, voire ultrarapides (1 à 10 %), chez qui les taux sanguins de morphine sont plus élevés après la prise de codéine, ce qui peut alors entraîner un surdosage et une toxicité respiratoire. Quelques très rares cas mortels ont été décrits dans le mode, surtout après amygdalectomie pour SAOS. Ainsi, l'ANSM a décidé en 2013 d'en restreindre l'utilisation :

- uniquement aux sujets de plus de 12 ans après échec du paracétamol et/ou des AINS ;
- jamais après adénoïdectomie ou amygdlalectomie ;
- jamais chez un enfant de moins de 12 ans ni chez une femme allaitante.

Il en existe des comprimés associés au paracétamol utilisables chez les plus de 12 ans comme le Codoliprane ad® (codéine phosphate 20 mg + paracétamol 400 mg). Ses effets indésirables sont une constipation fréquente, des nausées et vomissements possibles en début de traitement, de même qu'une certaine sédation, une somnolence bizarre. Le surdosage entraîne dépression respiratoire, myosis et somnolence ; l'antidote en est la naloxone intraveineuse.

Les *contre-indications* sont représentées par une détresse respiratoire sévère, une toux productive, une insuffisance hépatocellulaire, une hypertension intracrânienne. L'asthme est une contre-indication relative seulement au cours de la crise. Il faut contre-indiquer l'association avec d'autres opiacés ou dépresseurs du système nerveux central.

Chlorhydrate de tramadol

Le chlorhydrate de tramadol est commercialisé sous forme de gouttes pédiatriques (Topalgic®, Contramal® : 1 goutte = 2,5 mg), à la dose de 1 à 2 mg/kg par prises, 3 à 4 fois par jour (espacées d'au moins 4 h) et à adapter à la réponse thérapeutique et à la tolérance. Les effets secondaires les plus fréquents sont ceux de la classe des opiacés. Attention à indiquer la prescription en mg et nombre de gouttes pour éviter toute erreur. L'AMM est donnée pour les plus de 3 ans. Son amertume très forte en limite l'observance.

Il en existe en comprimés : Topalgic®, Contramal® 50 mg ou Topalgic® LP à 100 mg (en 1 à 2 prises).

Des formes sont associées au paracétamol. Cela dit, son métabolisme repose sur le même système que la codéine et comporte donc les mêmes risques, ce qui impose la prudence lors de la première prise. Cette molécule est donc sous surveillance et pourrait subir le même sort que la codéine.

Nalbuphine

La nalbuphine est un antalgique morphinique parentéral, très largement utilisé en hospitalisation, et depuis 1999 disponible en ville. Elle peut être prescrite dès l'âge de 18 mois en intraveineuse, voire rectale à la dose de 0,2-0,3 mg/kg toutes les 4 à 6 h (Nubain® ou génériques : ampoules injectables 2 ml = 20 mg, posologie 0,8-1,2 mg/kg/24 h). Son délai d'action est de 10 à 20 minutes (30 minutes par voie rectale). Elle est bien sûr à réserver aux douleurs très intenses, en particulier les fractures. Son utilisation est limitée aux cas d'urgence (traumatologie). Ses effets secondaires et contre-indications sont ceux des opiacés.

Antalgiques de palier III : morphine

C'est l'antalgique le plus puissant, préconisé en pédiatrie, à utiliser en cas de **douleurs intenses ou rebelles aux antalgiques de niveau plus faible**. C'est une prescription qui ne peut se faire « en ville » qu'en toutes lettres et sur ordonnances sécurisées.

La morphine orale, sulfate de morphine (Oramorph® dosettes de 10 mg/5 ml ou gouttes 20 mg/ml : 1 goutte = 1,25 mg) peut être prescrite dès 6 mois (AMM) avec une dose de départ de 0,2 mg/kg et par prise toutes les 4 h (0,1 mg/kg chez les moins d'1 an), à adapter à la douleur et aux effets indésirables en respectant ses contre-indications comme l'insuffisance respiratoire. Attention à bien respecter le nombre de gouttes pour le poids.

L'Aktiskenan® gélules de 5,10,20 et 30 mg ou le Skenan® LP (2 prises /24 h) sont réservés aux enfants plus grands.

La crainte de la toxicomanie est une phobie qui n'est pas scientifiquement prouvée : le risque réel est nul pour un traitement de quelques jours. Dans ce cas, le syndrome de sevrage est exceptionnel et il peut être prudent de respecter une décroissance sur quelques jours.

Une simplicité de prescription pourrait venir de formes prêtes à l'emploi adaptées au poids.

Autres médicaments de la douleur

Antispasmodiques

Ils sont très utilisés lors des douleurs viscérales spastiques. Ils sont efficaces devant un abdomen aigu, associé au paracétamol. Ils ne peuvent jamais empêcher la palpation d'une défense survenant ultérieurement en cas de doute chirurgical. Il en existe de très nombreux, utilisables chez l'enfant en bas âge.

Anesthésie locale par crème anesthésiante (lidocaïne, prilocaïne à 5 %) [Emla®]

Cette crème a complètement modifié le climat de soins en pédiatrie. Qu'elle soit prescrite sous forme de crème ou de patch, elle permet une anesthésie sur une profondeur de 3 à 5 mm proportionnelle au temps de pose (respectivement plus de 1 h et 2 h), dans un délai optimal de 90 à 120 minutes. L'anesthésie dure ensuite 2 h. Elle est utilisable chez le nouveau-né à terme au-delà de 37 semaines. On peut l'employer pour de très nombreux gestes (ponction veineuse, artérielle, prélèvement capillaire, vaccination, petite chirurgie superficielle, exérèse de molluscum, traitement de verrues, biopsie de peau, etc.).

Saccharose ou sérum glucosé à 30 %

Le saccharose ou sérum glucosé à 30 % associé à la succion diminue, voire supprime la douleur provoquée chez l'enfant de moins de 3 mois. Il est efficace 2 minutes après la prise et pendant 5 minutes. On peut bien sûr répéter cette méthode à la dose de 1 ml de 2,5 à 3 kg, de 2 ml à 3 mois ou plus de 3 kg.

Meopa

Le MEOPA (mélange équimolaire d'oxygène et protoxyde d'azote) est surtout utile en milieu hospitalier (sutures, ponctions). Il permet une anesthésie de surface et une sédation de 30 à 60 minutes.

Moyens non médicamenteux

Le comportement des parents, du médecin, des soignants est fondamental : pas de panique, d'agitation, de manifestations anxieuses ou anxiogènes, du calme en cas de situations aiguës. Éviter de parler de la douleur en essayant de détourner l'attention sur d'autres parties du corps non douloureuses ou sur d'autres sujets par des jeux ou objets attrayants, mais aussi, le massage le toucher, le froid et surtout la vertu du câlin.

Enfin dans les douleurs chroniques, avec ou sans association médicamenteuse des prises en charge cognitivocomportementales, les techniques de relaxation, L'hypnose ont fait la preuve de leur efficacité.

En pratique

- **Paracétamol en 1re intention** pour douleur faible ou modérée.
- **Ibuprofène en 1re intention** pour la plupart des douleurs aiguës modérées à intenses.
- Si monothérapie insuffisante, **l'association est recommandée**.
- **Tramadol chez les enfants > 3 ans**, si échec paracétamol + ibuprofène ou si douleur intense d'emblée, mais des effets indésirables graves peuvent survenir.
- **Morphine orale recommandée** en cas d'échec ou d'emblée pour les douleurs intenses : molécule de choix.
- **Prudence particulière** si SAOS, amygdalectomie, et toute obstruction VAS.

Situations cliniques en pratique quotidienne

Quel que soit l'âge, la douleur est l'un des symptômes les plus fréquents en pédiatrie. Elle peut être spontanée, brutale, aiguë, révélatrice d'une affection l'accompagnant ou la compliquant. En d'autres cas, elle est provoquée, et donc prévisible, liée à un geste thérapeutique ou diagnostique invasif causé par un acte chirurgical. Heureusement, la plupart de ces douleurs sont accessibles aux antalgiques de niveau I, dont la prescription doit être très facile en pédiatrie, en respectant leurs contre-indications et leurs effets secondaires potentiels, et en rapport avec l'affection causale ou l'enfant.

Douleur aiguë (en règle, nociceptive)

Dans la sphère ORL

La pathologie infectieuse est souvent très douloureuse. Au premier rang, l'otite aiguë, dont l'otalgie est parfois si forte qu'elle entraîne une insomnie et des pleurs incessants ; la fièvre étant quasi constante, sa prise en charge et celle de la douleur s'imposent et l'antalgique va de soi. Les angines, qu'elles soient bactériennes ou virales, sont volontiers d'autant plus dysphagiques que l'enfant est grand. Contrairement à l'adulte, les sinusites de l'enfant sont rarement douloureuses, ou du moins la douleur est rarement au premier plan : *paracétamol et/ou ibuprofène.*

En stomatologie

Les poussées dentaires sont certes accusées de tous les maux, mais elles sont parfois très douloureuses, surtout la nuit (les parents le savent bien), et justifient donc la prescription d'un antalgique. Les stomatites aphteuses (primo-infection herpétique ou autres), les glossites sont souvent très algiques, spontanément ou lors des prises alimentaires, ce qui peut entraver toute nutrition. En plus des soins locaux, les antalgiques sont donc indispensables *: association paracétamol/ibuprofène, voire tramadol ou morphine orale).*

En pathologie infectieuse

Tout état grippal est volontiers douloureux (céphalées, courbatures, myalgies, etc.) et justifie, même en l'absence de fièvre, la prescription d'antalgiques. Les *arthrites*, les *ostéites*, les *ostéomyélites* sont si douloureuses qu'elles sont souvent révélées par une boiterie, voire une impotence fonctionnelle absolue. Les antalgiques ne doivent pas être négligés au profit des thérapeutiques beaucoup plus lourdes qu'elles nécessitent. Il est vrai que dans ces cas, les enfants sont hospitalisés et il est souvent nécessaire de les traiter par *ibuprofène, voire tramadol ou morphine orale.*

La synovite aiguë transitoire de hanches (le rhume de hanches), dont la symptomatologie se résume le plus souvent à une boiterie et à une douleur localisée, bénéficie d'un traitement par *paracétamol et/ou ibuprofène* dans la plupart des cas, la mise en traction étant exceptionnelle. Les arthrites inflammatoires classiques sont certes douloureuses, mais rares en pathologie pédiatrique.

En traumatologie

Contusions, plaies, sutures, entorses, luxations, tendinites, torticolis, fractures, pronations douloureuses, hématomes... sont des incidents qui font partie de la vie quotidienne des enfants ; tous induisent des douleurs qui peuvent justifier la prescription d'antalgiques adaptés : *paracétamol ou ibuprofène ou association.* Les brûlures non étendues et sans signes de gravité peuvent être soulagées par *l'association paracétamol-ibuprofène ; sinon, il ne faut pas hésiter à passer au tramadol ou à la morphine orale.*

Les douleurs abdominales sont extrêmement fréquentes en pédiatrie, qu'il s'agisse de douleurs aiguës ou de douleurs chroniques qui se répètent. Fonctionnelles ou organiques, le diagnostic n'est pas toujours facile à faire. En cas de **ventre aigu chirurgical** le *paracétamol* peut être utile sinon ne pas hésiter à prescrire de *la morphine IV* qui ne gênera en rien l'interprétation des symptômes contrairement à ce qui est généralement colporté.

Céphalées

Les migraines répondent bien à l'ibuprofène mais il ne faut jamais les traiter par les morphiniques. Rien n'est vraiment efficace sur les céphalées de tension.

Signalons aussi : les *apophysites*, les *ostéochondrites*, les *épiphysites* vertébrales, sources à des âges variés de syndromes douloureux très nettement améliorés par la prescription d'antalgiques. Quant aux douleurs dites « de croissance », dont la nature est mal déterminée, et même discutée par certains, leur traitement ne peut être que symptomatique.

Toutes ces situations sont répertoriées sur la fiche mémo de l'HAS concernant la prise en charge médicamenteuse de la douleur chez l'enfant de janvier 2016.

Douleur neuropathique

Il faut contrôler la douleur et éviter les accès paroxystiques.

Le traitement de fond repose sur les antidépresseurs tricycliques à la dose de 0,3 mg/kg en augmentant progressivement, en fonction du contrôle de la douleur, jusqu'à 1 mg/kg, à donner de préférence le soir : amitriptyline (Laroxyl®) 1 mg par goutte ou clomipramine (Anafranil®) 10 mg par comprimé.

Les poussées peuvent nécessiter des anticonvulsivants : le clonazépam (Rivotril®) 0,1 mg/kg par jour en 2 à 3 prises, qui agit aussi sur la composante anxieuse souvent associée, ou la gabapentine (Neurontin®), à dose croissante de 5 à 30 mg/kg par jour en 1 à 2 semaines, qui est actif aussi sur le fond.

Il n'est pas toujours facile d'obtenir l'adhésion des parents à de tels traitements.

Douleurs provoquées donc prévisibles

Les douleurs provoquées sont essentiellement en rapport avec des gestes thérapeutiques (pansements de brûlures ou de plaies variées, de plus en plus pratiqués en ambulatoire) ou diagnostiques (endoscopies bronchiques ou digestives, par exemple). La douleur est prévisible, il faut donc penser à prescrire à l'enfant un antalgique avant le geste et éventuellement dans les heures qui suivent, voire un anxiolytique (benzodiazépines) en prémédication d'un geste douloureux ; c'est le cas aussi de certaines injections intramusculaires ou sous-cutanées, en particulier les vaccinations, qui, si elles peuvent provoquer de la fièvre ou de violentes réactions douloureuses au point de piqûre, justifient la prescription d'un antipyrétique/antalgique si ces effets surviennent dans les heures qui suivent. Enfin, ces douleurs provoquées et prévisibles surviennent après tout acte chirurgical quel qu'il soit. C'est bien sûr le cas de la « petite chirurgie » (phimosis, exérèse de *nævus*, de kystes, de verrues, sutures), des ponctions lombaires osseuses, etc., mais aussi de la chirurgie plus lourde (amygdalectomie, appendicectomie, extraction dentaire), pour laquelle certains auteurs préconisent même d'emblée le passage à des antalgiques de palier II. Dans tous ces cas, il est évidemment nécessaire d'éviter les antalgiques susceptibles d'avoir des conséquences sur l'hémostase.

Pour la réalisation de petits gestes, il faut rappeler tout l'intérêt des autres moyens comme le saccharose, la crème anesthésiante Emla® ou le MEOPA.

Le recours à un antalgique (de palier I, qui calme parfaitement la plupart de ces douleurs nociceptives) est donc justifié dans de très nombreux cas. Cependant, cet usage ne doit pas être systématique. Certaines douleurs, en particulier post-traumatiques, sont d'intensité modérée et peuvent être simplement atténuées par le caractère rassurant de l'entourage familial ou scolaire qui, par des mots gentils, une attitude apaisante, un câlin, un massage, peut vite les faire oublier.

Quel que soit le médicament choisi pour traiter la douleur, en démarrant toujours par le palier I, il faut bien entendu l'utiliser en dose adéquate et *surtout en continu, sans attendre le rebond de la douleur*.

Ne laissons plus souffrir les enfants, nous en avons les moyens.

Pour en savoir plus

Pediadol : tous les protocoles et conseils et publications. www.pediadol.org.

Douleur de l'enfant : l'essentiel : guide de poche. www.pediadol.org/IMG/html/guide_essentiel-ebook.html

HAS. Prise en charge médicamenteuse de la douleur chez l'enfant : alternatives à la codéine. janvier 2016. www.has-sante.fr/portail/jcms/c_2010340/fr/prise-en-charge-medicamenteuse-de-la-douleur-chez-l-enfant-alternatives-a-la-codeine

Livrets d'informations sur la douleur pour parents, enfants et professionnels. www.sparadrap.org

27 Obésité de l'enfant

- C'est une véritable maladie, responsable de graves complications et pouvant engager le pronostic vital à long terme.
- La prise en charge d'un enfant obèse est difficile et souvent décevante.
- La prévention de l'obésité est tout à fait justifiée chez l'enfant.

La prévalence de l'obésité infantile avait augmenté d'environ 50 % tous les 10 ans dans les pays industrialisés : actuellement, en France, environ 8 % des enfants sont en surcharge pondérale (4,5 %) ou obèses (3,5 %), et malheureusement un très grand nombre de ces enfants resteront obèses à l'âge adulte : on parle de 2/3. Ainsi l'obésité est-elle devenue la plus fréquente des pathologies « nutritionnelles » dans les pays « riches » ; c'est une maladie pouvant engager le pronostic vital à long terme. C'est un véritable problème de santé publique nécessitant une prise en charge efficace par l'ensemble du corps médical.

Cependant, depuis 20 ans, la prévalence de l'obésité stagne dans la plupart des pays industrialisés, dont la France : une des explications en serait que la totalité des enfants génétiquement prédisposés ayant été exposés à l'environnement obésogène sur tout le territoire, leur recrutement stagne. En 2006, la prévalence estimée du surpoids incluant l'obésité était de 18 % chez les enfants de 3 à 17 ans, dont 3,5 % présentaient une obésité. En 2015, ces chiffres sont de 17 %, dont 4 % obèses chez les 6-17 ans. Les prévalences du surpoids et de l'obésité sont supérieures en France dans les populations défavorisées. Mais le dépistage des sujets à risque et l'incitation à mieux se nourrir et à bouger portent peut-être aussi leurs fruits.

L'obésité est en effet le plus souvent le résultat d'interactions de facteurs génétiques et de facteurs environnementaux.

Le surpoids et l'obésité commune (par opposition aux obésités secondaires) sont certes le résultat d'un déséquilibre de la balance énergétique entre les apports et les dépenses, cependant la genèse en est complexe et multifactorielle. Il existe une prédisposition au surpoids et à l'obésité d'origine génétique, modulée par une éventuelle influence épigénétique environnementale.

Facteurs génétiques

Des mutations sur le gène de certains peptides impliqués dans le contrôle hypothalamique de la prise alimentaire peuvent être à l'origine d'une obésité s'exprimant le plus souvent dès l'enfance. Quelques très rares cas d'obésité infantile majeure et très précoce sont dus à des mutations sur le gène de la leptine ou de son récepteur hypothalamique (dont le MC4R), dans la grande majorité des cas, l'obésité a une hérédité polygénique. Plusieurs gènes de susceptibilité peuvent être impliqués entre eux et avec des facteurs environnementaux.

Certains syndromes dysmorphiques génétiques ont une obésité dans leur expression clinique (Prader-Willi, Bardet-Biedl).

Facteurs environnementaux

L'hyperphagie, la surconsommation de graisses et de sucres rapides, le grignotage, la baisse de l'activité physique, la sédentarité, le stress, les troubles psychoaffectifs (dépression surtout chez la fille, manque de sommeil, hyperphagie boulimique, abus sexuels dans l'enfance ou l'adolescence), les difficultés socioéconomiques familiales et un cadre de vie défavorable, le manque de sommeil sont des facteurs qui peuvent favoriser l'apparition d'une obésité d'autant plus que le terrain est génétiquement prédisposé. Sont invoqués aussi :

- surpoids et obésité parentale, notamment de la mère au début de la grossesse ;
- prise de poids excessive, tabagisme maternel, diabète maternel pendant la grossesse ;
- excès ou défaut de croissance fœtale (macrosomie/hypotrophie) ;
- gain pondéral accéléré dans les 2 premières années de vie, d'autant plus important que la période de gain pondéral accéléré est longue ;
- handicap (moteur ou mental).

L'obésité de l'enfant résulte donc de la combinaison d'une prédisposition constitutionnelle génétique et d'un environnement obésogène, le second permettant l'expression phénotypique de la première.

Clinique

La consultation d'un enfant conduit par ses parents pour une surcharge pondérale demande une étude longue et méthodique. Elle concerne l'enfant dans sa globalité : l'enfant et sa famille, son environnement, l'école, les loisirs, etc.

C'est une consultation très longue ; le premier contact (sans tomber dans l'empathie) est très important pour la suite. Il vaut mieux la repousser à une autre date si le temps manque, ou la faire en deux temps.

Affirmer d'abord l'obésité et en apprécier l'importance

Le surpoids et l'obésité se définissent par un excès de poids pour la taille : on parle de *surpoids* (incluant l'obésité) lorsque l'indice de masse corporelle (IMC) [rapport du poids en kg sur la taille en m^2] est supérieur au 97e percentile des valeurs établies dans les courbes, en fonction de l'âge et du sexe, qui figurent dans les nouveaux carnets de santé ou sur les abaques des logiciels. L'obésité concerne seulement les enfants dont l'IMC est supérieur ou égal à la courbe qui mène à 20 ans à l'indice d'IMC 30 (seuil IOTF-30).

Il faut donc constituer la courbe de croissance staturopondérale, la courbe de l'évolution de l'IMC à partir des données du carnet de santé. On peut ainsi préciser l'âge de début de la surcharge pondérale et chercher quel événement familial ou personnel a pu éventuellement la déclencher (deuil, déménagement, séparation des parents, naissance dans la famille, entrée à l'école, etc.). On constate souvent que l'obésité entraîne une accélération modérée de la croissance en taille.

Il faut de plus mesurer le périmètre abdominal, excellent reflet de l'excès de graisse abdominale, facteur de risque accru de complications cardiovasculaires et métaboliques si le rapport tour de taille sur taille est supérieur à 0,5.

Éliminer une cause à cette obésité

Dans la très grande majorité des cas, l'examen clinique permet d'affirmer que l'obésité de l'enfant est primitive, il s'agit donc d'une obésité commune. Cependant, un ralentissement de la croissance staturale ou l'existence d'un syndrome dysmorphique ou d'un retard mental poussent à rechercher une cause organique.

- S'il existe un *ralentissement de la croissance staturale*, il faut rechercher une pathologie endocrinienne : il peut s'agir d'un hypercorticisme, d'un déficit en hormone de croissance ou bien d'une hypothyroïdie.
- Si l'obésité s'associe à une *dysmorphie ou à un retard mental*, on peut évoquer de très nombreux syndromes, en particulier :
  - le syndrome de Prader-Willi : hypotonie au cours des premiers mois de la vie, faciès particulier et surtout retard statural, acromicrie, retard mental modéré, hypoplasie des organes génitaux et hypogonadisme ;
  - le syndrome de Bardet-Biedl : arriération mentale, polydactylie, rétine pigmentaire et hypogonadisme.

  Ces patients doivent être pris en charge par des spécialistes.

Complications

Il faut de plus chercher les complications, ou du moins informer l'enfant et sa famille des complications qui peuvent accompagner ou survenir au cours de cette obésité dans le court, le moyen ou le long terme.

C'est malheureusement souvent cet étalage de complications qui permet de faire prendre conscience à l'enfant et à sa famille de la gravité de cette maladie.

Complications orthopédiques

La plus fréquemment retrouvée est le *genu valgum*. Les anomalies de la statique vertébrale peuvent être aggravées par la surcharge pondérale, une complication classique, mais rare est l'épiphysiolyse de la tête fémorale, qui nécessite souvent une cure chirurgicale.

Complications respiratoires

Il n'est pas rare de retrouver un asthme d'effort chez les enfants obèses. Il faut savoir y penser devant un enfant qui refuse d'effectuer des exercices physiques prolongés, ou se plaint de ne pouvoir les effectuer.

Les apnées du sommeil sont souvent mésestimées, ou potentiellement graves sur le plan de la qualité du sommeil et des performances scolaires, mais aussi à long terme sur le plan cardiovasculaire.

L'hypertension artérielle (rare) est en fait souvent surestimée, car les brassards ne sont habituellement pas adaptés à la corpulence de l'enfant.

Complications digestives

Les adolescents obèses peuvent présenter des lithiases biliaires ; si une stéatose hépatique existe chez près d'un quart des enfants obèses, elle n'a généralement aucune expression clinique et n'est souvent révélée que par l'étude des transaminases (2 à 3 fois supérieures à la norme).

Complications métaboliques et endocriniennes

Elles sont en fait souvent révélées par des examens complémentaires spécialisés, et n'ont en général aucun signe clinique.

La tolérance au glucose et le diabète de type II sont de moins en moins exceptionnels chez l'enfant. En revanche, l'insulinodépendance existe dans plus de la moitié des cas, responsable d'un *acanthosis nigricans* (pigmentation gris noirâtre sur une peau épaissie et quadrillée localisée principalement aux aisselles, au cou et aux régions génitorectales).

Vingt pour cent des enfants obèses présentent une dyslipidémie avec diminution du HDL-cholestérol et une hypertriglycéridémie systématiquement, car elle peut nécessiter des mesures diététiques appropriées.

Une hyperandrogénémie est parfois notée chez les filles obèses, dont la puberté débute souvent plus précocement, alors qu'elle est parfois retardée chez le garçon.

Les garçons sont souvent perturbés par l'*adipomastie* (augmentation du volume des seins liée à l'accumulation graisse) ou l'impression d'avoir une petite verge en fait enfouie dans la masse graisseuse sus-pubienne (*pseudohypogénitalisme*).

Conséquences psychosociales

Les conséquences psychosociales méritent une attention particulière. En effet, la grande majorité de ces enfants font l'objet d'une discrimination manifeste, en particulier sur le plan scolaire et dans la vie de tous les jours. Les railleries et les moqueries dont ils sont souvent victimes favorisent le repliement sur eux-mêmes et peuvent les conduire à trouver un refuge dans la sédentarité, l'isolement et… la nourriture. Le laxisme parental ou à l'inverse le caractère obsessionnel, le contrôle permanent de l'alimentation, la pression sur les mesures diététiques qui ont pu leur être imposées concourent à une perte de l'estime de soi, et à une désorganisation psychique qui peuvent entraîner de réelles difficultés scolaires parfois responsables d'un véritable cercle vicieux.

C'est dire l'importance que peut avoir le soutien psychologique de ces enfants dans la prise en charge thérapeutique.

Risques à long terme

L'obésité de l'enfant augmente les risques de morbidité et de mortalité par affections cardiovasculaires à l'âge adulte, indépendamment de la persistance de l'obésité au-delà de l'enfance. Des lésions artérielles préathéroscléreuses peuvent se constituer rapidement chez l'enfant obèse.

Le risque de cancer colorectal à l'âge adulte est également majoré chez ces enfants, toujours indépendamment de l'évolution ultérieure du poids, probablement en rapport avec les erreurs diététiques auxquelles se soumettent ces enfants.

Ne perdons pas de vue la difficulté de l'intégration sociale de ces enfants en surcharge pondérale, voire obèses à l'âge adulte. La société a en effet un regard peu complaisant vis-à-vis de ce problème.

Prise en charge

Il n'y a pas lieu de réaliser des examens complémentaires à la recherche de complications chez un enfant présentant un surpoids : sans obésité, sans signe clinique évocateur d'une comorbidité ou d'une étiologie, sans antécédent familial de diabète ou de dyslipidémie. Leur réalisation doit être orientée par la clinique.

Au cours de la consultation, le médecin :

- recherche tous les facteurs environnementaux, culturels et ethniques ;
- fournit aux parents et à l'enfant les informations sur les risques à court et à long terme ;

- apprécie la perception qu'ont l'enfant et sa famille de ce surpoids ;
- apprécie sa motivation et celle de sa famille.

Au terme de cette consultation, il faut envisager une stratégie thérapeutique : l'obésité résultant, à l'échelle individuelle, d'un déséquilibre de la balance énergétique chez un enfant présentant un ou plusieurs facteurs de risque, l'approche thérapeutique doit tendre à aider l'enfant ou l'adolescent et sa famille à lutter progressivement contre ce déséquilibre entre apports (alimentation) et dépenses énergétiques (activité physique), en prenant en compte les aspects psychologiques et sociaux.

Le but est donc de corriger les erreurs diététiques, de favoriser l'activité physique et d'assurer un soutien psychologique, afin d'améliorer la qualité de vie et de prévenir les complications. Il faut parler à l'enfant et à sa famille avec tact, en choisissant des mots adaptés pour éviter de blesser, de vexer, de fâcher, et de dramatiser. Il faut au contraire expliquer, rassurer, déculpabiliser, le but étant d'obtenir leur adhésion (enfant et parents) au projet thérapeutique. Il faut bien expliquer à l'enfant (et à ses parents) que l'objectif est de ralentir la croissance de la courbe d'IMC, d'en réduire la pente et donc :

- si l'enfant est en cours de croissance, de stabiliser le poids alors que la croissance en taille se poursuit ;
- si la croissance se termine, de stabiliser le poids, voire d'en perdre lentement.

Correction des erreurs diététiques

Un interrogatoire détaillé doit apprécier le régime spontané de l'enfant (lui demander de tenir sur quelques jours un carnet sincère de ce qu'il mange à chaque repas, du grignotage, de ses activités physiques, du temps passé devant les écrans) : il peut être utile, pour faire un bilan précis, de demander une consultation auprès d'un diététicien.

Spontanément, l'enfant obèse ou en surpoids fait très souvent des erreurs quantitatives et qualitatives. Les apports caloriques sont en règle générale très supérieurs aux besoins pour l'âge, bien que des apports quantitatifs normaux soient retrouvés chez certains enfants. Les erreurs qualitatives sont aussi très fréquentes, caractérisées par un grignotage d'autant plus néfaste qu'il survient entre le goûter et le dîner, par un excès d'abord lipidique et en sucres rapides (gâteaux, bonbons, sucreries, viennoiseries, sodas, boissons sucrées, etc.).

Le but n'est pas de proposer à l'enfant, dans un premier temps, un régime hypocalorique sévère, mais de corriger les erreurs qualitatives et quantitatives : abolir le grignotage, harmoniser la répartition quotidienne des repas et équilibrer l'alimentation en réduisant les apports lipidiques et glucidiques au profit des glucides lents.

Il faut donc réaliser une véritable rééducation alimentaire et non instituer un régime amaigrissant mais *un régime normocalorique pour l'âge qui peut suffire à atteindre ce but de restriction énergétique.* Les produits allégés et les édulcorants doivent être bannis, car ces produits auraient plutôt tendance à favoriser le maintien d'une appétence particulière pour le goût sucré (voir chapitre 4). Cette prise en charge diététique doit permettre d'obtenir un changement durable dans les habitudes alimentaires de l'enfant ou de l'adolescent et de son entourage dans le respect de l'environnement culturel économique et social.

C'est difficile pour l'enfant car cette restriction (ou normalisation) va stimuler son appétit. Il faut donc une motivation forte, solide et durable de l'enfant et de sa famille qui peut être entravée par des facteurs psychologiques à ne pas négliger.

Favoriser l'activité physique

Il faut promouvoir l'activité physique, encourager la marche, limiter les activités sédentaires et demander la pratique d'une activité sportive. Marcher au moins 30 minutes par jour est tout aussi important que difficile à obtenir. Il vaut mieux utiliser les activités quotidiennes « obligatoires » comme le trajet à l'école, monter les escaliers plutôt que prendre l'ascenseur, faire quelques courses à pied plutôt que d'utiliser les transports en commun, etc. L'idéal serait d'obtenir 60 minutes d'activité physique par jour intégrant certes la marche, le sport, mais aussi les jeux (ballon, roller…) et les loisirs (danse, piscine…).

Il faut donc encourager l'enfant à pratiquer des activités sportives extrascolaires.

Les heures passées devant la télévision, les jeux vidéo ou les ordinateurs sont des activités sédentaires dont la responsabilité dans le développement et le maintien de l'obésité est maintenant clairement démontrée. Demander que l'enfant pratique une activité sportive en plus de celles proposées par l'école, en privilégiant les sports collectifs plutôt qu'un sport individuel, offre un dérivatif à la nourriture tout en permettant à l'enfant de s'intégrer dans un groupe.

Offrir un soutien psychologique

Il est souvent indispensable, pour accompagner l'enfant tout au long de sa prise en charge thérapeutique, de lui offrir un soutien par un psychologue ou un pédopsychiatre.

Ce soutien poursuit plusieurs objectifs :

- tout d'abord, comprendre les raisons qui ont pu pousser l'enfant à se réfugier dans la nourriture, qu'il s'agisse de deuil, séparation, naissance, modification des structures familiales, traumatisme psychique ou physique, etc., de façon à l'aider à mieux les supporter ;

- mais aussi l'aider et l'accompagner tout au long de cette prise en charge thérapeutique, pour évaluer et stimuler les motivations de l'enfant et de l'environnement familial ;
- prendre en charge les éventuels troubles du comportement associés ou engendrés par l'obésité (instabilité, échec scolaire, conflits familiaux, etc.) et ainsi maîtriser les sentiments de frustration que peuvent engendrer les modifications du régime et du mode de vie ;
- enfin aider l'enfant à avoir une meilleure estime de lui-même, pour mieux s'intégrer dans le milieu familial et scolaire.

Il faut revoir l'enfant régulièrement, fixer avec lui et sa famille des objectifs réalistes, simples, pratiques, adaptés à son environnement, donc individualisés. Si la motivation n'est pas suffisante, on peut déjà démarrer par tenter de le déculpabiliser et à rassurer sa famille sur le fait que le temps de la motivation amènera un résultat. Les échéances doivent être raisonnables : on peut lui demander de tenir une courbe de poids qu'il envoie régulièrement au médecin en attendant une réponse de sa part, éviter que l'environnement familial ne devienne trop obsessionnel, etc. C'est donc une thérapeutique longue et difficile.

En cas d'échec, il est souvent utile de confier ces enfants à des services ou à des centres spécialisés.

En cas de difficultés, ces enfants peuvent être pris en charge dans les REPOP (réseaux de prévention et prise en charge de l'obésité en pédiatrie, www.repop.fr).

Résultats

Dans le court terme, c'est-à-dire sur une période de 1 à 2 ans, les résultats sont d'autant meilleurs que la prise en charge a été précoce, l'enfant et la famille motivés et le suivi prolongé, mais l'existence d'une obésité parentale, des origines culturelles dans lesquelles l'alimentation tient une place importante sont des facteurs de mauvais pronostic (méditerranéenne, africaine).

Cependant il faut avouer que dans le long terme, c'est-à-dire lorsque les enfants deviennent adolescents et jeunes adultes, les résultats sont décevants : 1/3 des enfants obèses deviendront des adultes obèses, soit parce qu'ils n'ont pas pu assurer une compliance thérapeutique suffisamment prolongée, soit parce qu'ils n'ont jamais pu vraiment adhérer au traitement quelle qu'en soit la cause.

Les résultats médiocres justifient la mise en place précoce de mesures préventives.

Prévention

Bien entendu, la prévention doit agir au niveau de la population générale, relayée par des organismes publics. Des efforts sont faits dans les écoles en matière d'information alimentaire, mais peut-être les informations sont-elles insuffisantes au niveau des familles, en particulier dans les milieux défavorisés.

À l'échelon individuel, la prévention repose sur le dépistage précoce des enfants à risque de survenue d'obésité, suivi de mesures préventives, et c'est là le rôle majeur du médecin « de famille ».

Dépistage des enfants à risque

Deux éléments dans la surveillance régulière de l'enfant doivent retenir l'attention :

- l'*existence d'une obésité parentale :* les enfants de parents obèses ont des risques indiscutables de devenir eux-mêmes obèses. Plus d'un enfant obèse sur deux a au moins l'un de ses parents obèses. Pour un enfant donné, le risque de devenir obèse est multiplié par 3 lorsque l'un des parents l'est, et par 8 lorsque les deux le sont. Cela doit pousser à surveiller de très près l'évolution de l'IMC ;
- la *courbe de l'IMC* (carnet de santé et figures 27.1 et 27.2) a deux intérêts :
  - si un nourrisson d'environ 1 an a déjà une surcharge pondérale, il faut surveiller si la courbe d'IMC chute rapidement après 1 an, et ce d'autant que ses parents sont eux-mêmes en surcharge. L'absence de diminution ou une diminution trop lente, voire surtout la poursuite de l'ascension, sont autant de facteurs de risque ;
  - la précocité de l'âge du rebond de l'IMC est probablement le meilleur facteur prédictif d'obésité : dans la population générale, l'âge moyen du rebond de l'IMC (âge précédant son ascension jusqu'à l'âge adulte) est de 6 ans, alors que chez l'enfant obèse, il apparaît presque toujours entre 3 et 6 ans, même si les enfants ne sont en général pas encore obèses. Quel que soit l'âge, un changement rapide de couloir vers le haut doit alerter.

Mesures préventives

La *prévention de l'obésité* repose sur des mesures éducatives concernant :

- l'alimentation : les mauvaises habitudes sont prises très tôt. Il faut donc surveiller le rythme des repas, leur qualité, leur quantité, bannir le grignotage, éduquer le goût de l'enfant, éviter la monotonie des repas… Les parents doivent donner l'exemple : attention au mimétisme ;
- l'activité physique ;
- la sédentarité (télé, jeux vidéo, etc.).

Ces mesures n'ont pas forcément fait leurs preuves, mais ne peuvent être que bénéfiques.

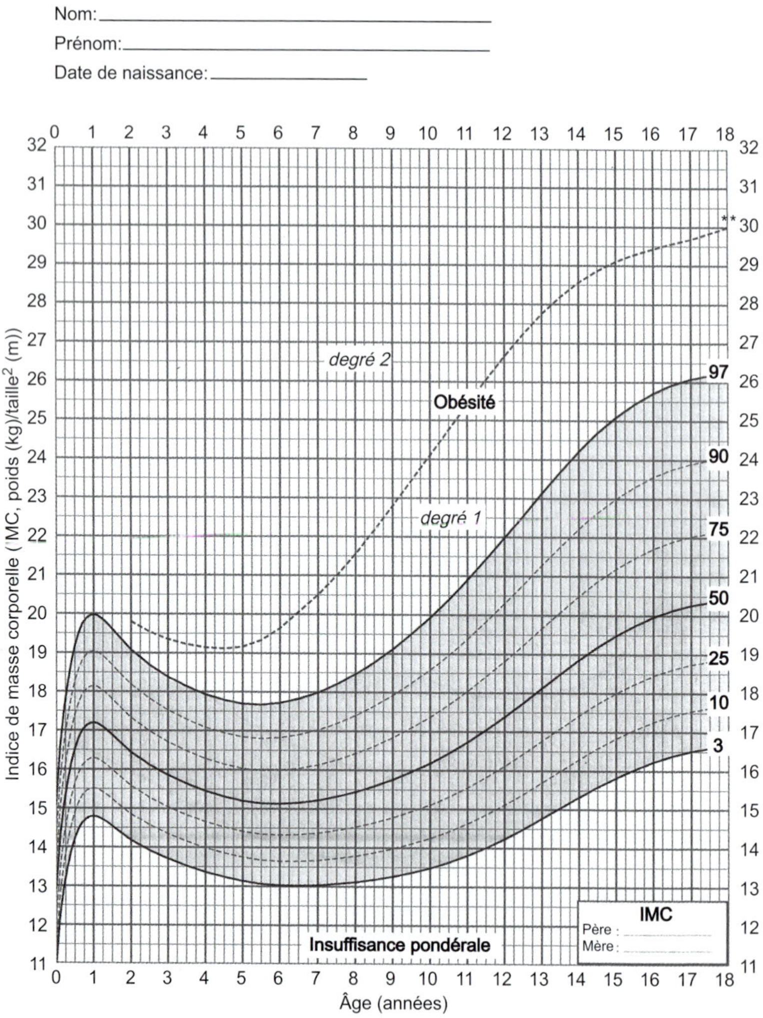

Courbe graduée en percentiles, établie en collaboration avec MF Rolland-Cachera (INSERM) et l'Association pour la Prévention et la prise en charge de l'Obésité en Pédiatrie (APOP) et validée par le Comité de Nutrition (CN) de la Société Française de Pédiatrie (SFP).

* Données de l'étude séquentielle française de la croissance du Centre International de l'Enfance (Pr Michel Sempé) – Rolland-Cachera et coll. Eur J Clin Nutr 1991; 45:13–21

** Seuil établi par l'International Obesity Task Force (IOTF) – Cole et coll. BMJ 2000; 320:1240–3

Source: www.sante.gouv.fr

Figure 27.1. Courbe de Corpulence chez les filles de 0 à 18 ans.

Nom: ____________________

Prénom: ____________________

Date de naissance: ____________

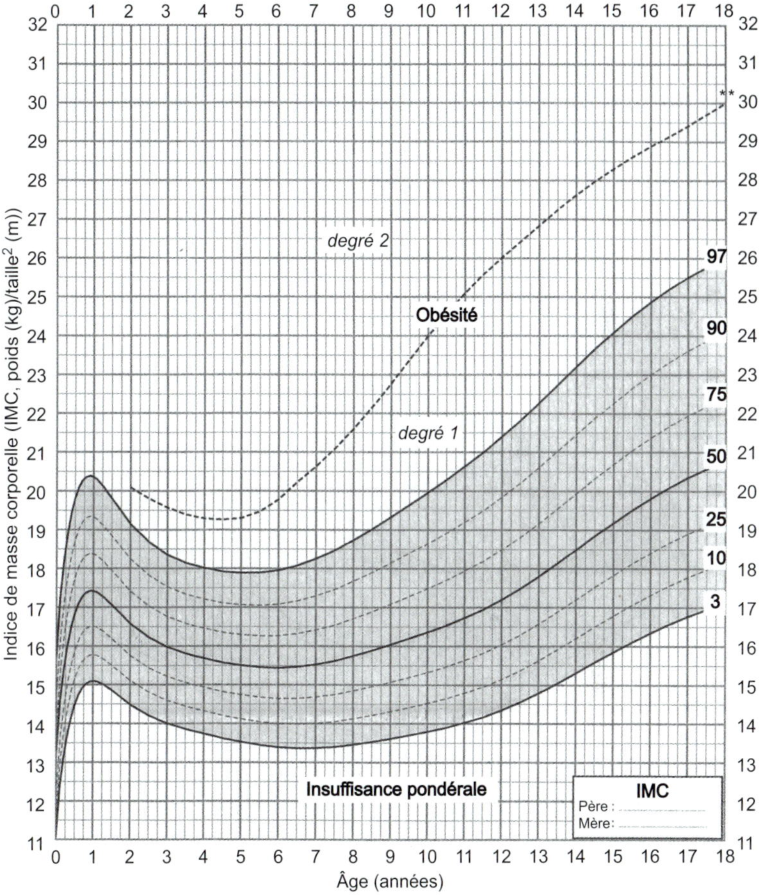

Courbe graduée en percentiles, établie en collaboration avec MF Rolland-Cachera (INSERM) et l'Association pour la Prévention et la prise en charge de l'Obésité en Pédiatrie (APOP) et validée par le Comité de Nutrition (CN) de la Société Française de Pédiatrie (SFP).

* Données de l'étude séquentielle française de la croissance du Centre International de l'Enfance (Pr Michel Sempé) – Rolland-Cachera et coll. Eur J Clin Nutr 1991; 45:13–21

** Seuil établi par l'International Obesity Task Force (IOTF) – Cole et coll. BMJ 2000; 320:1240–3

Source: www.sante.gouv.fr

Figure 27.2. Courbe de Corpulence chez les garçons de 0 à 18 ans.

Pour en savoir plus

Borys M, Treppoz S. L'obésité de l'enfant. Paris: Masson; 2004.

HAS, 2011 Surpoids et obésité de l'enfant et de l'adolescent. Recommandations pour la pratique clinique. Actualisation des recommandations 2003.

Tounian P. Obésité de l'enfant. campus.cerimes.fr/nutrition/enseignement/nutrition_27/site/html/cours.pdf

Tounian P. L'obésité de l'enfant. Montrouge: John Libbey; 2017.

www.has-sante.fr/portail/.../obesite_enfant_et_adolescent_-_argumentaire.pdf

www.has-sante.fr/portail/...09/obesite_enfant_et_adolescent_-_synthese.pdf

28 Hypersensibilités et allergies de l'enfant[1]

- L'allergie concerne 30 % des enfants âgés de moins de 15 ans.
- On distingue les allergies selon leur mode d'expression (respiratoire, digestive, cutanée, mais aussi ophtalmologique ou systémique) et des allergènes en cause : pneumallergènes (respiratoires), trophallergènes (alimentaires), médicaments, contact.
- Le diagnostic en est clinique, confirmé par des tests spécifiques permettant d'identifier l'allergène responsable.
- La prise en charge comporte plusieurs volets dont l'éducation thérapeutique.

Définitions et physiopathologie

Combien de fois entendons-nous les parents dire que leur enfant est « allergique » à tel ou tel aliment, médicament, etc. Et combien de fois leur interprétation est erronée !

Il est donc indispensable pour la bonne compréhension de ces problèmes de définir ce dont on parle :

- L'hypersensibilité recouvre l'ensemble des manifestations *allergiques et non allergiques*. Un individu « hypersensible » présente des symptômes qui se reproduisent avec un stimulus bien identifié alors que le sujet « normal » ne le fait pas.
- *L'hypersensibilité n'est pas allergique* quand aucun mécanisme immunologique n'a pu être démontré comme lors des réactions à l'aspirine, ou des fausses allergies liées à la consommation d'aliments riches en amine vaso-actives (histaminolibératrices). On l'appelle **intolérance** quand il s'agit d'aliments ou de médicaments.
- *L'hypersensibilité est allergique* quand elle est liée à un mécanisme immunologique prouvé : c'est alors une vraie **allergie**, réaction immunologique inappropriée au contact d'une substance étrangère (l'allergène), qu'il faut identifier par des tests spécifiques. Un test positif est la signature d'une sensibilisation. Pour parler d'allergie, il doit être associé à des signes cliniques qui sont indispensables au diagnostic. L'allergie est médiée par quatre types de réactions immunologiques (figure 28.1) :
  - *Type I ou IgE-médiée*, responsables de réactions allergiques immédiates, les mieux caractérisées ; elle est *atopique* quand il y a une tendance

1. Chapitre rédigé avec la participation D'Étienne Bidat.

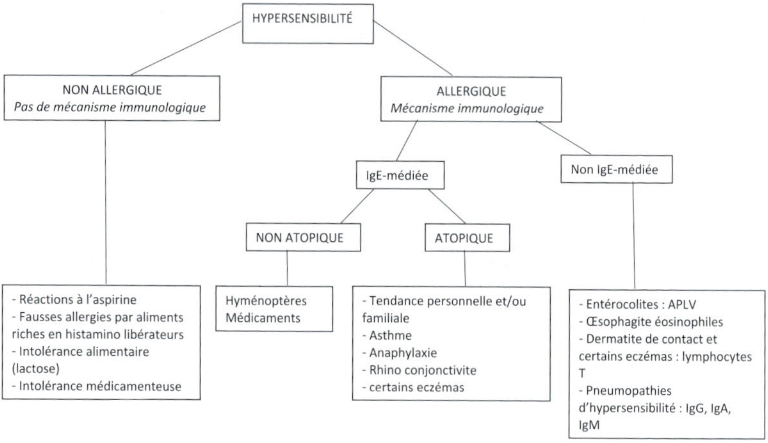

Figure 28.1. Nomenclature des réactions allergiques ou non allergiques

personnelle ou familiale à produire des IgE en présence de petites quantités d'allergènes (en règle des protéines), des symptômes comme asthme, rhinoconjonctivite, urticaire, anaphylaxie, ou certains eczémas : l'atopie est génétique. Elle est *non atopique* quand il s'agit de réactions aux piqûres d'insectes, (hyménoptères) ou de prises de médicaments. Elle n'est pas génétique ;

– *type II* (réactions cytotoxiques), *type III* (réactions de type Arthus par complexes immuns) et *type IV* (réactions retardées par le biais des lymphocytes T), appelées allergies non immédiates, *non IgE-médiées* surtout invoqués dans certains eczémas ou dermatites de contact, dans certaines allergies alimentaires (entérocolites, œsophagites à éosinophiles) dans les pneumopathies d'hypersensibilité (déjections d'oiseaux, inhalation de moisissures) liées à des productions d'IgG, IgA ou IgM.

Épidémiologie

La prévalence de l'allergie ne cesse d'augmenter : toutes pathologies confondues, l'allergie concerne près de 30 % des enfants de moins de 15 ans. En France, 5 à 7 % des enfants ont une allergie alimentaire dont 5 % avec des manifestations graves (0,25 %) de la population infantile. L'évolution de ces allergies est différente selon son type et l'allergène incriminé. Ainsi :

- Les allergies respiratoires persistent généralement.
- Les allergies médicamenteuses évoluent différemment selon leur mécanisme.

• Les allergies alimentaires ont des évolutions dépendantes de l'aliment incriminé. Pour le lait de vache, la disparition est habituelle dans l'année qui suit, pour l'œuf dans plus de la moitié des cas avant 6 ans, alors que l'allergie à l'arachide persiste dans 80 % des cas, les allergies aux poissons, crustacés et oléagineux ont tendance à persister.

Principaux allergènes

Ils sont très nombreux mais seuls quelques-uns d'entre eux sont responsables de la majorité des allergies de l'enfant. Leur implication varie selon le mode de vie et les habitudes alimentaires.

• Les **pneumallergènes** ou allergènes respiratoires :
  - le plus fréquent est l'allergène des *acariens de poussières de maison* (présents dans les déjections), sévissant toute l'année et partout en France, et dont la literie des enfants est le réservoir principal. Cette allergie se manifeste surtout par la répétition d'une rhinite et/ou toux sèche le matin au réveil ou la nuit. Ils prolifèrent surtout en période de chauffage domestique, par faible luminosité, en présence d'animaux, de tapis, de tentures véritables « nids à poussière ». Au contraire, l'aération des pièces, la lumière et la chaleur du soleil, le lavage régulier des « doudous », literie, sols en limitent le développement.
  - *les pollens de graminées, bétulacées, herbacés* sont saisonniers en fonction de la floraison dans les régions concernées ;
  - il faut aussi citer *les animaux (chats et chiens), les moisissures et les blattes* dans les grandes villes.

• Les **trophallergènes** ou allergènes alimentaires. *Le lait de vache* est le plus fréquent chez le nourrisson, l'arachide chez l'enfant, puis l'œuf, les fruits, le kiwi, les poissons les fruits à coque, les crustacés et le blé. Les allergies aux protéines animales diminuent avec l'âge alors que la responsabilité des végétaux augmente avec l'âge. La première sensibilisation est parfois passée inaperçue.

• Les **allergies aux médicaments** (AINS, paracétamol et bêtalactamines) sont rares chez l'enfant, surtout les allergies aux antibiotiques qui sont largement sur-diagnostiquées ou invoquées alors que fausses pratiquement 9 fois sur 10.

• Les **allergies aux hyménoptères** (abeilles, guêpes) sont elles aussi rares chez l'enfant et souvent régionales.

• Quant aux **allergies de contact**, elles touchent surtout les adolescents en milieu professionnel.

Manifestations cliniques de l'allergie

• Attention à **l'anaphylaxie** définie par l'apparition brutale de *signes cutanés* (urticaire, angiœdème) *respiratoires* (bronchospasme, toux, dyspnée, stridor), *digestifs* (douleurs abdominales, diarrhée, vomissements) et de *troubles hémodynamiques* (tachycardie, hypotension, collapsus) qui est spécifique de l'allergie : l'atteinte de deux appareils suffit. L'anaphylaxie peut mettre en jeu le pronostic vital (1,5 % de mortalité). L'anaphylaxie survient dans les minutes, l'heure, voire les 2 heures qui suivent l'exposition à l'allergène (gravité particulière des fruits à coque, des protéines du lait de vache et des venins d'hyménoptères). C'est une urgence thérapeutique : adrénaline injectable (0,01 mg/kg) au mieux administré par les stylos auto-injectables (0,15 mg de 15 à 25 kg, 0,30 mg si > 25 kg) répétables sans risque 5 à 10 minutes après si besoin.

- Sinon, on peut évoquer une allergie devant différents symptômes émanant de tel ou tel appareil. Ces manifestations peuvent paraître pour certaines banales mais leur *répétition* doit attirer l'attention.
- **Manifestations cutanées** comme l'urticaire aiguë ou l'angiœdème isolés ou l'eczéma.
- **Manifestations ORL et respiratoires récidivantes** : rhinites claires, obstruction nasale, éternuements, laryngites, sinusites, toux sèche, asthme non contrôlé : il faut rappeler ici que les crises d'asthme (*wheezing*) chez l'enfant sont le plus souvent d'origine virale même chez un enfant allergique avéré. L'allergie est alors un facteur de non-contrôle de l'asthme.
- **Manifestations digestives répétées :**
  - certaines sont évocatrices comme le syndrome oral (œdème des lèvres, urticaire péri-oral, prurit vélopalatin) après l'ingestion d'un aliment ou *l'éviction spontanée* d'un aliment ;
  - d'autres ne sont pas du tout spécifiques (diarrhées, douleurs abdominales, vomissements mais aussi constipation rebelle).
- **Manifestations ophtalmologiques** à répétition : conjonctivite, kératite.
- **Signes généraux** plus trompeurs comme une anaphylaxie induite par l'exercice physique et/ou le froid ou un ralentissement de la croissance pondérale en rapport avec une entéropathie exsudative.

Démarche diagnostique

Le diagnostic d'une allergie est clinique avant tout et devant les symptômes ci-dessus cités et survenant à répétition, ce diagnostic sera d'autant plus probable :

- qu'il existe un lien de causalité entre ces manifestations et l'exposition à un allergène reconnu ;
- qu'il existe des antécédents familiaux (parents ou fratrie) de dermatite atopique, de rhinite allergique, d'asthme allergique ou d'allergie alimentaire ;
- que l'enfant est lui-même porteur d'un eczéma étendu, sévère et ou rebelle.

Les tests diagnostiques sont nombreux mais n'ont pas tous la même valeur et ne sont pas adaptés à toutes les situations:

- L'éosinophilie sanguine est certes un argument pour l'allergie quand elle est supérieure à 400/mm^3 mais elle se voit aussi dans certaines parasitoses, de prises médicamenteuses, de certaines infections virales, voire de stress. Elle n'a donc aucune sensibilité ni spécificité.
- Les tests de dépistage sériques permettent de vérifier la sensibilisation à des mélanges d'allergènes (pneumallergènes ou trophallergènes). Ce sont des tests globaux qui ne permettent pas d'identifier l'allergène impliqué : la réponse est négative ou positive et dans ce cas pousse à approfondir les investigations.
- Les IgE totales ne peut pas être utilisés comme dépistage.
- Les IgE spécifiques sont des tests unitaires qui vont venir confirmer une suspicion clinique ou un test cutané (prick test) dans *l'allergie IgE-médiée.* Leur prescription est limitée (pour le remboursement) à 5 pneumallergènes, 5 trophallergènes ou 5 autres allergènes (hyménoptères, médicaments...). Ils peuvent être utiles pour rechercher des allergies croisées après consultation d'un spécialiste.
- Les IgG spécifiques n'ont aucune indication dans l'allergie.
- Les tests cutanés : ils sont de plusieurs types :
  - les pricks tests : test de base pout tester la sensibilisation aux pneumallergènes ou trophallergènes. Le diagnostic *d'allergie IgE-médiée* implique une histoire clinique cohérente. Attention, ces tests peuvent être négativés par un traitement histaminique, des dermocorticoïdes ou une corticothérapie orale prolongée qu'il faut savoir arrêter auparavant. Ils peuvent être réalisés à tout âge mais la technique de réalisation et de lecture très rigoureuse sera au mieux réalisée par un spécialiste ;
  - les patchs tests qui étaient largement utilisés dans l'APLV non IgE-médiées ne sont plus recommandés. Ils sont inutiles en cas d'allergie IgE-médiées. Ils sont réservés aux *allergies de contact*;
  - les IDR sont utilisés dans le diagnostic de certaines allergies IgE-médiées (médicaments et hyménoptères) dans un environnement médicalisé adapté.
- Les épreuves d'éviction-réintroduction sont le gold standard de *l'APLV non IgE-médiée.* Les symptômes doivent disparaître (ou du moins régresser) après 2 à 4 semaines d'éviction de l'aliment suspect puis réapparaître à sa réintroduction.
- Les tests de provocation : on expose l'organe cible à des quantités croissantes de l'allergène suspecté et on en mesure la réponse clinique. Le TPO (par voie orale) est la référence pour l'*allergie IgE-médiée alimentaire ou médicamenteuse* à réaliser uniquement en milieu hospitalier car ce test comporte un risque d'anaphylaxie. Il est utile aussi dans les mêmes conditions pour évaluer une éventuelle guérison après l'âge d'1 an.

Le diagnostic d'allergie est clinique :
- **confirmé par des tests adaptés qui permettent aussi de déceler l'allergène en cause ;**
- **un test positif sans manifestations cliniques = sensibilisation et non allergie.**

Prise en charge de l'enfant allergique

Prévention primaire de l'allergie

Elle est envisageable entre la conception et l'âge de 3 ans et représente sûrement l'avenir pour éviter l'apparition de l'allergie. En effet, quand les manifestations à caractère allergique sont déjà installées, la prévention secondaire et tertiaire ne repose plus que sur le contrôle de l'environnement, l'éducation du patient, les traitements médicamenteux, la désensibilisation. Cependant peu de mesures sont vraiment efficaces. Il ne faut donc conseiller uniquement celles qui ont fait la preuve de leur efficacité.

En pratique

- Il ne faut pas prescrire de régime chez la femme enceinte.
- L'alimentation au sein exclusive pendant 4 à 6 mois est idéale sans restriction alimentaire ; si le nourrisson allaité a un eczéma franc, précoce sévère et rebelle, il faut rechercher une allergie alimentaire *véhiculée* par le lait de mère.
- Attention à la « *dangerous bottle*» des Anglo-Saxons, ce biberon de lait standard donné à la maternité pour des raisons diverses et qui peut sensibiliser le nourrisson contre les protéines du lait de vache : mieux vaut dans ces situations utiliser un hydrolysat extensif aux protéines du lait de vache (HePLV).
- En cas d'utilisation de lait artificiel ou en complément de l'allaitement maternel, le choix du lait est fonction du risque atopique : s'il existe un terrain familial atopique (asthme, eczéma, rhino-conjonctivite allergique, allergies alimentaires chez l'un des parents ou l'un des membres de la fratrie), un lait HA ayant fait la preuve de son efficacité doit être prescrit mais cela devient discuté et discutable ; dans les autres cas, aucune mesure particulière n'est nécessaire.
- La diversification doit démarrer entre 4 et 6 mois de vie avec bon sens, mais sans différer l'introduction d'un quelconque aliment même l'arachide, le poisson, les œufs, le gluten. C'est la période la plus propice à l'induction de la tolérance immunitaire.
- Pas d'éviction préventive systématique des animaux de compagnie.
- Pas d'éviction préventive systématique de la crèche.
- Il ne faut pas appliquer de topique à base de protéines chez le nouveau-né et nourrisson, cela peut être un mode de sensibilisation.

Prévention secondaire et tertiaire de l'allergie

Elle repose sur plusieurs éléments.

Contrôle de l'environnement

Quand c'est possible, il faut limiter au maximum les contacts avec les allergènes déclenchants.

Certaines mesures permettent de diminuer l'exposition à des allergènes domestiques, comme les acariens : aération quotidienne des pièces, housses anti-acariens pour les matelas, acaricides et élimination des acariens morts (aspirateur).

Il est aussi indispensable de limiter les cofacteurs déclenchants des manifestations : tabagisme passif chez le petit, tabagisme actif chez l'adolescent, utilisation de sprays.

Éducation thérapeutique

C'est un des éléments majeurs de cette prise en charge qui nécessite du temps et de la répétition pour s'assurer de la bonne compréhension des symptômes, de leurs facteurs déclenchants, des situations à risque, des thérapeutiques prescrites et de leur bonne utilisation par les parents et l'enfant qui doit apprendre avec l'âge à gérer seul son allergie.

Les patients à risque de réactions allergiques sévères (anaphylaxie) doivent avoir sur eux une carte mentionnant leur allergie, ainsi qu'une trousse d'urgence comprenant de l'adrénaline auto-injectable.

Les enfants allergiques ont à l'école un projet d'accueil individualisé (PAI) permettant d'informer le personnel scolaire et de donner les traitements d'urgence qui doivent être rédigés par le médecin traitant.

Médicaments

- Ce sont essentiellement les antihistaminiques H1 de seconde génération qui agissent sur la dégranulation des mastocytes ; ils s'administrent par voie orale, ou par voie topique (ex. : gouttes ophtalmiques ou spray nasal). Ils peuvent être utilisés dans les manifestations peu sévères de l'anaphylaxie (urticaire, œdème localisé).
- Les autres traitements sont adaptés à la nature des symptômes ou des appareils impliqués : bêta 2-mimétiques en cas de crise d'asthme, traitement de la composante inflammatoire générée par l'allergie : corticoïdes topiques (eczéma) ou inhalés (asthme).
- Les anti-IgE monoclonaux (omalizumab, Xolair®) sont réservés à l'asthme sévère allergique non contrôlé à partir de l'âge de 6 ans.

Désensibilisation ou l'immunothérapie

C'est la seule possibilité actuelle de modifier l'évolution de la maladie allergique, en limitant le développement de nouvelles sensibilisations ou l'expression de nouvelles manifestations allergiques. Elle nécessite l'expertise d'un allergologue habitué aux enfants pour la décider et l'initier.

- La désensibilisation est réservée aux enfants allergiques :
  - à un seul allergène ou au dominant si l'enfant est multi-allergique ;
  - si la composante allergique des manifestations cliniques est au premier plan ;
  - si l'éviction de cet allergène est impossible (ex. : graminées, acariens) ;
  - si le contrôle des symptômes est important et nécessite un traitement lourd et difficile à bien suivre.
- Elle est possible dès 5 ans mais est habituellement limitée aux pneumallergènes. Pour l'allergie alimentaire c'est encore du domaine de la recherche.
- Elle peut être saisonnière ou perannuelle. On privilégie actuellement la voie sublinguale mais la voie injectable reste possible.
- La désensibilisation aux hyménoptères est indiquée si les réactions à la piqûre sont étendues ou systémiques ; elle est administrée de façon injectable selon des procédures bien codifiées. Elle peut se faire en *rush*, sur quelques jours en milieu hospitalier.

Focus sur certaines allergies

Pour illustrer la démarche clinique et la conduite thérapeutique devant une hypersensibilité, voici trois exemples courants en pédiatrie.

Allergie alimentaire aux protéines du lait de vache (APLV)

Diagnostic

C'est la première allergie à apparaitre chez l'enfant et touche de 1 à 2,5 % des enfants d'âge préscolaire. Elle répond à deux types d'allergie :

Hypersensibilité allergique IgE-médiée

- Les symptômes (cutanés, respiratoires et/ou digestifs) apparaissent quasi immédiatement et brutalement après l'ingestion de lait ou laitage quand ce n'est pas une anaphylaxie qui chez un petit nourrisson se traduit souvent par un « malaise » : urgence. Sinon ces manifestations se répètent en cas de poursuite du lait ou des laitages, et disparaissent en leur absence.
- La confirmation vient des prick tests cutanés et du dosage des IgE spécifiques pour le lait de vache (F2) et les différentes protéines du lait (alpha-lactalbumine, bêta-lactalbumine et caséine : F76, F77, F78), dont le taux et la décroissance au cours du temps ont en plus une valeur prédictive de l'acquisition de la tolérance ; en cas de négativité, la clinique prime.

Hypersensibilité allergique non IgE-médiée

- Les symptômes surviennent plusieurs heures, voire plusieurs jours après l'ingestion du lait et des laitages sont donc plus difficiles à diagnostiquer d'autant qu'on en décrit plusieurs tableaux cliniques parfois trompeurs : il faut donc y penser devant des manifestations :

- *digestives :* la plus fréquente est l'entéropathie avec diarrhée chronique, ballonnement abdominal puis, avec le temps, cassure de la courbe de poids mais aussi un reflux gastro-œsophagien sévère rebelle à un traitement bien conduit, voire une constipation opiniâtre ;
- *cutanées* comme un eczéma sévère précoce et rebelle aux traitements adaptés : cependant moins de 30 % de ces enfants ont une allergie alimentaire (l'œuf étant en première ligne avant le lait mais d'introduction plus tardive) ;
- *générales* comme des pleurs inexpliqués ou des troubles du sommeil.

• La confirmation vient de la disparition des signes sous régime d'éviction de 2 à 4 semaines et leur réapparition lors d'une réintroduction, qui peut déclencher des manifestations sévères ; le patch test au lait de vache n'est plus recommandé. Il n'y a pas de marqueur sérique : les IgE spécifiques sont inutiles.

Il en existe des formes particulières, mixtes :

• *La proctocolite du nourrisson allaité* ou colite hémorragique au lait de mère qui se manifeste par des rectorragies parfois sévères.

• *L'œsophagite à éosinophiles* qui survient plutôt chez le grand enfant et l'adolescent et qui se traduit le plus souvent par un blocage alimentaire à l'ingestion de solides ou un reflux gastro-œsophagien évoluant sur un terrain atopique et résistant au traitement par les inhibiteurs de la pompe à proton : une fibroscopie œsophagienne avec biopsies étagées confirme le diagnostic.

• *Le SEIPA (syndrome d'entérocolite induit par les protéines alimentaires)* non IgE-dépendante, rare et de description récente donc mal connue mais potentiellement grave : vomissements intenses, retardés de plusieurs heures après la prise du lait avec un risque majeur de déshydratation et de malaise grave suivis d'une diarrhée profuse parfois glairo-sanglante. Attention devant ces symptômes, pouvant évoquer un choc anaphylactique, à ne pas donner d'adrénaline car le seul traitement efficace est le remplissage. C'est une affaire de spécialiste d'autant qu'il n'existe des formes chroniques et que le lait n'est pas l'unique aliment concerné.

Prise en charge

Un régime d'éviction du lait et des laitages, ainsi que de tout produit contenant des protéines du lait de vache, doit être entrepris au moins jusqu'à l'âge de 9-12 mois, ce qui peut conduire à des carences en calcium après la diversification qu'il faudra compenser.

• *Si l'enfant est alimenté au sein,* il faut le poursuivre de manière exclusive si possible et si les signes persistent, évoquer une allergie *via* le lait de mère nécessitant alors soit un régime pour la mère (exclusion du lait et des laitages avec supplément en calcium), soit le passage à un lait spécifique sans protéines de lait de vache.

- *En cas d'allaitement artificiel :* il faut proposer :
  - de première intention une formule à base d'un hydrolysat extensif des protéines du lait de vache (HePLV) ayant fait la preuve de son efficacité (une préparation couplée à des probiotiques LGG semble accélérer la guérison), sinon une formule à base de protéines de riz hydrolysées (HePR) ; les formules à base de protéines de soja ne sont pas recommandées avant l'âge de 6 mois et de plus il y a de nombreuses réactions croisées ;
  - en deuxième intention en cas d'échec de l'HePLV ou s'il y a un gros retard de croissance, une formule à base d'acides aminées (PAA) ;
  - les PAA sont cependant recommandées d'emblée dans les formes graves (anaphylaxie, gros retard de croissance) et dans les SEIPA sévères.

On doit éliminer de l'alimentation de l'enfant tout produit laitier d'origine animale (notamment lait de chèvre ou brebis). Cependant les viandes de bœuf et de veau sont autorisées ainsi que le poisson. Les différents « jus » de riz, amande châtaigne et autres improprement appelés « laits » n'ont aucune place dans ces allergies, d'autant qu'ils sont totalement inadaptés aux besoins nutritionnels du nourrisson. Il faut donc les proscrire.

Il est indispensable d'éduquer les parents à la gestion d'une réaction allergique adaptée au type de manifestations. Au minimum un antihistaminique, voire des β2-adrénergiques inhalés et adrénaline injectable surtout en cas d'allergie IgE-médiée (stylo à 0,15 mg possible dès le poids de 7,5 kg selon les recommandations européennes).

Évolution

La tolérance des protéines du lait de vache est le plus souvent acquise entre 12 et 18 mois. La guérison est observée dans 85-90 % des cas à l'âge de 3 ans.

- En cas de réaction IgE-médiée : il est nécessaire de refaire des prick tests et des IgE spécifiques vers l'âge de 12 mois, ou après 6 mois de régime d'éviction et si l'évolution en est favorable (nette régression des taux < 5 KU/l), faire un test de provocation par voie orale au lait « cru » en milieu hospitalier ; sinon, il faut poursuivre le régime d'éviction, refaire les tests vers 18/24 mois et en fonction des résultats, discuter un test de provocation par voie orale au lait « cru » ou aux produits à base de lait cuit en milieu hospitalier. Il faut toujours prévenir les parents de la possibilité de survenue dans le temps d'autres allergies alimentaires.
- En cas de réaction non IgE-médiée : il faut s'assurer vers 9/12 mois qu'il n'y ait pas eu passage à une forme IgE-médiée par prick et/ou IgE spécifiques (10 à 15 % des cas) ; si oui, la tentative de réintroduction ne peut se faire qu'en milieu hospitalier ; sinon on peut tenter la réintroduction progressive au domicile mais un test de provocation par voie orale en milieu hospitalier demeure préférable pour certains.
- En cas de proctocolite, on peut proposer la réintroduction du lait vers 4/6 mois avec la diversification.

• Les SEIPA nécessitent une tentative de réintroduction du lait en milieu hospitalier en raison du risque de choc hypovolémique.

Si l'allergie persiste avec l'âge, il est indispensable de prévoir avec des équipes spécialisées la mise en place d'un régime facilitant l'acquisition de la tolérance aux protéines du lait.

Allergie respiratoire : allergie aux pollens de graminées

Diagnostic

• On peut évoquer un « rhume des foins » sur les manifestations cliniques suivantes : épisodes d'éternuements, hydrorrhée, obstruction nasale, prurit nasal souvent associé à un prurit oculaire, avec petit fébricule si les signes sont intenses, plus intenses en extérieur, par beau temps avec un peu de vent, mais surtout une saisonnalité nette.

• La confirmation de l'allergie vient d'un test cutané positif (et/ou IgE spécifiques) pour l'extrait de graminées (dactyle, phléole).

• La sévérité des manifestations est appréciée sur la durée des signes (rhinite intermittente si moins de 4 jours par semaine ou moins de 4 semaines par an, sinon rhinite persistante) et l'intensité de cette rhinite sur son retentissement dans la vie quotidienne (réveils, gêne dans le sommeil et dans l'activité diurne : scolarité activités sportives, etc. La rhinite allergique est donc classée en légère ou sévère.

• Il importe alors de rechercher d'autres manifestations allergiques associées, mais surtout un asthme cliniquement muet par des EFR indispensables.

Prise en charge

• Quand l'enfant est en pleine période d'exposition pollinique (qu'il est impossible d'éviter), le traitement repose sur les antihistaminiques par voie générale et les traitements locaux (ophtalmique et/ou nasal) par les antihistaminiques ou corticoïdes (selon la durée et l'intensité de la rhinite).

• Il faut renforcer ou entreprendre le traitement avant les expositions intenses et inévitables aux pollens et bien sûr éviter de rouler en voiture fenêtre ouverte, éloigner l'enfant au moment de la tonte de l'herbe.

• Au décours de la saison pollinique, il faudra discuter une désensibilisation en fonction de l'intensité des signes et de leur ancienneté après avis de l'allergologue, à commencer avant la saison et poursuivre pendant la saison.

Ceci est applicable à tous les pneumallergènes saisonniers ou ponctuels mais plus délicat en cas d'allergie per annuelle (acariens) dans lesquelles le contrôle de l'environnement prend une très grande place.

Hypersensibilité aux médicaments

Elle est malheureusement trop souvent invoquée par les familles, voire les médecins alors que très rares, ce qui peut être lourd de conséquences et demande donc une démarche diagnostique rigoureuse. Les anti-infectieux (surtout le bêtalactamines) et les antalgiques utilisés entre autres dans la prise en charge de la fièvre (paracétamol et AINS dont l'ibuprofène) sont le plus souvent concernés. Il faut distinguer :

- **Les réactions immédiates (hypersensibilités allergiques)** survenant dans l'heure, voire les 2 heures qui suivent la prise médicamenteuse et qui sont **IgE-médiés** donc répondant à tous les signes cliniques et la conduite diagnostique de ce type d'allergie. Elles nécessitent l'exclusion du médicament en cause et de tous les apparentés (donc de l'amoxicilline et de toutes les céphalosporines s'il s'agit d'une prise d'amoxicilline). Une expertise plus spécialisée mais à distance sera nécessaire pour la confirmer et rechercher les réactions croisées et les substitutions possible.
- **Les réactions non immédiates (hypersensibilités non allergiques)**, différées comme les exanthèmes maculopapuleux, les réactions urticariennes survenant à distance de la prise sont souvent concomitantes à une infection virale (surtout) jouant un rôle de co-haptène et dans ce cas la preuve de la responsabilité du médicament est très difficile à faire. Ces réactions ne sont jamais graves : c'est le cas classique de l'éruption survenant avec l'amoxicilline au cours d'une mononucléose infectieuse. Sont beaucoup plus sévères cependant certaines toxidermies (Stevens-Johnson, nécroépidermolyse toxique ou Lyell, DRESS, pustulose exanthématique aiguë généralisée), raretés qui nécessitent cependant l'arrêt immédiat de la molécule suspectée et un avis spécialisé. Selon l'histoire, les tests cutanés, les tests de provocation-réintroduction sont alors discriminants.

Le traitement repose sur l'exclusion du médicament quand l'allergie est prouvée et éventuellement des molécules du même groupe après étude des allergies croisées (bêtalactamines et céphalosporines par exemple). En cas de doute, un TPO en milieu spécialisé peut permettre d'innocenter la molécule suspecte.

À retenir

- L'allergie est fréquente.
- Ne pas confondre allergie et intolérance, allergie et sensibilisation.
- L'enquête diagnostique doit être rigoureuse.
- L'éducation thérapeutique et le contrôle de l'environnement sont essentiels dans la prise en charge.
- Méfiance et urgence : l'anaphylaxie.

Pour en savoir plus

Benoist G., Bidat E. *Allergie alimentaire chez l'enfant*. Dossier Allergie alimentaire revue du praticien 843-858 octobre 2016. www.larevuedupraticien.fr/sites/default/files/numero-rdp.../Somm-RDP8-2016.pdf

HAS. Conduite à tenir après le traitement d'urgence d'une suspicion d'anaphylaxie. 2013. www.has-sante.fr/portail/jcms/c_1695744/fr/conduite-a-tenir-apres-le-traitement-d-urgence-d-une-suspicion-d-anaphylaxie

Recommandations de la SPLF sur Asthme et allergie - Sp2a 2007. www.sp2a.fr/pdf/documents/recommandations-SPLF-asthme-allergie.pdf

Site internet avec de nombreux liens vers les conférences de consensus et les recommandations. www.allergienet.com/liens.

29 L'enfant et le sport[1]

› Le sport est utile et indispensable.
› Les enfants ne sont pas des adultes.
› Il y a donc des limites à respecter afin d'éviter des incidents moteurs, voire psychologiques.

Le sport, c'est quoi ?

On entend par sport «*toutes formes d'activités physiques et sportives qui, à travers une participation organisée ou non, ont pour objectif l'expression ou l'amélioration de la condition physique et psychique, le développement des relations sociales ou l'obtention de résultats en compétition de tous niveaux*» (Charte européenne du sport).

Le sport, c'est aussi une «*activité physique visant à améliorer sa condition physique, l'ensemble des exercices physiques se présentant sous forme de jeux individuels ou collectifs, donnant généralement lieu à compétition, pratiqués en observant certaines règles précises*» (dictionnaire Larousse).

C'est donc une activité physique certes, mais qui peut se décliner sous plusieurs formes :

- La combinaison de mouvements corporels réduits au strict minimum (marcher, monter des escaliers, agir dans la vie quotidienne) est une activité physique comme le jeu (football, tennis, danse, natation) ou toute autre activité récréative de loisir sans encadrement ni esprit de compétition.
- Cette activité physique deviendrait-elle du sport quand elle est obligatoire et encadrée en EPS à l'école, quand elle est volontaire et encadrée dans le cadre d'une association sportive ou d'un club que ce soit en loisir dont l'objectif est le jeu, le plaisir ou en compétition dont le but est la victoire individuelle ou collective ?
- Sans oublier que ce peut être une activité physique ayant un but thérapeutique.

Le sport, c'est bien !

- Le sport fait partie des rythmes de vie de l'adulte comme de l'enfant : pendant la journée, il y a des moments de travail, de repos, d'alimentation et d'activité physique libre ou encadrée puis de sommeil.

---

1. Chapitre rédigé en s'inspirant des présentations de Michel Binder pédiatre, médecin du sport de l'enfant et de l'adolescent, Clinique du sport - Centre médicochirurgical Paris-V.

Guide pratique de la consultation en pédiatrie

- L'activité physique, sportive ou non, fait partie de la vie et du *développement psychomoteur* de l'enfant et réciproquement.
- Le sport est *bénéfique pour la santé*: contrôle du poids, de la dépense énergétique, du développement musculaire, du renforcement du squelette, de l'amélioration du souffle et du fonctionnement cardiaque, entre autres ; ainsi participe-t-il au bien être physique et à la prévention des maladies de l'adulte.
- Le sport véhicule des *valeurs éducatives:*
  - le sens de l'effort et de la persévérance, de la ténacité ;
  - l'affirmation de la personnalité et le besoin de s'extérioriser, de communiquer, de fédérer, de participer, de se socialiser indépendamment de toute hiérarchie sociale ;
  - l'apprentissage de la loyauté, du « fair-play », le rejet de la tricherie, de la simulation, du dopage ;
  - le respect des règles, de l'arbitrage des sanctions éventuelles qu'il faut savoir accepter, le respect de l'adversaire sans mépris, ce qui n'est pas contradictoire avec la volonté et la ténacité dans la recherche de la victoire, mais aussi le respect du public (en évitant les démonstrations agressives) et de l'environnement ;
  - le contrôle de soi et de sa propre agressivité : ne pas s'emporter, ne pas répondre aux provocations, savoir rester à sa place et participer à l'effort collectif ;
  - le dépassement de soi : une des raisons d'être du sport est d'offrir aux pratiquants de tout niveau et de tout âge un sentiment d'accomplissement et de réussite par le recul de ses limites. L'esprit d'équipe est une école de la solidarité ;
  - le plaisir de réussir, de se dépasser, de favoriser l'estime de soi en sachant accepter l'échec.

  Quelles armes pour la vie !

Mais le sport chez l'enfant a des limites

Limites liées à la spécificité de l'enfant

Croissance

L'âge réel, la taille, la vitesse de croissance, la maturité physique (âge osseux), la puberté, sont autant de facteurs à considérer dans la pratique du sport chez l'enfant. L'enfant est un organisme en développement et tous les enfants ne le font pas au même rythme. Il faut cependant savoir et informer les parents et l'enfant que *le sport ne rend pas petit*: certes un sport (danse, gymnastique ou patinage artistique féminins) avec un entraînement intensif (> 12 h par semaine) chez des sujets parfois génétiquement sélectionnés sur leur morphologie, des apports nutritionnels inadaptés, peuvent retarder la puberté, mais si la taille définitive est différée, elle sera conforme à la taille cible.

Développement psychomoteur

Il ne faut pas inscrire trop tôt un jeune enfant à des activités sportives et généralement la pratique du sport débute vers 7 ans.

- De 2 à 6 ans, on peut proposer cependant une activité physique comme en témoignent la mode des « bébés nageurs » et des cours de « baby sports », essentiellement axés sur l'éveil corporel et la gymnastique douce dès 4 ans : c'est alors par le plaisir et le jeu que dans un espace protégé, l'enfant peut être initié à l'éducation motrice, corporelle artistique, voire sportive, véritable stimulation psychomotrice.
- De 6 à 7 ans, c'est l'âge du CP et en même temps que l'enfant apprend l'écriture et la lecture, qu'il découvre le schéma corporel, il commence à comprendre les bases de la condition physique : le contrôle postural, l'équilibre, la latéralité, la coordination des mouvements, l'orientation temporospatiale mais aussi sa force, son habileté et sa vitesse ; il est alors prêt à s'initier au sport.
- De 7 à 12 ans, c'est l'âge de l'apprentissage, du perfectionnement dans le sport choisi et s'il le désire et qu'il a de réelles aptitudes, l'ouverture à la compétition.
- De 13 à 15 ans, c'est souvent la période des abandons car c'est l'âge de la contradiction, de la rébellion, du refus de l'autorité (entraîneur), des contraintes (entraînements et exigence de performance) ; la morphologie change (geste moins précis) ; et en même temps la motivation baisse.

Aspect psychologique

La valeur éducative du sport a été largement énoncée mais il ne faut pas oublier qu'indépendamment de son âge et de ses capacités physiques, chaque enfant a son profil psychologique : il peut être volontaire, motivé ambitieux, altruiste, etc., mais aussi timide, angoissé, mal dans sa peau, peu sûr de lui, ou opposant, agressif, voire indécis, vulnérable et influençable selon l'« air ambiant », sans réelle motivation personnelle. Sans parler de la pression exercée par des parents excessifs ou champions par délégation. D'autres, très exhibitionnistes, ne voient dans le sport que la recherche de gloire, d'honneur quel qu'en soit le prix. La pratique sportive doit donc tenir compte des limites liées à la personnalité de l'enfant (et de ses parents).

Besoins énergétiques

L'enfant a besoin pour vivre (métabolisme basal), pour grandir, pour le déroulement normal de la puberté et pour pratiquer une activité physique, un ou des sports, d'un apport énergétique adapté. Alors attention aux entraînements intensifs, au désir de maigrir parfois sous la pression de la pratique de certains d'entre eux, aux activités sportives exagérées dans le but de perdre du poids qui pourraient conduire à une anorexie mentale qu'il faut savoir dépister. Mais attention aussi à l'excès de boissons énergisantes.

Cartilages de croissance

Le cartilage de croissance de l'enfant est particulièrement sensible, et donc très souvent soumis à des traumatismes aigus et/ou chronique (excès de sollicitation) qui peuvent grever son parcours sportif. Il faut les différencier des tendinites et des entorses sachant qu'une entorse chez l'enfant est une fracture du cartilage jusqu'à preuve du contraire. C'est ainsi que peuvent apparaître, en fonction de l'âge, du sport pratiqué ou de la région impliquée, des ostéochondroses apophysaires (les plus connues étant la maladie de Sever au talon la maladie de Scheuermann vertébrale ou l'apohysite tibiale antérieure ou maladie d'Osgood Schlatter) ou articulaires. Les ostéochondroses correspondent toutes à des microtraumatismes répétés au niveau de l'insertion d'un tendon d'un muscle puissant. Le tendon étant lui-même extrêmement solide, c'est le cartilage de croissance auquel il est fixé, qui va être à l'origine de douleurs. La présentation clinique est caractéristique et permet quasiment toujours de faire le diagnostic.

La douleur en est le symptôme majeur, la sonnette d'alarme. Il s'agit d'une douleur mécanique, augmentée par les activités sportives et localisée en un point précis, s'accompagnant parfois de signes inflammatoires locaux. Il faut que l'enfant sache la reconnaître et l'exprimer, que son entourage l'écoute. Il doit la comprendre avec des explications simples et adaptées à son âge. L'enfant, mais aussi ses entraîneurs, professeurs d'éducation physique, et ses parents doivent en tenir compte et la respecter en acceptant au pire l'arrêt temporaire du sport en cause dans les formes les plus sévères, sinon l'arrêt du geste dès l'apparition de la douleur. *Les ostéochondroses sont des pathologies de surmenage des cartilages de croissance. Les tendinites sont beaucoup plus rares chez l'enfant que chez l'adulte.*

Maladies chroniques

Tout enfant porteur d'une maladie chronique doit faire du sport, cela fait partie de sa prise en charge. C'est alors au médecin de déterminer en fonction de la pathologie préexistante et de l'état clinique de l'enfant quel sport il ne peut pratiquer, dans quelles circonstances et avec quelles limites ou restrictions.

C'est le cas des *cardiopathies* cyanogènes non opérées, des myocardiopathies obstructives, des troubles du rythme aggravés ou déclenchés par l'effort. Le cardiologue référent doit informer le patient, ses parents et son médecin traitant de l'attitude à adopter.

Un enfant *obèse* doit être encouragé à faire du sport, sachant que le sport ne fait pas maigrir mais s'inscrit dans le programme thérapeutique. Il faut alors privilégier les sports d'endurance en décharge (vélo, aviron, natation) et éviter les activités où l'enfant pourrait avoir de mauvaises performances, sources de moqueries, démotivantes et qui l'amèneraient à réduire sa pratique et donc à prendre du poids.

Le diabète, l'asthme, certaines infections ORL chroniques, ainsi que *l'épilepsie* nécessitent parfois des aménagements particuliers.

En revanche, *la scoliose* ne contre-indique aucun sport, même avec corset. C'est la meilleure des kinésithérapies et contrairement à une idée préconçue, les sports asymétriques ne favorisent pas la scoliose.

Surentraînement

Qu'il soit volontaire ou « imposé », l'excès d'entraînement impose des efforts dont l'intensité, le rythme et la durée sont tels que les possibilités physiques ou psychologiques de l'enfant sont dépassées. Cela peut donc perturber son équilibre général, induisant ainsi contre-performance, démotivation, fatigue, mais aussi troubles relationnels, affectifs, troubles du sommeil et de l'alimentation, voire baisse des résultats scolaires. C'est donc un facteur limitant dans la pratique sportive à bien appréhender.

Limites liées à l'avis du médecin

Le médecin consulté dans le cadre de la délivrance d'un certificat de non contre-indication à la pratique de tel ou tel sport, ou lors d'une consultation de « suivi » doit :

- encourager la pratique du sport sans contraindre ;
- juger de l'aptitude physique et psychologique de l'enfant en fonction de son âge, de sa croissance, de ses possibilités techniques de sa motivation, de l'environnement familial et de l'existence éventuelle d'une maladie préexistante ; le certificat de pratique doit privilégier les aptitudes de l'enfant et non les interdits. Il nécessite sinon un examen médical récent : attention pour certains sports, car la législation impose maintenant des restrictions ou des examens complémentaires ;
- discuter les inaptitudes injustifiées ;
- dépister les signes de souffrance ou de surmenage ;
- prévenir les conduites addictives (dopage, restrictions alimentaires) ;
- et si besoin freiner l'enfant avant d'être amené à interdire ;
- éviter les certificats de contre-indication de complaisance liée à une maladie « imaginaire », ou une pathologie ne le justifiant pas (souffle anorganique, malaise vagal, scoliose, troubles de la statique des membres inférieurs, mais aussi un défaut de motivation, un manque de temps allégué par l'enfant ou ses parents.

Tous les enfants peuvent-ils faire du sport ?

Si l'enfant n'a aucun problème :

- Il fait du sport : bravo et tant mieux. Qu'il le fasse sous contrôle.
- Il n'en fait pas : il devrait en faire et il faut l'encourager, l'inciter sans le contraindre en n'acceptant aucune contre-indication injustifiée.

Si l'enfant des problèmes :

- Il fait du sport. Tant mieux, mais il faut adapter son activité à ses possibilités ou le diriger vers un autre sport plus compatible avec sa situation en le surveillant de près (information des parents, professeurs, voire entraîneurs).
- Il ne fait pas de sport : il devrait en faire. Il faut alors lui trouver une activité adaptée et l'inciter à la pratiquer pour le sortir de cette attitude de pseudo-handicapé et ainsi le valoriser.

En pratique

- Le sport c'est bien ; bien le faire, c'est mieux.
- L'enfant n'est pas un adulte.
- La première condition à la pratique sportive : la motivation.
- Le premier facteur limitant : la douleur.
- Les contre-indications absolues à la pratique sportive sont exceptionnelles.
- Le sport hors limite est mauvais pour la santé :
  - autant pour le surentraînement ;
  - que pour la paresse.

Pour en savoir plus

Binder M. Quel sport pour quel enfant ? Paris: Marabout; 2007.

Binder M. Les limites du sport chez l'enfant. www.chups.jussieu.fr/polys/.../binderlimitesenfantssport/binderlimitesenfantssport.pdf

iPubli-Inserm. Activité physique : contextes et effets sur la santé. www.ipubli.inserm.fr/handle/10608/80

IRBMS. Sport chez l'Enfant et Médecine du sport. www.irbms.com/sport-enfant.

30 L'enfant fatigué

- Les causes organiques sont rares.
- Il faut penser aux perturbations des rythmes de vie et à la dépression.

« Docteur, mon enfant est fatigué », « Il est crevé », « Il se traîne »... Il n'est pas une journée de consultations sans que cette plainte soit formulée. C'est un motif de consultation fréquent (10 à 25 %), qu'il n'est pas toujours facile de résoudre rapidement tant les parents sont convaincus qu'il peut y avoir derrière ce symptôme une pathologie plus ou moins sérieuse.

Définition

Stricto sensu, la fatigue est un symptôme moteur et/ou intellectuel plus ou moins exprimé qui se traduit par l'incapacité de maintenir une activité initiale pendant un effort continu mais réversible par le repos. Ce phénomène mal vécu incite à éviter l'effort physique ou intellectuel. L'usage en France fait cependant souvent confondre asthénie et fatigue. *L'asthénie* est une fatigue durable non améliorée par le repos. La *fatigabilité* est une apparition précoce de fatigue à l'effort. Ces définitions très imprécises le sont autant que la durée du symptôme, son degré, son importance, qu'il est bien difficile d'évaluer.

Il faut donc d'abord que le médecin tente de décoder ce que les parents ou l'enfant plus grand consignent sous ce vocable, leur compréhension et leur perception de ce symptôme. Ce mot est-il utilisé par l'enfant pour se décharger d'une tâche, ne pas faire une activité sportive, son travail, etc., souvent d'ailleurs par mimétisme (quel parent n'a jamais prononcé ce mot devant son enfant pour ne pas répondre immédiatement à sa demande ?), ou existe-t-il vraiment une fatigue symptôme d'un état pathologique physique ou mental ?

Symptomatologie

Le petit nourrisson exprime la fatigue essentiellement par une modification du comportement alimentaire, une perte d'intérêt aux jeux ou au contact avec la famille. Il peut s'agir d'un tableau de somnolence, ou à l'inverse d'un état d'excitation non calmé par le repos.

À l'école maternelle, l'instituteur peut signaler un comportement d'isolement, de passivité ou de repli faisant parfois évoquer un équivalent dépressif mineur.

À l'école primaire, c'est souvent la baisse du rendement scolaire, volontiers accompagnée de céphalées, de douleurs abdominales, de troubles du sommeil, voire de pertes de connaissance brèves qui font évoquer pour les parents et l'enseignant la notion de fatigue.

Enfin, l'adolescent manifeste la fatigue dans un tableau très imprécis de passivité, de repli sur lui-même, de désintérêt des événements familiaux, de lassitude, de somnolence diurne, et bien sûr aussi de réduction des performances scolaires.

Causes de la « fatigue »

Il est souvent très difficile, lors de la première consultation, de départager les causes organiques des causes fonctionnelles.

Ce sont les données de l'anamnèse et de l'examen clinique qui permettront de faire le tri, parfois complétées par des examens complémentaires simples.

Devant un enfant dont le motif de consultation est la fatigue, le médecin doit :

- en préciser les modalités de début et les signes associés :
  - la « fatigue » est-elle d'apparition récente, voire brutale ou progressive, installée en une à plusieurs semaines ?
  - la survenue de la fatigue est-elle contemporaine d'une fièvre, d'une infection des voies aériennes supérieures ou inférieures, de céphalées, de myalgie, d'arthralgie ?
  - et/ou d'une perturbation de la durée du sommeil, quelle qu'en soit la cause ?
  - la fatigue est-elle associée à une anorexie, une anxiété, des douleurs abdominales, des céphalées, des pertes de connaissance, un essoufflement à l'effort ?
- rechercher dans les antécédents une maladie chronique (asthme, mal équilibre, cardiopathie), des épisodes infectieux ORL permanents ou à répétition ;
- s'inquiéter de l'existence ou non d'un conflit familial apparent ou latent, du mode de vie de l'enfant et de sa famille ;
- s'intéresser au retentissement du symptôme sur la vie à la maison, la durée, l'importance et la qualité du sommeil et sur les performances scolaires. Existe-t-il des troubles de la concentration, de la mémoire, y a-t-il chute du rendement scolaire, cela entraîne-t-il un absentéisme ? Les performances physiques sont-elles perturbées, qu'il s'agisse des jeux ou des sports ?
- et enfin demander des examens complémentaires qui ne doivent pas être systématiques mais orientés selon la clinique, parmi lesquels une numération globulaire formule sanguine, une CRP (protéine C réactive),

des transaminases, une radiographie des poumons, un test tuberculinique (Tubertest®) et des examens sérologiques, essentiellement virus Epstein-Barr (EBV), hépatite, *Mycoplasma pneumoniae*, toxoplasmose, cytomégalovirus.

Causes organiques

C'est toujours avec cette arrière-pensée que les parents viennent consulter, alors que ce sont les moins fréquentes. Bien sûr, un enfant, quel que soit son âge, peut être fatigué en raison d'une maladie aiguë (infections respiratoires récidivantes, maladies infectieuses virales comme la mononucléose infectieuse, infections à *M. pneumoniae*), de quelques parasitoses (toxoplasmose) ou de leur convalescence. Mais parfois cette maladie a été asymptomatique. On évoque aussi le rôle dans la fatigue chronique du syndrome d'apnées obstructives au cours du sommeil (SAOS) [voir chapitre 23]. Une fatigue peut se voir dans certaines affections cardiaques, musculaires. Cela peut être bien sûr la conséquence d'importants troubles du sommeil, mais elle peut malheureusement révéler une maladie métabolique, hématologique ou cancéreuse, ce qu'il ne faut jamais oublier, car c'est souvent à ces maladies que les parents pensent en priorité. La fatigue est alors surtout vespérale et accompagnée d'anorexie et d'amaigrissement.

Causes fonctionnelles

Elles représentent plus des deux tiers des causes de fatigue chronique. Le plus souvent, l'enfant est fatigué à cause des perturbations du rythme de vie qui lui sont imposées. Les parents évoquent souvent le manque de sommeil ; il faut cependant savoir qu'il y a une grande variabilité des besoins de sommeil selon les enfants, avec parfois des différences de 2 à 3 heures. Il existe, comme chez l'adulte, des petits et gros dormeurs, des enfants du matin ou des enfants du soir. Mais à tous les âges, l'inadaptation des rythmes biologiques de l'enfant aux contraintes environnementales et familiales, qu'il s'agisse de contraintes professionnelles, scolaires, sportives, culturelles (lecture) ou ludiques (télévision, Internet, jeux vidéo), peut induire un état de fatigue le plus souvent par accumulation de retards et donc de dette de sommeil. Les rythmes scolaires souvent accusés ne fatiguent pas un enfant. C'est là encore l'inadaptation de son rythme de vie aux rythmes scolaires qui en est la cause. L'inadaptation de ces rythmes est d'autant plus difficile à percevoir que l'enfant est petit, beaucoup plus facile chez l'adolescent dont le rythme hebdomadaire de sommeil est plus irrégulier.

Environnement psychologique

Il faut penser qu'à tout âge, la fatigue de l'enfant ou des symptômes que les parents regroupent sous le terme de fatigue (somnolence diurne, enfant qui se traîne d'un canapé à l'autre, qui ne s'intéresse plus à rien, perd l'appétit, a du mal à s'endormir ou présente des troubles du sommeil) peut être le seul symptôme d'un *état dépressif* parfois lié à des situations conflictuelles familiales ou à une dépression parentale, mais aussi à la pression que peuvent mettre l'école ou les parents sur les résultats scolaires et même parfois, malheureusement, sur les résultats sportifs. Les intrications entre état dépressif et troubles du sommeil sont bien connues.

Syndrome de fatigue chronique

Le syndrome de fatigue chronique est très rare en pédiatrie : c'est une asthénie, à début précis, intense, non liée à l'effort ni atténuée par le repos et durable (plus de 6 mois), avec des troubles du sommeil, des difficultés de concentration intellectuelle ou pour la réalisation d'exercices physiques à laquelle peuvent être associés des critères mineurs comme des douleurs pharyngées, une sensibilité ganglionnaire, des céphalées, des arthralgies et des myalgies en l'absence de maladie psychiatrique évidente majeure. De nombreuses hypothèses ont tenté de l'étayer, qu'il s'agisse d'hypothèses infectieuses (EBV), d'hypothèses immunopathologiques ou même endocriniennes. Bien que, dans les critères de ce syndrome, toute maladie psychiatrique évidente soit normalement exclue, ces enfants ont souvent des symptômes de souffrance psychologique, des troubles du comportement, de la concentration, une mauvaise estime de soi, conduisant à un isolement social — certes moins forts que chez les enfants dépressifs. Le retentissement social et scolaire est certes moindre que chez les enfants déprimés. Cependant, chez certains, cela conduit à un absentéisme parfois prolongé alors que les performances étaient excellentes auparavant. Ce syndrome de fatigue chronique, à la différence de celui de l'adulte, est d'excellent pronostic, puisqu'il guérit dans 90 % des cas chez l'adolescent.

Pour en savoir plus

Bourrillon A. Pédiatrie pour le praticien. Paris: Elsevier Masson; 2011.
Pédiatrie pratique n° 259, juin 2014. www.pediatrie-pratique.com.

31 L'enfant migrant

› L'enfant migrant a les mêmes problèmes de santé que les autres.
› S'y ajoutent des facteurs sociaux, économiques, culturels, linguistiques, qui sont souvent responsables d'échecs scolaires et de difficultés d'intégration.

Depuis une vingtaine d'années, le nombre d'étrangers vivant en France s'est stabilisé, et si les grandes communautés étrangères restent les mêmes (pays de l'Europe du Sud, Maghreb), certaines communautés ont émigré plus récemment (Turquie, Cambodge, Laos, Vietnam, mais aussi Amérique du Sud, Europe de l'Est, Yougoslavie, etc.).

On estime qu'en 2015 environ 8 millions d'immigrés résident en France métropolitaine, dont 2,6 millions ont obtenu la nationalité française ; ils représentent 12,3 % de la population. Les immigrés originaires d'Afrique et d'Asie sont plus nombreux sur le territoire qu'en 1999 (42 % d'origine africaine dont 30 % du Maghreb et 13,6 % d'Asie) ; c'est l'inverse pour ceux issus des anciens courants migratoires, d'Espagne et d'Italie. Dans la population immigrée, hommes et femmes sont désormais aussi nombreux : l'immigration à dominante féminine liée au regroupement familial a succédé après 1974 à l'immigration de main-d'œuvre à majorité masculine. Grâce aux nouveaux arrivants, la population immigrée n'a pas vieilli entre 1999 et 2007, contrairement aux non-immigrés. Le nombre d'immigrés a augmenté de 18 % depuis 1990 contre 7 % pour l'ensemble de la population métropolitaine. Une fraction importante de cette hausse est intervenue entre 1999 et 2004-2005. Le niveau de formation s'est nettement élevé pour les immigrés, tout comme pour l'ensemble de la population. En particulier, par rapport à 1982, quatre fois plus d'immigrés détiennent un diplôme de l'enseignement supérieur. Enfin, quatre immigrés sur 10 résident en Île-de-France, un sur 10 en Rhône-Alpes et un sur 10 en Provence-Alpes-Côte d'Azur.

Il faut savoir que les phénomènes de regroupement amplifient les inégalités de répartition : ainsi, dans certaines écoles de la banlieue parisienne, le pourcentage d'enfants étrangers peut atteindre 30 à 40 %, alors que les sociologues reconnaissent qu'au-delà de 15 à 20 %, des phénomènes liés au racisme peuvent apparaître. Il faut ajouter à ces chiffres le nombre d'enfants naturalisés français, qui sont des migrants de seconde génération et dont les problèmes restent malgré tout relativement proches de ceux des migrants.

Toutes ces statistiques seront sûrement modifiées par les migrations récentes imposées par les guerres.

Guide pratique de la consultation en pédiatrie

Enfin, l'une des grandes caractéristiques de ces mouvements migratoires est son rapport avec de profonds problèmes économiques, et surtout de violence et de guerres surtout ces dernières années, toutes les migrations ayant en général comme but la recherche de travail et de meilleur niveau de vie mais aussi de sécurité. C'est pourquoi, dans l'ensemble, les familles migrantes sont de niveau socioéconomique défavorisé, ce qui n'est pas sans incidence sur la morbidité de la population infantile. Les migrations d'origine politique se font en général dans les milieux plus favorisés.

C'est la raison pour laquelle tout médecin qui prend en charge des enfants issus de telles familles doit tenir compte, non seulement de ce milieu socioéconomique défavorisé, mais des ruptures dont l'enfant migrant est victime concernant les changements linguistiques, les changements culturels, les changements climatiques, la séparation avec une partie de la famille, en particulier la génération des grands-parents, la rupture avec les pairs (copains, camarades de classe — tout ceci, répétons-le, dans des conditions socioéconomiques le plus souvent médiocres.

Facteurs agissant sur l'enfant

L'enfant migrant est, comme tout enfant, modelé par des facteurs habituels qui sont son sexe, l'origine rurale ou urbaine de ses parents, sa place dans la fratrie, la taille de la famille, mais d'autres éléments conditionnent particulièrement ces enfants.

Nationalité de ses parents

Sur le plan culturel, il est plus facile de s'intégrer pour un Nord-Américain que pour un Turc.

Âge d'arrivée en France

Il est évident que plus l'enfant est jeune, plus vite il s'adaptera aux normes culturelles du pays d'accueil. Cela est d'autant plus vrai qu'il est né en France, qu'il n'est pas migrant mais issu de l'immigration.

Le passé dans le pays d'origine

Il ne faut jamais oublier que l'enfant est victime de la migration ; il n'en est ni l'acteur, ni le décideur ; cela se fait parfois dans des conditions dramatiques (famine, fuite d'un système politique dangereux, peut-être rejoint-il un père qui était déjà émigré depuis longtemps, etc.).

Situation sociale des parents

Elle est bien entendu liée elle-même à la cause de la migration et à l'origine ethnique. Le fils d'un diplomate saoudien, d'un manœuvre berbère ou d'un étudiant marocain n'aura pas les mêmes difficultés en France, bien qu'ils se heurtent tous aux divergences profondes de deux systèmes culturels, et parfois même à un certain « racisme ».

Dynamique familiale

Du fait que l'enfant migrant s'adapte mieux en France que ses parents, acquérant plus rapidement la maîtrise de la langue et le fonctionnement des « institutions », le rôle prépondérant du père et son autorité dans une société majoritairement méditerranéenne sont rapidement mis à bas. En effet, très vite, c'est l'enfant qui devient au sein de la famille le porte-parole indispensable pour les démarches administratives, médicales, etc., concurrençant ainsi le rôle du père de famille, ce qui est en général très mal vécu par ce dernier, mais aussi par les enfants déçus par cette défaillance involontaire. La scolarisation des enfants crée un fossé profond entre les parents et leurs enfants du fait de l'acquisition du savoir, et de cette tendance plus naturelle à l'intégration.

Santé de l'enfant migrant

Pathologies habituelles

Les enfants migrants sont soumis comme les autres à toutes les pathologies habituelles de la petite enfance. Il est évident que les conditions socio-économiques dans lesquelles les enfants vivent en général les rendent plus fréquentes, plus graves, nécessitant plus souvent l'hospitalisation du fait de l'impossibilité d'assurer le traitement et la surveillance dans leur milieu familial, qu'il s'agisse de pathologies ORL, digestives ou infectieuses. Le médecin consulté pour toutes ces pathologies doit s'assurer de la bonne compréhension du diagnostic, de la prescription et de sa réalisation, bien expliquer les éléments de surveillance ou qui peuvent apparaître, éventuellement à l'aide d'un interprète (parent, ami, voisin, autre enfant plus grand), afin d'éviter toute évolution défavorable si l'hospitalisation n'est pas à priori nécessaire. Il faut insister aussi sur la difficulté de prise en charge de certaines pathologies chroniques comme le diabète (avec des cultures nutritionnelles à l'opposé des consignes diététiques), la nécessité et la compréhension des mesures de surveillance et de consultation régulières ainsi que de la prévention.

Infections particulières

On rencontre plus facilement chez les enfants migrants :

- la tuberculose ;
- le virus de l'immunodéficience humaine (VIH) ;
- l'hépatite B et ses conséquences ;

- les pathologies cardiovasculaires, plus rares (surtout les cardiopathies rhumatismales) ;
- le rachitisme, de moins en moins fréquent ;
- les pathologies accidentelles, très fréquentes (brûlures, intoxication par les produits ménagers, intoxication par des modes de chauffage défectueux, intoxication médicamenteuse, etc.) ;
- les autres pathologies : il y aurait plus souvent chez ces enfants des maladies du sang et des organes hématopoïétiques, des maladies ostéoarticulaires, et bien entendu toute la pathologie liée aux anomalies de l'hémoglobine (thalassémie, drépanocytose, etc.) en fonction de l'ethnie ;
- les diarrhées « de retour » qui sont parfois redoutables après des vacances dans le pays d'origine, le plus souvent Maghreb. Il est fondamental que le médecin explique aux parents avant leur départ comment traiter les diarrhées qui peuvent se produire dans le pays d'origine afin d'éviter ces hospitalisations fréquentes au retour en France pour déshydratation et dénutrition, ou pour diarrhées chroniques dont les traitements sont longs, difficiles, et très coûteux.

Enfin, il faut souligner les *erreurs diététiques* dans la nutrition des enfants migrants, liées bien entendu à l'incompréhension des explications et consignes, mais aussi à des habitudes culturelles différentes. Et ceci malgré le fait que les mères d'enfants migrants allaitent plus souvent et plus longtemps leurs enfants que les femmes françaises traditionnelles.

Vaccination des enfants migrants

Si l'enfant ne dispose d'aucun carnet de vaccination, s'il n'a aucune trace cutanée de BCG et si son taux d'anticorps antitétanique est nul, s'il n'a pas eu l'hépatite B, il faut considérer qu'il n'a jamais été vacciné (chapitre 5).

Le *Bulletin épidémiologique hebdomadaire* (BEH) n° 14-15 du 10 avril 2012 a établi un calendrier de rattrapage des vaccinations recommandées de base pour les enfants à partir d'1 an, pour les adolescents et pour les adultes jamais vaccinés (chapitre 5, tableau 5.5).

Enfant migrant et école

C'est l'un des plus gros problèmes auxquels se heurtent à la fois les professionnels de santé, les éducateurs et les membres du corps enseignant.

En effet, l'enfant migrant est très tôt, très vite, en situation d'inadaptation, en échec scolaire. Le retard moyen est de 1 à 2 ans, et il existe une surreprésentation par rapport à la population générale de ces enfants migrants dans les filières « parallèles ».

La *première difficulté* à laquelle se heurte l'enfant migrant est d'ordre linguistique. En effet, l'enfant est obligé d'adopter une langue différente de sa langue maternelle, et bien entendu, si cette langue n'était pas parfaitement maîtrisée quand débute la scolarité, l'incompréhension perturbe énormément les acquisitions, ce d'autant que la différence de langage peut aussi gêner l'intégration sociale auprès des pairs, voire provoquer un certain rejet.

Les *autres difficultés* sont surtout :

- l'absence de soutien familial pour le travail scolaire. Souvent, les parents n'ont pas été scolarisés, ne peuvent les aider, ils ne comprennent pas forcément les enjeux et la complexité du système français. Cela est différent s'il existe un aîné qui peut encadrer ses frères et sœurs ;
- la non-reconnaissance de sa culture, parfois même son rejet, en dehors même des problèmes de langue, est un élément de ségrégation peu propice à l'intégration scolaire.

Le parcours scolaire étant très difficile, il n'est pas étonnant que certains de ces enfants le refusent ou capitulent. Cela explique le nombre de jeunes migrants, voire de deuxième génération, qui sortent de l'école à 16 ans sans savoir ni lire ni écrire.

Adolescence de l'enfant migrant

Aux difficultés scolaires et aux problèmes propres à tous les adolescents se rajoutent le biculturalisme. On peut alors voir plusieurs possibilités :

- l'exaltation de la culture d'origine ;
- l'assimilation totale ;
- la marginalisation par rejet de toutes cultures, voie ouverte à la toxicomanie, au recours à la bande (et donc à la délinquance), qui devient alors le troisième support culturel ;
- la mixité harmonieuse des deux cultures, beaucoup plus rare, qui s'exprime dans les groupes de théâtre, de musique, les clubs sportifs, les associations, etc.

À retenir

Tout médecin qui prend en charge un enfant « migrant » doit tenir compte dans son approche médicale, mais aussi dans la surveillance de son développement, de tous ces phénomènes sociaux, économiques, du bilinguisme, du biculturalisme, des difficultés scolaires, et ainsi peut-être apporter une petite pierre au chemin menant vers l'intégration des différentes cultures qui font la richesse d'un pays.

Pour en savoir plus

Lang Peter. Petites enfances, diversités et migrations, juin 2014.
Marcelli D. Enfance et psychopathologie. Paris: Elsevier Masson; 2016.

32 Du bon usage des examens complémentaires

- L'examen complémentaire n'est que le complément de l'examen clinique.
- On doit toujours répondre à la question : « Qu'attend-on de cet examen ? »
- La réflexion doit précéder et non suivre la demande d'examen.
- La consultation est l'acte médical par excellence : l'examen complémentaire ne vient qu'après.

L'*étudiant*, pendant plusieurs années, a vécu la vie hospitalière, a vu tous les jours revenir pour chacun de ses malades les examens complémentaires qu'il a consciencieusement inventoriés, répertoriés, classés, épinglés dans un volumineux dossier qui s'est de jour en jour alourdi. Beaucoup étaient normaux, certains n'étaient pas interprétables ; ceux-là avaient été demandés par qui ? On l'avait oublié. Il a acquis la conviction que tout cela était indispensable, même s'il n'a pas osé demander pourquoi. Et au terme de ses études médicales, il est persuadé (ou presque) de la primauté des examens complémentaires sur l'examen clinique. Quand il voit un malade, il pense déjà au bilan qu'il va demander, avant même que son interrogatoire ne soit terminé.

Le *praticien* qui exerce seul, loin du support hospitalier, et qui, à travers ses lectures, les séances d'enseignement postuniversitaire qui lui sont proposées, au retour à domicile du malade hospitalisé qui a eu (le courrier l'atteste) de multiples examens complémentaires, a tendance, et c'est normal, à adopter une attitude analogue. La solitude de son exercice professionnel le rend prudent : mieux vaut multiplier les examens pour éviter l'erreur médicale que la société moderne ne lui pardonnerait pas. Mieux vaut « se couvrir ».

Le *malade*, vrai ou supposé, le bien-portant qui se sait malade en puissance et qui est friand de la chose médicale, est ébloui par les prouesses techniques qui lui sont relatées dans la presse, à la radio ou à la télévision et malheureusement surtout internet. Il est convaincu de la nécessité absolue, impérieuse de ce nouvel examen, de ce bilan, de ce *check-up*. Il les réclame et il lui arrive même d'être fier du nombre d'examens qui ont été pratiqués ; il serait déçu et retirerait sa confiance au médecin qui lui aurait refusé « des examens ».

Que peut-on attendre des examens complémentaires ?

Qu'est-ce qu'un examen complémentaire ?

Le terme est simple : il est le complément de l'examen clinique.

Cette vérité est pourtant battue en brèche par l'observation quotidienne. Ne voit-on pas souvent l'avis clinique du plus compétent mis en doute alors qu'on ne discute même pas le résultat d'un laboratoire qu'on ne connaît pas ? Pourquoi ? Sans doute parce que le premier a émis son avis oralement et que le second a transmis un document écrit. Et pourtant...

On voit se dessiner chez les plus jeunes une curieuse démarche intellectuelle : on examine le malade, on demande des examens... puis on réfléchit, alors que la démarche logique essentielle, celle qui ne devrait souffrir aucune exception, est de réfléchir avant et pas seulement après les examens complémentaires. Sans doute cette attitude est-elle le fruit d'un enseignement médical mal digéré... à moins qu'il ne soit mal dispensé.

Bons motifs d'examens complémentaires

Ils sont nombreux, variés et dépendent souvent des différentes formes d'exercice de la médecine.

Soins

Devant un malade, trois questions nous sont posées. Qu'a-t-il ? Est-ce grave ? Que faut-il faire ? En d'autres termes : diagnostic, pronostic, traitement.

L'examen complémentaire, dans cette optique, doit être demandé dans trois circonstances :

- s'il est nécessaire pour établir le diagnostic, ou du moins les orientations diagnostiques ;
- s'il permet de porter un pronostic ou de dépister une complication qui impliquerait une attitude thérapeutique différente ;
- si l'évolution de la maladie nécessite une surveillance de l'efficacité thérapeutique.

Prenons un exemple de pratique pédiatrique : un enfant a des poussées de fièvre à répétition. Il est vu à l'occasion de l'une d'elles. L'examen clinique est normal, mais le médecin se méfie d'une infection urinaire et demande un examen d'urine (étape diagnostique). Cet examen authentifie l'infection urinaire. Il prévoit une échographie rénale (étape diagnostique avec une composante pronostique : y a-t-il chez cet enfant une malformation des voies urinaires ?). Sa démarche est irréfutable. Des examens ont été demandés. Ils étaient indispensables. Même s'ils ont été répétés et onéreux, ces examens sont la rançon d'une médecine de qualité.

L'important est qu'à chacune de ces étapes le médecin ait pu répondre aux questions : « Que puis-je attendre de cet examen ? » et : « En quoi son résultat va-t-il modifier mon attitude ? ».

Dépistage

La pédiatrie est une spécialité de prévention.

Quand, pour un enfant, le praticien demande une échographie des hanches, une recherche de protéinurie, une audiométrie ou un examen ophtalmologique, il participe au dépistage. Il faut cependant se méfier de ces « bilans de santé systématiques » qui comprennent souvent de multiples examens complémentaires. Dans ce type de médecine, l'examen complémentaire doit rester le complément de l'examen clinique. Le bilan de santé, le *check-up* le mieux fait, comportent avant tout un interrogatoire et un examen clinique, faute de quoi ils n'ont aucun sens.

Recherche

Indispensable, elle oblige souvent à multiplier les examens complémentaires. Mais il est de vraies et de fausses recherches.

La vraie, la noble, l'utile recherche est le fait d'équipes soudées, structurées, travaillant avec des protocoles précis, longuement et patiemment discutés ; la clinique y a sa part, comme dans tout domaine de la médecine. Elle est, en pratique, le fait d'un petit nombre. C'est ainsi que se développent, dans les centres hospitaliers, les laboratoires d'explorations fonctionnelles, les départements de pharmacologie clinique. Ils n'auront leur pleine efficacité que si les cliniciens savent garder la maîtrise des indications. Mais dans l'exercice quotidien de la médecine, la recherche n'a guère sa place.

Mauvais motifs

Les motifs précédemment invoqués ont un objectif précis, qui peut être individuel (cet enfant a-t-il une infection urinaire, ses hanches sont-elles normales ?) ou collectif (bilans de santé, recherche bien conduite). Mais *chaque fois que l'objectif d'un examen complémentaire ne peut être précisé, il faut admettre qu'il n'a pas de raison d'être*.

Cela dit et ponctuellement, peut-on reprocher à un médecin d'avoir prescrit un examen dont le résultat est normal mais qui aura permis de rassurer les parents, voire le médecin lui-même ?

À cet égard, la médecine hospitalière n'a pas toujours valeur d'exemple. Que d'examens inutiles ! Que d'examens dont personne ne regarde les résultats ! Dans une enquête effectuée il y a déjà plusieurs dizaines d'années aux États-Unis, à la Mayo Clinic (qui nous est présentée comme le modèle hospitalier), il s'est avéré que près de 30 % des examens complémentaires effectués n'avaient été vus par personne ! Mais, même si on ne cherche pas à critiquer à tout prix notre médecine hospitalière, une constatation s'impose : arrivent souvent dans les hôpitaux des malades posant des problèmes difficiles ou atteints d'affections complexes. Il est donc inévitable que les examens complémentaires y soient plus nombreux. Dans des situations plus simples, le raisonnement devrait être le même qu'en médecine ambulatoire.

Le praticien ne peut plus prendre exemple sur l'hôpital : le recrutement hospitalier n'est pas représentatif d'une population ; le praticien n'y envoie pas la majorité de ses patients.

Examens complémentaires en pédiatrie quotidienne

Il serait dangereux et présomptueux de proposer une liste d'examens complémentaires pour le médecin de famille et une autre pour le médecin hospitalier. Ce serait renoncer définitivement à toute médecine libérale.

Mais le médecin généraliste ou pédiatre, qui exerce en ville ou à l'hôpital et se trouve confronté aux patients de tous les jours, fait le même type de médecine.

Le nombre d'examens complémentaires dont il a réellement besoin est très limité ; la numération globulaire formule sanguine, la vitesse de sédimentation ou la CRP (protéine C réactive), l'examen cytobactériologique des urines, la recherche de protéinurie et d'hématurie, les radiographies du thorax et du bassin, les tests psychométriques et orthophoniques constituent une batterie d'examens complémentaires qui permettent de régler la majorité des problèmes pédiatriques.

Tout le reste n'est que problème ponctuel : tel enfant a besoin d'une imagerie digestive, tel autre du crâne, celui-ci mérite une échographie rénale, celui-là un électroencéphalogramme, un scanner ou une imagerie par résonance magnétique. Il est des après-midi entiers de consultation d'enfants où aucun examen complémentaire n'est réellement indispensable.

Interprétation des résultats

Tout examen complémentaire mérite discussion, tout examen mérite interprétation.

On nous a toujours appris (et nous l'avons souvent oublié) que lorsque le résultat d'un examen complémentaire était en contradiction avec l'examen clinique, il était indispensable de réfléchir avant de conclure. La critique, la discussion, éventuellement la confrontation sont toujours fécondes.

Mais il est un autre point qui mérite d'être soulevé, même s'il peut apparaître quelque peu polémique. C'est la *qualité du laboratoire* et sa *compétence pour l'examen demandé,* la *qualité de l'opérateur pour l'imagerie,* etc. C'est pourquoi, dans la mesure du possible, il faut adresser l'enfant à des opérateurs (quelle que soit leur discipline) formés, intéressés et concernés par la pédiatrie.

Quoi qu'il en soit, pourquoi, au nom de quel principe, le praticien se verrait-il critiqué et le laboratoire jamais contesté ? Pourquoi, au nom de quoi, le généraliste serait-il incompétent et le spécialiste (radiologiste, électroencéphalographiste) infaillible ? Celui qui a vu le malade, l'a interrogé, l'a consciencieusement examiné, et finalement en assume la responsabilité, a droit à la parole, d'autant plus que, si erreur il y a, elle lui sera imputée. Qu'il se montre donc tel qu'il est, le maître du jeu, et se permette la critique, si celle-ci lui paraît légitime.

Coût des examens

La médecine coûte cher, très cher, cela nous est rappelé tous les jours, et les références médicales opposables, les conférences de consensus, les bonnes pratiques médicales, les recommandations des sociétés savantes, de l'Ansm, de la Haute Autorité de Santé, etc., sont des tentatives louables de modérer les ardeurs de chacun dans la boulimie d'examens complémentaires. Le développement des technologies, l'apparition d'examens de plus en plus sophistiqués donnent parfois le vertige. Aussi est-il plus que jamais nécessaire que le praticien complète son information dans ce domaine et réfléchisse à quelques points fondamentaux :

- tout examen a un coût. Il faut que le médecin, lorsqu'il le demande, connaisse ce coût. C'est une discipline à laquelle nous n'avons plus le droit de nous soustraire ;
- les examens complémentaires les plus récents ont souvent pour but de se substituer aux examens que nous demandions autrefois, que nous devons savoir abandonner pour ne pas les additionner les examens ;
- plus que jamais, il faut apprendre à procéder par étapes, à demander dans un premier temps le ou les examens d'orientation qui, s'ils sont normaux, permettent de ne pas aller plus loin ;
- le médecin praticien ne doit pas devenir l'esclave de la technologie et des examens complémentaires. Ceux-ci sont à son service, lui doit rester le maître d'œuvre.

Quelques règles d'or

- un examen complémentaire ne doit être demandé que lorsqu'on est en droit, en fonction de l'orientation clinique, d'en attendre quelque chose, c'est-à-dire une modification de son attitude ;

▷

▷

- le médecin, qui connaît ses limites, doit aussi apprendre à connaître celles de son laboratoire, de son radiologiste, de tous ceux à qui il confie ses patients pour examens complémentaires ;
- il ne peut jamais lui être reproché de n'avoir pas fait effectuer l'examen qui lui aurait permis d'arriver immédiatement à la solution d'un problème complexe ;
- mieux vaut revoir son patient que de pratiquer à l'aveugle des examens souvent inutiles et infiniment plus coûteux pour la société que l'acte médical par excellence qu'est la consultation.

Index

N

O

P

R

S

T

Elsevier Masson S.A.S.
65, rue Camille-Desmoulins
92442 Issy-les-Moulineaux cedex
Dépôt légal : juin 2018
Composition : Thompson
Imprimé en Pologne par Dimograf